Semiologia e propedêutica farmacêutica

Semiologia e propedêutica farmacêutica

ORGANIZADORES
Marcelo Polacow Bisson
Danyelle Cristine Marini

manole
editora

Produção editorial: Marcos Toledo
Projeto gráfico: Departamento de Arte da Editora Manole
Editoração eletrônica: Luargraf
Ilustrações: Eduardo Borges
Capa: Ricardo Yoshiaki Nitta Rodrigues

CIP-BRASIL. CATALOGAÇÃO NA PUBLICAÇÃO
SINDICATO NACIONAL DOS EDITORES DE LIVROS, RJ

S474
Semiologia e propedêutica farmacêutica / organizadores Danyelle Cristine Marini, Marcelo Polacow Bisson. - 1. ed. - Santana de Parnaíba [SP] : Manole, 2023.
272 p. ; 23 cm.

Inclui bibliografia
ISBN 9786555768855

1. Farmacologia clínica. 2. Semiologia (Medicina). 3. Medicamentos - Administração. I. Marini, Danyelle Cristine. II. Bisson, Marcelo Polacow.

23-85131 CDD: 615.1
CDU: 615.1

Meri Gleice Rodrigues de Souza - Bibliotecária - CRB-7/6439

Edição – 2023

Editora Manole Ltda.
Alameda América, 876
Tamboré – Santana de Parnaíba – SP – Brasil
CEP: 06543315
Fone: (11) 41966000
www.manole.com.br | https://atendimento.manole.com.br/
Impresso no Brasil | *Printed in Brazil*

Organizadores

Danyelle Cristine Marini

Farmacêutica graduada pela Universidade Metodista de Piracicaba (Unimep). Doutora em Educação pela Unimep. Mestre em Biologia Molecular pela Universidade Estadual Paulista (Unesp). Especialista em Cosmetologia pela Unimep, em docência do Ensino Superior pela Universidade Gama Filho, em Metodologia Ativa do Ensino e Aprendizagem pelo Instituto de Ciência, Tecnologia e Qualidade (ICTQ). Atualmente é professora do Centro Universitário das Faculdades Associadas de Ensino (Unifae) e das Faculdades Integradas Maria Imaculada (Fimi). Coordenadora do curso de Farmácia e Estética da Fimi e do curso de Pós-graduação da Centro Universitário Central Paulista (Unicep). Membro do Comitê de Ética da Fimi e do Unifae. Diretora Tesoureira e Conselheira do Conselho Regional de Farmácia de São Paulo (CRF-SP). Membro do Comitê de Educação Permanente e do Grupo de Trabalho de Educação Farmacêutica do CRF-SP. Diretora da Associação Brasileira de Educação Farmacêutica (Abef). Autora do Livro *Adesão Terapêutica – uma Visão Multidisciplinar*.

Marcelo Polacow Bisson

Farmacêutico graduado na pela Faculdade de Ciências Farmacêuticas de Ribeirão Preto da Universidade de São Paulo (FCFRP-USP). Mestre em Farmacologia e Terapêutica pela Faculdade de Odontologia de Piracicaba (FOP-Unicamp). Doutorado em Farmacologia e Terapêutica pela FOP-Unicamp. Especialista em Farmácia Hospitalar pela Sociedade Brasileira de Farmácia Hospitalar (SBRAFH). Atualmente é Presidente do Conselho Regional de Farmácia do Estado de São Paulo (CRF-SP). Autor dos Livros: *Farmácia Clínica & Atenção Terapêutica*; *Farmácia Hospitalar: um enfoque em sistemas de saúde*; *Farmacêutico hospitalar: conhecimentos, habilidades e atitudes*; *Nutracêutica Clínica, Estética, Esportiva e Prescrição de Fitoterápicos*; *Adesão Terapêutica – uma Visão Multidisciplinar.*

Autores

Alexandre Bechara

Farmacêutico graduado pela Universidade do Sagrado Coração (atual Unisagrado). Mestrado e Doutorado em Farmacologia pela Escola Paulista de Medicina da Unifesp. Especialista em Metodologias Ativas de Ensino e Aprendizagem pelo Instituto de Ciência, Tecnologia e Qualidade (ICTQ). Atua como docente e coordenador auxiliar do curso de farmácia da Universidade Paulista (Unip).

Amouni Mohmoud Mourad

Graduada em Farmácia, Habilitação em Análises Clínicas. *Lato sensu* em Análises Clínicas, *lato sensu* em Fundamentos da Educação. Mestre em Análises Clínicas. Doutorado em Ciências da Saúde com ênfase em Interações medicamentosas. Membro do Grupo técnico de trabalho (GTT) de Educação Farmacêutica do Conselho Regional de Farmácia do Estado São Paulo (CRF-SP), Membro do GTT de Cuidado Farmacêutico na Infectologia do CRF-SP. Docente de graduação em Farmácia, Fisioterapia, Ciências Biológicas e pós-graduação nas áreas de Farmácia Clínica, Prescrição Farmacêutica e Saúde Pública.

Ana Lo Prete

Farmacêutica graduada pela Universidade Camilo Castelo Branco (Unicastelo). Mestre pela Faculdade de Ciências Farmacêuticas da Universidade de São Paulo (FCF-USP). Doutora em farmácia pela FCF-USP. Membro da Comissão Assessora de Análises Clínicas e Toxicológicas do Conselho Regional de Farmácia do Estado de São Paulo (CRF-SP). Docente de graduação e pós-graduação (*lato* e *stricto sensu*) nas áreas de Análises Clínicas e Farmácia Clínica. Supervisora de Ambulatório de práticas farmacêuticas. Diretora-tesoureira da Sociedade Brasileira de Farmácia Clínica (SBFC) e diretora Científica da regional São Paulo da Sociedade Brasileira de Farmácia Clínica (SBFC-SP).

André Luiz de Moura

Farmacêutico. Mestre em Farmacologia pela Universidade de São Paulo (USP). Doutorando em Farmacologia pela USP. Especialista em Metodologia Ativa do Ensino e Aprendizagem pelo Instituto de Ciência, Tecnologia e Qualidade (ICTQ), em Gestão de Negócios Farmacêuticos pelo ICTQ, em Farmácia Clínica pela Racine e em Farmácia Clínica na Atenção à Saúde pela Universidade Federal de Goiás (UFG). Atualmente, é professor da Universidade Paulista (Unip) e do Centro Universitário Braz Cubas, onde é responsável pelo Núcleo de Atenção Farmacêutica (NAF) e pelo ambulatório de sexualidade, também é professor do ICTQ de pós--graduação. Membro do Grupo de Trabalho de Farmácia do Conselho Regional de Farmácia do Estado de São Paulo São Paulo (CRF SP) e da Sociedade Brasileira de Farmácia Clínica.

Aparecida Erica Bighetti Ribas

Farmacêutica graduada em Ciências Farmacêuticas pela Pontifícia Universidade Católica de Campinas (PUC-Campinas). Mestre em Farmacologia pela Universidade Estadual de Campinas (Unicamp). Doutora em Clínica Médica pela Unicamp. Pós-graduada em Farmácia Estética, Pós graduada em Cosmetologia Clínica. Professora dos Cursos da Academia Brasileira de Tricologia (ABT), Professora Convidada de Cursos de Pós-graduação nas áreas de Cosmetologia, Estética e Tricologia. Técnica *Master* dos Programas Educacionais da *Grandha Professional Hair Care*. Fundadora do Instituto *Capelle* – Itatiba/SP). Diretora da Escola Nacional de Terapias Integrativas (Enati). Autora do livro *Cosmetologia Aplicada à Estética*.

Belmiro Morgado Junior

Farmacêutico e bioquímico graduado pela Fundação Educacional de Barretos. Especialista em Medicina Farmacêutica pela Universidade Federal de São Paulo (Unifesp). Residência multiprofissional pela Unifesp. Mestre em Gestão e Educação em Saúde pela Faculdade de Medicina de São José do Rio Preto (Famerp). Atualmente, é farmacêutico no Hospital Universitário da Universidade de São Paulo (USP). Professor na Pós-graduação de Farmácia Clínica da Famerp. Membro da Comissão de Ética, Hospitalar e Fitoterápicos do Conselho Regional de Farmácia (CRF-SP).

Camila Stéfani Estancial Fernandes

Farmacêutica graduada pelas Faculdades Integradas Maria Imaculada (Fimi). Doutorado em Saúde Coletiva com ênfase em Epidemiologia. Mestrado em Farmacologia pela Faculdade de Ciências Médicas da Universidade Estadual de Campinas (FCM-Unicamp). Especialista em Metodologias Ativas no Ensino Superior pelo Instituto de Ciência, Tecnologia e Qualidade (ICTQ). Pós-graduanda em Farmácia Clínica e Prescrição Farmacêutica pelo ICTQ. Atualmente é professora nas Fimi, na Faculdade Santa Lúcia e na Faculdade Municipal Professor Franco Montoro.

Claudia da Silva Bitencourt

Farmacêutica graduada pela Universidade Metodista de Piracicaba (Unimep). Doutora em Ciências Farmacêuticas, na área de concentração de Fármacos e Medicamentos pela Faculdade de Ciências Farmacêuticas de Ribeirão Preto da Universidade de São Paulo (FCFRP-USP). Possui dois Pós-doutorados em Imunologia e Biotecnologia no Laboratório de Inflamação e Imunologia das Parasitoses da FCFRP-USP. Pesquisadora nas áreas de farmacologia e biotecnologia na Universidade de Montreal (Canadá) e no Centre national de la recherche scientifique (CNRS) (Orleans-França). Atualmente é docente nos cursos de Farmácia, Medicina, Odontologia e Enfermagem. Coordenadora de Pós-graduação *Stricto Sensu* na Pró-reitoria de Pós-graduação e Pesquisa no Centro Universitário das Faculdades Associadas ao Ensino (Unifae).

Danyelle Cristine Marini

Farmacêutica graduada pela Universidade Metodista de Piracicaba (Unimep). Doutora em Educação pela Unimep. Mestre em Biologia Molecular pela Universidade Estadual Paulista (Unesp). Especialista em Cosmetologia pela Unimep, em docência do Ensino Superior pela Universidade Gama Filho, em Metodologia Ativa do Ensino e Aprendizagem pelo Instituto de Ciência, Tecnologia e Qualidade (ICTQ). Atualmente é professora do Centro Universitário das Faculdades Associadas de Ensino (Unifae) e das Faculdades Integradas Maria Imaculada (Fimi). Coordenadora do curso de Farmácia e Estética da Fimi e do curso de Pós-graduação da Centro Universitário Central Paulista (Unicep). Membro do Comitê de Ética da Fimi e do Unifae. Diretora Tesoureira e Conselheira do Conselho Regional de Farmácia de São Paulo (CRF-SP). Membro do Comitê de Educação Permanente e do Grupo de Trabalho de Educação Farmacêutica do CRF-SP. Diretora da Associação Brasileira de Educação Farmacêutica (Abef). Autora do Livro *Adesão Terapêutica – uma Visão Multidisciplinar.*

Dora Carolina Diedrich Saldanha

Médica graduada pela Universidade do Vale do Itajaí (Univali). Residente em Medicina de Família e Comunidade pela Secretaria Municipal de Saúde de Florianópolis/Santa Catarina (SC).

Fabiana Moreira Nogueira Bechara

Farmacêutica graduada pela Universidade Nove de Julho (Uninove). Mestre em Farmacologia pela Escola Paulista de Medicina da Universidade Federal de São Paulo (EPM-Unifesp). Doutora em Farmacologia pela EPM-Unifesp. Especialista em Farmacologia Clínica pelo Instituto Brasileiro de Desenvolvimento e de Pesquisas Hospitalares (IPH) e em Metodologias Ativas de Ensino e Aprendizagem pelo Instituto de Ciência, Tecnologia e Qualidade (ICTQ). Atualmente é docente no curso de farmácia da Universidade Paulista (Unip). Membro do Comitê de Educação Permanente do Conselho Regional de Farmácia de São Paulo (CRF-SP).

Giovanna Vallim Jorgetto

Enfermeira graduada pela Universidade Estadual de Campinas (Unicamp). Especialista em Infectologia e Saúde Mntal pela Universidade de São Paulo (USP). Mestre em Ciências da Saúde pela Universidade José do Rosário Vellano (Unifenas). Doutorado em Ciências pela Universidade Federal de São Paulo (Unifesp). Atualmente é professora do Centro Universitário das Faculdades Associadas de Ensino (Unifae).

Gustavo Alves Andrade dos Santos

Farmacêutico-Bioquímico graduado pela Universidade Paulista (Unip), em Neurobiologia pela Universidade de Chicago, em Farmácia Clínica pela Universidade Central da Flórida/Estados Unidos (EUA) e em Farmácia Hospitalar em Paris/França. Pós-graduado em Farmácia Hospitalar pelas Faculdades Oswaldo Cruz. Mestre em Farmácia pela União Bandeirante de Ensino (Uniban). Doutor em Biotecnologia pela Universidade Anhanguera de São Paulo (SP). Pós-doutorado em Anatomia e Cirurgia pela Faculdade de Medicina de Ribeirão Preto da Universidade de São Paulo (USP-Ribeirão Preto). Atualmente é Professor da Faculdade de Medicina São Leopoldo Mandic, Araras/SP e Faculdades Oswaldo Cruz, SP. Coordenador do Grupo Técnico de Cuidado Farmacêutico ao Idoso e do Grupo Técnico de Farmácia Hospitalar do Conselho Regional de Farmácia do Estado de

São Paulo (CRF-SP). Membro da *Alzheimer´s Association International* (ISTAART); da *American Society of Health-System Pharmacists* (ASHP); do *Advisory group on risk evidence education for Dementia do National Institute on Aging* (NIA)/EU; do *Biofluid based biomarkers da Alzheimer Association*/EUA. Pesquisador da Faculdade de Medicina de Ribeirão Preto da Universidade de São Paulo (FMUSP-Ribeirão Preto).

Helen Mariana Baldan Cimatti

Farmacêutica-Bioquímica graduada pela Universidade Estadual Paulista (Unesp). Mestre em Análises Clínicas e Toxicologia pela Unesp. Doutora em Ciências Farmacêuticas pela Unesp. Pós-doutorada em Ciências Farmacêuticas pela Unesp. Atualmente cursa Especialização em Farmácia Clínica com ênfase em Prescrição Farmacêutica pelo Centro Universitário Central Paulista (Unicep). É Professora Titular na Universidade Paulista (Unip), Professora Adjunta no Centro Universitário Central Paulista (Unicep), Professora de Pós-graduação *lato sensu* pela Passo 1. Membro da Comissão de Ética do Conselho Regional de Farmácia (CRF) pela Seccional de Araraquara. Experiência na área de Farmacologia, Farmacoterapia, Farmácia Clínica e Avaliação Toxicológica.

Jardel Corrêa de Oliveira

Médico graduado pela Universidade Federal de Santa Catarina (UFSC). Mestrando em Ciências Farmacêuticas – Uso Racional de Medicamentos – pela Universidade de Sorocaba (Uniso). Especialista em Saúde da Família pela Universidade Federal de Santa Catarina (UFSC), e em Geriatria e Gerontologia pela Universidade Estadual do Norte do Paraná (UENP). Título em Medicina de Família e Comunidade pela Sociedade Brasileira de Medicina de Família e Comunidade/Associação Médica Brasileira (SBMFC/AMB). Atuou como Consultor Técnico-científico do Ministério da Saúde pela Secretaria de Atenção à Saúde (SAS) na Comissão Técnica e Multidisciplinar de Atualização da Relação Nacional de Medicamentos Essenciais (Comare) e como Representante da SBMFC na Comissão Técnica e Multidisciplinar de Elaboração e Atualização da Relação Nacional de Plantas Medicinais e Fitoterápicos (Comafito). Foi Diretor de Titulação e Certificação da SBMFC na diretoria 2018-2020. Atualmente é Médico de Família e Comunidade na Secretaria Municipal de Saúde (SMS) de Florianópolis/SC, atuando como preceptor da residência em Medicina de Família e Comunidade. Coordenador da Comissão Permanente de Farmácia e Terapêutica da SMS e Supervisor de Campo do curso de Graduação em Medicina da UFSC.

João Paulo Vilela Rodrigues

Farmacêutico pela Universidade Federal de Alfenas – Minas Gerais (Unifal-MG). Mestre em Assistência Farmacêutica pela Universidade Federal do Rio Grande do Sul (UFRGS). Doutorando pela Faculdade de Medicina de Ribeirão Preto da Universidade de São Paulo (FMUSP-Ribeirão Preto). Especialista em Gestão da Assistência Farmacêutica pelo Ministério da Saúde (MS), e em Farmacologia e Cuidado Farmacêutico pela Universidade de Ribeirão Preto (Unaerp). Atualmente é farmacêutico da Faculdade de Ciências Farmacêuticas de Ribeirão Preto da Universidade de São Paulo (FCFRP-USP) onde realiza atividades de assistência, ensino e pesquisa

José Vanilton de Almeida

Graduado em Farmácia e Habilitação em Farmácia Industrial pela Universidade Federal Fluminense (UFF). Mestrado em Ciências Farmacêuticas pela Universidade de Sorocaba (Uniso). Especialista em Farmácia Magistral Alopática pela Associação Nacional de Farmacêuticos Magistrais (Anfarmag). Educador em Diabetes Certificado pelo Projeto Educando Educadores (EE) parceiro da Sociedade Brasileira de Diabetes (SBD), da ADJ Diabetes Brasil e da Federação Internacional de Diabetes (IDF). Coordenador do Departamento de Farmácia da Sociedade Brasileira de Diabetes (SBD). Coordenador do Grupo Técnico de Trabalho de Farmácia do Conselho Regional do Estado de São Paulo (CRF-SP).

Juliana Soprani

Farmacêutica graduada pela Universidade São Judas Tadeu (USJT). Especialista em Farmácia Hospitalar com Introdução à Farmácia Clínica pelo Instituto Central do Hospital das Clínicas da Faculdade de Medicina da Universidade de São Paulo (HCFMUSP). Mestranda em Ciências pela Faculdade de Medicina da Universidade de São Paulo (FMUSP). Atuou em pesquisa clínica e cuidado clínico ambulatorial de pacientes com doenças respiratórias obstrutivas e cuidado clínico hospitalar em unidades críticas. Docente do Instituto Racine nas disciplinas de Enfermidades Respiratórias, Cuidado Farmacêutico em Unidades Críticas e Não Críticas. Coordenadora do Grupo Técnico de Trabalho em Doenças Respiratórias do Conselho Regional de Farmácia do Estado de São Paulo (CRF-SP).

Ketylin Fernanda Migliato

Farmacêutica-Bioquímica graduada pela Universidade Estadual Paulista (Unesp). Mestre em Análises Clínicas e Toxicologia pela Unesp. Doutora em Ciências Farmacêuticas pela Unesp. Pós-doutora em Ciências Farmacêuticas pela Unesp. Atualmente cursa Especialização em Farmácia Clínica com ênfase em Prescrição Farmacêutica pelo Centro Universitário Central Paulista (Unicep). É professora Titular na Universidade Paulista (Unip) e Professora Adjunta no Unicep. Experiência na área de Farmacologia, Farmacoterapia, Farmácia Clínica e Avaliação Toxicológica.

Leonardo Régis Leira Pereira

Farmacêutico graduado pela Universidade de Ribeirão Preto (Unaerp). Mestre pela Faculdade de Ciências Farmacêuticas de Ribeirão Preto da Universidade de São Paulo (FCFRP-USP). Doutor pela FCFRP-USP. Pós-doutorado junto ao Departamento de Medicina Interna e Terapia Médica da *Università degli Studi di Pavia*/Itália. Bolsista Produtividade em Pesquisa do Conselho Nacional de Desenvolvimento Científico e Tecnológico (CNPq). Professor Associado do Departamento de Ciências Farmacêuticas da FCFRP-USP. Chefe do Departamento de Ciências Farmacêuticas da FCFRP-USP. Vice-presidente da Comissão de Graduação da FCFRP-USP. Credenciado como Orientador junto ao Programa de Pós-graduação em Ciências Farmacêuticas da FCFRP-USP. Programa de Pós-graduação em Gestão e Organização de Saúde da Faculdade de Medicina de Ribeirão Preto da Universidade de São Paulo (FMRP-USP) e Programa de Pós-graduação em Assistência Farmacêutica pela Universidade Federal do Rio Grande do Sul (UFRGS). Atua na Linha de Pesquisa de Assistência Farmacêutica e Farmácia Clínica & Terapêutica, onde desenvolve trabalhos sobre Cuidado Farmacêutico, Farmacoepidemiologia, Farmacovigilância e Farmacoeconomia.

Lívia Maria Gonçalves Barbosa

Farmacêutica graduada pela Universidade Federal Fluminense (UFF). Especialista em Farmácia Hospitalar e Clínica pelo Hospital Pró-cardíaco, em Farmácia Hospitalar pela Sociedade Brasileira de Farmácia Hospitalar (SBRAFH), em Farmácia Clínica e em Metodologia Ativa de Educação. Membro do Grupo Técnico de Farmácia Clínica do Conselho Regional de Farmácia do Estado de São Paulo (CRF-SP).

Lucas Borges Pereira

Farmacêutico graduado pela Faculdade de Ciências Farmacêuticas de Ribeirão Preto da Universidade de São Paulo (FCFRP-USP). Mestre em Ciências pela FCFRP-USP. Doutorando pelo Programa de Ciências Farmacêuticas da FCFRP-USP. Linha de pesquisa na área de Estudos de Utilização de Medicamentos, Avaliação de Estratégias de Promoção do Uso Racional de Medicamentos, *Antimicrobial Stewardship*. Atualmente é docente do curso de Medicina da Faculdade de Ciências da Saúde de Barretos Dr. Paulo Prata (Facisb). Atua como Especialista em Serviços Clínicos Farmacêuticos para Suporte Técnico a Distância no Apoio à Implantação do Cuidado Farmacêutico na Atenção Básica nos municípios dentro do projeto Atenção Básica: qualificação dos serviços de Assistência Farmacêutica e integração das práticas de cuidado na equipe de saúde, desenvolvida pelo Hospital Alemão Oswald Cruz (HAOC), em parceria com a Secretaria de Atenção primária à Saúde (SAPS-MS) e com o Conselho Nacional de Secretarias municipais de Saúde (Conasems).

Marcelo Polacow Bisson

Farmacêutico graduado na pela Faculdade de Ciências Farmacêuticas de Ribeirão Preto da Universidade de São Paulo (FCFRP-USP). Mestre em Farmacologia e Terapêutica pela Faculdade de Odontologia de Piracicaba (FOP-Unicamp). Doutorado em Farmacologia e Terapêutica pela FOP-Unicamp. Especialista em Farmácia Hospitalar pela Sociedade Brasileira de Farmácia Hospitalar (SBRAFH). Atualmente é Presidente do Conselho Regional de Farmácia do Estado de São Paulo (CRF-SP). Autor dos Livros: *Farmácia Clínica & Atenção Terapêutica*; *Farmácia Hospitalar: um enfoque em sistemas de saúde*; *Farmacêutico hospitalar: conhecimentos, habilidades e atitudes*; *Nutracêutica Clínica, Estética, Esportiva e Prescrição de Fitoterápicos*; *Adesão Terapêutica – uma Visão Multidisciplinar.*

Ronaldo Campanher

Farmacêutico-Bioquímico graduado pela Universidade Federal de Alfenas (Unifal). Mestre em Educação, Ambiente e Sociedade pelo Centro Universitário das Faculdades Associadas de Ensino (Unifae). Especialista em Farmácia Clínica e Atenção Farmacêutica pela Universidade Municipal de São Caetano do Sul (USCS). Experiência em Análises Clínicas e Dispensação. Atualmente é professor em cursos de graduação (Unifae e Fimi – Mogi Guaçu) e em cursos de Pós-graduação. Coordenador do curso Pós-graduação de Farmácia Clínica e Prescrição

Farmacêutica na Unifae. Ministrante de cursos pelo Conselho Regional de Farmácia do Estado de São Paulo (CRF-SP). Membro do Comitê de Ética e Pesquisa da Unifae e do Grupo Técnico de Trabalho de Educação Farmacêutica do CRF-SP.

Sandra Milena Bonilla Becerra

Farmacêutica graduada pela Faculdade de Ciências Farmacêuticas e Alimentares da *Universidad de Antioquia* (UdeA-Colômbia). Mestre em Farmacologia pela Faculdade de Ciências Médicas da Universidade Estadual de Campinas (FCM-Unicamp). Doutorado em Farmacologia pela FCM-Unicamp . Atualmente é Ilustradora e Comunicadora Científica em Sandra Ciência Ilustrada (SCI) e *Medical Writer* na empresa Synova Health.

Sandra Soares Mendes

Enfermeira graduada pela Escola de Farmácia e Odontologia de Alfenas (Efoa), atual Universidade Federal de Alfenas (Unifal). Doutorado em Ciências da Saúde. Mestrado em Enfermagem e Trabalho pela Universidade Estadual de Campinas (Unicamp). Especialista em Saúde Pública pela Universidade de Ribeirão Preto (Unaerp). Atualmente é professora do Centro Universitário das Faculdades Associadas de Ensino (Unifae) e Enfermeira na Prefeitura Municipal de Poços de Caldas/MG.

Vinicius Fernando de Lima

Farmacêutico graduado em Farmácia pelo Centro Universitário Central Paulista (Unicep). Graduando em Farmácia Clínica com ênfase em Prescrição pelo Unicep. Farmacêutico Responsável pela Farmácia Escola Unicep e Farmacêutico Hospitalar do Hospital Veterinário Universitário Unicep.

Agradecimentos

A Deus, força suprema do Universo, pela minha existência.
À minha família, meu suporte, minha força e minha vida.
Aos meus eternos mestres, pela minha formação; e aos meus alunos,
pela oportunidade de semear o conhecimento.

Professor Marcelo Polacow

A Deus, pela oportunidade de evoluir a cada dia, espiritual e pessoalmente.
À minha família, pais e tios, pelo amor e apoio incondicionais.
Ao meu amado filho, pelo encorajamento para seguir a minha jornada.
Ao meu grande amor, que me incentiva com seu amor, respeito e admiração.
Aos meus mestres, que permitiram a minha conexão com a profissão.
Aos meus colegas de profissão, que me ensinam todos os dias.
Aos meus eternos "anjos", alunos e ex-alunos, pela confiança e respeito.

Professora Danyelle Marini

Sumário

Prefácio

Leonardo Régis Leira Pereira

Quando refletimos sobre as transformações vivenciadas pela profissão farmacêutica nas últimas décadas no Brasil, observamos que essas mudanças foram fomentadas por situações ocorridas durante o século XX, tanto em nosso país como, principalmente, na América do Norte e Europa.

Se pensarmos que até meados do século passado, nós, farmacêuticos, estávamos destinados exclusivamente à produção artesanal de medicamentos, podemos ter clareza sobre como nossa profissão evoluiu nesse curto período, pois hoje temos uma série de atividades que podemos desenvolver: desde a tradicional produção artesanal de medicamentos até serviços voltados à clínica, passando pelo desenvolvimento de fármacos, análises clínicas e atividades ligadas à indústria de medicamentos, cosméticos, alimentos, entre outras.

A ampliação da área de atuação foi fomentada graças aos progressos alcançados pela sociedade, destacando-se as melhorias no saneamento básico, nas legislações trabalhistas e sanitárias. Além disso, a descoberta dos antimicrobianos e das vacinas ocasionaram significativas transformações no perfil nosológico da população devido ao aumento da expectativa de vida, tornando as doenças crônicas não transmissíveis mais prevalentes a partir da segunda metade do século passado, em detrimento das doenças infecto-contagiosas.

O impacto dessa mudança impôs transformações profundas dos sistemas sanitários no mundo, substituindo o modelo hospitalocêntrico para um baseado na prevenção de doenças e promoção de saúde, tendo como porta de entrada a atenção primária, mas integrada às atenções secundária e terciária, mais adequado ao novo perfil da população atendida.

Em um primeiro momento, o Brasil acompanhava essas mudanças, que eram conduzidas pelos países desenvolvidos, a distância , entretanto, devido à globalização crescente do mundo, elas chegaram também por aqui e trouxeram transformações profundas no nosso sistema de saúde, estimulando a criação do Sistema Único de Saúde (SUS); e na nossa profissão, pois o farmacêutico do novo milênio seria distinto daquele profissional do século XX.

Nesse momento, torna-se imperativo citar o célebre farmacêutico, jornalista e professor Andrejus Korolkovas (1923-1996), quem, em uma de suas indispensáveis obras para a formação de um farmacêutico, destacou que as cinco disciplinas básicas do currículo farmacêutico eram: 1. Química Farmacêutica; 2. Farmacognosia; 3. Farmacologia; 4. Farmacotécnica; e 5. Administração Farmacêutica[1].

Além disso, nessa mesma obra, Korolkovas afirma que: "o farmacêutico é o profissional do medicamento, e compete a esse profissional criar, fabricar e dispensar medicamentos"[1]. Considerando que essa obra foi publicada no Brasil no final da década de 1980, podemos assumir que ela representa o contexto da época em que foi escrita.

Esse fato nos mostra o quanto nossa profissão evoluiu nessas últimas três décadas no Brasil, principalmente em relação às atividades voltadas à clínica. Sabe-se que a farmácia como profissão clínica surgiu em meados da década de 1950, em ambiente hospitalar, motivada pelo advento da indústria farmacêutica e implemento da produção mecânica, em larga escala, de medicamentos em detrimento da produção artesanal, o que proporcionou a disponibilização de medicamentos com preços mais acessíveis no mercado.

Essa condição favorecia o acesso aos medicamentos, porém, o uso racional não era valorizado de forma adequada, por causa do despreparo dos países que não possuíam agências regulatórias bem fundamentadas, somado ao comércio não regulado de medicamentos e a consequente medicamentalização da sociedade, levando à morbimortalidade relacionada a medicamentos, os quais desaguavam nos ambientes hospitalares, devido ao modelo sanitário da época.

Nesse contexto, surge o farmacêutico clínico nos Estados Unidos da América, entretanto, esse movimento não foi uma resposta simples aos problemas relacionados à farmacoterapia devido ao uso excessivo de medicamentos, mas também surgiu frente a uma necessidade social, a de garantir a utilização segura e adequada dos medicamentos, conforme mencionado pelo farmacêutico e professor Charles D. Hepler.

Resgatando o processo histórico da profissão farmacêutica no Brasil, ela nos revela que a Farmácia Clínica está amadurecendo nas últimas décadas no país, sendo um tema cada vez mais presente em eventos científicos, políticas públicas e currículos dos cursos de graduação em Farmácia, inclusive em razão das Diretrizes Curriculares Nacionais vigentes, as quais estabelecem que 50% das atividades relacionadas à graduação em Farmácia sejam realizadas no eixo cuidado em saúde, que contempla a atividade clínica do farmacêutico.

Nesse sentido, considerando o contexto atual da profissão farmacêutica no país, que consiste na busca por uma formação clínica de qualidade, gostaria de apresentar a importante obra "**Semiologia e Propedêutica Farmacêutica**" que está na fronteira do saber e contém informações que são inestimáveis para expandir o conhecimento de estudantes e profissionais de saúde, principalmente farmacêuticos.

Na primeira parte dessa obra, você terá a oportunidade de compreender a importância da **semiologia** e da **anamnese** na aplicação do método clínico centrado na pessoa, da relação terapêutica farmacêutico-paciente, da prática baseada em evidência e das etapas fundamentais da consulta farmacêutica (acolhimento, coleta de dados subjetivos e objetivos, avaliação e plano) para o desenvolvimento dos serviços farmacêuticos clínicos.

Na segunda parte, a obra nos oferece um estudo mais aprofundado dos principais problemas de saúde observados nas pessoas atendidas por um profissional farmacêutico em seu ambiente de trabalho, o que configura conhecimento imprescindível para um atendimento clínico de qualidade.

Portanto, a obra é uma produção científica relevante que contribui de maneira essencial e fundamental para a evolução da formação clínica do farmacêutico no Brasil, pois sabemos que o cuidado farmacêutico é uma necessidade social que promove a utilização segura e adequada dos medicamentos, proporcionando resultados clínicos, humanísticos e econômicos significativos para a população.

Sendo assim, peço licença poética ao professor Andrejus Korolkovas para atualizar sua célebre frase ("O farmacêutico é o profissional do medicamento"), propondo a seguinte:

"O farmacêutico é o profissional que também cuida das pessoas que utilizam medicamentos".

REFERÊNCIA

1. Korolkovas A; Burckhalter JH. Química Farmacêutica. Rio de Janeiro. Editora Guanabara Koogan, 1988.

Parte 1

Conceitos e Ferramentas de Semiologia

1

Introdução à Semiologia

Marcelo Polacow

DESTAQUE DO TEMA

1. O primeiro capítulo deste livro foi destinado a esclarecer os termos referentes à semiologia, propedêutica e anamnese. Terminologias que estão cada vez mais inseridas na profissão farmacêutica.
2. Durante o capítulo, foram descritos os passos para a anamnese e as características de algumas pessoas que serão atendidas por farmacêuticos. Em vários momentos, foram esclarecidos os cuidados que o profissional precisa ter durante o atendimento para não invadir atribuições que não estão amparadas legalmente.

Há 2.500 anos, Hipócrates introduziu a anamnese como etapa inicial do exame médico. Com ela nasceu a observação clínica, compreendendo a história da doença que leva uma pessoa a procurar o médico e o exame físico da pessoa em seus mínimos detalhes, em busca de dados para a elaboração do diagnóstico e do prognóstico. A escola hipocrática deu início à transformação da medicina mágica, que prevalecia até então, para medicina racional de nossos dias.

O termo semiologia foi criado por Ferdinand Saussure (1857-1913) para indicar a ciência geral dos signos, em que a língua é um sistema de signos que exprimem ideias e, por isso, é semelhante à escrita, à Língua Brasileira de Sinais , aos ritos simbólicos e às formas de cortesia. Assim, Saussure estabeleceu a distinção entre "língua" e "fala".

Em um seminário ministrado em 1962, Roland Barthes (1915-1980) definiu o objeto da semiologia como: " qualquer sistema de signos, seja qual for a substância, sejam quais forem seus limites: as imagens, os gestos, os sons melódicos, os objetos e os complexos de substâncias que encontramos nos ritos, protocolos ou nos espetáculos, se não constituem "linguagens", pelo menos sistemas de significação".

Voltando a Hipócrates, o filósofo afirmou ser necessário começar pelas coisas mais importantes e aquelas mais facilmente reconhecíveis. Estudar tudo aquilo que se pode ver, sentir e ouvir, isto é: "o médico deve examinar cuidadosamente o corpo da pessoa e perguntar a respeito das evacuações; estudar a respiração, o suor, a atitude da pessoa e a urina".

Então, a propedêutica se caracteriza por um conjunto de técnicas que visam levantar dados e diagnósticos iniciais. As técnicas utilizadas envolvem observação, palpação, medida de temperatura e outros exames simples e inespecíficos.

No âmbito farmacêutico, a utilização da semiologia e da anamnese tem que ser vista com outros olhos, pois o objetivo não é o diagnóstico de patologias, mas a verificação de possíveis reações adversas e problemas relacionados a medicamentos (PRM).

A semiologia farmacêutica se refere à utilização dos métodos de semiologia adaptados à prática farmacêutica e voltados à prevenção e a condutas tomadas para problemas relacionados a medicamentos. A semiologia farmacêutica pode ser entendida como a identificação de sinais e sintomas, principalmente aqueles relacionados a problemas de saúde autolimitante da pessoa.

A experiência da avaliação clínica, prescrição, dispensação, orientação e seguimento farmacoterapêutico é expressa por meio da comunicação e do discurso. O discurso é o processo de transmitir significado pela linguagem, incluindo como é pretendido e como é tomado. O discurso, por fazer parte da comunicação, abrange a multiplicidade de fatores que afetam o processo do discurso, como papel, objetivos e cenário.

Desse modo, a pesquisa no discurso do uso de medicamentos é significativa, mas não abundante. Dois manuais recentes de comunicação em saúde e antropologia médica não acharam o assunto digno de um capítulo. Nesse contexto, entendemos a importância de elaborar um livro sobre o assunto.

A mudança para valores centrados no paciente nas últimas décadas coincidiu com uma transformação na linguagem da pesquisa farmacêutica. O estudo da comunicação em saúde é agora amplamente concebido como chave mestra para a prestação de cuidados de saúde centrados na pessoa. Para muitos, os focos centrais são a educação e a pesquisa no campo das relações e da comunicação entre farmacêutico-pessoa. No entanto, em nosso ponto de vista, isso é um equívoco.

A comunicação em saúde para o paciente e o consumidor, em particular a comunicação sobre a experiência do uso de medicamentos, envolve muito mais do que o farmacêutico e o paciente, pois, afinal, o que essa comunicação pretende significar e alcançar?

Uma visão totalmente ampla do processo de comunicação em saúde, utilizada por psicólogos sociais, inclui valores, crenças e traços cognitivos de quem comunica e de quem recebe a mensagem. Por exemplo, de acordo com a teoria da motivação da proteção, uma sensação de vulnerabilidade, de ameaça grave, da eficácia da ação de saúde e da capacidade de adotá-la deve melhorar a resposta às mensagens relacionadas à saúde.

Já o modelo transteórico identifica as etapas de tomada de decisão (pré-contemplação, contemplação e ação) como precursoras da mudança do comportamento de saúde. Outro modelo, intitulado Advisor for Risk Communication (ARC), desenvolvido por Keller e Lehmann, identifica 10 variáveis que predizem intenções saudáveis: quatro características de público (idade, gênero, raça e foco regulatório, por exemplo, crescimento versus segurança) e seis táticas de mensagem (saúde, ganho/perda, consequências físicas e sociais, impacto sobre si mesmo versus outros, emoção, vivacidade).

Os fatores contemplados nesses modelos escapam a uma abordagem mais tradicional da comunicação, sobretudo quando se trata da comunicação sobre medicamentos.

Assim, a experiência do uso de medicamentos ("*medication experience*") foi conceituada como abrangendo, em sua história mais ampla e objetiva, a história da medicação, os medicamentos atuais e as condições associadas, bem como a experiência da pessoa usuária da medicação. Uma definição mais objetiva seria a experiência subjetiva de um indivíduo de tomar um medicamento em sua vida diária.

Essa experiência inclui abordagem pessoal do paciente ao uso desses medicamentos, incluindo desejos e expectativas, preocupações, compreensão da terapia medicamentosa e o comportamento de tomar medicamentos. É evidente que o termo "experiência" é problemático, pois implica diferentes partes do espectro subjetivo-objetivo.

Questões associadas, embora distintas, dizem respeito à experiência própria ou a de outros, e se é real ou imaginada. Devemos, portanto, ampliar nosso escopo para incluir o discurso da experiência do consumidor antes e depois do uso do medicamento. Nesse sentido, o que a pessoa diz e o que ouve é indiscutivelmente parte de um *loop*, e as mensagens recebidas antecipadamente, em geral, se tornam parte de uma conversa contínua sobre medicamentos.

ANAMNESE

A definição de anamnese é a informação acerca do princípio e da evolução de uma doença até a primeira observação do médico. A anamnese pretende não só identificar os sintomas de significado clínico que acometem a pessoa, mas também recolher detalhes da história do paciente.

De maneira geral, o comportamento da pessoa, seus sentimentos, conflitos psicológicos e padrões habituais de defesa, sobretudo perante os médicos ou outros elementos associados à saúde, são indispensáveis para auxiliar na interpretação ou completar as informações adquiridas a partir do exame físico ou de métodos complementares de diagnóstico.

O conjunto de informações recolhido por meio da anamnese é de grande valor para reconhecer as três dimensões do espaço diagnóstico: a pessoa, a moléstia e as circunstâncias.

Limitações da anamnese como método diagnóstico

O ideal seria que a pessoa prestasse informações completas, de modo claro, coerente, exato e conciso, sobre a totalidade dos fatos de sua vida que tenham interesse farmacêutico.

Em relação aos sintomas, todos deveriam ser descritos, abrangendo de modo completo as características, inclusive a ordem cronológica com que se instalaram, as modificações evolutivas que sofreram, espontaneamente ou sob a influência de determinados fatores, sejam eles terapêuticos ou não.

Para que a pessoa forneça informações com essas características, principalmente quando portador de doença crônica, ela deve possuir boa memória e capacidade de observação e organização do pensamento, além de saber expressar-se com clareza.

Deficiências importantes na audição e fonação, diferenças idiomáticas, depressão do estado de consciência, distúrbios mentais e pouca idade constituem exemplos de situações em que as informações podem ser incompletas, não fidedignas ou ausentes.

Determinadas características da educação, cultura e personalidade da pessoa constituem outras dificuldades na obtenção da anamnese. Por exemplo, expressões utilizadas pela pessoa para relatar certos sintomas ou doenças que a acometem podem ser entendidas pelo médico de modo diferente do que, na realidade, a pessoa desejou exprimir.

A influência negativa que aspectos peculiares à personalidade das pessoas podem exercer sobre a anamnese é notória, o que pode levar à incapacidade de prestar informações de maneira concisa, sequencial ou organizada.

Outros pacientes têm dificuldades em verbalizar sintomas ou sentimentos, mantendo uma atitude de aparente alheamento durante todo o transcorrer da entrevista. Algumas vezes também demonstram dificuldades de memória ou de observação; mesmo quando interrogados sobre assuntos específicos, são incapazes de fornecer as informações solicitadas.

As informações prestadas por familiares do paciente ou pessoas próximas a ele também podem ser de grande valor. Essa importância é evidente quando o paciente está incapacitado de prestar informações no momento do exame ou não pode fornecer detalhes sobre o que o acometeu, como episódios de síncope ou crises convulsivas.

Entretanto, às vezes familiares dificultam a obtenção da anamnese, inibindo o paciente de prestar informações ou contestando as informações que este fornece. Por esse motivo, sempre que possível, a anamnese deve ser obtida diretamente do paciente, sem a presença de outras pessoas. Em algumas ocasiões, dados complementares de valor diagnóstico podem ser recolhidos, em seguida, de outros informantes.

É indispensável, para a obtenção de uma anamnese de boa qualidade, a participação do farmacêutico; pois mesmo a pessoa dotada dos melhores predicados, eventualmente não é capaz de fornecer uma anamnese completa sem o auxílio ou a orientação do farmacêutico.

Obtenção da anamnese

Princípios básicos:

1. estar sinceramente motivado a ouvir, com atenção, o relato da pessoa;
2. evitar interrupções por solicitações que não sejam de natureza urgente (para que a pessoa e o farmacêutico não se distraiam e deixem passar informações importantes);
3. dispor de tempo suficiente para ouvir o relato da pessoa;
4. observar o comportamento da pessoa (nível de inteligência; atitude perante a doença; condições físicas, mentais e socioeconômicas; personalidade e estado emocional);
5. não intervir na narrativa da pessoa (somente quando necessário);
6. durante a anamnese, não fazer julgamentos precipitados capazes de considerar como irrelevantes fatos relatados pela pessoa;
7. não discutir com a pessoa sobre as opiniões que ela emite a respeito de qualquer assunto;
8. saber interrogar a pessoa (auxiliá-la a recordar fatos de sua vida que tenham importância médica);
9. possuir conhecimentos teóricos básicos sobre a fisiopatologia e as manifestações da doença, sua história natural e influências que a modificam;
10. alcançar, ao término da anamnese, os seguintes objetivos relacionados com a obtenção de informações:

- o farmacêutico entendeu o verdadeiro significado das palavras da pessoa; a pessoa compreendeu corretamente o que lhe foi perguntado;
- o farmacêutico conseguiu o máximo de informações possíveis e adquiriu uma noção correta sobre o grau de exatidão destas informações.

Roteiro de perguntas

Entre as vantagens do uso de um roteiro de perguntas está a de tornar o farmacêutico (sobretudo o inexperiente) mais confiante na obtenção da anamnese, porque diminui a preocupação de não fazer perguntas importantes mesmo quando a pessoa se prolonga na descrição de um sintoma e a fase do interrogatório é agilizada, pois a hesitação sobre o que perguntar diminui.

A principal desvantagem do emprego de um roteiro durante a história da moléstia é o risco de transformar a anamnese em um ato mecânico, privado de conteúdo humano, destinado quase somente a recolher informações sobre a doença em prejuízo das informações referentes ao paciente. Ao se preocupar em apenas fazer perguntas e anotar as respostas, o farmacêutico pode perder a oportunidade de perceber as mensagens não verbais que o paciente transmite.

Entretanto, as desvantagens são superadas se o roteiro for usado de modo adequado, isto é, somente consultado após o paciente ter relatado os fatos da moléstia atual e com finalidade exclusiva de caracterizar de modo mais completo os componentes de determinado sintoma.

História pregressa

Este componente da anamnese se destina a recolher informações de diversos tipos sobre o passado do paciente que não mostram possuir relação direta ou indireta de causa e efeito com a moléstia atual.

Aqui devem constar dados sobre doenças prévias, traumatismos, gestações e partos, cirurgias, hospitalizações, exames laboratoriais realizados, uso de medicamentos, tabaco, álcool, tóxicos, fatores de risco, imunizações, sono e hábitos alimentares.

Histórico familiar

Com finalidades clínicas, o grau de interesse em dados sobre os antecedentes familiares varia segundo o paciente que está sendo examinado, mas de uma maneira geral ele sempre existe.

Esse interesse é justificado não só pela importância de identificar moléstias de caráter familiar, transmitidas em decorrência de herança ou de condições ambientais, como também se fundamenta nos conhecimentos que podem ser adquiridos sobre o estado emocional do paciente em relação a essas moléstias. Não é raro ele acreditar que foi acometido pela mesma enfermidade que seus familiares ou que isso venha a acontecer no futuro.

Importância da história psicossocial

Muitos dos sintomas que os portadores de processos de natureza orgânica apresentam são devidos ou modificados por fatores sociopsicológicos.

As respostas psicológicas a um determinado processo mórbido dependem de quatro classes de variáveis:

a. a personalidade do paciente e a história de sua vida;
b. a situação socioeconômica atual;
c. características do ambiente físico;
d. o processo patológico em curso.

TIPOS DE PACIENTES

Paciente ansioso

A conversa deve ser baseada em fatos aparentemente sem importância, para diminuir a tensão. Manifestações: inquietude, voz embargada, mãos frias e sudorentas, taquicardia e boca seca.

Paciente sugestionável

Muito impressionável. Quando uma doença é divulgada (por ex., em uma campanha), ele começa a sentir os sintomas. A conversa deve ser cuidadosa para não desencadear ideias erradas. Use a sugestionabilidade para provocar sentimentos positivos e favoráveis.

Paciente hipocondríaco

Queixa-se de diferentes sintomas. Não acredita nos resultados normais dos exames feitos, nos diagnósticos, nem que seus sintomas não sejam graves. O profissional deve ajudar a analisar aspectos de sua vida, como dificuldades familiares e no trabalho, e descartar a possibilidade de interação medicamentosa.

Paciente deprimido

Desinteressado por si mesmo e pelo que está a sua volta, tem tendência a isolar-se, é cabisbaixo, tem os olhos sem brilho e face exprimindo tristeza. Chora facilmente, está desmotivado, tem redução da capacidade de trabalho e perda da vontade de viver. A anamnese ocorre em ritmo lento e frio, é difícil alcançar sintonia. Saber qual o tipo de depressão que o paciente apresenta pode ajudar.

Tipos de depressão

Depressão neurótica: mais frequente, mais intensa à noite; pessoa neurótica desde a infância ou adolescência.

Depressão psicótica: fase depressiva do transtorno bipolar; a principal característica é o fato de surgir inesperadamente.

Depressão endógena: grave, intensa (mais pela manhã); ideias de ruína e autoextermínio, insônia terminal (já acorda com humor deprimido).

Paciente eufórico

Tem humor exaltado; fala e movimenta-se demasiadamente. Sente-se forte e sadio, tem pensamentos rápidos, muda de assunto inesperadamente. Durante a entrevista, ele começa a responder uma questão feita e logo desvia o assunto, podendo haver dificuldade de compreendê-lo.

Paciente hostil

A hostilidade pode ser percebida após as primeiras palavras ou traduzida em respostas e insinuações mal disfarçadas. Situações que determinam esse tipo de comportamento: doenças incuráveis, cirurgias malsucedidas, complicações terapêuticas, etilismo crônico ou uso de tóxicos. O profissional não deve adotar uma posição agressiva, revidando com palavras ou gestos.

Paciente inibido ou tímido

Não encara o profissional, senta-se na beirada da cadeira, fala baixo, é fácil notar que não se sente à vontade. Pacientes pobres e de zona rural costumam ser os mais tímidos ou inibidos. Esses pacientes tendem a responder às perguntas afirmativamente.

Paciente psicótico

Difícil de ser reconhecido. Principais alterações: confusão mental, alucinações, delírios, desagregação do pensamento, alterações do juízo crítico e de comportamento. Seu mundo é incompreensível.

Paciente em estado grave

Apresenta problemas psicológicos. Não deseja ser perturbado por ninguém. A entrevista deve ser feita com perguntas simples, diretas e objetivas. Sempre deve haver a preocupação de não agravar o sofrimento do paciente. Na maioria das vezes, esses pacientes apresentam uma ansiedade intensa.

Paciente com baixa inteligência

Adote uma linguagem mais simples, direta, usando palavras corriqueiras, ordens precisas e curtas e muita paciência, caso contrário o paciente se sente retraído por não entender o farmacêutico.

Paciente com deficiência auditiva

Geralmente esse paciente é acompanhado por uma pessoa da família que faz o papel de intérprete. A anamnese deve ser resumida aos dados essenciais.

Crianças e adolescentes

A principal qualidade para lidar com a criança é a bondade. Deve-se conquistar sua confiança e simpatia. Já com o adolescente faz-se uma investigação dos antecedentes familiares, pessoais, imunização e ainda investigação sobre alimentação, vida escolar, relação com os pais e irmãos e relações sociais, sempre respeitando a personalidade desses pacientes e sua idade.

Paciente idoso

Precisa sentir que é o centro das atenções e que é respeitado. Deve-se aceitar suas manias e agir com paciência e delicadeza. O paciente deve buscar como referência suas experiências pessoais (pais e avós), introduzindo na relação um comportamento afetivo. A subjetividade é inevitável e necessária, tanto que a entrevista pode adquirir um tom de relacionamento criança-adulto.

EXAME FÍSICO

O assunto da semiologia deve ser tratado com muito cuidado na profissão farmacêutica, pois os objetivos dessa prática devem estar inseridos dentro do espírito da atenção farmacêutica e do seguimento farmacoterapêutico de pacientes. O uso errado desses princípios pode levar o farmacêutico a ser acusado de exercício ilegal da medicina. Portanto, todos os exames físicos realizados devem ter uma explicação farmacoterapêutica.

Inspeção

Utilizando o sentido da visão, inicia-se antes mesmo da anamnese. Em geral, é feita diretamente, sem uso de instrumentos, embora ocasionalmente alguns sejam necessários, como lentes de aumento.

Palpação

No Brasil, deve ser evitada essa técnica por parte do farmacêutico. Pode ser executada com a palma das mãos, uni ou bimanual, ou com a ponta dos dedos. Uma modalidade especial de palpação é constituída pela introdução de um ou dois dedos em cavidade. Denominado toque (vaginal, retal), ela faz parte do exame ginecológico e proctológico, portanto, deve ser feita por especialistas.

A palpação permite delimitar áreas e observar sua consistência, forma, temperatura, mobilidade, sensibilidade, expansão e vibração, assim como características da pele e anexos.

Percussão

No Brasil, deve ser evitada essa técnica por parte do farmacêutico. É baseada na emissão de sons de uma determinada região, posta a vibrar por meio de batimentos sobre ela. As características do som variam de acordo com a intensidade da percussão e da constituição do corpo que vibra.

O ambiente deve ser silencioso e o paciente colocado em posição adequada para ser percutido, enquanto o examinador deve estar em posição confortável, permitindo-lhe movimentos amplos em várias posições.

Ausculta

Utilizando a audição, o examinador colhe dados preciosos. É exame primordial nos estudos dos sistemas respiratório e circulatório. A ausculta do abdome é muito útil perante a suspeita de abdome agudo ou de condições que provoquem sopros vasculares.

Deve ser executada em ambiente silencioso, hoje em dia, utiliza-se somente método indireto, por meio de estetoscópio biauricular aplicado diretamente sobre a pele do examinado. O estetoscópio deve possuir duas peças: diafragma para sons de alta frequência e a campânula para ruídos de baixa frequência.

Sinais vitais

Os sinais vitais são as medidas quantitativas de temperatura, pulso, respiração e pressão arterial do paciente. Esses sinais encabeçam o relatório escrito e são seguidos pela descrição do aspecto geral. A altura e o peso são também registrados com os sinais vitais.

Dados antropométricos

Os dados antropométricos também devem ser registrados, entre eles: peso, altura; índice de massa corporal (IMC); porcentagem estimada de gordura corporal e músculo esquelético; metabolismo no repouso; e níveis de gordura visceral, utilizando o Método BI (Impedância Bioelétrica) que indica o IMC (Índice de Massa Corporal).

A análise corporal completa fornece uma compreensão abrangente da composição corporal, a balança de bioimpedância mede todo o corpo (dos braços aos pés).

Temperatura

As variações da temperatura normal do corpo de uma pessoa para outra não permitem o estabelecimento de uma temperatura normal. Em geral, o nível médio superior da temperatura normal do corpo é de 37°C na boca para pessoas deitadas no leito; e 37,2°C para pessoas em atividade. O nível normal mínimo pode ser 35,8°C na boca. A temperatura retal é em média 1,3°C mais alta que a temperatura oral, e as temperaturas axilares são 1,7°C mais baixas que as orais.

Em todas as pessoas, a temperatura corporal apresenta uma variação diária de 0,3°C a 1,5°C. A temperatura é mais baixa durante o sono (das 4h às 6h da manhã) e gradualmente se eleva até o nível mais alto à noite (das 20h às 23h). A ausência dessa variação diurna é anormal.

REGISTRO DOS ACHADOS

Após os exames, os achados devem ser registrados com precisão, clareza e concisão. Além disso, os dados devem estar legíveis, e a grafia e a gramática devem ser cuidadosamente observadas. Embora padronizadas e universalmente aceitas, abreviações não são usadas. A data do exame e o registro dos sinais vitais são anotados antes da revisão geral do exame. A inclusão de achados normais depende do tipo de exame procedido e do problema específico em estudo.

Os resultados dos exames físicos podem indicar normalidade ou anormalidade da estrutura anatômica e das funções fisiológicas da pessoa. Os achados normais nem sempre excluem a presença de doença ou disfunção. Sintomas e achados laboratoriais anormais podem existir sem sinais físicos concomitantes. Um sinal anormal demonstra a presença de um estado anatômico ou fisiológico anormal e possui importância diagnóstica significativa.

Um sinal, sintoma, achado na anamnese ou laboratorial não determina o diagnóstico. Antes disso, o diagnóstico se baseia em uma cuidadosa correlação e avaliação de toda informação fornecida pela história da pessoa, seus sintomas, o exame físico e os dados de laboratório.

SINAIS E SINTOMAS IMPORTANTES EM FARMÁCIA CLÍNICA

Febre

A febre é definida como um estado funcional anormal do sistema de termorregulação. Ela é uma manifestação comum a vários tipos de processos patológicos não apenas infecciosos, mas também de outras naturezas, como traumática, neoplásica, vascular, metabólica e secundária a reações de hipersensibilidade.

Na criança e no idoso, a resposta febril à infecção costuma ser desproporcional à gravidade dela. Febres intermitentes são frequentemente associadas com sudorese noturna profusa (que requer a mudança de vestimenta à noite). Febres de origem medicamentosa são habitualmente do tipo contínuo, havendo nítida correlação entre a intensidade dela e o bom estado geral da pessoa (Tabela 1).

Tabela 1 Medicamentos potencialmente causadores de febre

Comumente	Ocasionalmente	Raramente
Anti-histamínicos, antipsicóticos, penicilinas (por reação de hipersensibilidade), sulfonamidas (por reação de hipersensibilidade).	Vancomicina, iodetos (por reação de hipersensibilidade), cefalosporinas (por reação de hipersensibilidade), cimetidina (por alteração da termorregulação), cocaína e seus derivados (por alteração da termorregulação), estreptoquinase (por efeito pirogênico).	Digitais, cloranfenicol, insulinas e tetraciclinas.

Os itens que devem ser inquiridos em toda anamnese do paciente febril são:

1. Como iniciou a febre?
2. Qual a intensidade (febrícula, moderada ou alta)?
3. Qual a duração da febre (horas, dias, semanas, meses, anos)?

4. Como se deu o término da febre?
5. Quais os horários e a evolução da febre (evolução contínua, intermitente, remitente, recorrente ou héctica)?
6. Qual o local de tomada da temperatura (axilar, sublingual, retal ou inguinal)?

Prurido

Conhecido também como coceira, é um formigamento peculiar ou uma irritação incômoda da pele que provoca o desejo de coçar a parte afetada. Pode ser local ou generalizado. As causas variam de acordo com idade, sexo, localização, características, evolução e fatores agravantes.

Eventos que podem levar a prurido localizado: picadas de insetos, queimadura do sol, parasitas (piolhos). Eventos que podem levar a prurido generalizado: urticária, doenças infecciosas (sarampo, catapora), reações alérgicas a alimentos e medicamentos.

BIBLIOGRAFIA

1. Barthes R. Apresentação [Sobre a semiologia]. Inéditos. Vol. 1 Teoria. Trad.: Ivone Castilho Benedetti. São Paulo: Martins Fontes; 2004. 56-57 p.
2. Bickley LS., Szilagyl PG. Bates: propedêutica médica. In: Bates: Propedêutica médica. 11th ed. São Paulo: GEN; 2010. 965-965 p.
3. Bisson MP. Farmácia clínica e atenção farmacêutica. 4th ed. São Paulo: Manole; 2021.
4. Dalgalarrondo P. Psicopatologia e semiologia dos transtornos mentais. Porto Alegre: Artmed; 2000.
5. Fleming GF, Mcelnay JC, Hughes CM. Development of a community pharmacy-based model to identify and treat OTC drug abuse/misuse: a pilot study. Pharmacy World and Science. 2004;26(5):282-288.
6. Haslé-Pham E, Arnould B, Hans-Martin S, Follet A, Duru G, Marquis P, et al. Role of clinical, patient-reported outcome and medico-economic studies in the public hospital drug formulary decision-making process: results of a European survey. Health Policy. 2005 Feb;71(2):205-12.
7. Leal S, Glover JJ, Herrier RN., Felix A. Improving quality of care in diabetes through a comprehensive pharmacist-based disease management program. Diabetes Care. 2004 Dec;27(12):2983-4.
8. López M, Laurentys-Medeiros J. Semiologia médica: as bases do diagnóstico clínico. In: Semiologia médica: as bases do diagnóstico clínico. 5th ed. São Paulo: Thieme Revinter; 2004. 1231-1231 p.
9. Machado ELG. Propedêutica e semiologia em cardiologia. São Paulo: Atheneu; 2004.
10. Maclaughlin EJ, MacLaughlin AA, Snella KA, Winston TS, Fike DS, Raehl CR. Osteoporosis screening and education in community pharmacies using a team approach. Pharmacotherapy: The Journal of Human Pharmacology and Drug Therapy. 2005 Mar;25(3):379-86.

11. Mclean WM, Mackeigan LD. Quando a atenção farmacêutica impacta os resultados em saúde? Uma comparação de farmácia comunitária baseada em estudos de cuidados farmacêuticos para pacientes com asma. 2005;39(4):625-631. [Anais de Farmacoterapia].
12. Pedroso TM, Mastroianni PC, Santos JL dos. Semiologia farmacêutica e os desafios para sua consolidação. Revista Eletrônica de Farmácia. 2014;11(2):15.
13. Porto CC. Semiologia médica. 7th ed. Rio de Janeiro: Guanabara Koogan; 2013.
14. Potter, Patricia A. Semiologia em enfermagem. In: Semiologia em enfermagem. Rio de Janeiro: Reichmann & Affonso. 4th ed;2002. 435-435 p.

2

Método clínico centrado na pessoa

Jardel Corrêa de Oliveira
Dora Carolina Diedrich Saldanha

DESTAQUE DO TEMA

1. O atendimento centrado no paciente deve ser um momento de reflexão para todos os profissionais da área da saúde. Estamos na Era da informação tecnológica, no entanto, isso não está impactando no aumento do bem-estar do paciente.
2. Neste capítulo, discutiremos a necessidade de os profissionais saírem da condição de protagonista do processo a fim de realizarem um atendimento tecnicamente adequado e empático.
3. Assim, durante a leitura deste capítulo, reflita como é feito seu atendimento, se está centrado na doença ou nas reais necessidades do paciente.

EXEMPLO DE CASO CLÍNICO CENTRADO NA PESSOA

Fabrício, farmacêutico, recebe um encaminhamento de Júlia, uma colega médica, para um cuidado compartilhado de um paciente.

Júlia: Não sei mais o que fazer para controlar a pressão e a glicemia do Sr. Jorge. Eu acrescentei hidroclorotiazida porque a pressão se mantinha alta só com enalapril, e iniciei insulina, pois o diabetes estava descompensado, e o paciente não tolerou metformina. Porém, acho que ele não está aderindo ao tratamento. Já falei que se continuar assim, ele vai ter um Acidente Vascular Cerebral (AVC), mas nada o faz tomar os medicamentos conforme a prescrição.

Então, Fabrício chama o paciente para consulta. Paciente: Jorge, 36 anos, hipertenso e diabético, com má adesão ao tratamento e difícil manejo. Faz uso de enalapril e diurético para pressão e de insulina para diabetes.

Fabrício: Bom dia, Jorge. Meu nome é Fabrício, sou farmacêutico. Como você acha que posso te ajudar?

Jorge: A doutora disse que você poderia me ajudar com os remédios. Nem sempre eu consigo tomar do jeito que ela fala. O remédio novo da pressão que ela passou não me deixa dormir. Tenho que acordar o tempo todo para ir ao banheiro. E tem a insulina também, que dói muito, não gosto de aplicar. Aí, quando eu me sinto bem, nem aplico.

F: Entendi que temos alguns ajustes para fazer. Tem mais alguma coisa que você gostaria que eu te ajudasse?

J: Acho que não.

F: Está certo. Antes de conversarmos sobre como poderei te ajudar, gostaria de entender melhor sua situação. Como é para você conviver com a pressão alta e o diabetes?

J: Ah, na verdade não me incomodo com isso não! Na maior parte do tempo, eu nem sinto nada. O que me incomoda mesmo são os remédios e as agulhadas. Na verdade... tenho ficado um pouco preocupado desde a minha última conversa com a Dra. Júlia. Ela me disse que se eu não controlar melhor essas doenças, posso ter alguma coisa grave. Falou até em derrame! E eu não posso ficar de cama de jeito nenhum. Se eu não trabalhar, eu não recebo. Acho que esse é meu maior medo.

F: E por que você tem tanto medo de não poder trabalhar?

J: Eu tenho 3 filhos! Minha esposa já trabalha fora para ajudar também, mas sem meu salário fica complicado.

F: Faz sentido. Vejo que estar bem para poder trabalhar é algo muito importante para você, logo para a gente também. Então, vamos falar primeiro sobre o remédio da pressão. Você comentou que ele atrapalha seu sono, pois você precisa acordar para ir ao banheiro. Também vi na sua receita que está prescrito para tomar pela manhã. Você tem feito assim?

J: Tenho sim.

F: Nesse caso, me conta, Jorge, como é a sua rotina?

J: Eu trabalho de noite como vigia e durmo durante a manhã.

F: Ah, entendi. E sobre a insulina, Jorge? Além da dor, que você comentou, tem alguma outra dificuldade?

J: Na verdade, além de não gostar de aplicar essa agulha que dói muito, e a doença nem me incomoda, eu também não consigo mexer com essas coisas direito. Como o senhor pode ver, eu tenho esse tremor nas mãos. A doutora já falou que não é nada demais, um tal de tremor essencial, mas me atrapalha! Fica difícil colocar as doses certas na seringa.

F: Imagino que não deve ser fácil mesmo, Jorge. Pode me explicar melhor como você faz a aplicação da insulina?

Jorge demonstra a aplicação. Fabrício consegue perceber a dificuldade no manuseio devido ao tremor essencial. Além disso, Jorge conta que guarda a insulina em uso na geladeira e que raramente troca a agulha.

F: Já entendi, Jorge. E como você gostaria que eu te ajudasse com essas dificuldades que você me trouxe?

J: Olha, eu só quero controlar logo essas doenças para não ter nada grave e continuar trabalhando. Se tiver um remédio de pressão que não atrapalha o meu sono e uma insulina que dói menos, vai ser ótimo! Também essa receita com a letra pequena da Dra. Júlia não ajuda muito. Eu já não enxergo mais como antes.

F: Sem problemas. Então, me deixa ver se entendi bem, Jorge. Me parece que para você é muito importante ter saúde para continuar trabalhando e recebendo seu dinheiro. Para isso, já entendeu que precisa que a pressão e o açúcar no sangue estejam bem controlados, certo?

J: Certo.

F: Porém, pelo que você me contou, o que tem te atrapalhado para conseguir esse controle é o remédio da pressão que interrompe seu sono, já que dá vontade de fazer xixi, e a insulina que é difícil de manusear devido ao tremor e à dor da aplicação; além disso a receita está difícil de ler, é isso mesmo?

J: Exatamente!

F: Perfeito. Agora que entendemos quais são os problemas, podemos pensar juntos em como ajudá-lo. Mas antes, queria entender o que você conhece sobre hipertensão e diabetes.

J: Eu sempre achei que a pressão alta dava dor de cabeça e que o açúcar alto no sangue dava tontura.

F: Esses até podem ser alguns dos sintomas que sentimos quando essas doenças estão bem descontroladas, mas é mais que isso. Você gostaria que eu te explicasse mais sobre como elas agem no seu corpo?

J: Claro! Acho que ninguém nunca me explicou antes.

Então, Fabrício explica brevemente, e de forma simples, a fisiopatologia da hipertensão e da hiperglicemia e suas complicações. Explica também como essas doenças podem ser silenciosas.

J: Então, mesmo sem sentir nada, elas podem estar causando todo esse mal dentro de mim?

F: Pois é, Jorge. Por isso é importante deixá-las controladas. Para isso, temos alguns ajustes no seu tratamento para fazer. Primeiramente, em relação à pressão.

Esse novo remédio da pressão que você está tomando é um diurético. Ele realmente pode fazer com que a pessoa urine com mais frequência. Acredito que ele foi prescrito pela manhã, pois, geralmente, as pessoas dormem durante a noite. Como no seu caso é o contrário, você pode tomar assim que acordar, perto do meio-dia. Dessa forma, se der vontade de ir ao banheiro, não vai atrapalhar nem seu sono, nem seu trabalho. E se achar melhor, pode tomar o enalapril nesse mesmo horário, junto com o diurético. Nesse esquema, tomaria os dois juntos, uma única vez ao dia. Fica bom para você assim?

J: Se der para fazer assim, fica muito bom!

F: Ótimo! Já sobre a insulina, percebo que com o tremor que você tem, parece realmente difícil manusear a insulina da forma correta. Nós temos aqui no Centro da Saúde as canetas de insulina, você já ouviu falar?

J: Não conheço.

Fabrício apresenta a caneta de insulina e mostra como usar. Além disso, orienta o paciente para que não mantenha a insulina em uso na geladeira e que troque frequentemente a agulha, diminuindo, assim, a dor durante a aplicação.

J: Que maravilha! Assim vai ficar muito mais fácil.

F: Fico contente de ver que você ficou mais empolgado com o tratamento. Também vou refazer sua receita, ela vai ficar uma receita visual, com as doses e os horários da insulina mais nítidos.

J: Fico muito agradecido. Acho que com essas dicas e essa receita, vou conseguir seguir melhor o plano.

F: Ótimo, Jorge! Então, combinamos assim. O que acha de marcarmos um retorno em duas semanas para ver como você ficou com os ajustes? E se precisar de alguma ajuda antes disso, pode vir também.

J: Combinado! Muito obrigado pela conversa de hoje, Fabrício.

Fabrício também anota no plano para discutir com a Dra. Júlia sobre a possibilidade de iniciar um tratamento para o tremor essencial e encaminhar o paciente para avaliação com oftalmologista.

CUIDADO EM SAÚDE CENTRADO NA PESSOA

As equipes de saúde devem garantir o acesso das pessoas aos serviços de saúde, respeitando os princípios de integralidade e de equidade. Desta forma, é importante na prática clínica, em um contexto de trabalho em equipes interprofissionais, estabelecer planos de cuidado que deem conta das necessidades e percepções individuais de cada pessoa.

Tem-se visto um aumento progressivo nas tecnologias em saúde visando diagnósticos. Entretanto, não se observa simultaneamente maior satisfação dos usuários com seus cuidados em saúde. Os profissionais parecem mais focados nas doenças, enquanto as pessoas estão preocupadas com seu sofrimento.

A Abordagem Centrada na Pessoa é um modelo de atuação que orienta a prática do cuidado com a pessoa durante a consulta. Ser centrado na pessoa significa compartilhar o poder na relação profissional de saúde-pessoa. O Método Clínico Centrado na Pessoa (MCCP) é a forma como esse modelo de abordagem vai se desenvolver.

A consulta centrada na pessoa

A realização de uma consulta sob a perspectiva da Abordagem Centrada na Pessoa aproxima dois *experts*, o profissional de saúde, muitas vezes especialista em doenças e medicamentos, e o paciente, especialista em si mesmo. Dois lados da mesma circunstância, mas com olhares diferentes sobre a questão.

Vale destacar aqui que o centro dessa abordagem é o paciente. Então, o profissional de saúde deve sair da condição de protagonista do processo para entender-se como meio, como caminho para atingir o real objetivo do atendimento: o bem-estar geral do paciente.

A consulta também é o encontro entre pessoas com expectativas e objetivos definidos. O preparo para esse encontro inicia-se bem antes, para ambos. Para o profissional, começa na graduação passando por sua vivência clínica e tendo relação com seu momento de vida atual, bem como com os momentos preliminares à consulta.

Para a pessoa que busca ajuda, começa com sua história pessoal, familiar, genética e cultural, dos seus contatos com o adoecer; com seu estilo de vida, ciclo de vida e outros aspectos psicossociais; até a decisão pelo momento de buscar ajuda, escolha do médico, recepção na Unidade de Saúde, assim como os momentos finais pré-consulta.

Assim, para ambos, toda essa preparação tem seu clímax na consulta. De forma prática, esse encontro também exige do profissional de saúde uma ambientação prévia com o paciente que será atendido logo em seguida. Do acesso ao histórico à preparação emocional para atender alguém que, normalmente, está vivenciando a dor e o desconforto.

A ambiência onde esse encontro irá ocorrer também é de suma importância. O espaço deve ser agradável, deixar a pessoa à vontade, além de garantir o sigilo. Aqui, outras áreas de conhecimento são bem-vindas, como a arquitetura para o bem-estar, em que a configuração dos móveis dentro do consultório, por exemplo, pode facilitar o processo de compreensão e comunicação.

A condução da consulta feita pelo profissional deve ocorrer de forma a seguir modelos apropriados, ser tecnicamente adequada e sempre envolvida por empatia. São ferramentas importantes para iniciar a conversa com perguntas abertas, deixar a pessoa discorrer sobre seu problema sem interrupção por cerca de dois minutos e manter o equilíbrio entre o contato visual e o registro.

No caso exemplificado, percebe-se que o profissional começa a consulta com uma pergunta aberta: "Como você acha que posso te ajudar?; deixando o paciente falar. Assim, a maior parte das informações foi dada sem que houvesse necessidade de intervenção.

Depois de ouvir o paciente e certificar-se de que não há nenhuma outra queixa a ser abordada, é necessário estabelecer prioridades. Tanto pela percepção do que é mais importante para a pessoa naquele momento quanto pela visão técnica do profissional. Quando se trabalha com muitas demandas em uma mesma consulta, corre-se o risco de abordá-las superficialmente ou de definir um plano de cuidado muito extenso, o que prejudica a compreensão e, portanto, a adesão.

Pode ser preciso combinar novos encontros para discutir as demandas não explicadas naquela consulta. Isso permite melhor gerência do tempo de atendimento e garantia de que os temas abordados sejam mais bem compreendidos por ambos: profissional e pessoa.

No exemplo exposto, a pergunta de prevenção de demanda aditiva: "Tem mais alguma coisa que você gostaria que eu te ajudasse?"; antes de explorar as queixas que o paciente trouxe, permite gerenciar essas demandas por grau de prioridade.

Ainda no caso, algumas demandas pendentes, como o tratamento para o tremor essencial e o encaminhamento para avaliação com oftalmologista, foram registradas no plano para serem vistas em um segundo momento. Não sobrecarregando o paciente e o profissional de informações em um único encontro.

O MÉTODO CLÍNICO CENTRADO NA PESSOA

Existem diversos modelos de consultagem, um deles é o MCCP, que engloba e sistematiza vários aspectos positivos de diferentes abordagens. Ele permite que o profissional conheça a pessoa e como ela percebe a sua saúde, além de contemplar as necessidades e expectativas tanto da pessoa quanto do profissional. Por isso, é considerado o método mais adequado para a prática profissional na Atenção Primária à Saúde (APS).

Nem sempre todos os componentes serão aplicados em uma mesma consulta ou na mesma ordem. A longitudinalidade, um dos princípios essenciais da APS, contribui para que se estabeleça o vínculo com as pessoas e que se possa conhecê-las e compreendê-las ao longo do tempo.

Primeiro componente: explorando a saúde, a doença e a experiência com a doença

No Cuidado Centrado na Pessoa, não se deve focar apenas na doença. O conhecimento técnico é importante e faz parte da consulta, porém, deve-se ter sempre em mente que toda pessoa que busca ajuda tem expectativas baseadas no entendimento de sua experiência com a doença. De modo geral, todas as pessoas têm alguma ideia a respeito de seu problema.

A Abordagem Centrada na Pessoa contém dois conceitos essenciais que se distinguem: o conceito de doença (*disease*) e o conceito de enfermidade (*illness*). Ao conceito de doença, são atribuídas as alterações no organismo, traduzidas por sinais, sintomas e alterações em exames.

Ao conceito de experiência com a doença (ou enfermidade), são concedidas às manifestações do sofrimento das pessoas, por meio de queixas, problemas e disfunções por elas percebidas. Portanto, uma pessoa pode ter uma doença, mas não se sentir enferma; assim como pode estar enferma sem apresentar doença alguma.

> Uma determinada doença (*disease*) é o que todos com essa patologia têm em comum, mas a experiência sobre a enfermidade (illness) de cada pessoa é única.
>
> *William Osler*

Para explorar as dimensões da experiência da doença, utiliza-se o acrônimo SIFE, no qual o S, corresponde aos sentimentos da pessoa com a doença e são questionados; o I são as ideias sobre o que está errado; o F é o efeito da doença no seu funcionamento; e o E são as expectativas em relação a como o profissional pode ajudar o paciente.

É igualmente ou mais importante reconhecer e abordar os sentimentos, as ideias, o funcionamento de vida e as expectativas de cada pessoa frente a uma determinada doença ou mesmo ao medo de adoecer. Acompanhe essa perspectiva na tabela 1.

Quando deixamos a pessoa falar no início da consulta, mantendo contato visual e uma escuta ativa, estamos não apenas fortalecendo a relação e o vínculo, mas também dando oportunidade para que os principais aspectos do seu problema e o que pensa a respeito dele sejam relatados, sem que tenhamos que direcionar ou conduzir a consulta. Ao contrário, a pessoa, em quem se deve centrar o cuidado, é quem assume o protagonismo da consulta.

Tabela 1 Doença e adoecimento

		Adoecimento	
		Sim	Não
Doença	Sim	Infarto agudo do miocárdio	Hipertensão arterial assintomática
	Não	Perda recente de um ente querido	

É claro que há exceções, algumas pessoas são prolixas e trazem diversas demandas simultaneamente, sem descrever em mais detalhes e sem deixar claro o real motivo que as levou a consulta. Nesses casos, pode-se pontuar as diferentes demandas, priorizando quais serão trabalhadas naquele encontro. Pode-se dizer: "*Vejo que você trouxe muitas queixas para o encontro de hoje, eu gostaria de dar a atenção que você merece a cada uma delas. Porém, como nosso tempo é limitado hoje, o que acha de decidirmos juntos quais queixas são prioridades e marcamos outro encontro para falarmos sobre as demais*?". Costuma ser útil nesses momentos tocar na pessoa e manter contato visual.

A comunicação não-verbal ressalta que partes do corpo em determinados movimentos comunicam até mais e melhor do que a própria palavra. De nada adianta querer passar uma mensagem de receptividade, por exemplo, e permanecer durante a consulta com os braços cruzados, criando uma barreira física de acesso ao processo comunicacional.

Outras pessoas são mais reservadas e costumam falar pouco. Nesses casos, pode-se estimulá-las a falar com perguntas abertas, como: "*Me fala mais sobre isso*." "*Gostaria de entender melhor isso*.". Em alguns momentos, manter contato visual em silêncio por um breve período é suficiente para que a pessoa se sinta confortável, entendendo que o profissional está ali para ouvi-la e, assim, volte a se expressar.

Outras técnicas de comunicação podem ser usadas. Voz em tom baixo e intensidade controlada podem acalmar o paciente, bem como gerar a empatia necessária para que ele se sinta compelido a expressar suas dores e angústias. Ao passo que, um timbre forte, alto e impositor pode retrair ainda mais o paciente.

Segundo componente: entender a pessoa como um todo – o indivíduo, a sua família e o seu contexto

O segundo componente do MCCP é um entendimento integrado da pessoa, resultado das informações que, ao longo do tempo, o profissional acumula sobre aqueles que atende.

Da mesma forma que o sentido de uma palavra pode variar dependendo do contexto da frase na qual ela se encontra; o significado de saúde e a experiência com a doença de uma pessoa também podem variar de acordo com o contexto no qual ela está inserida.

Compreender a pessoa nas suas relações de trabalho, ciclo de vida familiar e contexto social, bem como suas crenças ajuda a estabelecer melhor o vínculo e a criar planos de cuidado condizentes com a sua realidade. Além disso, ajuda a identificar qual etapa do ciclo de vida a pessoa está vivenciando no momento e quais as fragilidades e fortalezas da sua rede de apoio.

Estar doente é apenas um dos papéis que a pessoa pode estar desempenhando em sua vida naquele momento, por isso, isoladamente é um recurso limitado para entender a experiência com a doença e o sofrimento.

O entendimento da pessoa como um todo, melhora a interação do profissional com a pessoa sendo cuidada e pode ser muito útil quando os sinais e sintomas não apontam uma doença claramente definida, ou quando a resposta à uma experiência de adoecimento parece exagerada ou fora de propósito.

É de grande importância que o profissional de saúde explore as dimensões do contexto da pessoa que atende, ainda que seja difícil e até pouco produtivo fazê-lo em uma única consulta. Por isso, a longitudinalidade é tão relevante para o conhecimento evolutivo do contexto das pessoas.

Terceiro componente: elaborar um plano comum de manejo dos problemas

Para finalizar a consulta, é importante identificar os problemas trazidos e definir, com a pessoa, os objetivos terapêuticos.

Elaborar um projeto comum de manejo para os problemas significa que o profissional de saúde e a pessoa devem buscar a concordância em três áreas principais: quais são os problemas e as prioridades; quais são os objetivos do tratamento; e quais serão os papéis de cada um. Acompanhe na tabela 2 um esquema simples para ser seguido.

Tabela 2 Plano terapêutico

Tópico	Para a pessoa	Para o profissional
Problemas		
Metas		
Papéis		

O primeiro passo para realizar esse componente é definir qual é o problema de forma clara e inequívoca. Sem que ocorra essa definição, não é possível elaborar um plano. Definindo o problema, devem ser acordados os objetivos do tratamento. Esse é um momento do qual as pessoas não estão acostumadas a participar. O profissional precisa conhecer os desfechos importantes para a pessoa, e não para a doença.

Por exemplo, no tratamento de hipertensão, devem-se buscar medidas que tenham impacto sobre as complicações da doença, como infarto agudo do miocárdio, acidente vascular cerebral, sobre a mortalidade cardiovascular ou geral.

Terapêuticas que tenham demonstrado somente redução do valor da pressão arterial, sem benefício comprovado nos outros desfechos, são focadas na doença, e não nos resultados que importam às pessoas. O próximo passo é a definição de papéis e funções para a realização do cuidado, seja da pessoa, da sua família, do profissional ou da equipe de saúde. Nesse momento, também se deve incorporar, sempre que possível, estratégias de promoção de saúde e prevenção de doenças.

Por fim, é importante que o profissional confirme com a pessoa o entendimento e a concordância com o que foi estabelecido. Tudo isso de forma clara, assertiva, certificando-se de que a mensagem passada tenha, de fato, sido compreendida. Usar perguntas abertas e pedir que a pessoa repita o que foi acordado é uma boa técnica para esse processo de entendimento.

Quarto componente: fortalecendo a relação entre a pessoa e o profissional de saúde

Todo relacionamento entre pessoas é único e baseia-se em uma troca entre indivíduos igualmente únicos. Em um relacionamento entre uma pessoa que busca cuidado e um profissional de saúde, o propósito é o cuidado para com essa pessoa.

Todos os componentes do MCCP estão interligados e devem ser vistos em conjunto. Com exceção do terceiro componente, que costuma ter sua ênfase na parte final da consulta, é comum um movimento de ir e vir entre os diferentes componentes do método. No entanto, o quarto componente, talvez, seja o mais transversal deles, dado que todos os aspectos abordados nos demais contribuem para fortalecer a relação entre o profissional de saúde e a pessoa Figura 1.

Ao realizar uma escuta ativa, procure conhecer como a pessoa experiencia a doença ou o medo de adoecer, bem como o contexto de vida familiar, social e as crenças pessoais. Com isso, os envolvidos estão fortalecendo as relações e construindo um vínculo necessário para o processo de confiança e troca. A longitudinalidade intensifica ainda mais esse processo.

Reconhecer cada um como uma pessoa única a partir do fortalecimento e da construção do vínculo e da confiança permite individualizar ainda mais a abordagem. Lembrar que o "óbvio" precisa ser dito e que esse óbvio para o profissional de saúde nem sempre o é para o paciente é salutar.

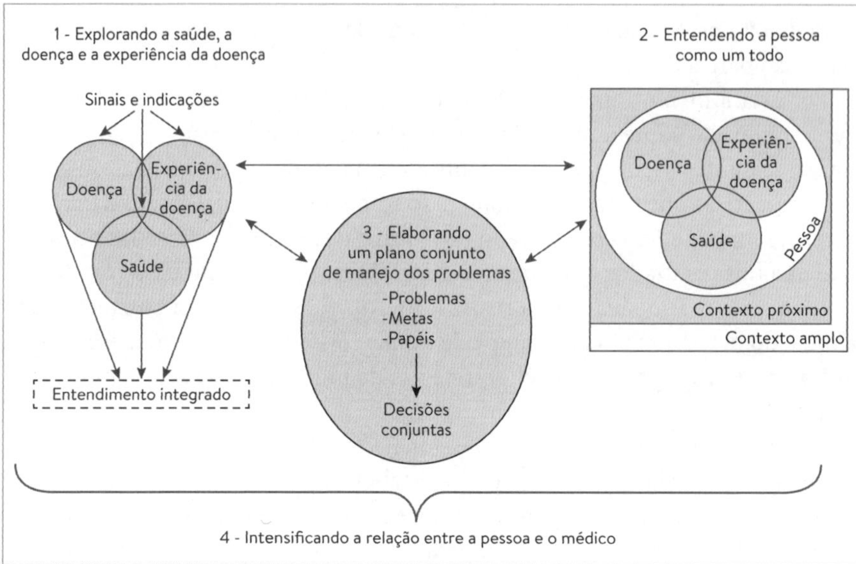

Figura 1 Intensificar a relação entre profissional de saúde e paciente.

APLICAÇÃO DO MÉTODO NO CASO CLÍNICO

Componente do MCCP	Elemento do Componente	Trecho da consulta
1º: Explorando a saúde, a doença e a experiência da doença	Sentimentos	"Como é para você conviver com a pressão alta e o diabetes?"; "Por que você tem tanto medo de não poder trabalhar mais?"; "Ela me disse que se eu não controlar melhor essas doenças, posso ter alguma coisa grave. Falou até em derrame! E eu não posso ficar de cama de jeito nenhum. Se eu não trabalhar, eu não recebo. Acho que esse é meu maior medo."
	Ideias	"Eu sempre achei que a pressão alta dava dor de cabeça e que o açúcar alto no sangue dava tontura."
	Funcionalidade	"O remédio da pressão que ela passou não me deixa dormir, tenho que acordar o tempo todo para ir ao banheiro."; "... um tal de tremor essencial. Mas me atrapalha!"
	Expectativas	"Como você gostaria que eu te ajudasse com essas dificuldades que você me trouxe?"; "Quero controlar logo essas doenças para não ter nada grave"; "Remédio de pressão que não atrapalha o meu sono e uma insulina que dói menos"

(continua)

(continuação)

Componente do MCCP	Elemento do Componente	Trecho da consulta
2°: entendendo a pessoa como um todo	Trabalho	"Eu trabalho de noite como vigia."
	Contexto familiar	"Eu tenho 3 filhos! Minha esposa já trabalha fora para ajudar também."
3°: elaborando plano conjunto de manejo dos problemas	Definindo os problemas	"O que tem te atrapalhado para conseguir esse controle é o remédio da pressão, que atrapalha seu sono já que dá vontade de fazer xixi; a insulina que é difícil de manusear devido ao tremor e à dor da aplicação; e a receita que é difícil de ler, é isso mesmo?"
	Definindo as metas	"Me parece que para você é muito importante ter saúde para continuar trabalhando e recebendo seu dinheiro. E para isso, já entendeu que precisa que a pressão e o açúcar no sangue estejam bem controlados, certo?"
	Definindo os papéis	Profissional: ajustes da medicação conforme as individualidades do paciente; orientações quanto ao uso adequado, escolher método que melhor se adapte, criar receita acessível, seguimento. Paciente: seguir as orientações pactuadas, retornar se dúvida ou para seguimento.
4°: fortalecendo a relação entre a pessoa e o profissional		O vínculo é construído a partir da abordagem dos demais componentes.

PREVENÇÃO QUATERNÁRIA

O princípio da prevenção quaternária consiste em: 1°: não causar danos. O intuito desse conceito é justamente evitar a iatrogenia, em que muitas vezes pessoas saudáveis se submetem a exames ou medicalização sem necessidade.

Assim, quanto maior a quantidade de exames realizados, maior a possibilidade de um dos exames mostrar um resultado falsamente alterado. Quando isso ocorre, pode ser necessário realizar mais exames – por vezes até invasivos, iniciando a cascata iatrogênica. Isso pode aumentar o risco de um dano direto relacionado ao próprio procedimento ou de sofrimento do paciente diante da preocupação gerada pelo risco de estar doente.

Outras vezes, esses resultados desacertados podem gerar a indicação de um medicamento que não seria necessário, causando riscos de efeitos adversos, sem benefício nenhum, além de um custo de investimento que poderia ser utilizado em recursos realmente necessários naquele contexto.

Em outros casos, esses exames podem identificar uma doença cuja evolução seria indolente, ou seja, não chegaria a causar sinais ou sintomas. Para isso, damos o nome de sobrediagnóstico.

Um exemplo é quando se realiza uma ultrassonografia de tireoide em uma pessoa assintomática e se encontra um pequeno nódulo, pouco maior de 1 cm. Esse achado é seguido por uma indicação de biópsia. Se o resultado revela um câncer papilífero ou folicular, a conduta geralmente é a retirada de toda a glândula. Como consequência, a pessoa fica com hipotireoidismo e vai precisar repor hormônio tireoidiano, assim como realizar exames de controle pelo resto da vida. Todavia, embora recebam essa terminologia de câncer, tais lesões têm potencial muito pequeno de crescimento e de metástase. A maioria irá se comportar como uma lesão benigna, que não irá causar nada à pessoa. Assim, esse tratamento desnecessário é chamado de sobre tratamento.

Nessa lógica, a inserção de atividades preventivas destaca-se em dois momentos importantes: na interpretação dos problemas que trouxeram o paciente à consulta e na formulação e no compartilhamento de um plano comum de cuidado.

REFERÊNCIAS

1. Brasil, Secretaria de Atenção Primária à Saúde, Ministério da Saúde. Gestão do cuidado farmacêutico na atenção básica. Brasília-DF; 2019. 384 p.
2. Carrió FB. Entrevista clínica: habilidades de comunicação para profissionais de saúde. Porto Alegre: Artmed Editora; 2009. 346 p.
3. Dohms M, Gusso G. Comunicação clínica: aperfeiçoando os encontros em saúde. Porto Alegre: Artmed Editora; 2020. 348 p.
4. Freeman TR. Manual de medicina de família e comunidade de McWhinney. 4th ed. Porto Alegre: Artmed Editora; 2017. 536 p.
5. Gusso G, Lopes JMC. Tratado de medicina de família e comunidade: princípios, formação e prática. 2nd ed. Porto Alegre: Artmed Editora; 2019. 2432 p.

3

Anamnese e exame físico geral

Sandra Soares Mendes
Giovanna Vallim Jorgetto

DESTAQUE DO TEMA

1. Neste capítulo, serão abordados os princípios para o profissional que pretende entrar no processo de semiologia, tornando-o apto a identificar os sinais e sintomas da pessoa. Para isso, o profissional precisa se preocupar com o processo de anamnese e com o exame físico.
2. A primeira etapa abordou o processo de anamnese e os principais pontos a serem investigados em cada etapa. Neste momento, serão detalhados os exames físicos que podem ser realizados pelo profissional, destacando cada cuidado a ser empreendido e como proceder para identificar os achados.
3. Ressaltamos que, ao abordar o processo de anamnese ou os exames físicos, visamos capacitar o profissional ao diagnóstico, assim como pretendemos preparar o farmacêutico para identificar os problemas relacionados com os medicamentos, habilitando-o a tratar os transtornos menores.

ANAMNESE

Os estabelecimentos de saúde tornam-se mais resolutivos quando são organizados para atender as demandas de saúde da população. Entre essas demandas têm-se: melhores condições de vida; acessibilidade e uso de tecnologias de atenção à saúde; vinculação entre usuário, equipe de saúde e profissional; e o fortalecimento da autonomia do paciente. Conforme o profissional farmacêutico colabora com pacientes, família, equipe de saúde e comunidade em relação às alterações de saúde, há melhorias na saúde, por meio do uso consciente dos medicamentos.

A análise do estado geral de saúde permite uma visão integral em relação ao efeito da doença sobre o paciente. A coleta de dados representa a busca por evidências, e ela ocorre por meio de anamnese e exame físico, que abrangem os dados de sinais vitais e dados antropométricos.

Nesta conjuntura, a representa a área do conhecimento que proporciona ao farmacêutico a possibilidade de identificar as demandas e os problemas de saúde do indivíduo, através da exposição de uma queixa ou demanda. A partir desse reconhecimento, o profissional elege as melhores intervenções possíveis para que se possa alcançar excelentes resultados de saúde, diminuindo a morbimortalidade associada à medicamentos, além de poder prosperar a qualidade de vida do indivíduo.

De acordo com as Diretrizes Curriculares do Curso de Farmácia (2017), para a realização do eixo Cuidado em Saúde, faz se necessário, por parte de estudantes de farmácia que se tornarão futuros profissionais farmacêuticos, o acolhimento ao indivíduo/usuário do serviço de saúde, a análise de suas necessidades, a execução da anamnese farmacêutica e anotação das informações relacionadas ao cuidado em saúde, levando-se em consideração a condição de vida e a totalidade do indivíduo.

Em muitas circunstâncias, pode ser que o acolhimento ocorra por iniciativa do indivíduo em procurar o farmacêutico para sanar um problema de saúde, reconhecendo que necessita da ajuda deste profissional para a condução de seu problema. Essa procura espontânea pode estar vinculada a relato de sinais e sintomas, bem como expectativas, preocupações, convicções, valores e experiências prévias de tratamento.

Assim, quando o acolhimento se faz pela demanda, o farmacêutico precisa ter uma escuta qualificada quanto aos problemas/queixas de saúde trazidos pelo indivíduo, oferecendo uma resposta positiva, em que haja compromisso na resolução das demandas. É importante que o acolhimento seja humanizado e, sempre que possível, realizado em um ambiente adequado, que proporcione conforto e privacidade ao indivíduo.

Muitas vezes, o relato espontâneo do paciente não é suficiente para reconhecer os problemas de saúde, sendo necessário efetuar a anamnese e averiguar os padrões clínicos. Por meio da anamnese e do questionamento do profissional, é possível avaliar o relato do indivíduo. Referente à sequência de questionamentos feitos pelo profissional ao indivíduo, ela irá depender do próprio relato espontâneo, da condição do indivíduo, bem como da abordagem e comunicação entre o indivíduo e o farmacêutico.

Durante a anamnese, é importante determinar um contato que proporcione confiança mútua. Nesse sentido, é necessário fortalecer e desenvolver algumas habilidades, como saber ouvir, compreender e analisar os dados coletados com o indivíduo, familiares ou acompanhantes, sem ser invasivo no âmbito pessoal. Destaca-se também que o profissional farmacêutico, no ambiente de trabalho, deve expressar uma postura receptiva e acolhedora, demonstrando conhecimento e uma comunicação eficaz.

Um ponto a ser considerado durante a anamnese diz respeito ao vocabulário do farmacêutico, o qual precisa estar ajustado ao da pessoa, familiares e/ou acompanhantes. Considera-se ainda evitar desatenção e garantir sempre a privacidade.

Recomenda-se que a anamnese seja realizada inicialmente com uma saudação, por exemplo: um "bom dia" ou "boa tarde". Em seguida, o farmacêutico deve apresentar-se, dizendo seu nome, o objetivo da anamnese e pedir autorização do paciente para proceder a coleta de dados.

Vale ressaltar a necessidade de identificar previamente o tipo de comunicação estabelecida, se o paciente se comunica verbalmente, por escrito ou será de outra forma, com auxílio de um familiar e/ou acompanhante. Além de analisar o estado neurológico do paciente, se está orientado, alerta, confuso, sonolento ou expressa alguma outra reação.

Inicialmente, é preciso coletar alguns dados de identificação:

- nome;
- idade;
- estado civil;
- profissão;
- naturalidade/procedência.

A próxima etapa seria a queixa principal, o que levou o indivíduo a procurar o atendimento na unidade ou serviço de saúde. Coleta-se, nesse momento, toda a história da queixa do paciente. É considerado relevante obter informações que irão ajudar no raciocínio clínico como:

- **Tempo**: há quanto tempo o paciente está apresentando o sintoma? De que modo foi o início, súbito ou gradual?
- **Estimulação**: o que produziu ou promoveu o alívio do sintoma?
- **Quantidade e qualidade**: o sintoma referido é semelhante ao quê? Neste momento, ainda sente o sintoma? O sintoma é mais ou menos intenso? O sintoma afeta as atividades cotidianas?
- **Região ou irradiação**: qual região do corpo apresenta o(s) sintoma(s)? O sintoma está presente em outras regiões do corpo? Se sim, informe qual(is). Outro sintoma além deste está presente no momento?
- **Intensidade**: como você classificaria a intensidade do sintoma? Em uma escala de 1 a 10, em que 10 representa o mais intenso.

A etapa seguinte refere-se ao Histórico de Doença Atual (HDA). Nessa etapa, é importante coletar dados como:

- **Medicação em uso**: indagar se o paciente faz uso de alguma medicação, caso faça, deve-se avaliar quem fez a prescrição da medicação, o tempo que está usando o medicamento, se é de forma regular e qual o objetivo do uso.
- **Verificação da saúde**: por meio da análise de exames médicos, realização de outros tratamentos, como dentário; ou inclusive a situação de vacinação.

Analisar todos os exames, medicamentos ou outros tipos de tratamentos realizados para a queixa/doença atual. Indagar se o paciente tem exames prévios no momento da coleta das informações.

Em seguida, a etapa da História de Saúde Pregressa, relacionada à coleta de diversas informações como:

- **Histórico de doenças pré-existentes**: analisar se há doenças pré-existentes, se houver, identificar o tempo de existência da(s) doença(s).

É importante avaliar a presença de doenças crônicas não transmissíveis (DCNTs), câncer, obesidade, entre outras. Recomenda-se também analisar se o paciente ou a família possuem conhecimento/compreensão sobre a doença e tratamento.

Tratamentos anteriores:

- Internação: saber se o paciente foi internado, quando ocorreu a internação e qual(is) motivos que o levaram à internação.
- Cirurgia: saber se o paciente fez alguma cirurgia, quando foi realizada e se teve alguma complicação pós-operatória.
- Uso de medicações antineoplásicas ou imunossupressoras.
- Se realizou tratamento de radioterapia.

Fatores de risco:

- Tabagismo: saber se o paciente faz uso de tabaco, avaliar o tempo e quantos cigarros consumidos por dia.
- Uso de bebida alcoólica: se faz uso, avaliar o tempo de consumo, tipo(s) bebida(s) e qual a frequência do consumo.
- **Histórico de alergias**: identificar se o paciente tem alguma alergia e/ou intolerância a algum alimente o, medicamento, produto ou outras substâncias; caso o relato seja positivo, indagar sobre o tipo de reação apresentada.

- **Histórico emocional**: indagar se o paciente se considera ansioso, depressivo, alegre, tranquilo, agressivo, triste etc.

Na sequência, avalia-se o histórico familiar:

- **Antecedentes familiares**: avaliar se há familiares próximos com alguma doença, se houver, identificar qual doença ou problema de saúde.

A etapa seguinte refere-se à história pessoal e social:

Hábitos:

- Cuidado com o corpo: se está asseado, roupas limpas, como é a higiene do cabelo, boca, unhas. Possui hábito de banho diário? Tem condições de autocuidado ou precisa do auxílio para o hábito de higiene?
- Hábito alimentar: coletar informações sobre preferências, restrições, variações do apetite.
- Hábito de sono: indagar sobre a quantidade de horas por noite de sono, se tem o hábito de acordar durante a noite e, se isso ocorrer, qual a frequência; se quando acorda pela manhã, sente-se descansado; e se tem o hábito de dormir durante o dia.
- Hábito de eliminação urinária e intestinal: indagar sobre a coloração das eliminações urinárias e intestinais e a frequência.
- Atividade física: indagar se o paciente faz alguma atividade física, caso afirme, investigar a quanto tempo e a frequência.
- Sexualidade: indagar se o paciente deseja relatar algo sobre sua sexualidade.

Pode-se orientar, dependendo da faixa etária, sobre a realização de exame preventivo de câncer de colo do útero e de mama, e preventivo de câncer de próstata.

- Atividades de lazer/recreação: indagar se o paciente tem o hábito de participar de alguma atividade social, o que ele gosta de fazer, caso não faça nenhuma atividade, é importante saber a causa.
- Espiritualidade, crenças e práticas religiosas: indagar se o paciente possui alguma crença, hábitos culturais e/ou ideológicos de vida.

Todas as informações coletadas na anamnese, após o acolhimento são representadas de modo sequencial na Figura 1.

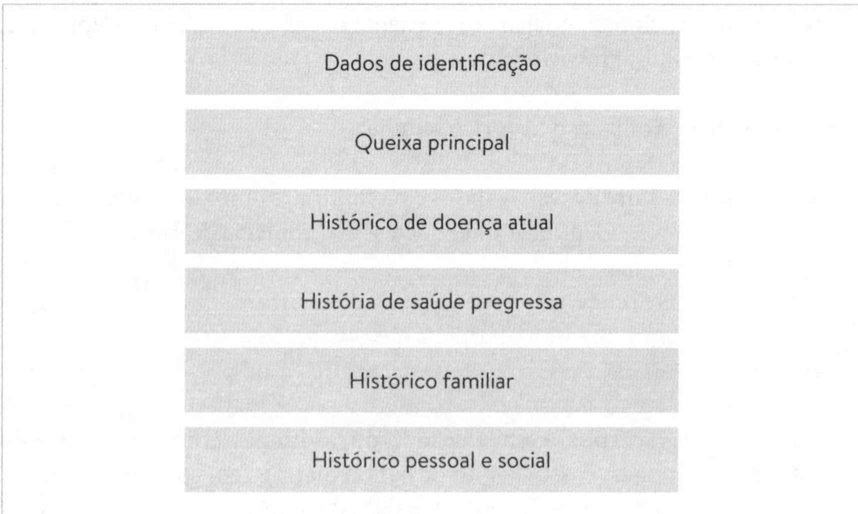

Figura 1 Sequência de uma anamnese.

EXAME FÍSICO

No que tange ao exame físico, deve abranger o uso de instrumentos e técnicas propedêuticas com a finalidade de efetivar o levantamento integral dos dados do paciente, tanto no aspecto físico quanto psicológico. A realização do exame físico em geral corresponde ao primeiro contato físico com o paciente. A apreensão do profissional ou mesmo dos alunos no que diz respeito à competência, assim como sentimentos de medo, ansiedade, incerteza podem prejudicar de modo direto a sua execução, gerando insatisfação e temor mediante o paciente, o que implica em reflexão sobre este tópico.

Neste sentido, no ambiente acadêmico, o uso de metodologias ativas como estratégia de aprendizagem tem indicado experiências positivas com manequins de alta fidelidade para simular situações clínicas. A simulação em manequins de baixa fidelidade com agrupamentos menores de alunos demonstrou aprimoramento na confiança e precisão de alunos ingressantes do curso de farmácia para praticar habilidades nas avaliações físicas. Já as simulações multidisciplinares de alta fidelidade podem contribuir para o desenvolvimento de habilidades de profissionais e colegas de outras áreas no decorrer da vida.

Desse modo, a qualidade da educação e a prática de habilidades em avaliação física realizada com excelência para os farmacêuticos são indispensáveis diante da acelerada evolução do ambiente de saúde. A prática do profissional farmacêutico se transformou e seguirá crescendo cada vez mais na prática centrada no paciente, em virtude das necessidades por serviços cognitivos atrelados à condição de patologias específicas e gestão de terapia medicamentos. Assim, em virtude da ampliação das atribuições clínicas dos farmacêuticos, é relevante considerar que, durante a graduação em farmácia, os alunos tenham um treinamento eficaz para a prática de exame físico geral.

Importante ressaltar que para a realização do exame físico, o profissional/aluno precisa ter conhecimentos prévios sobre anatomia, fisiologia, fisiopatologia e demais ciências, assim como conhecer sobre as terminologias adequadas para o posterior registro dos dados.

A avaliação dos aspectos clínicos realizada pelo farmacêutico é uma implementação das informações advindas da anamnese e tem como finalidade subsidiar a triagem do paciente e a análise dos dados da farmacoterapia. Nesta avaliação, o exame físico permite a coleta de dados gerais e uma avaliação global do paciente. A partir do exame físico, é possível uma avaliação de:

- Estado geral.
- Nível de consciência.
- Linguagem.
- Biotipo.
- Tipos de face.
- Dados vitais.
- Dados antropométricos.

A seguir, conheça em detalhes cada um desses aspectos.

Estado geral

É considerada uma avaliação subjetiva, a qual proporciona uma análise do impacto da doença sobre o paciente em sua integralidade. Esta avaliação é executada por meio da inspeção geral, ou seja, avalia-se o resultado da resposta do indivíduo em relação à doença ou aos recursos de vida.

Assim, observa-se a ocorrência de perda de força muscular, de peso, de estado mental, os quais refletem diretamente na habilidade funcional do paciente em executar suas atividades de vida diária (AVDs) que estão relacionadas com a capacidade do indivíduo de assumir suas responsabilidades de autocuidado como vestir-se, alimentar-se, higienizar-se e ter controle de suas eliminações.

Essas funções também podem ter repercussão nas atividades instrumentais de vida diária (AIVDs), relacionadas com a participação social, ou seja, realizar tarefas como fazer compras, cuidar das finanças, utilizar o telefone, meios de transporte, tomar os medicamentos (se fizer uso).

Outro aspecto a ser observado é sobre as condições de higiene pessoal, se o paciente apresenta uma aparência limpa e se o vestuário está adequado ao clima e se também está limpo. Diante dos dados coletados, em geral, utilizam-se as seguintes expressões para caracterizar a impressão geral do examinador juntamente com maiores detalhamentos das evidências observadas: bom estado geral; estado geral regular; e estado geral ruim.

Nível de consciência

A definição de consciência é o conhecimento que o indivíduo possui de si mesmo e do ambiente em seu entorno. O exame do nível de consciência caracteriza-se principalmente em avaliar a consciência, a memória e a habilidade de executar tarefas. Podem ser indagadas as seguintes questões:

- **Nível de consciência**: o paciente está alerta? Consegue compreender o que se pergunta?
- **Orientação**: sabe qual é a data, o dia da semana, o local onde ele se encontra, o número de telefone?
- **Memória**: sabe a sua idade, data de nascimento, nome da mãe, dos filhos?
- **Cálculo**: conta de trás para a frente, de 3 em 3, começando do número 30?

Linguagem

Durante a avaliação da linguagem, o examinador precisa estar atento à linguagem do paciente (fala), analisando a sua capacidade em formar as palavras e expor seus pensamentos de modo claro. Algumas alterações podem ser identificadas com maior frequência durante a avaliação da linguagem.

- **Disfonia ou afonia**: relacionada à incapacidade de produção natural da voz.
- **Dislalia**: relacionada à dificuldade de articular as palavras.
- **Disartria**: relacionada à dificuldade de realizar expressão verbal, em virtude de uma disfunção no controle muscular dos mecanismos de fala, não há controle cerebral ou pode ter perda do controle piramidal.
- **Disfasia**: relacionada à disfunção em coordenar a fala ou incapacidade de utilizar as palavras de forma compreensível.

Biotipo

Na avaliação do biótipo do paciente, o examinador realizará uma avaliação quanto à morfologia do indivíduo, o paciente se possível deve estar em pé para melhor observação. Os indivíduos serão classificados como brevilíneos, normolíneos ou mediolíneos e longilíneos.

- **Brevilíneo**: apresenta pescoço curto e grosso, os membros são curtos em relação ao tórax, o qual apresenta-se alargado e volumoso, possui musculatura bem desenvolvida com panículo adiposo espesso. Em geral, apresenta baixa estatura.
- **Normolíneo ou mediolíneo**: há proporcionalidade entre o tronco e os membros, assim como um desenvolvimento equilibrado da musculatura e panículo adiposo.
- **Longilíneo**: apresentam pescoço longo e delgado, tórax afilado e chato, os membros alongados e desproporcionais ao tronco, musculatura pouco desenvolvida, estatura elevada.

Tipos de face

A avaliação dos tipos de faces é importante porque o formato do rosto e a fisionomia exibida pelo paciente podem indicar algumas doenças, uso de determinados medicamentos, bem como evidenciar algumas condições físicas ou psicológicas (Figura 2).

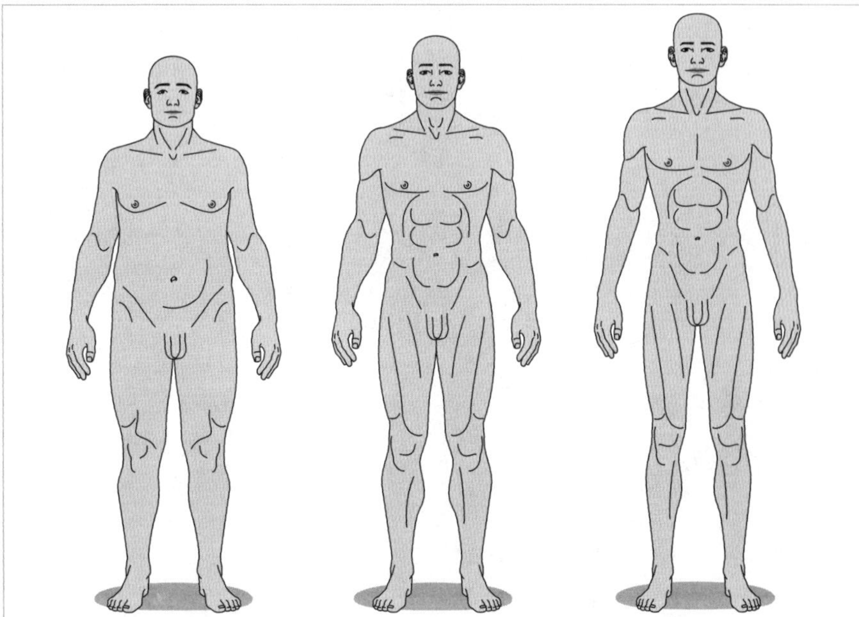

Figura 2 Biotipos humanos.
Fonte: adaptada de Porto, 2017.

Algumas expressões faciais e os sentimentos apresentados pelo paciente:

- Olhar fixo, olhos brilhantes e dilatação das pupilas: em geral representam felicidade e alegria.
- Lábios franzidos, pálpebras fechadas de modo rápido ou abrindo de forma excessiva: expressam medo e insegurança.
- Rugas na testa, choro, face rígida, choro, olhos fechados: essas expressões estão relacionadas à sensação de dor.
- Palidez cutânea, suor na testa, movimentação dos lábios: sensações de ansiedade.
- Olhos baixos, rubor facial, mudança de foco no olhar e olhos entreabertos na observação: refletem vergonha.

Exemplos de expressões faciais relacionadas a algumas patologias:

- Face imóvel: portador de doença de Parkinson.
- Olhar fixo, olhos proeminentes e brilhantes: portador de hipertireoidismo (doença basedowiana) Figura 3.
- Edema de pálpebra e palidez cutânea: portador de síndrome nefrótica (fáceis de paciente renal).

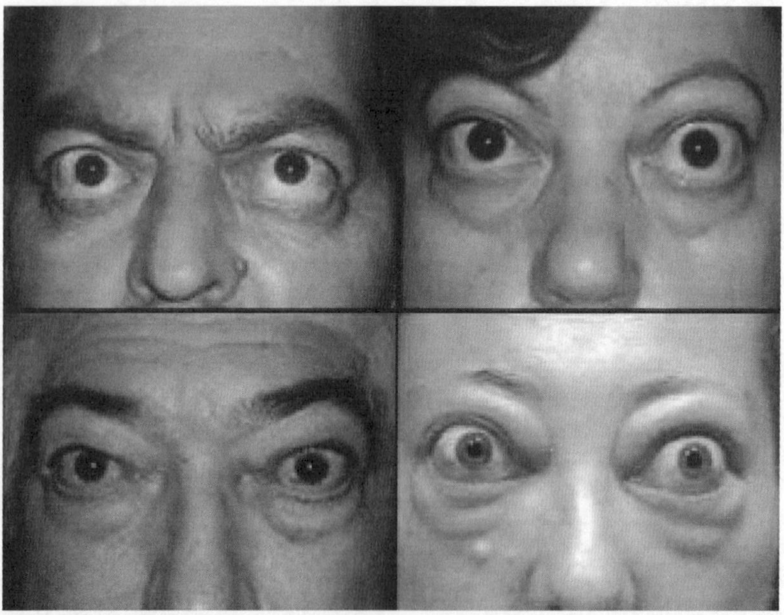

Figura 3 Face Basedowiana.
Fonte: Mendes, 2007.

- Face arredondada, avermelhada, maior quantidade de pelos e acne: indivíduos que fazem uso de medicações corticoides (fácies cushingoide) Figura 4.
- Face arredondada, nariz e lábios grossos, cabelos fracos e sem brilho: portador de hipotireoidismo (fácies mixedematosa).
- Face com aspecto de leão, pele grossa, nariz alargado, lábios grossos, bochecha e mento (queixo) deformadas devido ao surgimento de nódulos: portador de Hanseníase (fácies leoninas) Figura 5.

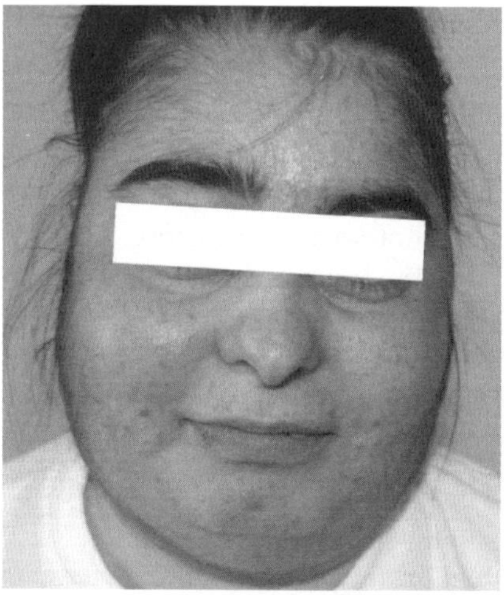

Figura 4 Face cushingoide.
Fonte: Porto, 2017.

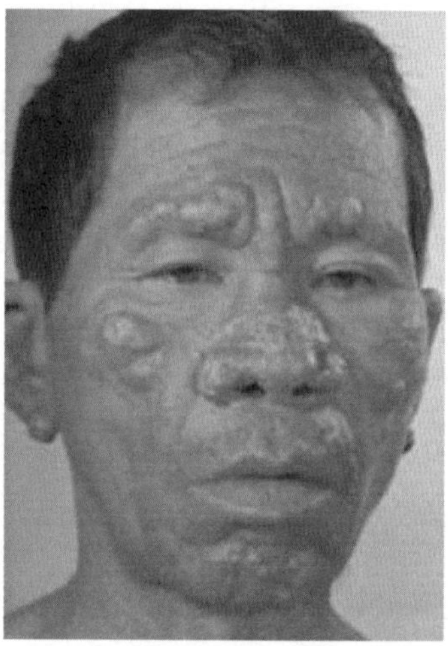

Figura 5 Face leonina.
Fonte: (https://www.sanarmed.com/resumo-sobre-hanseniase-completo-sanarflix)

DADOS VITAIS

Na avaliação dos dados vitais, devem ser verificados a temperatura, o pulso, a frequência respiratória e a pressão arterial. Os dados vitais, em geral, são mensurados no início do exame físico.

Temperatura

A temperatura corporal corresponde à diferença entre a quantidade de calor produzido por meio de recursos corporais e a quantidade perdida para o meio externo. Em condições normais, a temperatura mantém-se equilibrada devido à função termostática do hipotálamo (centro termorregulador). O hipotálamo regula o calor produzido pela digestão do alimento, exercício e metabolismo elevado com o calor eliminado por meio da evaporação de suor e exposição ao meio ambiente.

Para o adequado funcionamento do metabolismo celular, é necessária a constância de temperatura central (temperatura dos tecidos profundos). Já a temperatura da superfície corporal modifica de acordo com o fluxo sanguíneo para a pele e da quantidade de calor que é perdida para o meio ambiente.

Há uma variação da temperatura ao longo do dia, no início da manhã (6 horas) é baixa, com pico no final da tarde (16 horas). Essa variação é denominada de ciclo diurno ou circadiano.

Alguns fatores podem promover o aumento da temperatura corporal, como a realização de exercício físico de moderado a pesado, secreção aumentada de progesterona no período de ovulação até a menstruação (aumento de 0,3° C a 0,5° C); e o estresse, que pode aumentar a temperatura central (maior produção de epinefrina/norepinefrina).

Para mensurar a temperatura do corpo, é preciso o auxílio de um termômetro, podendo ser medida nas vias: oral, axilar, retal, auricular/timpânica e temporal. Os termômetros podem ser eletrônicos ou digitais. Os termômetros eletrônicos são rápidos, seguros e convenientes, podem ser utilizados na medição da temperatura oral, axilar e retal. Os termômetros descartáveis para uso único são usados para reduzir a propagação de infecção, sendo indicados para medição da temperatura oral e axilar. Há também o termômetro digital com sensor infravermelho sem contato, amplamente usado durante a pandemia do coronavírus.

Regiões para verificação da temperatura corporal:

Via oral: para verificar a temperatura oral, deve-se pedir ao paciente para abrir a boca, expor a língua para frente e para cima, posicionando o bulbo do termômetro embaixo da língua, deslizando-o lentamente ao longo da linha da gengiva, em direção à porção posterior da boca (parte mais interna) do lado esquerdo ou direito (Figura 6).

O paciente precisa estar em uma posição confortável e não poderá ter feito a ingesta de alimentos ou bebidas nos últimos 30 minutos. Em farmácias, essa via não é recomendada devido ao desconforto e à inconveniência.

Via axilar: deve-se dar especial atenção para que a região axilar não esteja úmida de suor no momento da colocação do termômetro e não haja interferência no resultado da leitura. A axila pode ser higienizada com álcool 70% e seca com papel toalha.

O paciente pode estar na posição sentada, de modo confortável. A axila precisa estar exposta, sem a presença de roupas. A ponta do termômetro deve ser posicionada no centro da axila, e o paciente deve manter o braço pressionado contra o corpo, fechando a cavidade axilar, de modo que o antebraço fique flexionado e apoiado sobre o tórax (Figura 7).

Via retal: considerada a via mais precisa, utilizada quando outras não são recomendadas ou quando é necessária a mensuração da temperatura central. Para a mensuração da temperatura por esta via, é necessário um termômetro específico, que possua ponta curta e grossa, lubrificado e introduzido cerca de 3 a 4 cm no ânus (Figura 8).

O paciente precisa ficar na posição de decúbito lateral (de lado). Após obtenção da leitura, faz-se a retirada do termômetro. Esta via é contraindicada para recém-nascidos, lactentes, crianças pequenas, pacientes cardiopatas (risco de aumento da frequência cardíaca, por estimulação vagal), doenças ou pós-operatórios retais.

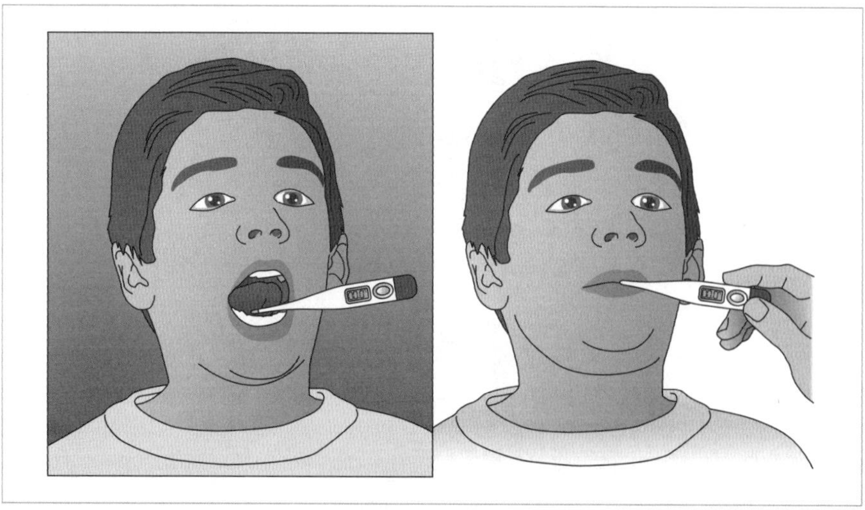

Figura 6 Verificação de temperatura oral.
Fonte: Adaptada de SBP, 2020.

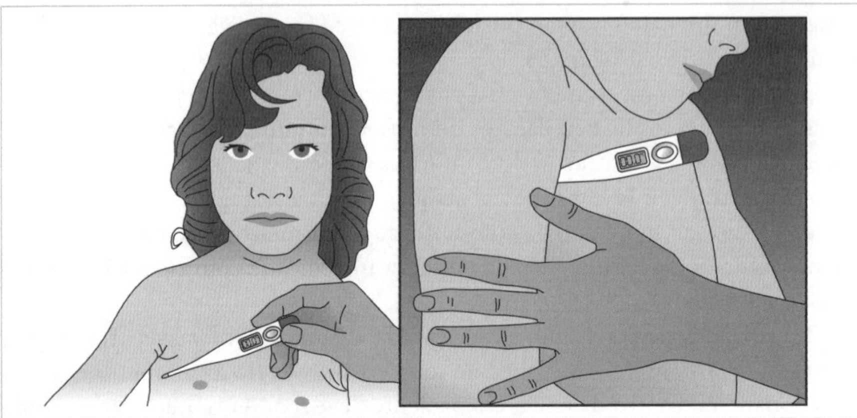

Figura 7 Verificação de temperatura axilar.
Fonte: Adaptada de SBP, 2020.

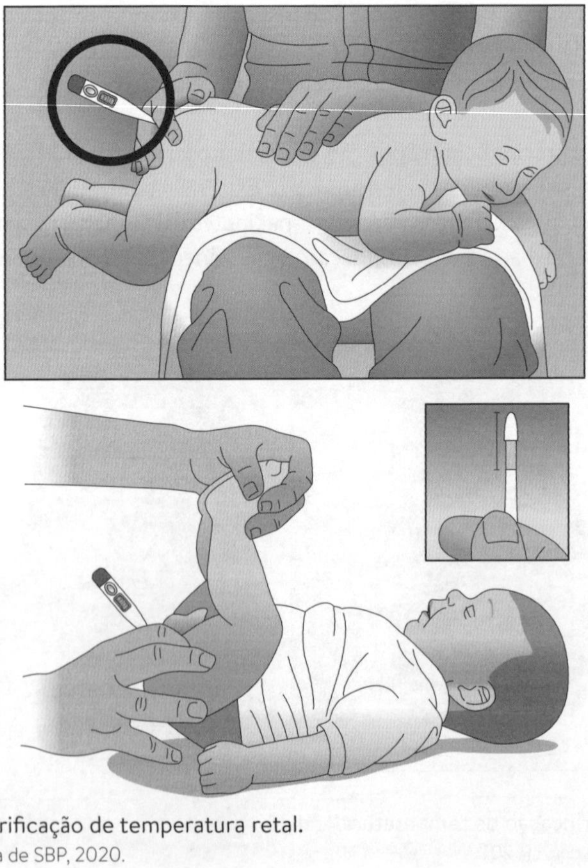

Figura 8 Verificação de temperatura retal.
Fonte: Adaptada de SBP, 2020.

Via timpânica: esta via é mais comumente usada em setores específicos no ambiente hospitalar, como emergências e unidades de terapia intensiva, pois a leitura é muito rápida, cerca de 2 a 3 segundos.

O paciente deve permanecer sentado durante o procedimento, no caso de crianças menores de 1 ano, orienta-se puxar a orelha de forma a abrir o canal auditivo. O sensor deve ser posicionado no canal auditivo para o registro da leitura. O termômetro para registro da temperatura timpânica usa sensores infravermelhos para captar a radiação emitida pela via auricular (Figura 9).

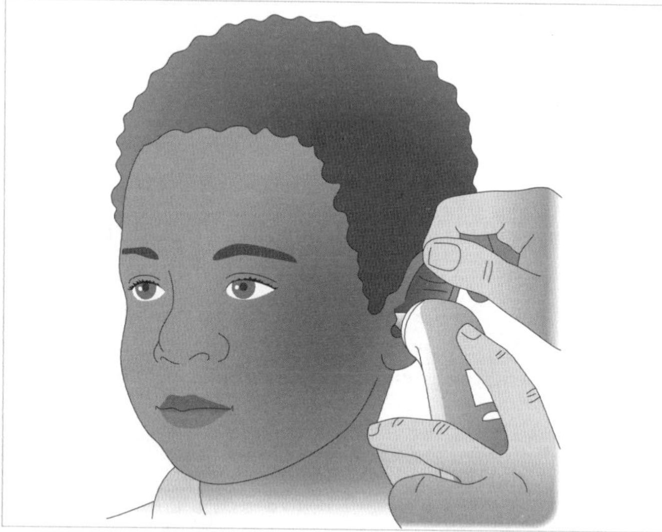

Figura 9 Verificação de temperatura timpânica.
Fonte: Adaptada de SBP, 2020.

Via temporal: os termômetros da artéria temporal são considerados de leitura rápida e seguros, pois não há contato com membranas mucosas. A temperatura é obtida por fácil acesso, reflete mudança rápida da temperatura central. Durante o procedimento, o termômetro é posicionado tanto no lado direito quanto esquerdo da região temporal (Figura 10).

No caso de mensurações consecutivas, deve-se aguardar pelo menos dois minutos para nova mensuração, e o termômetro deve ser desligado e ligado novamente entre mensurações consecutivas. A via de mensuração axilar, embora não seja a via mais precisa em comparação com outras vias, como a oral e retal, é considerada a mais fácil de medir, porém pode ser influenciada por fatores do meio ambiente.

Não há um consenso na literatura científica sobre as vias de mensuração, recomendação de termômetro ideal e local para verificação da temperatura.

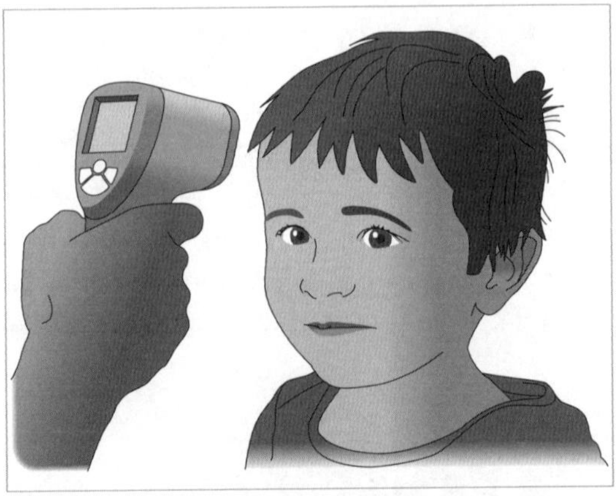

Figura 10 Verificação de temperatura temporal.
Fonte: Adaptada de SBP, 2020.

Apesar das variações do padrão de temperatura para definir a febre, a Tabela 1 apresenta os parâmetros de normalidade de febre de acordo com as vias de mensuração.

Tabela 1 Parâmetros de normalidade para determinação de febre segundo as vias de mensuração

Via de mensuração	Valores
Oral	35,5° a 37,5°C
Axilar	34,7°C a 37,4°C
Retal	36,6°C a 38°C
Timpânica	35° C a 37,8°C
Temporal	36,6°C a 37,8°C

Fonte: adaptada de Conselho Federal de Farmácia, 2020.

No desenvolvimento de um quadro de febre, a temperatura sempre deve ser avaliada com o mesmo aparelho e na mesma via, a fim de possibilitar comparação de resultados ao longo do tempo. A análise da temperatura corporal permite a classificação do estado térmico do paciente, com o objetivo de guiar a ação do profissional.

Nomenclatura associada às variações de temperatura:

Normotermia: refere-se à temperatura corporal normal, e os valores são dependentes da via de mensuração (Tabela 1).

Hipotermia: a temperatura corporal está abaixo do padrão de normalidade e, geralmente, está relacionada à longa permanência em local frio, exposição prolongada à chuva, ao vento, à neve ou imersão em água fria. Pode ser classificada em:

- Leve: 34°C a 36°C
- Moderada: 30°C a 34°C
- Severa: abaixo de 30°C

Febre: caracteriza-se pelo aumento da temperatura devido a uma resposta imunológica a um pirógeno exógeno ou endógeno.

De acordo com Aires e Aires (2001), a febre mensurada na via axilar pode ser classificada em:

- Estado subfebril: 37° C a 37,5°C;
- Febre baixa: 37,5° a 38,5° C;
- Febre moderada: 38,5°C a 39,5°C;
- Febre alta: 39,5 a 40,5°C;
- Febre muito alta: acima de 40,5° C.

Pulso

Quando o coração faz a contração, faz com que o sangue retorne, o que gera uma onda de pressão conhecida como pulso. É uma sensação palpitante que pode ser sentida sobre a artéria periférica ou auscultada sobre o ápice do coração. O pulso está relacionado, portanto, com a quantidade de sangue ejetado a cada batimento do coração, que é o volume sistólico.

O pulso é avaliado utilizando a polpa digital dos dedos indicador e médio pelo método de palpação de uma artéria, em geral a artéria radial (direita ou esquerda), devido ao fácil acesso.

Para realizar a técnica de mensuração do pulso, deve-se contar durante o período de um minuto os batimentos e as suas características. A quantidade de sensações pulsantes ocorridas neste período corresponde a frequência cardíaca (pulso). A pressão sobre a artéria deve ser suave, evitando que seja muito firme porque pode causar obstrução da pulsação.

As características do pulso são:

Frequência: a variabilidade normal das frequências cardíacas muda com a idade. Os lactentes e as crianças têm frequência mais rápida que os adultos. Dor, atividades, estimulantes, estado emocional, medicamentos e doenças podem influenciar a frequência cardíaca.

No adulto, a frequência cardíaca normal varia de 60 a 100 bpm (batimentos por minuto). A frequência cardíaca acima de 100 bpm, é denominada como taquicardia, e a frequência cardíaca abaixo de 60 bpm, é denominada de bradicardia.

Ritmo: o ritmo de pulso refere-se ao intervalo entre os batimentos. Pode ser um pulso com ritmo regular, que pode acontecer mesmo em intervalos espaçados, ou um pulso irregular, que tem um intervalo diferente entre os batimentos.

Elasticidade: nesta característica, considera-se uma artéria normal quando ela se apresenta reta e suave, é a elasticidade do pulso.

Simetria: igual em ambos os membros.

Amplitude: também chamada de força do pulso, indica o volume de sangue fluindo para o vaso. A amplitude normal é de 2+, tendo que, algumas condições de saúde podem levar à diminuição da força do pulso, como a insuficiência cardíaca, hipovolemia, arritmias e choque.

Já no caso de pulso limítrofe, este pode ser identificado em casos de febre, ansiedade, exercício ou estágio precoce de choque séptico. Os parâmetros da amplitude do pulso estão descritos na Tabela 2.

Tabela 2 Escala para mensuração do pulso

Escala	Caracterização
0	Pulso não palpável ou ausente
1+	Pulso fraco, palpação diminuída
2+	Normal
3+	Cheio, volume aumentado
4+	Limítrofe ou muito aumentado

Fonte: adaptada de Jansen, 2013.

A frequência cardíaca pode ser mensurada através do pulso apical, localizado no 5º espaço intercostal esquerdo, na linha hemiclavicular; e pode ser diferente da frequência do pulso em decorrência de arritmias.

Para sua verificação, utiliza-se o diafragma do estetoscópio durante 1 minuto sobre o 5º espaço intercostal. O pulso apical normal varia de 60 a 100 bpm e com ritmo regular. A frequência cardíaca também pode ser visualizada pelo monitor do cardioscópio, quando o paciente está monitorado.

Nas emergências cardíacas, os pulsos carotídeos e femoral são mensurados, por serem vasos maiores, pela localização mais próxima do coração e por indicar maior precisão em relação à atividade cardíaca que os demais locais de mensuração de pulso.

Respiração

A frequência respiratória corresponde à contagem completa de cada inspiração e inspiração durante um minuto. É importante que durante a verificação da frequência respiratória o paciente não saiba, pois pode haver alterações do padrão respiratório. Uma maneira de mensurar a frequência respiratória sem que o paciente saiba, é manter os dedos, médio e indicador na artéria radial, como se permanecesse a mensurar o pulso, enquanto faz-se a contagem da frequência respiratória.

Assim como na avaliação do pulso, é importante observar o ritmo, que é o intervalo entre as ventilações, o ritmo regular apresenta intervalos. Quanto à profundidade, deve-se observar o modo da respiração: superficial, moderada ou profunda.

O diafragma e os músculos intercostais são usados no esforço ventilatório normal. Quando a frequência, o ritmo e o esforço respiratório/profundidade estão normais são denominados de eupneia. No adulto a frequência respiratória normal varia de 12 a 20 incursões/minuto e com ritmo regular.

Acompanhe na Tabela 3 a descrição das principais modificações do padrão respiratório.

Tabela 3 Principais modificações do padrão respiratório

Modificação	Descrição
Bradipneia	Frequência de respiração é regular, mas atipicamente lenta (menos de 12 respirações/ minuto)
Taquipneia	Frequência de respiração é regular, mas atipicamente rápida (mais que 20 respirações/ minuto)
Apneia	Respirações são interrompidas por vários segundos, caso seja persistente resulta em parada respiratória

Fonte: Adaptada de Potter; Perry, 2017.

Na Tabela 4, constam os fatores de interferência nas características das respirações.

Tabela 4 Alguns fatores de interferência nas características das respirações

Fator	Característica
Exercício físico	Aumenta a taxa e a profundidade para atender a necessidade adicional de oxigênio e para eliminar o CO_2 do organismo.
Dor aguda	Modifica a taxa e o ritmo das respirações, tornando-as superficial. Há inibição ou imobilização da região parede do tórax quando a dor afeta região do peito ou abdome.

(continua)

Tabela 4 Alguns fatores de interferência nas características das respirações (*continuação*)

Fator	Característica
Medicamentos	Os analgésicos opioides, anestésicos gerais e sedativos deprimem a frequência e a profundidade. As anfetaminas e a cocaína podem aumentar a frequência e profundidade. Os broncodilatadores causam expansão das vias aéreas e tornam a frequência mais lenta.
Ansiedade	Pela estimulação simpática, aumenta a frequência da respiração e profundidade.
Tabagismo	O tabagismo crônico modifica as vias aéreas pulmonares, com aumento da frequência de respiração em repouso quando não se fuma.

Fonte: Adaptada de Potter, Perry, 2017.

Pressão arterial

A pressão arterial (PA) corresponde à medida da força do fluxo sanguíneo contra a parede das artérias. A pressão máxima contra as paredes arteriais durante a contração do ventrículo esquerdo (VE) é denominada de pressão arterial sistólica (PAS), e a pressão mínima exercida sobre a parede arterial durante o relaxamento do VE é a pressão arterial diastólica (PAD). A diferença entre a PAS e PAD corresponde à pressão de pulso que está relacionada com o volume da pulsação, sendo o valor normal de aproximadamente 40 mmHg.

A medida da pressão arterial é realizada por meio do estetoscópio e esfigmomanômetro de tamanho adequado. Recomenda-se que a largura do manguito seja de 40% da circunferência (ou 20% diâmetro) do ponto médio do membro no qual o manguito será utilizado para medir a PA.

A parte inflável do manguito deve circundar pelo menos 80% da parte superior do braço de um adulto e de todo o braço de uma criança. A pressão pode ser mensurada na maior parte dos locais de pulso dos membros, sendo a artéria braquial a mais utilizada em virtude de sua facilidade de acesso.

Deve-se aguardar minimamente 5 (cinco) minutos de repouso para a verificação da pressão arterial e ela não deve ser verificada com a pessoa falando (Figura 11).

Classificação da pressão arterial medida em consultório em indivíduos acima de 18 anos (Quadro 2).

Quadro 2 Classificação da pressão arterial a partir de 18 anos com mensuração realizada em consultório.

Classificação	PAS mmHg		PAD mmHg
PA ótima	< 120	e	< 80
PA normal	120-129	e/ou	80-84
Pré-Hipertensão	130-139	e/ou	85-89
Hipertensão Arterial Estágio 1	140-159	e/ou	90-99

(continua)

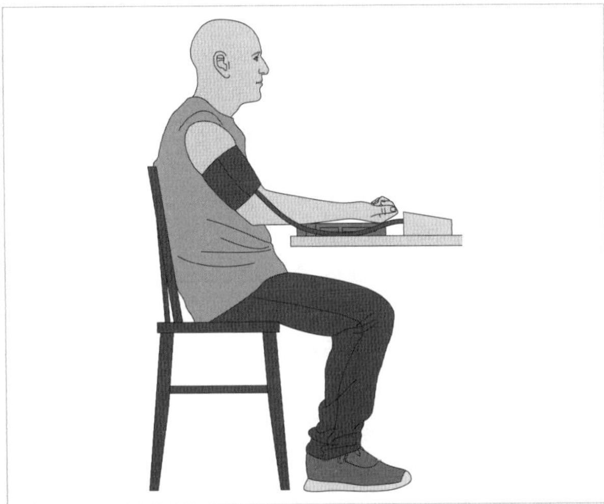

Figura 11 Posição correta para aferição de pressão arterial com paciente sentado
Fonte: Adaptada de Ministério da Saúde, 2020.

Quadro 2 Classificação da pressão arterial a partir de 18 anos com mensuração realizada em consultório. (*continuação*)

Classificação	PAS mmHg		PAD mmHg
Hipertensão Arterial Estágio 2	160-179	e/ou	100-109
Hipertensão Arterial Estágio 3	≥ 180	e/ou	≥ 110

Fonte: adaptado Barroso; Rodrigues; Bortolotto; Mota-Gomes; Brandão; Feitosa, et al; 2021.

Recomendações para a verificação da pressão arterial em consultório (Barros; 2016):

- O paciente deve ser orientado sobre o procedimento.
- Deve permanecer em repouso em ambiente calmo por 5 minutos antes de medir a pressão arterial.
- Não deve: estar com a bexiga cheia; ter realizado exercício físico há menos de 60 minutos; ter fumado nos 30 minutos anteriores à aferição ou ingerido bebidas alcoólicas, café ou outros alimentos.
- Usar o manguito de tamanho apropriado ao tamanho do braço.
- Sempre que possível, manter as pernas descruzadas, os pés apoiados no chão, as costas e o antebraço apoiados.
- O manguito deve ser posicionado ao nível do coração, com a palma da mão voltada para cima, e as roupas não devem cobrir ou garrotear o braço.
- Mensurar a PA em ambos os braços na primeira visita, de preferência simultaneamente, para identificar possíveis diferenças entre os braços. O braço com o maior valor deve ser usado como referência.

- Realizar três medidas de PA, com intervalo de 1 a 2 minutos; e medidas adicionais apenas se as duas primeiras leituras diferem em > 10 mmHg.
- Orientar o paciente a não falar durante a mensuração.

Sons auscultados durante a medição da pressão arterial (fases de Korotkoff):

1. O primeiro som corresponde à fase 1: é um som rítmico, claro, corresponde à frequência de pulso que aumenta gradativamente. O início do som corresponde a pressão arterial sistólica (PAS).
2. O segundo som corresponde à fase 2: o som é como um sopro ou assovio, aparece conforme o manguito começa a esvaziar
3. O terceiro som corresponde à fase 3: à medida que a artéria distende, ocorre turbulência no fluxo de sangue, há uma batida mais nítida e intensa.
4. O quarto som corresponde à fase 4: vai tornando-se abafado e grave à medida que o manguito é esvaziado cada vez mais. Nesse ponto, a pressão cai abaixo da pressão das paredes dos vasos (esse som é a pressão diastólica em crianças e lactentes).
5. O quinto som corresponde à fase 5: marca o desaparecimento do som. Em adolescentes e adultos, corresponde à pressão arterial diastólica (PAD).

Observa-se em alguns pacientes que os sons são claros e distintos, entretanto, em outros apenas os sons de início e fim são claros.

Etapas da técnica de medida de pressão arterial

- Estabelecer a circunferência do braço no ponto médio entre o acrômio e o olécrano, e escolher o manguito de tamanho adequado ao braço (Figura 12);
- Posicionar o manguito, sem deixar folgas, cerca de 2 a 3 cm acima da fossa cubital (Figura 13);
- Centralizar o meio da parte compressiva do manguito sobre a artéria braquial;
- Estimar o nível da pressão arterial sistólica (PAS) pela palpação do pulso radial. Deve-se fazer a palpação do pulso radial e inflar o manguito até o seu desaparecimento, desinflar, o seu reaparecimento corresponde à pressão arterial sistólica;
- Palpar a artéria braquial, localizada na fossa cubital, e posicionar a campânula ou o diafragma do estetoscópio sem compressão excessiva;
- Inflar de modo rápido 20 a 30 mmHg do nível estimado da pressão sistólica, resultante da palpação;
- Fazer a deflação de maneira lenta (velocidade de 2 mmHg por segundo);
- Estabelecer a PAS pela ausculta do primeiro som (fase I de Korotkoff) e, depois, aumentar ligeiramente a velocidade de deflação;

- Estabelecer a PAD no desaparecimento dos sons (fase V de Korotkoff);
- Auscultar cerca de 20 a 30 mmHg abaixo do último som para confirmar seu desaparecimento e, depois efetuar à deflação rápida e completa;
- Se os batimentos persistirem até o nível zero, determinar a PAD no abafamento dos sons (fase IV de Korotkoff) e anotar valores da pressão sistólica, diastólica e zero;
- Caso seja necessário novas medidas, esperar aproximadamente 1 minuto;
- Informar ao paciente os valores de pressão arterial obtidos;
- Registrar os valor es sem fazer "arredondamentos" e o membro que foi realizada a mensuração da pressão arterial.

Alterações da pressão arterial

Hipertensão arterial

É considerada uma condição clínica crônica, de causa multifatorial, relacionado a fatores genéticos, epigenéticos, ambientais e sociais, que usualmente não

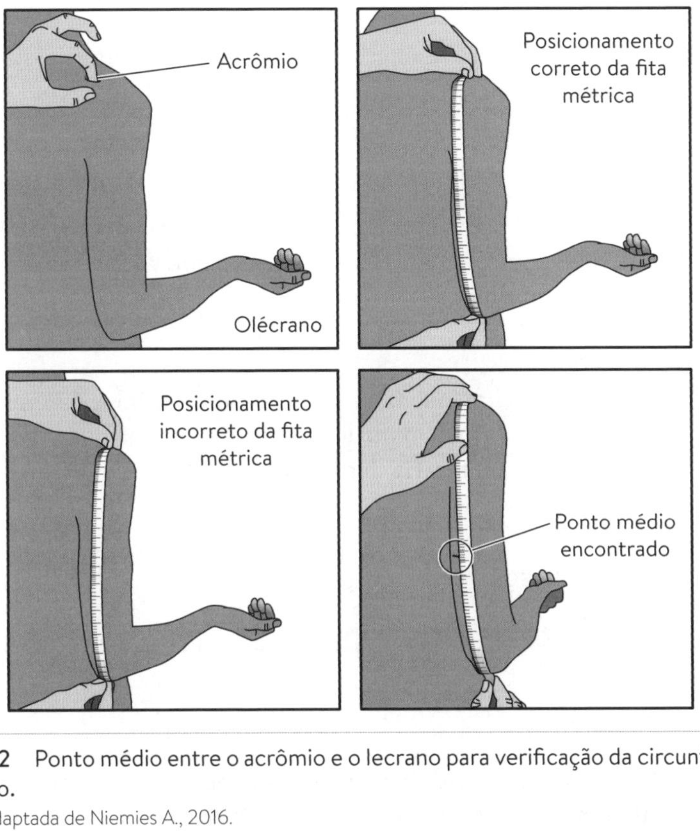

Figura 12 Ponto médio entre o acrômio e o lecrano para verificação da circunferência do braço.

Fonte: Adaptada de Niemies A., 2016.

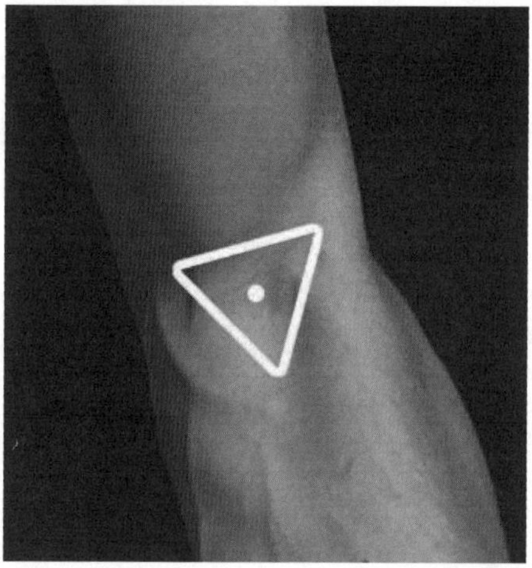

Figura 13 Região da fossa cubital, onde deve ser palpada a artéria braquial e posicionado o diafragma ou campânula do estetoscópio para aferição da pressão arterial.
Fonte: Adaptada de Niemies A., 2016.

manifesta sintomas. A hipertensão arterial é definida pelo aumento dos níveis pressóricos sistólicos ≥ 140 mmHg e/ou diastólicos ≥ 90 mmHg, com a técnica correta, em pelo menos duas ocasiões diferentes.

Hipotensão

Caracterizada quando a PA sistólica cai para 90 mmHg ou menos. Embora alguns adultos tenham uma PA mais baixa, para a maioria das pessoas a PA baixa é uma descoberta incomum.

Hipotensão ortostática

Caracterizada quando um indivíduo normotenso desenvolve sintomas e uma queda na pressão sistólica em pelo menos 20 mmHg ou uma queda na pressão diastólica de pelo menos 20 mmHg dentro de 3 minutos após levantar-se para uma posição vertical.

Dados antropométricos

As medidas antropométricas usadas na avaliação do paciente serão descritas a seguir.

Peso

O peso é considerada a medida mais comum realizada na avaliação nutricional, a qual permite identificar mudanças recentes no estado nutricional. A partir dela estima-se ganho ou perda de líquidos, assim como sua obtenção é necessária para calcular a dosagem de medicamentos. Antes de realizar a técnica de pesagem, é necessário equilibrar a balança de acordo com as instruções do fabricante.

O paciente deve ser pesado com o mínimo de roupa possível, respeitando sempre sua privacidade, deve estar sem calçados e posicionar-se de pé, de frente e no centro da balança.

Altura

Para medir a altura, é necessário um antropômetro, que pode estar acoplado a balança ou não, ou uma fita métrica. Se possível, o paciente deve estar na posição ortostática (em pé), sem calçados. Precisa ficar ereto, com os dois pés juntos e com todo o corpo encostado no antropômetro (se estiver sendo usado) ou na parede (se for usada a fita métrica).

Índice de Massa Corporal (IMC)

Esta medida avalia o estado nutricional por meio da razão entre o peso em Kg e o quadrado da altura em metros:

$$\text{IMC} = \frac{\text{Peso (Kg)}}{\text{Altura}^2\ \text{(m)}}$$

O IMC é uma medida antropométrica que expressa a dimensão do volume corporal e classifica o estado nutricional dos indivíduos. Segundo a Organização Mundial da Saúde (OMS, 1988), o IMC é classificado em:

- Baixo peso: abaixo de 18,5;
- Peso normal/adequado: 18,5 a 24,9;
- Sobrepeso: 25,0 a 29,9;
- Obesidade Grau I: 30,0 a 34,9;
- Obesidade Grau II: 35,0 a 39,9;
- Obesidade Grau III ou mórbido: acima de 40,0.

Circunferência abdominal (CC)

Para avaliar esta medida, o paciente deve estar na posição ortostática, os pés unidos, os braços afastados do corpo. É necessária uma fita métrica para realizar a técnica. A referência para o procedimento é o ponto médio entre a última costela e a crista ilíaca. Os valores de normalidade para a circunferência abdominal são de até 102 cm para homens e 88cm para mulheres.

Valores superiores aos de normalidade indicam risco de desenvolver alterações de saúde como dislipidemia, resistência à insulina, diabetes mellitus 2, hipertensão arterial sistêmica (HAS) e doença arterial coronariana (DAC), mesmo se o valor do peso estiver dentro dos parâmetros de normalidade.

Relação Cintura-Quadril (RCQ)

Esta medida refere-se à distribuição de gordura corporal, sendo indicativa de risco para doenças cardiovasculares, diabetes e hipertensão. A avaliação da circunferência da cintura deve ser feita com o paciente na posição ortostática, pés unidos, braços afastados do corpo. É usada a fita métrica e a referência é a cintura do paciente.

Quanto à medida da circunferência do quadril, deve ser feita com o paciente também na posição ortostática, pés unidos, braços afastados do corpo, utilizando a fita métrica ao redor da região de maior protuberância do quadril, sem fazer compressão na pele.

Os valores de normalidade da relação cintura-quadril são: menor que 0,9 cm para homens e 0,8 cm para mulheres. Há uma propensão da gordura em excesso se acumular na região abdominal nos homens, a obesidade androide (em formato de maçã); e nas mulheres, esse acúmulo ocorre nos quadris e nas coxas, a obesidade ginecoide (formato de pera).

Ressalta-se que a obesidade androide também pode ocorrer nas mulheres, portanto os dados obtidos com essa medida são relevantes para relacionar a obesidade androide com alterações metabólicas e doenças cardiovasculares.

Considera-se relevante destacar que muitas vezes o paciente procura uma unidade/serviço de saúde por conta própria ou mesmo por sugestão de uma mídia, para uso de medicamentos ou outras estratégias. Nesse sentido, o uso de medicamentos sem uma adequada assistência pode levar ao fracasso de um tratamento ou colocar em risco o manejo de sinais/sintomas, podendo ocasionar prejuízos mais severos à saúde.

O farmacêutico é um profissional amplamente acessível nas unidades/serviços de saúde, consequentemente, requisitado pelo paciente. Concerne ao farmacêutico, através de uma escuta qualificada, acolher a demanda, fazer a anamnese farmacêutica e o exame físico geral, para que se estabeleça o melhor plano de cuidados. Destaca-se que é necessário registro de toda a avaliação em prontuário do paciente.

BIBLIOGRAFIA

1. Aires R, Aires, S. Febre. In: Schettino CE, Del Fevero WM. Terapêutica em pediatria. São Paulo: Atheneu; 2001.
2. Albano CB, Brown W. Integration of physical assessment within a pathophysiology course for pharmacy. Am J Pharm Educ. 2012;76(1):Article 14.
3. Andris DA, Bailey-Kunte J. Semiologia: bases para a prática assistencial. São Paulo: Guanabara Koogan; 2000.

4. Barros ALBL. Anamnese e exame físico: avaliação diagnóstica de enfermagem no adulto. In: Ohl RIB, Michel JLM, Moreira RSL, Barros ALBL de, Lopes J de L. Exame físico geral. 3th ed. Porto Alegre: Artmed; 2016. 116-128 p.
5. Barroso WKS, Rodrigues CIS, Bortolotto LA, Mota-Gomes MA, Brandão AA, Feitosa AD de M, et al. Diretrizes brasileiras de hipertensão Arterial 2020. Arq Bras Cardiol. 2021;116(3):516-658.
6. Bickley LS; Szilagyi PG; Bates B. Bates: propedêutica médica. In: Bates: propedêutica médica. São Paulo: Guanabara Koogan; 2010. 965-965 p.
7. Brasil. Ministério da Educação. Resolução nº 6, de 19 de outubro de 2017. Diretrizes Curriculares Nacionais do curso de graduação em farmácia. Brasília: Conselho Nacional de Educação Câmara de Educação Superior; 2017.
8. Brasil. Ministério da Saúde. Secretaria de Atenção Primária à SaúdeTécnica de aferição da Pressão Arterial (PA), 2020.
9. Brazeau GA, Meyer SM, Belsey M, Bednarczyk EM, Bilic S, Bullock J, et al. Preparing pharmacy graduates for traditional and emerging career opportunities. Am J Pharm Educ. 2009 Dec 17;73(8):157.
10. Cecílio LC de O. As necessidades de saúde como conceito estruturante na luta pela integralidade e equidade na atenção em saúde. In: Pinheiro R; Mattos RA de. Os sentidos da integralidade na atenção e no cuidado à saúde. Rio de Janeiro: IMS ABRASCO; 2001. 113-126 p.
11. Correr CJ, Otuki, MF. Atenção farmacêutica e a prestação de serviços farmacêuticos clínicos. A prática farmacêutica na farmácia comunitária. Porto Alegre: Artmed; 2013. 215-247 p.
12. Del Duca GF, Silva CM da; Hallal PC. Disability relating to basic and instrumental activities of daily living among elderly subjects. Revista de Saúde Pública. 2009;(43):796-805.
13. El-Radhi, A. S.; Barry, w. Thermometry in paediatric practice. Archives of disease in childhood, London, Arch Dis Child v. 91, n. 4, p. 351-356, Apr. 2006.
14. Hardy YM. Patient assessment in pharmacy a culturally competent approach. Massachusetts, EUA: Jones & Bartlett Publishers; 2014. 236 p.
15. Hino P, Ciosak SI, Fonseca RMGS da, Egry EY. Necessidades em saúde e atenção básica: validação de instrumentos de captação. Revista da Escola de Enfermagem da USP. 2009 dic;43(spe2):1156-1167.
16. Jensen S. Semiologia para enfermagem: conceitos e prática clínica. São Paulo: Guanabara Koogan; 2013.
17. Jarvis C. Exame físico e avaliação de saúde. 3rd ed. São Paulo: Guanabara Koogan; 2002.
18. Jowsey T, Petersen L, Mysko C, Cooper-Ioelu P, Herbst P, Webster CS, et al. Performativity, identity formation and professionalism: ethnographic research to explore student experiences of clinical simulation training. PLoS One. 2020 Jul 30;15(7):e0236085
19. Mackechnie C, Simpson R. Calibração rastreável para monitoramento de pressão arterial e temperatura. Norma de Enfermagem. 2006;21(11):42-47.
20. Mazerolle SM, Ganio MS, Casa DJ, Vinfren J, Klau J. Is oral temperature an accurate measurement of deep body temperature?A systematic review. Journal of Athletic Training. 2011;46(5):566-573.
21. Niemies A. Como aferir (medir) a Pressão Arterial?. MedSimples. Out. 2016. [internet] [acesso em: 2023 fev. 15]. Disponível em: https://medsimples.com/como-aferir-medir-pressao-arterial/.
22. Okuda Y, Ethan OB, DeMaria Jr, Jacobson L, Quinones J, Shen B, et al. The utility of simulation in medical education: what is the evidence? Mount Sinai Journal of Medicine. 2009 Aug 1;76(4):330-343.

23. Ordem dos farmacêuticos. Normas conjuntas FIP/OMS sobre boas práticas farmacêuticas: diretrizes para a qualidade dos serviços farmacêuticos. WHO; 2011(2012).
24. Porto CC. Anamnese. In: Porto CC. Exame Clínico. 7th ed. São Paulo: Guanabara Koogan; 2012.
25. Porto CC. Semiologia médica. 8th ed. São Paulo: Guanabara Koogan; 2017.
26. Potter PA, Perry AG. Fundamentos de enfermagem. 9th ed. Rio de Janeiro: Elsevier; 2017.
27. Shettino CE. Terapêutica em pediatria. In: Shettino C, Del Favero WM. Terapêutica em pediatria. São Paulo: Editora Atheneu; 2001. 657 p.
28. Sociedade Brasileira de Pediatria (SBP). Febre, cuidado com a Febrefobia [Internet]. [acesso em: 2023 Fev. 1]. Disponível em: https://www.sbp.com.br/especiais/pediatria-para-familias/cuidados-com-a-saude/febre-cuidado-com-a-febrefobia/.
29. Souza TT, Melo AC de, Reis CS, Frade JCQP. Prescrição farmacêutica no manejo de problemas de saúde autolimitados: módulo 2: unidade 1: semiologia farmacêutica e raciocínio clínico. Brasília: Conselho Federal de Farmácia; 2015. 30 p.
30. Tannure MC, Pinheiro AM. Semiologia bases clínicas para o processo de enfermagem. São Paulo: Guanabara Koogan; 2017. 282 p.
31. Teixeira CF, Solla JP. Modelo de atenção à saúde: promoção, vigilância e saúde da família. Salvador-BA: Edufba; 2006. 237 p.
32. WHO Consultation on Obesity. Obesity: preventing and managing the global epidemic. Report of a WHO consultation WHO. Geneva;2000;894. 252 p.
33. WHO. Epidemic. Report of a WHO consultation on obesity. Section A: defining the problem of overweight and obesity. Body mass index. Geneva; 1998. 7-275 p.
34. WHO. The role of the pharmacist in self-care and self-medication. Report of the 4th WHO Consultive Group on the role of the pharmacist. Hague;1998 Aug 26-28.
35. Yates M, Gal P, Conlon H, Ragan R. Mid-fidelity manikins improve first-year pharmacy students' confidence and accuracy with performing physical assessment. 2021 Dic;13(12):1578-1583.

4

A importância da relação terapêutica farmacêutico-paciente

Lívia Maria Gonçalves Barbosa

DESTAQUE DO TEMA

1. Durante a leitura do livro, iniciamos a caminhada pelas definições. Destacamos a importância do cuidado centrado na pessoa, apresentamos os aspectos importantes da anamnese e do exame físico. No entanto, não poderíamos deixar de ressaltar a importância da comunicação entre farmacêutico e paciente.
2. O farmacêutico precisa construir uma relação com o paciente, visando proporcionar melhora na qualidade de vida, seja por meio da resolução dos problemas que envolvem medicamentos ou problemas de saúde, seja na resolução dos transtornos menores.
3. Neste capítulo, vamos abordar os aspectos necessários para a construção da relação terapêutica entre farmacêutico e paciente.

Para exercício do cuidado farmacêutico, é fundamental entendermos a importância de ser estabelecida uma relação farmacêutico-paciente de qualidade, a qual chamamos relação terapêutica. Uma relação profissional com o objetivo de melhorar a adesão do paciente ao tratamento proposto, facilitando a melhora da saúde e qualidade de vida do paciente.

A relação profissional de saúde-paciente é um desafio na prática de cuidado, em especial, ao profissional farmacêutico, cujas oportunidades de formação nem sempre está direcionada ao cuidado. Esta necessidade vem sendo considerada, bem como a importância de estratégias de fomentar o conhecimento e treinamento de habilidades não técnicas (*soft skills*), com ênfase nas habilidades inter-relacionais.

As habilidades interrelacionais envolvem um conjunto de habilidades e conhecimentos de áreas das ciências humanas, muitas vezes não valorizadas pelo profissional farmacêutico. Algumas habilidades serão objeto deste capítulo.

Segundo Cippole, Strand e Morley (1998), são componentes essenciais da relação terapêutica (Quadro 1):

Quadro 1 Esquema de componentes essenciais da relação terapêutica

Respeito	Empatia	Confiança
• Honestidade/autenticidade • Colaboração/cooperação • Promover autonomia do paciente • Enxergar o paciente como um todo • Exercitar a paciência e a compreensão • Competência	• Sensibilidade • Colocar o paciente em primeiro lugar • Oferecer segurança/tranquilidade • Estar atento ao conforto físico e emocional do paciente • Oferecer suporte/apoio	• Atuar em defesa do paciente • Assumir responsabilidade pelas intervenções • Estar disposto a ser responsabilizado por todas as descrições tomadas e recomendações dadas

O modelo contemporâneo de prática farmacêutica envolve: o serviço de cuidado farmacêutico e a prática orientada a resultados, além disso considera o engajamento do paciente e o trabalho integrado em equipe interprofissional orientado a promoção de saúde, prevenção e tratamento de doenças.

VÍNCULO

Uma boa relação terapêutica começa com o acolhimento. Ao receber o paciente, o farmacêutico deve demonstrar respeito, sensibilidade e dar prioridade à pessoa atendida, prestando atenção a sua comodidade física e emocional, zelando por sua privacidade.

A ação terapêutica decorrente de vínculos de cuidado bem estruturados sustenta-se em quatro pilares que permitem, de forma específica, a ação de diferentes técnicas psicoterápicas. Esses pilares, representados na figura 1, são mecanismos presentes em qualquer relação terapêutica, podendo ser instrumentalizados por todos os profissionais de saúde.

Durante o acolhimento, deve ser estabelecida uma relação de empatia que, por sua vez, completa-se por meio da escuta do farmacêutico. O profissional deve abandonar os pré-julgamentos e a perspectiva de que seu padrão de referência é o correto. A escuta verdadeira é considerada quando se compreende uma ideia na perspectiva do outro, com a capacidade de dar um feedback, ou seja, fornece uma resposta do tipo: "entendo o que você quer dizer" ou "identifico-me com a sua experiência".

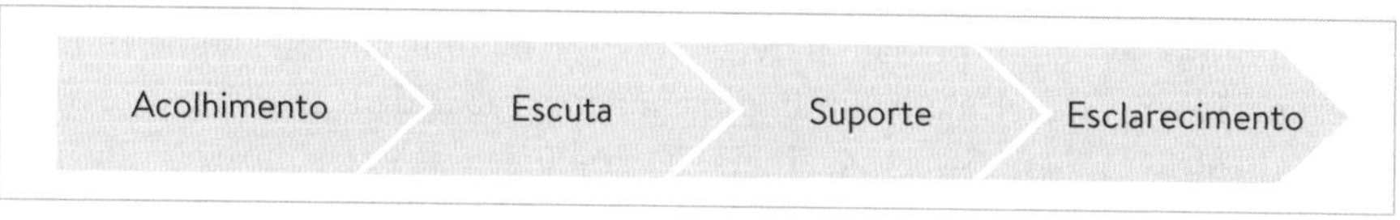

Figura 1 Pilares da ação terapêutica

Em seguida, deve-se oferecer suporte considerando as dúvidas existentes e os questionamentos do paciente. Por fim, considera-se o esclarecimento orientado ao melhor desfecho clínico, de modo a promover a compreensão adequada da condição de saúde e promoção do uso racional dos medicamentos, de forma correta e adequada.

A boa relação terapêutica dependerá da confiança, que deve ser construída na base do cuidado, escuta e empatia dedicados ao paciente, tornando essa relação mais afetiva. Na verdade, a escuta empática melhora a relação terapêutica e, consequentemente, a adesão às recomendações.

EMPATIA

Em 1996, enfermeira inglesa Teresa Wiseman publicou uma definição de empatia, considerando, em resumo, quatro atributos necessários para o desenvolvimento de ações empáticas: 1. buscar enxergar o mundo com o olhar do outro; 2. exercitar o não julgamento; 3. compreender os sentimentos do outro; e 4. comunicar o entendimento para o outro (Figura 2).

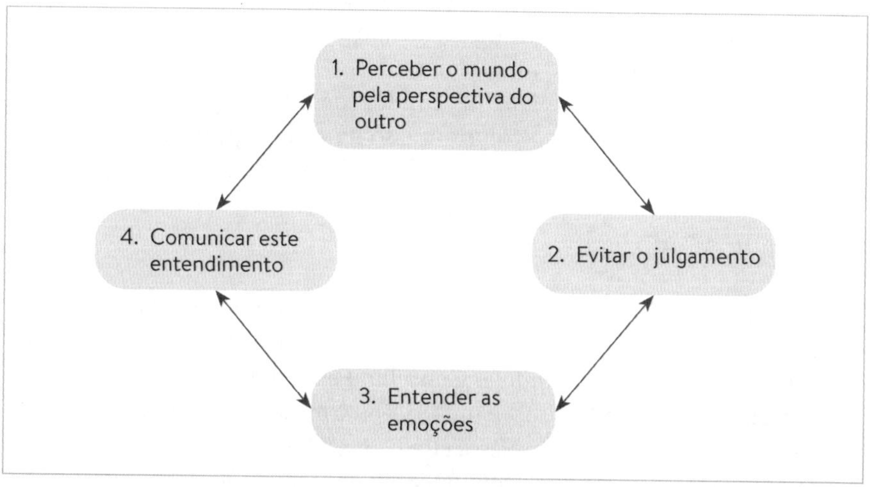

Figura 2 Esquema dos aspectos conceituais que envolvem o exercício da empatia nas relações humanas.

Fonte: adaptada de Wiseman, 1996.

Embora esses passos possam parecer simples, há uma complexidade enorme no exercício empático. Há uma limitação em nossa capacidade individual de olhar o mundo através da perspectiva alheia. Na maioria das vezes, nossos valores e crenças constituem nosso próprio referencial.

Evitar o julgamento do outro também pode ser considerado desafiador, uma vez que temos nosso referencial de crenças e valores e com eles interpretamos o mundo. Naturalmente somos levados ao julgamento diante de situações cotidianas, o que nos traz imenso desafio de, durante um atendimento, exercitar o não julgamento através de uma disponibilidade para o entendimento da realidade e contexto do outro.

O entendimento das emoções não é menos desafiador, uma vez que vivemos em uma sociedade extremamente tecnológica que valoriza pouco os sentimentos. Para identificar o sentimento do outro, é preciso termos a capacidade de entendimento dos nossos próprios sentimentos. Para tal, o autoconhecimento é fundamental. À medida que evoluímos nessa capacidade de identificação dos nossos próprios sentimentos, conseguimos reconhecer os sentimentos alheios e, por fim, torna-se mais simples comunicar esse entendimento.

Destaco que estas etapas constituem uma oportunidade imensa de evolução profissional e pessoal que amplia a nossa capacidade de relacionamento e fortalecimento de vínculo com os pacientes.

CONFIANÇA

Os pacientes precisam ter confiança no farmacêutico, reconhecendo-o como um profissional responsável e competente para ajudá-lo a compreender suas condições de saúde e respectivos tratamentos.

Um estudo publicado nos Estados Unidos identificou que a confiança dos pacientes em seus médicos e o compromisso na relação profissional-paciente influenciam favoravelmente no comportamento alimentar saudável dos pacientes.

COMUNICAÇÃO

A comunicação é o aspecto central de uma relação de cuidado farmacêutico-paciente. Além disso, é uma ciência que deve ser estudada e uma habilidade que exige treinamento. Nesse sentido, o Conselho Federal de Farmácia (CFF), em 2015, criou um curso online sobre prescrição farmacêutica no manejo de problemas de saúde autolimitados. Nesse curso, o módulo 2, da unidade 2, traz seguinte o tema: as habilidades de comunicação do farmacêutico.

Segundo o CFF, a provisão do cuidado farmacêutico centrado no paciente requer um conjunto de competências que incluem a capacidade de compreender as diferenças culturais, bem como a sensibilidade para reconhecer a importância da autonomia, das expectativas e da percepção que o paciente tem de si mesmo e da sua enfermidade. Essa perspectiva exige o desenvolvimento de habilidades comunicativas que favoreçam o relacionamento interpessoal e o processo de cuidado como um todo.

Em termos de formação e treinamento dessas habilidades, recentemente, Kerr e colaboradores (2021) publicaram um estudo mostrando ferramentas utilizadas, como: *role play*, metodologias ativas de aprendizagem e reflexão da prática clínica para aumentar a capacidade dos farmacêuticos de exercerem uma comunicação efetiva.

Na perspectiva do cuidado, o farmacêutico utiliza a comunicação para coleta de dados clínicos e conhecimento de aspectos específicos da história do paciente, bem como para orientação de cuidados específicos.

A comunicação é um processo dinâmico visando à troca de informações. O emissor transmite uma mensagem para o receptor. No retorno (ou feedback), o receptor da mensagem original emite sinais verbais e não verbais sobre o modo como interpretou a mensagem.

A comunicação é composta de duas partes: a comunicação verbal, expressa em palavras, e a comunicação não verbal, que reflete o que a pessoa está sentindo. Cerca de 50% da mensagem é transmitida pela linguagem corporal e 40% pelo modo como as palavras são ditas, enquanto as palavras, propriamente ditas, representam apenas 10% do que é transmitido.

SOBRE O FALAR: NECESSIDADE DE ADEQUAÇÃO DA LINGUAGEM

No exercício da comunicação efetiva, garantir o entendimento da mensagem é fundamental. É importante que o farmacêutico considere observar e explorar o conhecimento do paciente sobre a doença e as perspectivas frente ao tratamento.

Além disso, a linguagem utilizada durante a consulta, orientação ou dispensação deve ser considerada. Há diversas formas de traduzir os termos médicos para sermos mais compreensíveis, considerando a diversidade de literacia em saúde em nossa sociedade.

A linguagem utilizada durante um atendimento clínico deve ser aquela que melhor se adapte ao contexto sociocultural do paciente. Não se pode esquecer de que o objetivo da mensagem é que ela seja percebida, decodificada e assimilada pelo paciente, e não o contrário. Para tanto, a utilização de um vocabulário que permita clareza e compreensão mútua é imprescindível.

Considere os exemplos apresentados na Figura 3.

Ao invés de "anti-hipertensivo"	usar comprimido para "reduzir a pressão"
Ao invés de "reação adversa"	usar "efeito colateral"
Ao invés de "hipoglicemia"	usar "baixos níveis de açúcar no sangue"
Ao invés de "tópico"	usar na "pele"
Ao invés de "tomar com o estômago vazio"	usar "tomar o comprimido duas horas antes do almoço"

Figura 3 Esquema com exemplos de possibilidades de adequação de linguagem médica para maior clareza e entendimento dos pacientes.

SOBRE O OUVIR: ESCUTA ATIVA

Segundo Divaldo Lyra Junior (2005), como a maioria dos profissionais de saúde, o farmacêutico costuma errar, sobretudo, ao não escutar o que o paciente tem a dizer, ou seja, não valorizar as informações fornecidas por ele.

Em 2005, ao explicar sobre sua tese de doutorado, o professor Lyra Junior enfatizou que ouvir é diferente de escutar. Ouvir é captar ou perceber os sons, enquanto escutar é ouvir, mas com atenção, interesse, buscando realmente tentar dirimir todas as suas dúvidas e encontrar soluções que sejam aplicáveis à realidade de cada paciente.

Em 2020, estudo publicado na Itália mostrou os benefícios de um farmacêutico treinado em habilidades de comunicação no cuidado centrado ao paciente. Entre estes benefícios, estão:

- melhoria nos desfechos dos pacientes;
- aumento da satisfação do paciente;
- relação mais "amigável" do paciente com a prática de cuidado farmacêutico;
- melhora o reconhecimento do profissional farmacêutico;
- fortalece a satisfação do paciente;
- melhora o negócio.

As principais características de um bom comunicador são:

- Clareza
- Empatia
- Cordialidade
- Assertividade
- Objetividade
- Humildade
- Amabilidade
- Acessibilidade
- Bidirecionalidade
- Baixa reatividade

É muito importante observar, na atividade diária, o quanto estamos exercendo estas características para promover uma comunicação efetiva com nossos pacientes e melhorar os desfechos clínicos.

A profissão farmacêutica atualmente vive um gramde desafio diante de um cenário altamente tecnológico. Fortalecemos nosso papel frente ao cuidado dos pacientes quanto mais tivermos a capacidade de nos aproximarmos das pessoas, nos tornarmos referência sobre o cuidado para além da referência em conhecimento sobre medicamentos.

Esta mudança de paradigma envolve muita disponibilidade para o outro e, acima de tudo, para nós mesmos. À medida que nos conhecemos, nos tornamos mais confiantes para o exercício do cuidado de excelência, o qual os pacientes tanto merecem.

BIBLIOGRAFIA

1. Berger BA. Habilidades de comunicação para farmacêuticos: construindo relacionamentos, otimizando o cuidado aos pacientes. São Paulo: Pharmabooks; 2011. 288 p.
2. Berry LL, Parish JT, Janakiraman R, Ogburn-Russell L, Couchman GR, Rayburn WL, et al. Patients' commitment to their primary physician and why it matters. The Annals of Family Medicine. Ann Fam Med. 2008 Jan;6(1):6-13.
3. Brasil. Conselho Regional de Farmácia do Estado de São Paulo. Dispensação de medicamentos. São Paulo: Conselho Regional de Farmácia do Estado de São Paulo; 2012. 100p.
4. Brasil. Conselho Regional de Farmácia do Estado de São Paulo. Manual de Orientação ao Farmacêutico: conduta e postura profissional. São Paulo: Conselho Regional de Farmácia do Estado de São Paulo; 2015. 24 p.
5. Cipolle RJ, Strand LM, Morley PC. Pharmaceutical care practice: the patient-centered approach to medication management. New York: McGraw Hill Professional; 2012.
6. Cordeiro BC, Leite SN. O farmacêutico na atenção à saúde. Itajaí: Univale:; 2005. 189 p.

7. Correr CJ, Otuki MF. A prática farmacêutica na farmácia comunitária. Porto Alagre-RS: Artmed Editora; 2013.
8. Ilardo ML, Speciale A. The community pharmacist: perceived barriers and patient-centered care communication. International journal of environmental research and public health. 2020 Jan 15;17(2):536.
9. Kerr A, Kelleher C, Pawlikowska T, Strawbridge J. How can pharmacists develop patient-pharmacist communication skills? A realist synthesis. Patient Education and Counseling. 2021 Oct;104(10):2467-2479.
10. Lyra Júnior D. Comunicação paciente/farmacêutico: um instrumento libertário e essencial no trabalho do profissional e na promoção da saúde. Pharmacia Brasileira. 2005;1(6):10.
11. Possamai FP, Dacoreggio M dos S. A habilidade de comunicação com o paciente no processo de atenção farmacêutica. Trabalho, educação e saúde. 2007 Nov;5(3):473-490.
12. Schimith MD, Simon BS, Brêtas ACP, Budó M de LD. Relações entre profissionais de saúde e usuários durante as práticas em saúde. Trabalho, Educação e Saúde. 2011 Nov;9(3):479-503.
13. Schlaifer M, Rouse MJ. Scope of contemporary pharmacy practice: roles, responsibilities, and functions of pharmacists and pharmacy technicians. Journal of Managed Care Pharmacy. 2010;16(7):507-508.
14. Souza TT, Barros W da S, Mesquita AR. Curso online: prescrição farmacêutica no manejo de problemas de saúde autolimitados: módulo 2: unidade 2: habilidades de comunicação do farmacêutico. Brasília: Conselho Federal de Farmácia; 2015. 30 p.
15. Wiseman T. A concept analysis of empathy. Journal of advanced nursing. 1996;23(6):1162-1167.

Prática em saúde baseada em evidências

Claudia da Silva Bitencourt

DESTAQUE DO TEMA

1. Você pode estar se perguntando por que um livro de semiologia deve abordar a prática em saúde baseada em evidências. A resposta é simples. Após um processo de anamnese correto e dos exames físicos adequados, o profissional estará com um problema para ser resolvido, então, necessita de respostas baseadas em evidências.
2. Nas próximas seções do livro, constantemente será abordada a necessidade de utilizar informações técnicas baseadas em evidência. Assim, este capítulo objetiva demonstrar como as referências podem ser analisadas neste aspecto, dando segurança ao farmacêutico para prescrever um tratamento ou indicar outro profissional de saúde para fazê-lo.
3. Além disso, neste momento, pretende-se orientar o profissional a elaborar questões adequadas para auxiliá-lo na busca das evidências. A maneira mais utilizada é a metodologia PICO, a qual será detalhada neste capítulo.

CONTEXTO HISTÓRICO

A prática da saúde baseada em evidências é algo extremamente atual nas profissões da saúde, a qual não pode ser dissociada dos serviços farmacêuticos. O termo foi usado pela primeira vez como um indexador de busca no Pubmed, uma plataforma de pesquisa de artigos científicos mantida pelo *National Library of Medicine* desde 1997.

Na ocasião, a expressão *Evidence-based Medicine* (EBM) que, posteriormente, foi traduzida para a língua portuguesa como "Medicina baseada em evidências", foi definido como:

"Uma abordagem de praticar a medicina com o objetivo de melhorar e avaliar o atendimento ao paciente. Requer a integração judiciosa das melhores evidências de pesquisa com os valores do paciente para tomar decisões sobre cuidados médicos. Este método é para ajudar os médicos a fazer o diagnóstico adequado, elaborar o melhor plano de testes, escolher o melhor tratamento e métodos de prevenção da doença, bem como desenvolver diretrizes para grandes grupos de pacientes com a mesma doença" (Santos, 2007; Albrecht, 2009).

Desse modo, a prática da saúde baseada em evidências engloba metodologias e processos para a detecção de fundamentos que entendem uma determinada terapia ou intervenção como efetiva.

A importância desse tema na área da saúde pode ser mensurada, por exemplo, através de uma pesquisa realizada em 2007 pelo *British Medical Journal*, que trouxe a medicina baseada em evidências (MBE) como o sétimo marco entre os 15 mais importantes para a história da medicina moderna. Nesses 15 eventos, estão marcos fundamentais como a introdução de antibióticos, imunização, saneamento e radiologia.

As iniciativas para uma terapêutica fundamentada em evidências tiveram seu início tanto no Canadá quanto no Reino Unido. Em 1972, o médico e pesquisador do Reino Unido, Archie Cochrane, destacou que a maioria das decisões relacionadas ao tratamento não se fundamentava em uma revisão sistemática de evidências clínicas. Assim, ele recomendou que os pesquisadores colaborassem de forma a revisar sistematicamente, a nível internacional, todos os melhores ensaios clínicos, especialidade por especialidade.

A partir desse esforço, muitas lacunas que existiam entre a pesquisa e a prática clínica foram preenchidas, e os profissionais da saúde começaram a se envolver com os benefícios de uma abordagem baseada em evidências. Atualmente, a Biblioteca Cochrane ainda é uma das fontes mais renomadas de evidências sistematicamente revisadas.

Já no Canadá, um movimento proposto por um grupo de epidemiologistas clínicos da Universidade McMaster, comandados por David Sackett, publicou, a partir de 1981, uma série de artigos na Canadian Medical Association Jornal, dando aconselhamentos para a comunidade médica sobre como poderia ser avaliada a literatura científica. Já o termo atual "medicina baseada em evidências" foi proferido pela primeira vez por Gordon Guyatt, o diretor do programa de medicina interna da Universidade McMaster, de 1990 a 1997, um dos discípulos de Sacket.

Atualmente, a velocidade e o número de informações científicas são significativos, neste contexto, o conceito de evidência de confiança é algo fundamental.

O processo de tomada de decisões é complexo e necessita da avaliação criteriosa dos dados disponíveis, bem como da interpretação de dados. Assim, dependendo da fonte da informação, os níveis de evidência podem variar.

As evidências científicas podem ser encontradas sobre diversas formas na literatura. Artigos científicos que apresentam níveis diferentes de evidência e relevância são os seguintes: 1) revisões sistemáticas; 2) ensaios clínicos randomizados; 3) estudos de coorte; 4) estudos de caso-controle; 5) séries de casos e relatos de casos; e 6) editoriais e opiniões de especialistas.

Não há consenso na comunidade científica sobre esta ordem, visto que alguns estudiosos ainda incluem as meta-análises e os estudos envolvendo animais. A seguir será feito um breve relato das características de cada tipo de estudo.

- **Metanálise**: produto de muita procura na literatura médica, pois distingue de todo o universo científico apenas ensaios clínicos randomizados de um determinado tema. Não se trata apenas da descrição dos dados dos artigos selecionados, mas sim de uma metodologia estatística para combinar os resultados, que só são inseridos se obedecerem a critérios de inclusão e exclusão, definidos previamente.
- **Revisões sistemáticas**: semelhantes às meta-análises. Neste caso, o objetivo é realizar a pesquisa buscando responder alguma questão clínica que compile artigos e resultados. A questão clínica a ser resolvida é centrada na identificação, avaliação, seleção e síntese de todas as evidências de pesquisa de alta qualidade que sejam relevantes.
- **Ensaios clínicos controlados randomizados**: estudos experimentais e prospectivos. São definidos os grupos controle e experimental. O grupo controle de sujeitos de pesquisa é aquele que não receberá nenhuma intervenção ou tratamento. Já o grupo experimental será aquele que receberá a intervenção. Os sujeitos de pesquisa são escolhidos de forma aleatória e esta escolha pode se dar de maneira cega, para evitar qualquer viés ou conflito de interesse. Nesse caso, os participantes não sabem se estão recebendo o tratamento ou não. O estudo também pode ser duplo-cego. Nesse cenário, tanto sujeitos quanto pesquisadores envolvidos não têm ciência sobre quem recebe o placebo ou o tratamento.
- **Estudos de coorte**: diferem de estudos clínicos randomizados por serem observacionais. Neste tipo de abordagem, observa-se por um período grandes populações para verificar os impactos da exposição a algo, por exemplo, um tratamento para verificar qual o resultado desta exposição. Como não se tratam de estudos randomizados, podem haver condições que afetem os dados, causando distorções. Por esse motivo, os estudos de coorte são menos confiáveis do que os ensaios clínicos controlados randomizados. Os estudos de coorte podem ser prospectivos ou retrospectivos.

Uma pesquisa prospectiva analisa os participantes durante um período no futuro. Por exemplo, pesquisadores brasileiros começaram um estudo em 1982 para avaliar a influência da amamentação sobre inteligência, escolaridade e renda. Nesse estudo prospectivo, as informações sobre a amamentação foram coletadas na infância e transcorridos 30 anos, assim, foram analisados os parâmetros da pesquisa. Tratam-se de estudos caros, visto que o acompanhamento pode ocorrer por muitos anos. Já os estudos retrospectivos são feitos com a análise de dados passados, por exemplo, a coleta de dados de prontuários hospitalares. Apesar de tais estudos serem menos dispendiosos, podem haver distorções por falta de informações ou dados incompletos.

- **Estudos de caso-controle**: diferentes dos estudos de coorte, aqui são investigados participantes que possuem uma condição a qual permite verificar se a exposição a algo causou a situação atual. Tratam-se de estudos observacionais e retrospectivos, sendo, por esses motivos, vulneráveis como os estudos de coorte retrospectivos. Um exemplo seria a determinação do nível de exposição necessário para causar câncer de pulmão. É muito provável que os sujeitos de pesquisa não saibam precisar qual foi o nível exato de exposição a esse agente.
- **Série de casos**: composta de muitos relatos de casos sobre um mesmo assunto. Do ponto de vista de evidência, é uma metodologia considerada fraca, porém tem o propósito científico de apresentar condições que sejam raras ou incomuns. Também é considerada importante para iniciar um sinal sobre um efeito.
- **Editoriais e opiniões ou pareceres de especialistas**: a experiência de especialistas é valiosa e pode ser necessária para tomar uma decisão clínica, porém não se trata de um estudo, não sendo, portanto, considerada evidência forte. Ela tem papel na prática baseada em evidências, mas não há grupo controle e, portanto, os resultados não têm valor estatístico. Seu valor científico reside no fato de ser um relato baseado em conhecimento e experiência de especialistas da área.
- **Estudos *in vivo***: são utilizados modelos animais para responder as perguntas-problema. São abordagens fundamentais para o conhecimento científico. Também constroem algumas evidências, porém, de maneira limitada. Esta limitação reside no fato de que as condições controladas no ambiente de laboratório nem sempre podem refletir os efeitos em humanos, em ambientes não controlados.
- **Pesquisa *in vitro***: estudos *in vitro* são realizados com células isoladas, culturas de linhagens de células, tecidos animais ou moléculas biológicas mantidas em meios biológicos de cultura. Esta classe de pesquisa tem inúmeras utilidades na pesquisa básica e apresenta como principais vantagens o baixo custo e a fácil execução, servindo como estratégia de triagem para o entendimento de vias metabólicas, por exemplo. Porém, não é evidência científica forte.

Os níveis de evidência dos tipos de estudos apresentados acima podem ser sumarizados conforme a Figura 1.

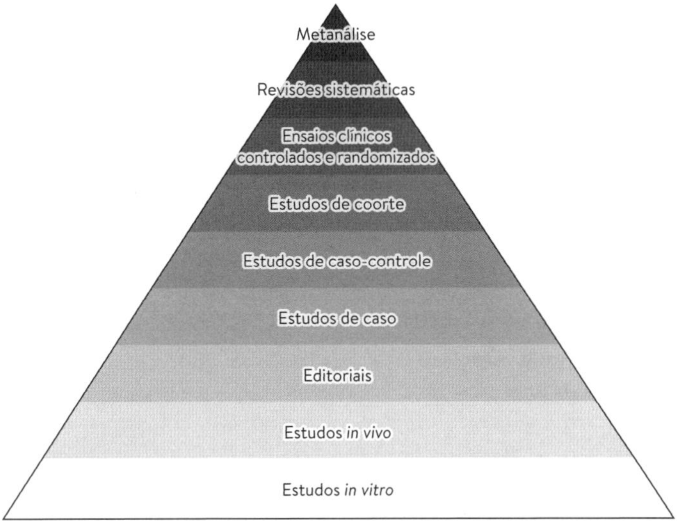

Figura 1 Níveis de evidência
Fonte: adaptada de Toklu, 2015

Percebe-se que, entre as metodologias de estudo indicadas nem todas apresentam o mesmo nível de evidência. Assim, é fundamental usar os estudos objetivos e bem desenhados como fontes confiáveis de evidência. Para isso, deve-se considerar algumas variáveis de modo cuidadoso, como: o número de pacientes, qual a condição de saúde analisada, outras doenças associadas, critérios estabelecidos de inclusão/exclusão, metodologia utilizada, análises estatísticas, vieses, conflitos de interesse e conclusões.

A prática baseada em evidências (Figura 2) é constituída do processo de tomada de decisão final, tendo como objetivo implementar o melhor plano de cuidado para o paciente, de acordo com a evidência médica que esteja também de acordo com a política nacional de saúde e os fatores do paciente.

ESTRATÉGIAS PARA A PRÁTICA BASEADA EM EVIDÊNCIAS: COMO COMEÇAR?

Antes de implementar a prática baseada em evidências (PBE), é necessário que o profissional desenvolva habilidades de investigação. Estas habilidades po-

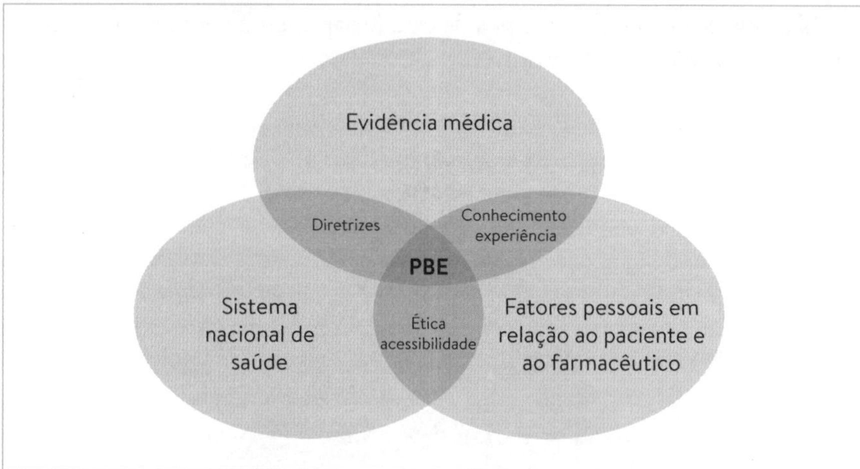

Figura 2 PBE – prática baseada em evidências
Fonte: adaptada de Toklu, 2015.

dem ser fomentadas por seu espírito de curiosidade sobre o que de fato está acontecendo com um paciente, por exemplo.

O Arizona State University College of Nursing and Health Innovation's Center for the Advancement of Evidence-Based Practice, em 2009, publicou uma série de artigos para fomentar e fundamentar a PBE.

São eles:

- Etapa Zero: desenvolva um espírito de investigação.
- Etapa 1: faça perguntas clínicas em formato PICOT.
- Etapa 2: busque a melhor evidência.
- Etapa 3: avalie criticamente a evidência.
- Etapa 4: integre as evidências à experiência clínica e aos valores e às preferências do paciente.
- Etapa 5: avalie os resultados das decisões práticas ou mudanças baseadas em evidências.
- Etapa 6: dissemine os resultados obtidos.

A seguir, conheça em detalhes essas etapas.

Etapa zero: desenvolva um espírito de investigação

Para começar a desenvolver estas habilidades, acompanhe o que está sumarizado no Quadro 3. Embora a princípio essa abordagem tenha sido nomeada como medicina baseada em evidências, enfermagem baseada em evidências ou farmácia baseada em evidências, é mais adequado referir-se a ela como prática baseada em evidências, como já esclarecido, visando estimular a transdisciplinaridade.

Quando qualquer profissional da saúde implementa a PBE em um contexto de cuidado em seu ambiente de trabalho, obtém-se alta qualidade de atendimento para o paciente (Figura 3).

Perguntas que fomentam uma postura investigativa:

- A quem posso recorrer para me ajudar a aprimorar meu conhecimento sobre prática baseada em evidências e que possa servir como meu mentor?
- Quais das minhas práticas são atualmente baseadas em evidências e quais não possuem evidência?
- Qual é o melhor momento para questionar minhas práticas atuais e com quem?
- Onde posso encontrar a melhor evidência para responder às minhas perguntas clínicas?
- Por que estou fazendo o que faço com meus pacientes?
- Como posso me tornar mais habilidoso em PBE e orientar outros para implementar essa abordagem?

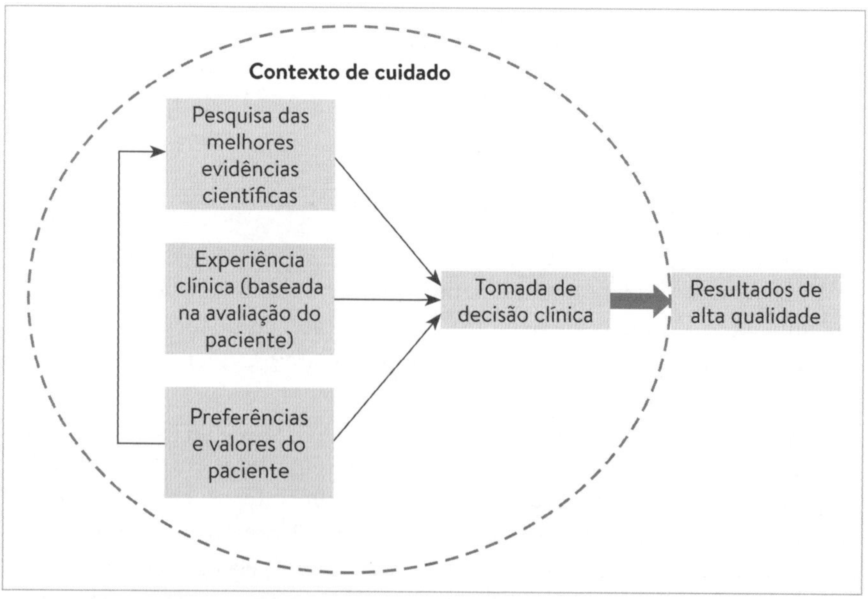

Figura 3 A PBE dentro de um contexto de cuidado
Fonte: adaptada de Melnyk, 2009.

Etapa 1: Faça perguntas clínicas em formato PICOT

A elaboração de perguntas clínicas passa primeiro pelo momento em que a prática deseja ser implementada. Para tal, é fundamental que o profissional faça perguntas bem formuladas sobre a prática. As perguntas podem ser de dois tipos: preliminares (*background*) e após (*foreground*) (Tabela 1). Serão elas que orientarão a busca posterior nas bases de dados.

Tabela 1 Como formular uma questão de pesquisa clínica

Tipo de questão	Descrição	Exemplo
Preliminar, *background*	São questões de amplo espectro e relacionadas ao conhecimento básico, que podem ser respondidas em livros didáticos. Deve-se começar com: qual; que; o que; ou quando.	1) Qual é o melhor medicamento para o tratamento de uma infecção? 2) O que é hipertensão arterial sistêmica? 3) Quando ocorre o pico de efeito após a administração parenteral de um anestésico geral?
Após, *foreground*	São questões mais específicas que tem por finalidade fornecer evidências para a tomada de decisão. Geralmente inclui: população (P), intervenção ou questão de interesse (I), intervenção de comparação ou emissão de interesse (C), resultado (O); e, quando apropriado, tempo (T).	Em pacientes ventilados mecanicamente (P), como é que um desmame protocolo (I) comparado com nenhum protocolo de desmame (C) afeta o ventilador após dias (O) de duração na UTI de permanência (T)?

Fonte: adaptada de Stillwell, Fineout-Overholt, Melnyk, Williamson, 2010.

Uma vez que o profissional entenda que formular boas perguntas é fundamental para a prática, ele pode recorrer a estratégias de formulação dessas perguntas. Uma das estratégias à prática baseada em evidências é o modelo PICO.

Trata-se de um modelo que busca uma resposta para uma pergunta clínica de maneira efetiva. PICO é o acrônimo de quatro palavras em inglês: *patient/ population* (paciente ou população), *i*ntervention (intervenção), *comparison* (comparação), ***outcome*** (desfecho). Esses são os elementos fundamentais da pergunta de pesquisa para a busca nas bases de dados pelas evidências. Alguns autores ou referências também podem trazer o T ao final das questões, nesse caso, o T se refere ao tempo necessário para chegar ao desfecho (Tabela 2).

Tabela 2 A estratégia PICO ou PICOT

Acrônimo	Definição	Descrição	Pergunta
P	Paciente	Indivíduo ou grupo de indivíduos que apresentem uma condição particular ou problema de saúde. Será a intervenção de interesse, que pode ser terapêutica. Por exemplo: diferentes fármacos para uma doença	Qual é o indivíduo/ grupo de assunto sob investigação?
I	Intervenção	Pode ser preventiva, diagnóstica, prognóstica, administrativa ou relacionada a assuntos econômicos	Qual é a intervenção ou exposição?
C	Controle ou comparação	Esta será a intervenção padrão, a mais utilizada ou nenhuma intervenção	Com o que a intervenção será comparada?
O	Desfecho ("outcomes")	O resultado esperado	Qual o efeito ou resultado da intervenção
T	Tempo	O tempo necessário para chegar ao desfecho	Quanto tempo é necessário para que apareçam os resultados desta intervenção?

Fonte: adaptada de Santos, Pimenta, Nobre, 2007; Albrecht, 2009; Stillwell, Fineout-Overholt, Melnyk, Williamson, 2010.

Etapa 2: Busque a melhor evidência

Depois de usar a estratégia PICOT, ficará mais simples identificar palavras-chave ou frases que, ao serem inseridas nas bases de dados sucessivamente e depois combinadas, trarão resultados mais precisos. O último passo na busca é combinar os resultados das buscas para cada uma das palavras-chave. Este método restringe os resultados para artigos pertinentes à questão clínica.

Outra questão importante é a busca em bases de dados com as palavras-chave escritas em língua inglesa. Isso porque, segundo pesquisa realizada pelo Organização de Estados Ibero-americanos (OEI) e pelo Real Instituto Elcano, ao longo do ano 2021, do total de artigos publicados em revistas científicas em 2020, 95% foram escritos em inglês e somente 1% em espanhol e português. Assim, se a busca não for realizada também em inglês, muitas informações relevantes podem ser deixadas de fora.

Como procurar evidências para responder à uma pergunta clínica?

1. Caracterize o tipo de pergunta PICOT.
2. Determine qual é o nível de evidência que responde à pergunta de maneira mais apropriada.

3. Selecione bancos de dados relevantes para pesquisar (como *Cochrane Database of Systematic Reviews, Dare Systematic Reviews* e PubMed).
4. Use palavras-chave da questão PICOT para pesquisar nas bases de dados.
5. Simplifique sua pesquisa com as seguintes estratégias:
   - Use vocabulário controlado por banco de dados (como "termos MeSH").
   - Combine pesquisas usando o conector booleano "AND".
   - Limite a pesquisa final selecionando parâmetros de definição (como "humanos" ou "inglês").

Etapa 3: Avaliar criticamente a evidência

Para responder à questão, pode-se utilizar a estratégia PICOT e, em seguida, buscar a melhor evidência científica entre os tipos de estudo descritos previamente. Porém, atualmente são muitos os artigos disponíveis na literatura e avaliar se é uma evidência de qualidade é essencial. Os pontos descritos a seguir são importantes para se analisar se o artigo é apropriado ou não.

- Verificar se o tipo de estudo é adequado à questão.
- Verificar a qualidade do estudo a fim de certificar se o design de um artigo é sólido, deve-se proceder uma análise criteriosa. Esta análise passa pela metodologia, tendo que, quanto maior a população de estudo, melhor. Os critérios de inclusão e exclusão devem ser claros. O grupo controle do estudo deve ser bem definido. Os autores devem explicar como o estudo foi realizado, mesmo que se trate de um artigo de revisão, que deve enumerar as bases de dados e os critérios de inclusão para os artigos que foram citados.
- Verificar se o artigo encontrado se aplica ao seu paciente. Parece simples, mas saber se o estudo que você selecionou se aplica ao seu paciente é algo fundamental. Por exemplo, se a pergunta-problema é sobre a eficácia de um analgésico, somente trabalhos que verifiquem a eficácia deste analgésico poderão ser considerados.
- Verificar se o estudo é livre de viés. Trata-se de algo bem delicado, visto que o viés pode ocorrer de muitas maneiras diferentes dependendo do design do estudo. Para um estudo controlado randomizado, o grupo controle deve apresentar as mesmas características (ou o mais próximo possível) do grupo de estudo. Outra característica a se verificar é a existência de duplo-cego. Isso porque, quando os pesquisadores sabem quais pacientes estão fazendo o tratamento real, suas observações podem não ser tão certeiras e serem impactadas. Da mesma forma, se os sujeitos de pesquisa têm ciência sobre o tipo de tratamento que estão recebendo (ativo ou placebo), a resposta pode não ser válida. Todos os estudos con-

trolados randomizados devem ser duplo-cegos, em que nem pesquisador, nem paciente sabem quem está tomando o placebo e quem está recebendo a terapia.

- Verificar quantos pacientes foram perdidos durante o estudo devido à desistência. Se mais de 80% dos pacientes permanecem no estudo, o estudo pode ser considerado, já desistências que impactem em números maiores que 20% podem fazer com que os resultados sejam considerados inválidos, especialmente em amostras pequenas.
- Verificar se a metodologia estatística é adequada para o estudo, porque a estatística pode ser manipulada de forma a responder à pergunta do pesquisador. Isso é algo que não abordaremos aqui, mas saber sobre estatística é algo que vale a pena investir.

Outra estratégia que pode ser utilizada após a seleção dos artigos de interesse é avaliar quais são de fato relevantes, válidos, confiáveis e aplicáveis à pergunta clínica. Uma vez que os artigos para uma avaliação crítica rápida podem lançar mão de três questões:

1. Os resultados do estudo são válidos?
   Essa pergunta é feita para saber se os métodos de pesquisa são suficientemente rigorosos para que os achados sejam o mais próximo possível da realidade.
2. Quais são os resultados e sua importância?
   Para estudos qualitativos, por exemplo, isso inclui avaliar se a abordagem de pesquisa se encaixa no objetivo do estudo, juntamente com a avaliação de outros aspectos da pesquisa, como se os resultados podem ser confirmados.
3. Os resultados me ajudarão no cuidado com meus pacientes?
   Aqui o que está em foco são considerações clínicas, como:
   - se os sujeitos do estudo são semelhantes aos pacientes;
   - se os benefícios superam riscos, viabilidade, custo-benefício, valores e preferências do paciente.

Depois de avaliar os artigos, o próximo passo é sumarizar os estudos para determinar se eles chegam a conclusões semelhantes, apoiando, assim, uma decisão ou mudança.

Etapa 4: Integre as evidências com a experiência clínica e os valores e preferências do paciente

Dados que sejam boas evidências não são por si só suficientes para justificar uma mudança prática. A competência clínica, baseada em avaliações de pacientes, exames laboratoriais e dados de programas de gestão, bem como as preferências e os valores dos pacientes são componentes importantes da PBE.

Não existe fórmula mágica para saber como pesar cada um desses elementos, visto que a implementação de uma nova prática baseada em evidências pode ser influenciada pela instituição onde será implantada a prática e por variáveis clínicas.

Por exemplo, verifica-se que há muitas evidências mostrando que uma nova conduta deve ser implementada em um hospital, porém, para a implementação, são necessários recursos financeiros que o hospital não dispõe no momento. Nesse caso, a falta de recursos é um fator fundamental para não implantar o serviço.

Etapa 5: Avalie os resultados das decisões práticas ou mudanças baseadas em evidências

Considerando que está sendo implementada uma mudança, faz-se necessário verificar quais são os resultados obtidos, de forma a minimizar efeitos negativos e dar suporte e embasamento para os resultados positivos. Algum procedimento ou terapia que tenha funcionado de maneira positiva em ambiente controlado, como descrito nas evidências, pode não ter o mesmo comportamento na prática clínica. O monitoramento do efeito de uma mudança implementada através de PBE nos cuidados de saúde pode ajudar os profissionais da saúde a detectarem falhas na implementação, além de identificarem com mais precisão quais pacientes terão maior tendência a se beneficiar. Quando os resultados diferem daqueles que foram reportados na literatura, o monitoramento pode ajudar a determinar as prováveis causas.

Etapa 6: Disseminar os resultados obtidos

Pode-se obter excelentes resultados com as práticas baseadas em evidências, porém os profissionais da saúde podem, muitas vezes, falhar no que se refere ao compartilhamento de experiências com seus colegas de profissão ou outros profissionais da saúde. Não tornar público os resultados leva à duplicação desnecessária de esforço e faz com que abordagens não baseadas em evidências continuem sendo praticadas.

Como divulgar os resultados? Eles podem ser divulgados em seminários na própria instituição onde foi implementada a prática, em conferências locais, regionais ou nacionais. Também podem ser divulgados em revistas especializadas, revisadas por pares, e em publicações ao público em geral. Atualmente, há muitas revistas científicas especializadas neste tipo de publicação tanto no Brasil quanto no exterior.

O FARMACÊUTICO E A PRÁTICA BASEADA EM EVIDÊNCIAS

O modelo antigo de atendimento farmacêutico é aquele em que o farmacêutico faz a orientação para o uso do medicamento. Porém, há bastante tempo, busca-se o cuidado farmacêutico focado na relação farmacêutico-paciente, em que o resultado clínico também deve ser avaliado.

O conceito de cuidado farmacêutico baseado em evidências é relativamente recente na literatura. As primeiras menções surgem em meados de 2008 e, em 2009, defini-se o conceito como: a disposição responsável de cuidados relacionados a medicamentos baseados em evidências com o objetivo de alcançar resultados definitivos que melhorem a qualidade de vida.

Atualmente, se busca a aplicação da melhor pesquisa de farmácia para fornecer serviços farmacêuticos de qualidade aos pacientes. Para este perfil, mais focado no resultado clínico da terapia medicamentosa, a formação do farmacêutico deve estar focada no desenvolvimento de competências e habilidades relacionadas à elaboração/intervenção de plano de cuidados farmacêuticos, protocolos de tratamento, ajustes de dosagem, seleção de alternativas terapêuticas e terapias preventivas.

Este perfil já é destacado pelas Diretrizes Curriculares Nacionais do curso de graduação em farmácia em vigor no país. Porém, o farmacêutico com perfil clínico ainda é uma realidade profissional distante no Brasil. Nesse contexto, para os profissionais que já estão no mercado manterem-se atualizados científica e profissionalmente é um desafio ao longo da carreira de farmacêutico.

À medida que o papel do farmacêutico cresce, crescem também as necessidades de conhecimento e atualização cada vez mais voltadas ao cuidado farmacêutico. Para que os farmacêuticos estejam a par das mudanças em terapias, as quais ocorrem de modo rápido, o desenvolvimento profissional contínuo e a aprendizagem ao longo da vida são fundamentais. Além disso, esse tipo de aperfeiçoamento é regulado por lei em vários países, o que não deve ser confundido com a educação continuada, pois requer atitudes positivas em relação à aprendizagem, visando melhorar a competência e prática de um farmacêutico.

A prática farmacêutica baseada em evidências é fundamental para a prestação do cuidado farmacêutico. Embora a prática baseada em evidências seja uma realidade desde o final da década de 1990, muitos foram os desafios para a implementação na prática clínica. Isto porque a implementação de práticas passou por mudanças de comportamento, e estas geralmente requerem abordagens amplas em diferentes níveis, adaptadas a configurações e grupos-alvo específicos. A mesma dificuldade foi observada na implementação do serviço farmacêutico.

No que se refere especificamente aos farmacêuticos e à implementação de PBE, em uma pesquisa realizada com farmacêuticos hospitalares e comunitários sobre consciência, atitude, conhecimento e uso de PBE na Jordânia, verificou-se que mais de 80% dos profissionais acreditam que a PBE impacta positivamente o prognóstico do paciente. Apesar deste número elevado, os mesmos entrevistados demonstraram pouco conhecimento acerca dos termos técnicos usados em PBE. Eles também se basearam em seu próprio julgamento, representantes médicos e livros-texto padrão para tomar uma decisão clínica, recursos que sabemos não serem mais considerados atualizados de maneira satisfatória e/ou baseados em evidências. A falta de tempo pessoal e o acesso limitado às fontes de PBE foram as barreiras mais comumente identificadas para a não implementação da prática. Isto só demonstra o quanto o farmacêutico ainda precisa avançar neste campo.

Para a implementação prática baseada em evidências, é necessário diferenciar os ambientes em que o farmacêutico pode realizar serviços clínicos: o hospital e a comunidade. Embora os ambientes sejam diferentes, ambos têm o mesmo papel na prática: a promoção do uso racional de medicamentos. O uso racional requer a combinação precisa entre a prescrição médica assertiva e a cooperação do farmacêutico. Contudo, as atividades farmacêuticas de aconselhamento não podem interferir na relação médico-paciente.

Um processo seguro de dispensação de medicamentos requer conhecimento sobre os diferentes medicamentos e boas habilidades de comunicação e consulta. O farmacêutico deve ter a responsabilidade de identificar problemas relacionados aos medicamentos (PRM), além de informar ou mesmo educar o paciente para manter o uso adequado dos medicamentos. A informação passada de maneira incorreta, incompleta ou não verdadeira ao paciente pode causar responsabilidade legal e, às vezes, é uma violação do dever do farmacêutico se o paciente for prejudicado como consequência.

Os farmacêuticos da área clínica devem ser capacitados para a prática baseada em evidências, para que possam responder a perguntas clínicas com precisão. A prática baseada em evidências também propicia ao farmacêutico um repertório de conhecimentos que alicerçam mais qualidade na análise das prescrições médicas, cujo objetivo é identificar medicamentos mais adequados ou alternativas menos dispendiosas.

Os estudos que avaliam a prática baseada em evidências entre farmacêuticos ainda são limitados. Em um estudo conduzido com farmacêuticos, por meio de entrevistas, verificou-se se houve implementação de práticas baseadas em evidências para a indicação de medicamentos de venda livre. Apesar do conhecimento do conceito e da consciência dos requisitos éticos, uma prática baseada em evidências não foi realizada pelos entrevistados. Os farmacêuticos não usaram recursos baseados em evidências para a tomada de decisões sobre medicamentos de venda livre, e alguns se sentiam desconfortáveis em discutir a base de evidências para produtos de venda livre com os pacientes.

Nesse contexto, onde está inserido o farmacêutico? E como esse profissional pode se beneficiar do conhecimento de práticas baseadas em evidências? O conhecimento sobre as práticas baseadas em evidências auxilia na resposta mais precisa às perguntas clínicas, principalmente no que diz respeito à análise de prescrições médicas, visando identificar medicamentos que sejam mais adequados ou alternativas terapêuticas que possam propiciar maior adesão.

COMO IMPLEMENTAR A PRÁTICA BASEADA EM EVIDÊNCIAS NO SERVIÇO FARMACÊUTICO?

Para que o farmacêutico possa desenvolver seu trabalho no serviço clínico utilizando evidências científicas, ele deve se basear, em um primeiro momento, à demanda que está sendo solicitada. A intervenção pode ser com relação a uma terapia, a um medicamento mais eficaz ou que traga melhor benefício, seja de baixo custo, entre outros. A abordagem deve ser individualizada e adaptada à situação.

Se a intervenção for feita em uma terapia, então um estudo controlado randomizado é a melhor escolha. O farmacêutico deve pesquisar na literatura por artigos atuais comparando as terapias. Caso não encontre artigos randomizados e controlados, as opções seguintes, em ordem de valor, são: coorte, caso-controle e série de casos.

Se a intervenção for feita em um diagnóstico, então o desenho de estudo que deve ser buscado é a comparação prospectiva e cega com uma referência. É preciso constar uma pergunta que tente determinar a etiologia ou o dano, os desenhos do estudo são (do mais ao menos valioso) ensaio clínico randomizado, estudo de coorte, caso-controle e série de casos.

Para os casos de intervenção em prognóstico, os estudos desejados são coorte, caso-controle e série de casos. Já para as intervenções em prevenção, a evidência mais forte é o estudo controlado randomizado. Se nenhum puder ser encontrado, então as evidências (da mais forte para a mais fraca) são: coorte, caso-controle e série de casos.

Outra possibilidade é escolher a abordagem com base no problema a ser resolvido. Na grande maioria das vezes, o farmacêutico vai se deparar com questionamentos sobre a terapia medicamentosa. Também haverá situações nas quais pacientes, enfermeiros, médicos ou outros profissionais da saúde farão perguntas não relacionadas diretamente com o medicamento.

O cenário ideal é aquele em que o farmacêutico está informado sobre outras questões médicas, incluindo diagnóstico, etiologia ou dano, prognóstico, prevenção e exame clínico. Certos desenhos de estudo devem ser analisados dependendo da questão (Tabela 3).

Tabela 3 Estudos mais indicados para responder a questões clínicas

Questão clínica	Tipo de estudo que pode ser fonte
Terapia	ensaios clínicos controlados randomizados (preferencialmente); coorte, caso-controle; série de casos
Diagnóstico	prospectivo; estudos cegos comparados ao diagnóstico de referência
Etiologia ou dano	ensaios clínicos controlados randomizados; coorte, caso-controle; série de casos
Prognóstico	coorte, caso-controle; série de casos
Prevenção	ensaios clínicos controlados randomizados; coorte, caso-controle; série de casos
Exame clínico	prospectivo; estudos cegos comparados ao padrão-ouro

Fonte: adaptada de Albrecht, 2009.

O médico pode entrar em contato com o serviço farmacêutico em um hospital e questionar, por exemplo, qual medicamento tem melhor desempenho para o tratamento da hipertensão em um paciente com insuficiência cardíaca congestiva, um inibidor da enzima conversora de angiotensina ou um bloqueador do receptor de angiotensina (BRA)? Após determinar que o paciente não tem contraindicações para nenhuma das classes de medicamentos, o farmacêutico poderia utilizar o modelo PICO, de forma que: P = paciente com insuficiência cardíaca congestiva; I = inibidor da ECA; C = ARB; O = pressão arterial mais baixa.

Outra possibilidade seria o médico entrar em contato com o farmacêutico e questionar qual seria a escolha mais eficaz para um paciente com ITU [infecção do trato urinário] positivo para *Pseudomonas aeruginosa*, uma quinolona ou um aminoglicosídeo? Nesse caso, um caminho possível seria adotar a estratégia PICO:

P = paciente com ITU por *P aeruginosa*;
I = aminoglicosídeo;
C = quinolona;
O = eficaz contra *P aeruginosa*.

Muitas vezes, o farmacêutico irá lidar com questões envolvendo a terapia medicamentosa, porém podem existir ocasiões em que pacientes, enfermeiros ou médicos farão perguntas de outras categorias. Diagnóstico, etiologia, prognóstico, prevenção ou exame clínico podem estar envolvidos nestas questões e o farmacêutico que se propuser a responder questões desta natureza deve recorrer aos estudos mais apropriados dependendo do problema (ver tabela 3).

LIMITAÇÕES DA PBE NO SETOR FARMACÊUTICO

As limitações da PBE estão principalmente na baixa quantidade de dados científicos precisos e confiáveis, assim como nas dificuldades de aplicar as evidências disponíveis ao cuidado do paciente em um sistema específico. Também são barreiras a necessidade de desenvolver novas habilidades profissionais na busca e análise crítica de artigos científicos, o tempo necessário para que os profissionais absorvam e apliquem estas novas habilidades, o esforço e os custos envolvidos na disponibilização de recursos sobre a prática baseada em evidências no ambiente requerido, seja ele a farmácia comunitária ou o hospital.

Enquanto isso, há muitos entendimentos incorretos sobre a prática baseada em evidências - especialmente em relação ao seu impacto nos custos gerais dos cuidados de saúde. Embora essa estratégia possa contribuir para a contenção de custos, selecionando e utilizando as opções mais econômicas, também pode escolher modalidades de tratamento cujo custo é mais elevado. Como resultado, a aplicação de PBE pode resultar em aumento de custos.

Assim, a implementação da PBE no serviço farmacêutico é um grande desafio. Para que farmacêuticos rompam com o paradigma da prática baseada apenas em dispensar medicamentos e invistam em um sistema efetivo de cuidados farmacêuticos, é urgente que se mude no perfil destes profissionais. Esta mudança começa no estudo, em nível de graduação, de profissionais cada vez mais capacitados e que sejam ensinados a desenvolver habilidades clínicas.

O estudo destes profissionais deve continuar a ser meta ao longo de toda carreira. Por fim, os farmacêuticos que trilharem por este caminho precisam considerar a divulgação científica como uma etapa fundamental, visto que ainda há pouca produção científica de PBE voltada especificamente ao setor farmacêutico.

REFERÊNCIAS

1. Abu Farha R, Alefishat E, Suyagh M, Elayeh E, Mayyas A. Evidence␣based medicine use in pharmacy practice: a cross␣sectional survey. Journal of evaluation in clinical practice. 2014;20(6):786-792.
2. Albrecht S. Evidence-based medicine in pharmacy practice. US Pharmacist. 2009;34(10):HS14-HS18.
3. Al-quteimat OM, Mostafa AA. Evidence-based pharmaceutical care: the next chapter in pharmacy practice. Saudi Pharmaceutical Journal. 2016;24(4):447-451.
4. Aromataris E, Fernandez R, Godfrey CM, Holly C, Khalil H, Tungpunkom P. Summarizing systematic reviews: methodological development, conduct and reporting of an umbrella review approach. JBI Evidence Implementation. 2015 Sep;13(3):132-40.
5. Dzimerman AL. Evidence-based medicine: a short history of a modern medical movement. AMA Journal of Ethics. 2013;5(1):71-76.

6. Hanna LA, Hugues C. The influence of evidence-based medicine training on decision-making in relation to over-the-counter medicines: a qualitative study. International Journal of Pharmacy Practice. 2012;20(6):358-366.
7. Jia L, Xiaodong L. The conduct of drug metabolism studies considered good practice (II): in vitro experiments. Current drug metabolism. 2007;8(8):822-829.
8. Lehane E, Leahy-Warren P, O'Riordan C, Savage E, Drennan J, O'Tuathaigh C, et al. Evidence-based practice education for healthcare professions: an expert view. BMJ evidence-based medicine. 2019 Jun;24(3):103-108.
9. Melnyk BM, Fineout-Overholt E, Stillwell SB, Williamson KM. Evidence-based practice: step by step: the seven steps of evidence-based practice. AJN The American Journal of Nursing. 2010 Jan;110(1):51-3.
10. Melnyk BM, Fineout-Overholt E, Stillwell SB, Williamson KM. Igniting a spirit of inquiry: An essential foundation for evidence-based practice. American Journal of Nursing. 2009 Nov;109(11):49-52.
11. National Library of Medicine 200 [Internet]. Bethesda, MD 20894 [cited 2023 Feb 02]. Available from: https://www.nlm.nih.gov/news/2006.html.
12. Santos CM da C, Pimenta CA de M, Nobre MRC. A estratégia PICO para a construção da pergunta de pesquisa e busca de evidências. Revista Latino-Americana de Enfermagem. 2007 Jun;15(3):508-511.
13. Stillwell SB, Fineout-Overholt E, Melnyk BM, Williamson K. Evidence-based practice, step by step: asking the clinical question: a key step in evidence-based practice. AJN The American Journal of Nursing. 2010 Mar;110(3):58-61.
14. Stillwell SB, Fineout-Overholt E, Melnyk BM, Williamson K. Evidence-based practice, step by step: searching for the evidence. AJN The American Journal of Nursing. 2010 May;110(5):41-47.
15. Thoma A, Eaves III FF. A brief history of evidence-based medicine (EBM) and the contributions of Dr David Sackett. Aesthetic surgery jornal. 2015 Nov;35(8):NP261-3.
16. Toklu HZ. Promoting evidence-based practice in pharmacies. Integrated pharmacy research & practice. 2015 Sept 3;4:127-131.
17. Toklu HZ, Hussain A. The changing face of pharmacy practice and the need for a new model of pharmacy education. Journal of Young Pharmacists. 2013;5(2):38-40.
18. Victora CG, Horta BL, de Mola CL, Quevedo L, Pinheiro RT, Gigante DP, et al. Association between breastfeeding and intelligence, educational attainment, and income at 30 years of age: a prospective birth cohort study from Brazil. The lancet global health. 2015 Apr;3(4):e199-205.
19. Wiedenmayer K, Summers RS, Mackie CA, Gous AGS, Everard M. Developing pharmacy practice: a focus on patient care: handbook, 2006 ed. World Health Organization; 2006.

Parte 2

Atendimento clínico

6

Acolhimento da pessoa

Danyelle Cristine Marini

DESTAQUE DO TEMA

1. As próximas seções do livro abordarão como o atendimento clínico deve ocorrer, no que refere ao processo de anamnese, exames físicos e criação de um plano de cuidado. A consulta farmacêutica deve ser realizada em um espaço separado e privativo que garanta a privacidade do atendimento, denominado consultório farmacêutico.
2. O consultório farmacêutico pode funcionar de modo autônomo ou nas dependências de estabelecimentos de saúde ou de unidade de prestação de serviços de saúde, no âmbito público, privado, de acordo com a Resolução CFF nº 720 de 2022. Independentemente do tipo de consultório, todos precisam ter registro no Conselho Regional de Farmácia e sua jurisdição e autorização de funcionamento da Vigilância Sanitária.
3. Para que ocorra a consulta farmacêutica, a primeira etapa é acolher o paciente, seguida de um processo de coleta de dados, análise destes e, por fim, elaboração do plano de cuidado.
4. O processo de atendimento pode apresentar duas finalidades: atendimento dos problemas de saúde autolimitante, que poderia gerar uma prescrição farmacêutica; ou o processo de acompanhamento farmacoterapêutico, que se destina a resolver os problemas relacionados aos medicamentos.
5. Nas etapas seguintes, trataremos sobre o processo de anamnese, considerando as duas finalidades, contudo agora precisamos entender como deve se dar o acolhimento da pessoa e proceder à coleta e análise de dados.

O acolhimento é uma diretriz da Política Nacional de Humanização (PNH), não há hora e nem local para acontecer, deve envolver todos os profissionais da área da saúde para se realizar. A palavra "acolhimento" tem diversas definições no setor da saúde, todas em busca da definição correta e verdadeira de acolhimento. Contudo, o mais importante não é forma de definir o que é acolhimento, e sim expressar a verdadeira prática deste ato pelos profissionais de saúde. Para isso, poderíamos dizer, genericamente, que o acolhimento é uma prática presente em todas as relações de cuidado, nos encontros reais entre os profissionais de saúde e a pessoa.

O Ministério da Saúde, na publicação das diretrizes para a Política Nacional de Humanização, definiu acolhimento como: processo constitutivo das práticas de produção e promoção de saúde, que implica responsabilização do trabalhador/equipe pela pessoa, desde a sua chegada até sua saída, ouvindo sua queixa, considerando suas preocupações e angústias, fazendo uso de uma escuta qualificada, que possibilite analisar a demanda e, colocando os limites necessários, garantir atenção integral, resolutiva e responsável por meio do acionamento/articulação das redes internas dos serviços (visando à horizontalidade do cuidado) e redes externas, com outros serviços de saúde, para continuidade da assistência quando necessário.

Não há dúvidas de que o serviço de saúde precisa adotar práticas centradas na pessoa e, para isso, o profissional de saúde precisa desenvolver a capacidade de acolher, se responsabilizar, resolver e autonomizar. Neste sentido, as tecnologias leves devem ser mais inseridas no trabalho em saúde, de modo que elas sejam traduzidas em acolhimento.

O processo de acolhimento propõe, de maneira lógica, intervir na organização e no funcionamento do serviço de saúde, baseado em três princípios:

Atender a todas as pessoas que buscam os serviços de saúde, garantindo a acessibilidade universal.

Reorganizar o processo de trabalhom, deslocando seu eixo central do médico para uma equipe multiprofissional.

Qualificar a relação trabalhador-pessoa a partir de parâmetros humanitários de solidariedade e de cidadania.

O processo de acolhimento precisa ocorrer em toda a relação de cuidado entre os profissionais de saúde e as pessoas, isso se traduz na prática como a forma de receber e escutar as pessoas. Deve ser utilizado como uma ferramenta que possibilite a humanização do cuidado e, indo além disso, permita também a ampliação e o acesso da população aos serviços de saúde, bem como a garantia da resolução de problemas e coordenação dos serviços, vinculados à efetivação de relações entre profissionais e pessoas. Desta forma, o processo de acolhimento deve estar presente em todas as relações de cuidado.

O *saber escutar* o paciente apresenta um impacto fundamental no tratamento correto das pessoas. Em um estudo realizado com pacientes sobre o atendimento médico, foi constatado que mais de 54% das queixas dos pacientes não são detectadas pelos profissionais, sendo que em 50% das consultas os profissionais e pacientes não estão de acordo sobre o motivo principal, levando a aproximadamente 50% das pessoas não cumprirem total ou parcialmente o tratamento. Estes dados indicam uma relação direta entre acolhimento e qualidade de vida da pessoa, dando a entender que saber escutar a pessoa se traduz em uma terapia mais efetiva e eficaz que a falta da escuta, possibilitando a diminuição considerável de erros clínicos.

O mesmo estudo verificou que os profissionais de saúde com melhor desempenho foram aqueles que escutam mais as pessoas, facilitam a pessoa a falar sobre o processo saúde-doença, orientam melhor as pessoas e utilizam o humor no processo de acolhimento.

A base desta relação entre profissional de saúde e pessoa está alicerçada na escuta ativa, a qual envolve interesse pelo que está sendo dito, além de englobar a aproximação corporal e o uso de expressões verbais de encorajamento à continuidade da fala no intuito de identificar a real demanda da pessoa. Esse tipo de escuta gera vínculo entre a pessoa, o sistema e os profissionais, tornando o tratamento mais resolutivo. A resolução e a confiança são oferecidas à pessoa pela escuta de suas principais queixas e temores, direcionando-a a uma autorreflexão do processo de saúde-doença. É de fundamental importância dar voz às principais angústias sobre a sua saúde, trazer à tona as suas principais preocupações para que, juntos, profissional e pessoa, possam encontrar a resolução e, desta forma, estabelecer uma relação de confiança entre ambos.

Entende-se que o processo de escuta ativa ainda não é uma realidade em todos os serviços, principalmente por três motivos relacionados a seguir. Primeiramente, a configuração dos serviços de saúde no qual prevalece a preocupação em realizar os procedimentos técnicos; a insuficiência de tempo de atendimento em função do excesso de trabalho e, também, o despreparo de muitos profissionais para realizar um atendimento adequado de escuta. Além destes fatores, um que merece destaque é a percepção dos profissionais de saúde, que entende a escuta ativa como uma parte do processo de anamnese, que visa apenas à coleta de informações de saúde do paciente. Nesta perspectiva, a pessoa permanece numa posição de objeto, alheio a tudo que diz respeito ao seu desejo e ao seu sofrimento.

Neste contexto, o farmacêutico, inserido cada vez mais na prática clínica, está passando por um processo de transição, se tornando mais humanizado e preocupado em aprimorar suas habilidades de acolhimento, cuidado e educação pessoal.

O farmacêutico, ao atuar no âmbito da humanização do atendimento, tem como primeira ação o recebimento da pessoa e a prestação do acolhimento. O acolhimento à pessoa que procura o cuidado de saúde nas farmácias, se expressa na relação que se estabelece entre a pessoa e o farmacêutico. Nesse sentido, acolher envolve a recepção adequada da clientela, a escuta da demanda, a busca de forma para compreendê-la e solidarizar-se com ela. Desse modo, os profissionais devem estar envolvidos no processo de cuidado da saúde da pessoa, demonstrando sempre carinho, atenção, respeito e responsabilização.

Quando afirmamos que o acolhimento para o serviço do Cuidado Farmacêutico envolve toda a jornada do usuário, estamos relacionando estas etapas com a seleção, agendamento, consultas, contatos realizados sobre o serviço e todas as ações antes, durante e depois da utilização do serviço pelo paciente, responsabilizando-nos pelos cuidados em saúde junto ao paciente e aos outros profissionais de saúde envolvidos.

O farmacêutico precisa ter a preocupação de que o acolher não basta no momento da consulta, deverá haver o depois, a preocupação com a pessoa de como executar o plano de cuidado, de verificar as suas principais dificuldades durante o processo de cuidado. Entretanto, para que ocorra o acolhimento com qualidade e efetividade e, para que seja construída uma relação terapêutica efetiva com a pessoa, é importante que o farmacêutico utilize as habilidades de comunicação verbal e não verbal.

Enfatizamos que, antes de tudo, o profissional precisa entender que o acolhimento é um gesto sincero de aceitação, responsabilidade e empatia, respeitando o indivíduo em sua condição humana, objetivando entender a influência do seu contexto e processo histórico de vivências, enxergar-se no lugar do outro para que haja uma postura isenta de julgamentos.

BIBLIOGRAFIA

1. Bernardes BS. O cuidado farmacêutico sob a perspectiva da funcionalidade. Universidade de Brasília, 2019. [internet] acesso em: 2023 jan. 12. Disponível em: https://bdm.unb.br/handle/10483/24241.
2. Couter A, Collins A. Tornar a tomada de decisão compartilhada uma realidade. Londres: King's Fund, 2011. [internet] acesso em: 2023 jan. 12. Disponível em: https://www.kingsfund.org.uk/sites/default/files/Making-shared-decision-making-a-reality-paper-Angela-Coulter-Alf-Collins-July-2011_0.pdf.
3. Barros PS, Falcone, EMO. De Pinho VD. Avaliação da empatia médica na percepção de médicos e pacientes em contextos público e privado de saúde. Arq. ciênc. saúde. 2011;18(1):36-43. [internet] acesso em: 2023 jan. 12. Disponível em: https://repositorio-racs.famerp.br/racs_ol/vol-18-1/IDS%205%20-%20jan-mar%202011.pdf.
4. Junior AAG, Pereira LAM, Silva GD, Faleiros DR, Bontempo VL, Macedo RCR, et al. Linha Guia do Cuidado Farmacêutico: Rede Farmácias de Minas. Uma estratégia para promover o uso racional de medicamentos e a farmacovigilância no SUS. Belo Horizonte, 2009. Governo do Estado de Minas Gerais, Secretaria de Estado de Saúde de Minas

Gerais, Subsecretaria de Políticas e Ações de Saúde, Superintendência de Assistência Farmacêutica. [internet] acesso em: 2023 jan. 12. Disponível em: http://www.ceatenf.ufc.br/Artigos/10.pdf.

5. Ministério da Saúde. Método Clínico: plano de cuidado, monitoramento e avaliação das metas estabelecidas. Coleção: Cuidado Farmacêutico na Atenção Básica: aplicação do método clínico. Brasília, 2020. [internet] acesso em: 2023 jan. 12. Disponível em: https://assistencia-farmaceutica-ab.conasems.org.br/wp-content/uploads/2021/02/Cuidado_Farmaceutico_metodo_clinico_vol5.pdf.
6. Moura AS, Santos, JRB. Plano de cuidado farmacêutico ao paciente com Diabetes Mellitus tipo 1. Amplla Editora. [internet] acesso em: 2023 jan. 12. Disponível em: https://ampllaeditora.com.br/books/2021/10/PlanodeCuidadoFarmaceutico.pdf.
7. Oliveira MJS, Souza A, Calvetti PÜ, Filippin LI. A escuta ativa como estratégia de humanização da assistência em saúde. Saúde e Desenvolvimento Humano. 2018;6(2):33-8. [internet] acesso em: 2023 jan. 12. Disponível em: https://revistas.unilasalle.edu.br/index.php/saude_desenvolvimento/article/view/4732.
8. Soares, LSS. Construção de um modelo de avaliação do processo de assistência farmacêutica na atenção primária: uma ênfase ao processo de cuidado. Universidade de Brasília, 2017. [internet] acesso em: 2023 jan. 12. Disponível em: https://repositorio.unb.br/bitstream/10482/24450/1/2017_Let%C3%ADciaSantanadaSilvaSoares.pdf.
9. Wiedenmayer K, Summers RS, Mackie CA, Gous AGS, Everard M, Tromp D. Developing pharmacy practice: a focus on patient care: handbook. World Health Organization, 2006. [internet] acesso em: 2023 jan. 12. Disponível em: https://apps.who.int/iris/bitstream/handle/10665/69399/?sequence=1.

Processo de coleta de dados

Ana Lo Prete

DESTAQUE DO TEMA

1. No processo de anamnese é fundamente realizar um método organizado e sistemática, com a finalidade de coletar informações sobre o paciente, visando conhecer seus histórico de saúde, elaborar o perfil farmacoterapêutico e principalmente identificar suas necessidades relacionadas à saúde. A coleta de dados, pode ser divida em três etapas perfil do paciente, história clínica e história da medicação, neste capítulo será abordado os aspectos que precisam ser levantados, dividindo-os me dados subjetivos e objetivos.

O cuidado farmacêutico é um modelo de prática clínica fundamentado na realização de diversos serviços providos por farmacêuticos, para os quais a anamnese e o exame físico são os métodos de obtenção de dados do paciente, essenciais para seu adequado atendimento.

Assim, a anamnese farmacêutica nada mais é do que um procedimento de coleta de dados sobre o paciente, com a finalidade de conhecer sua história de saúde, elaborar o perfil farmacoterapêutico e identificar suas necessidades relacionadas à saúde. Já no exame físico são coletados dados que envolvem inspeção, palpação, percussão e uso de alguns instrumentos e aparelhos simples para avaliação da(s) necessidade(s) de saúde do paciente.

Em ambos os métodos, a coleta deve ser realizada de forma organizada e sistemática, a fim de garantir a integralidade e longitudinalidade do cuidado em saúde, documentando todos os dados coletados.

A coleta de dados por anamnese pode ser didaticamente dividida em três etapas, sendo elas: "perfil do paciente", "história clínica" e "história da medicação". Deve ser iniciada pela coleta do "perfil do paciente", que engloba nome, contato, idade, sexo, estado civil, peso, altura, circunferência abdominal, profissão, ocupação, escolaridade e acesso a medicamentos e serviços de saúde. Em seguida, deve ser realizada a coleta de dados sobre a "história clínica" e "história da medicação", englobando dados subjetivos e objetivos, que representam:

Dados subjetivos

São dados que não podem ser medidos diretamente, nem sempre são exatos e reprodutiveis, geralmente não podem ser confirmados por exames e testes e incluem sintomas, percepções, queixas, crenças, emoções, entre outros. São, em sua maioria, coletados diretamente do paciente; contudo, também podem ser percebidos pelo profissional de saúde. São comuns no momento do relato da história social, história clímica e experiência com os mediacamentos.

Dados objetivos

São dados mensuráveis e observáveis, cuja acurácia depende da qualidade da medida. Correspondem aos resultados obtidos nos exames físicos e laboratoriais, testes diagnósticos, incluindo os fatores de riscos que podem ser mensuráveis com escalas apropriadas para estratificação de risco.

Durante a coleta das três etapas, os dados devem ser documentados em prontuário, sendo a forma mais amplamente utilizada para esta documentação, a do método SOAP. Trata-se de um acrônimo de prontuário orientado por problemas e evidências dos dados, sendo iniciado pela coleta de dados "S: subjetivos" e "O: objetivos", para posterior "A: avaliação" do paciente e elaboração do "P: Plano" de cuidado a ser pactuado com o usuário.

Assim, fica evidente que a coleta de dados é de suma importância para a avaliação e plano de cuidado, devendo, então, o farmacêutico ficar atento para que não ocorra:

- Falta de informações importantes que não foram devidamente coletadas durante a entrevista farmacêutica, prejudicando a avaliação e a identificação dos problemas;
- Inclusão de informações irrelevantes, que não embasam diretamente a avaliação e identificação dos problemas, nem mesmo a elaboração do plano de cuidado, resultando em um registro longo e, em parte, desnecessário, que pode confundir a avaliação do quadro do paciente.

Desse modo, no momento do acolhimento do paciente, assim como durante toda a anamnese, é necessário realizar uma coleta de dados subjetivos e objetivos de forma detalhada e cuidadosa para se analisar a natureza, a complexidade e a gravidade da queixa do paciente, assim como as possibilidades de intervenções farmacêuticas.

COLETA DE DADOS SUBJETIVOS

A coleta de dados subjetivos constitui uma das etapas essenciais para uma correta avaliação e consequente elaboração de um plano de cuidado adequado às demandas do paciente.

Para a coleta dos dados subjetivos, é necessário que o farmacêutico tenha habilidade de comunicação, que envolve uma fala clara e objetiva, assim como técnica de escuta e empatia, sempre focadas na busca das necessidades do paciente, uma vez que os dados subjetivos irão direcionar a consulta farmacêutica.

A coleta desses dados pode ocorrer diretamente pela escuta do paciente, embora algumas vezes seja necessário que o farmacêutico busque informações com a família, cuidadores ou demais profissionais de saúde. Isso pode ocorrer por desconhecimento do próprio paciente em relação a um problema de saúde ou queixa, ou por haver algum outro sintoma que ele não compreenda que tenha relação com o que se procura. Além disso, o paciente pode não informar algo propositalmente por medo de ser julgado sobre determinada atitude.

Assim, para uma coleta adequada, é importante que o farmacêutico realize perguntas assertivas para obter informações acuradas, sempre focadas nos dados que serão utilizados na avaliação e na tomada de decisão do plano de cuidado, considerando as particularidades de cada paciente.

Para a adequada coleta dos dados subjetivos é importante se atentar a algumas questões:

- Reduzir efeito de interferentes durante os questionamentos ao paciente: situações que distraiam o paciente (barulho, atender o telefone...) ou que o impeçam de detalhar seus problemas/queixas (medo do julgamento, vergonha, ambiente sem sigilo...) devem ser evitadas ao máximo.
- Adequar as perguntas ao que se pretende coletar de informação: saber escolher por perguntas abertas ou fechadas, e sem tendência às respostas, a fim de se evitar vieses de informação.

Para entender melhor a diferença entre as formas de perguntas, vejamos um exemplo de uma mesma pergunta nos 3 formatos: aberto, fechado e com tendência de resposta:

Pergunta aberta:	"O senhor pode me dizer como está tomando seus "
Pergunta fechada:	"O senhor às vezes esquece de tomar algum medicamento?"
Pergunta com tendência de resposta:	"O senhor sempre toma os seus medicamentos corretamente, não"

Pode-se perceber pelo exemplo que as perguntas abertas possibilitam maior amplitude de respostas, o que pode favorecer a coleta de mais informações para a avaliação e elaboração do plano de cuidado. No entanto, podem desviar o objetivo da consulta, tornando-a longa e cansativa. Além disso, deve-se evitar nas questões abertas quaisquer palavras que tragam algum tipo de julgamento para as respostas, como é o caso de "por que o senhor...?", devendo ser substituída por "me conte um pouco sobre os motivos que o levaram a...".

Já a questão fechada, que limita as respostas em "sim" e "não", não possibilita a coleta de informações adicionais sobre o que se é perguntado (por exemplo, sensações do paciente sobre a adesão), embora traga praticidade e agilidade ao atendimento. Desse modo, as questões fechadas podem ser utilizadas com o intuito de obter informações específicas, por exemplo: "O senhor tomou o remédio hoje pela manhã?" ou, em continuidade a uma questão aberta, quando se quer um detalhe específico, por exemplo: "O senhor me disse que não tomou a medicação, pois ela havia acabado... o senhor já comprou novamente para reiniciar o tratamento?".

Por fim, as perguntas tendenciosas nunca devem ser utilizadas, uma vez que influenciam o paciente a responder o que atenderá às expectativas do farmacêutico, e não necessariamente a verdade.

- Dispor de infraestrutura adequada para a coleta de dados: a coleta deve ser realizada em um local privativo, para que o paciente se sinta à vontade e confortável para fornecer as respostas verdadeiras ao farmacêutico.

Quando possível, é desejável que no local haja também materiais demonstrativos/ilustrativos (exemplo: dispositivos inalatórios, canetas de aplicações de medicamentos, entre outros) para auxiliar a compreensão pelo paciente.

- Coletar todos os componentes subjetivos constitutivos da anamnese: a coleta de dados subjetivos deve conter informações diversas, que englobam grande parte da etapa da "história clínica" do paciente, exceto os resultados de exames e doenças diagnosticadas, além da parte subjetiva da "história da medicação", representada pela experiência com o uso dos medicamentos.

A "história clínica" compreende as informações não somente relacionadas à queixa do paciente, mas também sobre o histórico de doenças e exames realizados para seu diagnóstico ou acompanhamento, dos hábitos de vida, entre outros. Com exceção dos resultados dos exames e doenças diagnosticadas, que são dados objetivos e serão discutidos no próximo tópico, os demais componentes da história clínica estão apresentados na Figura 1 e serão detalhados a seguir.

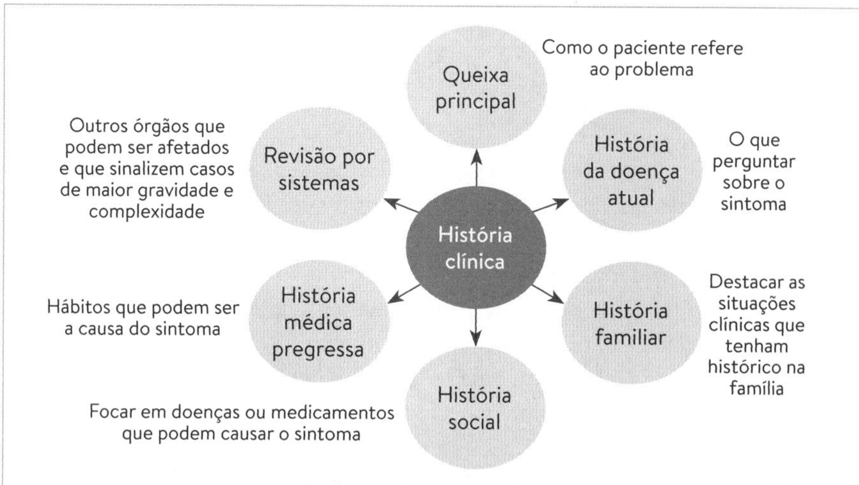

Figura 1 Componentes do histórico clínico do paciente.
Fonte: Autor, 2023.

- **Queixa principal (QP):** diz respeito à razão da consulta, sendo o relato que o paciente faz sobre sua saúde, indicando o que o levou a procurar o atendimento farmacêutico ou fez com que algum profissional de saúde o encaminhasse. Assim, deve ser a primeira informação que o farmacêutico precisa identificar, pois ela irá direcionar toda a condução da consulta, desde a coleta de dados até o plano de cuidado.
  A coleta dessa informação deve acontecer com perguntas como: "No que posso te ajudar?", "O que lhe trouxe aqui hoje para esta consulta?", entre outras semelhantes, para extrair do paciente o motivo principal pelo qual ele está buscando atendimento.

É importante ressaltar que a queixa principal do paciente pode diferir do que o farmacêutico acha que é mais importante e que, exceto em situações de urgência e emergência (por exemplo, paciente com pressão arterial de 190/120 mmHg), a queixa do paciente é que deve nortear a consulta.

- **História social (HS):** são os dados referentes às questões como escolaridade, profissão/ocupação, renda familiar mensal, vias de acesso aos medicamentos, hábitos alimentares e de atividade física, consumo de bebidas alcoólicas, uso de tabaco, entre outros.

  Tais informações são importantes para o esclarecimento de questões muito importantes ao cuidado farmacêutico, como é o caso da escolaridade, que pode trazer informações sobre o grau de entendimento do paciente sobre o problema de saúde, ou até mesmo sobre como o farmacêutico deve abordar e informar sobre o problema.

  A profissão/ocupação pode estar relacionada com a queixa do paciente, como é o caso de uma "dor no ombro" relatada por uma merendeira, que dispensa grande parte de seu dia de trabalho com movimentos circulares dos membros superiores.

  A informação sobre a renda familiar e as vias de acesso aos medicamentos são importantes para nortear algumas intervenções farmacêuticas que exijam custo adicional do paciente, assim como para análise de baixa adesão terapêutica. Caso haja incompatibilidade entre o que foi prescrito e a renda familiar do paciente, é preciso analisar se não há outra alternativa terapêutica que possa ser sugerida ao prescritor em substituição.

  Os hábitos alimentares e de atividade física podem estar relacionados à queixa do paciente ou informar sobre a necessidade de mudanças para se alcançar a meta de resolução da queixa. Como exemplo, pode-se citar um paciente com queixa de sangramentos e que refere não consumir verduras verdes escuras, fontes de vitamina K, podendo esta restrição estar relacionada de forma isolada à queixa relatada, ou associada ao uso de algum medicamento, como é o caso da colestiramina, que também pode reduzir os níveis de vitamina K por adsorção.

  Já em relação ao consumo de bebidas alcoólicas, o uso de tabaco ou de substâncias ilícitas, além da coleta da informação sobre o uso, deve-se saber também sobre a frequência, para que se possa analisar melhor a interferência dessas substâncias sobre a queixa do paciente, assim como sobre o efeito de medicamentos e de toda sua saúde.
- **História familiar (HF):** identificação de problemas de saúde que os integrantes da família têm ou tiveram, focando em condições associadas à predisposição para determinadas doenças, como condições crônicas cardiovasculares, osteoporose, câncer e doenças mentais, se atentando principalmente a doenças em parentes de primeiro grau (pais, irmãos e filhos).

- **História da doença atual (HDA):** é a coleta dos dados a respeito da queixa principal (QP) do paciente, que, como já mencionado, é o que conduzirá as etapas de avaliação e plano de cuidado.
  Desse modo, esse relato deve ser muito claro e realizado em ordem cronológica de todos os problemas que levaram esse paciente a procurar auxílio com o farmacêutico.
  Deve-se coletar informações sobre o tempo de duração, localização, fatores que pioram ou melhoram a queixa, entre outras informações, como mostra a Figura 2.

Tempo	• Início, duração e frequência dos sintomas
Localização	• Área precisa dos sintomas
Qualidade ou característica	• Termos descritivos específicos sobre o sintoma (ex. dor aguda, catarro com presença de sangue)
Quantidade ou severidade	• Leve, moderada ou grave
Relação com a função	• Não consigo comer ou beber
Ambiente	• O que o paciente estava fazendo quando os sintomas ocorreram
Fatores que agravam ou aliviam	• Fatores que fazem com que os sintomas melhores/piorem
Evolução	• Piora, aumento da frequência, sintomas associados
Sintomas associados	• Outros sintomas que ocorrem com os sintomas primários

Figura 2 Informações que devem ser obtidas referentes aos problemas de saúde.
Fonte: Autor, 2023.

- **História médica pregressa (HMP):** nesta etapa da coleta de dados são investigadas todas as doenças que o paciente já teve ou tem, da infância até os dias atuais, independentemente de estarem ou não diretamente relacionadas com a QP. Durante a coleta desses dados, é importante também registrar a localização e o tempo de duração do problema de saúde.
  O principal objetivo da HMP é focar em doenças que podem causar o sintoma atual, assim como identificar outros problemas e riscos do paciente que

devam ser tratados posteriormente à atenção dada à QP. Como principais exemplos de relatos nesta etapa têm-se as condições crônicas não transmissíveis, como diabetes e hipertensão.

Além disso, nesta etapa da anamnese, deve-se coletar os dados sobre acidentes de saúde, hospitalizações e procedimentos cirúrgicos, incluindo cirurgias obstétricas, que também podem estar relacionados à QP ou podem ajudar na avaliação de outros problemas de saúde.

- **Revisão dos sistemas (RS):** é realizada, uma vez que é de extrema importância avaliar o paciente como um todo. Ela ocorre por meio de perguntas sobre órgãos e sistemas no sentido "cabeça aos pés", e têm como objetivo identificar problemas que não foram verbalizados e identificados durante a avaliação inicial, por esquecimento ou falta de identificação do paciente sobre sua importância. Desse modo, essa análise mais abrangente pode sinalizar outras complicações e diagnósticos além dos indicados na HDA, indicar gravidade e complexidade da queixa, assim como esclarecer algumas dúvidas sobre elas.

Para a realização desta etapa de coleta, o farmacêutico pode usar diferentes mecanismos, como realizar perguntas mais gerais, usar uma lista com os problemas de saúde mais comuns relacionados aos diversos órgãos e sistemas, ou ainda figuras humanas, solicitando ao paciente que marque áreas onde teve ou tem algum problema ou queixa.

Na etapa da "história da medicação", a maioria dos dados é objetiva e será descrita no próximo tópico, com exceção do histórico de experiência com o uso de medicamentos. Os dados sobre essa experiência podem advir do próprio paciente ou de algum relato de outro paciente feito a ele, sendo essencial para o direcionamento da elaboração do plano de cuidado individualizado do paciente, de forma racional e sistematizada.

O histórico de experiência da medicação se refere às crenças, preferências, preocupações e comportamentos do paciente em relação à farmacoterapia, incluindo a adesão ao uso de seus medicamentos.

Neste tópico, devem ser coletadas informações sobre dificuldades com o uso dos medicamentos, como na identificação do medicamento por problemas visuais, na retirada do comprimido do blister por problemas motores, na compra do medicamento por problemas financeiros ou falta do princípio ativo, entre outros. Todos esses dados são de suma importância para avaliação posterior dos motivos de não adesão ao tratamento.

Em relação à adesão, os dados podem ser subjetivos ou objetivos a depender da forma de obtê-los. Serão considerados subjetivos quando coletados de forma indireta por questões abertas ou fechadas que questionem o paciente sobre o assunto, lembrando de nunca tendenciar a resposta. No entanto, serão considerados objetivos quando coletados por questionários padronizados ou outras técnicas de mensuração dos resultados, que serão descritos no tópico de coleta de dados objetivos.

Assim como no item anterior, a informação sobre o acesso aos medicamentos é importante para avaliação de possível não adesão, além de orientar o farmacêutico quando for necessária a substituição de algum medicamento, saber se pode propor a troca por medicamento custeado pelo paciente ou apenas pelos medicamentos que podem ser obtidos na rede pública.

COLETA DE DADOS OBJETIVOS

A coleta de dados objetivos constitui uma das etapas do raciocínio clínico para a elaboração de um plano de cuidado centrado na pessoa, otimizando a farmacoterapia e promovendo melhoria da qualidade de vida do paciente.

Os dados objetivos correspondem às informações mensuráveis, tanto do exame físico, quanto da anamnese.

Para obtenção dos dados objetivos em exame físico é importante o conhecimento do farmacêutico sobre semiologia farmacêutica, para que este saiba coletar os valores dos parâmetros clínicos por meio da verificação de sinais vitais (por exemplo, temperatura corporal, pressão arterial, entre outros) e/ou realização de testes (por exemplo, níveis capilares de glicose, colesterol, entre outros). Este tema foi descrito com detalhes no capítulo 3 deste livro.

Estas informações permitem ao farmacêutico fazer a triagem do paciente em relação à gravidade da demanda e distinguir situações autolimitadas daquelas que apresentam sinais e/ou sintomas semelhantes, mas que não são autolimitadas e que, portanto, precisam ser encaminhadas a outro profissional ou serviço de saúde.

Já os dados relacionados à anamnese pertencem à "história da medicação", exceto a experiência com uso de medicamentos, já descritos no tópico de dados subjetivos, assim como os relacionados às doenças diagnosticadas, aos resultados de exames laboratoriais ou de imagem e fatores de riscos que podem ser mensuráveis com escalas apropriadas, sendo eles parte da "história clínica".

Desse modo, os dados objetivos são aqueles que se conseguem coletar por meio da análise da prescrição médica (por exemplo, medicamento, dose e posologia), da realização da antropometria (por exemplo, peso e circunferência abdominal), dos exames laboratoriais (por exemplo, glicemia em jejum e colesterol total) e laudos de exames de imagem.

A importância da coleta desses dados se dá por vários motivos, como a possibilidade de se correlacionar a necessidade, efetividade e segurança do tratamento prescrito com o desfecho clínico e como auxiliar na identificação de problemas relacionados à farmacoterapia e de outros problemas de saúde.

Vale ressaltar que os dados coletados devem ser revistos periodicamente, uma vez que a situação clínica do paciente é dinâmica, fazendo com que possam ocorrer alterações no decorrer do acompanhamento farmacoterapêutico.

Na etapa da "história clínica", é de suma importância a coleta de dados objetivos sobre:

Doenças diagnosticadas:	Mesmo que não estejam relacionadas à QP, serão de avaliação essencial durante o acompanhamento farmacoterapêutico do paciente. Sobre esse tema, devem-se coletar informações sobre a doença, tempo de diagnóstico e identificação do profissional que o realizou.
Resultados de exames	Poderão ser utilizados para avaliar a efetividade (controle do problema de saúde) e a segurança terapêutica, assim como para análise de possíveis necessidades de ajustes posológicos devido a condições patológicas, como doenças hepáticas, renais, entre outras. Essas informações podem estar contidas nos laudos dos exames trazidos pelo paciente ou podem ser acessadas via prontuário, caso este seja compartilhado com outros serviços e profissionais de saúde. Vale ressaltar que é atribuição clínica do farmacêutico relativa ao cuidado com saúde, a solicitação de exames laboratoriais, no âmbito de sua competência profissional, com a finalidade de monitorar os resultados da farmacoterapia.
Fatores de risco	Sempre que possível é recomendada a coleta de dados objetivos que possibilitem a avaliação de fatores de risco para as doenças cardiovasculares, por meio de escalas apropriadas.

Já na etapa da "história da medicação", a seguir serão descritos e detalhados os dados objetivos que devem ser coletados em uma anamnese e a importância de cada um para uma correta avaliação e elaboração do plano de cuidado do paciente.

- Tratamento atual: devem ser coletados os dados referentes à prescrição médica atual, uso de medicamentos sem prescrição e outras terapias (por exemplo, chás, aromaterapia, antroposofia, remédios caseiros, entre outros).
  Esses dados podem ser coletados por meio da prescrição médica, da sacola de medicamentos, do prontuário do paciente ou por questionamentos feitos ao paciente durante a anamnese. Devem conter as seguintes informações, descritas juntamente com sua importância para as etapas de avaliação e plano de cuidado:
- Nome do medicamento / princípio(s) ativo(s)
  Dados utilizados para se analisar a adequação do uso dos medicamentos em relação às queixas e doenças relatadas.
- Identificação do prescritor (exceto para automedicação): nome, especialidade e, quando possível, o contato do mesmo
  Esses dados são importantes para avaliação do farmacêutico quanto à adequação da especialidade médica ao problema de saúde que está sendo tratado e para possibilitar o contato com o prescritor caso haja a necessidade de alguma intervenção farmacêutica que necessite desse trabalho em conjunto.
- Concentração por unidade posológica e dose utilizada
  Auxiliam na avaliação da correlação com as doses mínimas e máximas permitidas, assim como no possível ajuste de dose a portadores de doenças hepáticas e/ou renais.
- Forma farmacêutica e vias de administração
  Tanto a forma farmacêutica, quanto a via de administração, devem ser apropriadas ao paciente, uma vez que a alteração por conta própria desses critérios pode promover alteração no efeito terapêutico ou até mesmo danos ao paciente. Como exemplos podem-se citar situações em que o paciente, por falta de orientação, fraciona comprimidos revestidos, promove ingestão oral de medicamentos de uso sublingual, entre outras alterações prejudiciais.
- Indicação
  Esta informação tem como objetivo avaliar o conhecimento do paciente acerca da sua medicação, assim como esclarecer o real motivo de uso em caso de medicamentos que possam ser utilizados para tratamentos distintos. Neste último caso, podemos citar como exemplo a metformina, que embora seja um medicamento corriqueiro no tratamento da diabetes, também é muito utilizado por pacientes que apresentam cistos ovarianos.
- Data de início do uso
  Esta informação pode auxiliar na investigação da causalidade de reação adversa a medicamento e na determinação da efetividade do tratamento.

- Frequência, horário de uso e duração do tratamento

  A coleta desses dados possibilita posterior avaliação de fatores importantes, como os que possam dificultar o uso do medicamento, possíveis interações com outras medicações ou alimentação e, por fim, avaliação da adesão ao que foi prescrito.
- Reações adversas a medicamentos/ reações indesejadas

  Essas informações podem auxiliar na avaliação de possível não adesão à farmacoterapia, assim como para investigação de sinal ou sintoma relacionado a algum medicamento.
- Adesão

  Em relação à adesão, como já mencionado, os dados podem ser subjetivos ou objetivos, sendo classificados neste último critério quando coletados por questionários padronizados (ex. Teste de *Morisky-Green* e *Brief Medication Questionnaire*-BMQ) ou por análise de contagem de comprimidos ou averiguação da taxa de dispensação da prescrição na farmácia.

Além desses dados, devem ser coletadas informações sobre a medicação pregressa (medicamentos de uso passado, assim como de reações adversas a medicamentos e alergia a estes) e vacinas.

Por fim, no caso de medicamentos utilizados por automedicação, ao invés da indicação, deve-se substituir este questionamento pela motivação do uso, enquanto nos tratamentos por outras formas de terapias, é importante perguntar sobre o preparo das medicações ou procedimentos.

Ao final da coleta de todos os dados subjetivos e objetivos aqui descritos no presente capítulo, o farmacêutico terá subsídios para a prática do raciocínio clínico, com a finalidade de verificação do estado clínico do paciente, da efetividade, segurança e adesão ao tratamento, da identificação de problemas relacionados à farmacoterapia e, consequentemente, do direcionamento de uma farmacoterapia racional e efetiva.

BIBLIOGRAFIA

1. Brasil. Conselho Federal de Farmácia. Resolução CFF n° 585, de 29 de agosto de 2013. Regulamenta as atribuições clínicas do farmacêutico e dá outras providências. Diário Oficial da União, Brasília, 25 set. 2013.
2. Brasil. Ministério da Saúde. Secretaria de Ciência, Tecnologia e Insumos Estratégicos. Departamento de Assistência Farmacêutica e Insumos Estratégicos. Capacitação para implantação dos serviços de clínica farmacêutica. Brasília, 2014.
3. Cipolle RJ, Strand L, Monley P, Cipolle R. Pharmaceutical Care Practice: The Clinician's Guide: The Clinician's Guide. McGraw-Hill Medical, 2004.

4. Conselho Federal de Farmácia (CFF). Serviços farmacêuticos diretamente destinados ao paciente, à família e à comunidade: contextualização e arcabouço conceitual. Brasília, 2016. [internet] acesso em: 2023 jan. 15. Disponível em: https://www.inesc.org.br/wp-content/uploads/2020/12/OTMED-2020.pdf.
5. Correr CJ. Coleta de dados do paciente. In: Correr CJ, Otuki MF, organizadores. A prática farmacêutica comunitária. Porto Alegre: Artmed, 2013. p. 272-94.
6. Correr CJ. O método clínico do cuidado farmacêutico. In: Correr CJ, Otuki M, organizadores. A prática farmacêutica na farmácia comunitária. Porto Alegre: Artmed, 2013. p. 247-71.
7. Mackinnon III GE, Mackinnon NJ. Documentation of pharmacy services. In: DiPiro JT, Talbert RL, Yee GC, et al. Pharmacotherapy: a pathophysiologic approach. 8th ed. New York,: McGraw-Hill; 2011.
8. Ministério da Saúde. Secretaria de Atenção Primária à Saúde. Departamento de Promoção da Saúde. Método clínico: acolhimento e coleta de dados. Brasília, 2020.

8

Processo de avaliação na aplicação do método clínico

Lucas Borges Pereira
João Paulo Vilela Rodrigues
Leonardo Régis Leira Pereira

DESTAQUE DO TEMA

1. Definir baixa estatura;
2. Definir causas de baixa estatura;
3. Instrumentalizar o leitor a realizar o seu diagnóstico diferencial, por meio de avaliação clínica e exames complementares pertinentes;
4. Introduzir o leitor quanto ao uso do hormônio de crescimento no tratamento da baixa estatura.

O MEDICAMENTO E A SOCIEDADE: UM BREVE HISTÓRICO

Durante o século XX, a produção e o acesso aos medicamentos foram transformados pelo advento da indústria farmacêutica, que introduziu ao mercado e aos sistemas de saúde o conceito de medicamento moderno, produzido mecanicamente em larga escala. A industrialização da produção de medicamentos favoreceu o acesso da população a eles devido à redução dos preços e à sua maior disponibilidade em farmácias e drogarias, quando comparado à produção artesanal do início do século XX. Dessa forma, a relação da sociedade com a saúde e a doença foi alterada, devido a essa transformação do mercado farmacêutico impulsionado pela indústria farmacêutica. Além dessas mudanças, também convém destacar que o medicamento moderno impulsionou alterações na legislação sanitária dos países, exigindo regulamentação no registro e na comercialização dos medicamentos que chegavam ao mercado.

A prescrição de medicamentos é a principal intervenção para prevenção e tratamento de doenças e suas complicações. Em 2019, o Ministério da Saúde (MS) gastou R$ 19,8 bilhões com medicamentos, valor duas vezes maior em relação à 2009 e que representou 14,6% de todo o orçamento do MS. Apesar desses valores investidos, não resta dúvidas de que o medicamento, principalmente aqueles utilizados na Atenção Primária, é a tecnologia mais custo-efetiva disponível para o tratamento das doenças mais prevalentes na sociedade. Portanto, é importante que o medicamento seja prescrito de forma racional, e a indicação deve levar em consideração as características do indivíduo, assim como deve ser baseada nos Protocolos Clínicos e Diretrizes Terapêuticas (PCDT), que são elaborados de acordo com as evidências científicas publicadas na literatura especializada. Também devem ser considerados, no momento da prescrição, a característica do fármaco, da forma farmacêutica e a disponibilidade do medicamento, de maneira que se garanta o acesso, a adesão, a efetividade e a segurança, reduzindo a ocorrência de problemas relacionados à farmacoterapia.

Além da produção de medicamentos em larga escala, o século XX ainda foi marcado por uma relevante mudança no perfil das condições de saúde mais prevalentes na população. Se na primeira metade daquele século a principal demanda dos serviços de saúde era voltada ao atendimento de pacientes com problemas de saúde agudos, tais como as doenças infecciosas, a partir da descoberta da penicilina e da melhora das condições sanitárias e trabalhistas da população, os problemas de saúde crônicos, tais como o diabetes mellitus, a hipertensão arterial sistêmica, a asma, a obesidade e a dislipidemia, assumem um papel relevante. Essa alteração exigiu mudanças nos sistemas de saúde para contemplarem o atendimento adequado da população, pois o cuidado ao paciente, que antes era baseado num sistema de saúde vertical, ou seja, o profissional de saúde assistia o paciente e prescrevia o medicamento até o desfecho positivo (cura) ou negativo (morte), passou a ser horizontal, incentivando um acompanhamento longitudinal do paciente, mais adequado ao perfil das doenças crônicas (Figura 1). Neste tipo de cuidado, o objetivo é o manejo das enfermidades a fim de reduzir o risco de complicações que, se presentes, limitam a qualidade ou a expectativa de vida (Figura 2).

Apesar da mudança epidemiológica e da alteração na forma como as pessoas lidam com as doenças infecciosas, elas persistem causando desfechos desfavoráveis. O uso de antibióticos, que anteriormente se mostravam altamente efetivos para quase a totalidade das condições infecciosas, atualmente, por serem utilizados sem qualquer racionalidade, se depara com o que se denomina de crise da resistência microbiana. Estima-se que até 2050, infecções causadas por microrganismos resistentes estarão entre os problemas de saúde mais letais e os cuidados relacionados devem gerar um custo cumulativo de US$ 100 trilhões

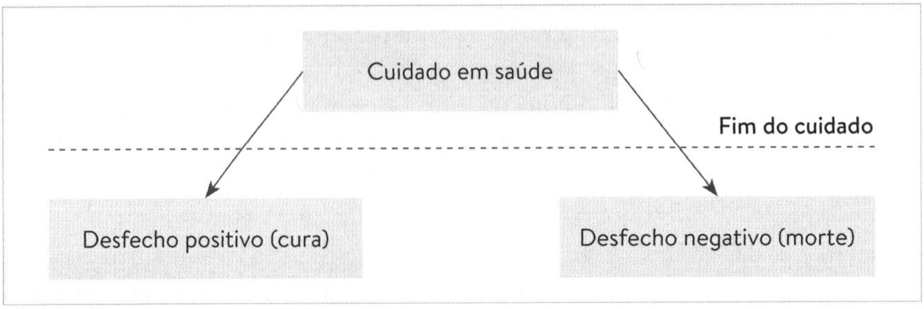

Figura 1 Cuidado com o paciente no período anterior à mudança no perfil epidemiológico (vertical).
Fonte: Autores, 2023.

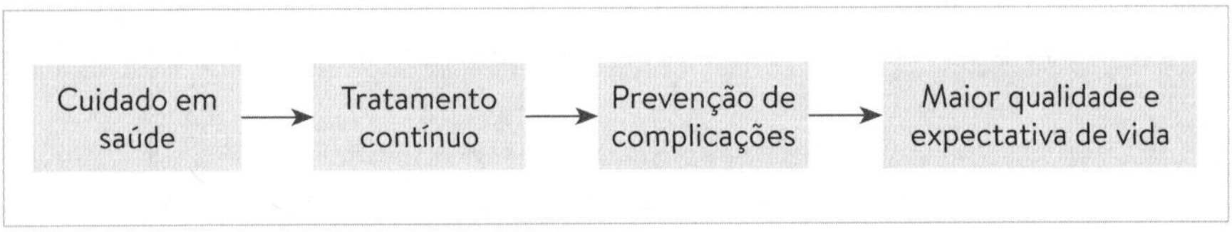

Figura 2 Cuidado com o paciente no período posterior à mudança no perfil epidemiológico (horizontal).
Fonte: Autores 2023.

para a saúde pública mundial. A evolução da antibioticoterapia indica que os profissionais de saúde precisam estar atentos com a transformação da necessidade pelo medicamento.

O FARMACÊUTICO NO PROCESSO DE UTILIZAÇÃO DOS MEDICAMENTOS

Com a horizontalidade do cuidado, o uso do medicamento tornou-se parte da rotina dos indivíduos. O sucesso da terapia farmacológica de um problema de saúde crônico está estreitamente relacionado à adesão do paciente ao tratamento, sendo esta considerada um pilar fundamental para o sucesso terapêutico.

A promoção da adesão passa a ser algo imperativo, a despeito de sua complexidade. Cabe ao profissional de saúde monitorar as variáveis que podem interferir negativamente na adesão e ajustar o tratamento considerando as características do indivíduo que está sendo tratado, pois se sabe que a farmacoterapia sofre interferências de fatores relacionados ao paciente, a questões socioeconômicas, além de fatores relacionados ao próprio tratamento ou à condição de saúde e, finalmente, outras situações inerentes ao serviço ou à equipe de saúde.

Outro aspecto importante a ser considerado nesse contexto é o aumento da expectativa de vida, que proporciona um cenário desafiador no que se refere ao uso de medicamentos e à promoção da adesão, tais como a polifarmácia (utilização de cinco medicamentos ou mais diariamente) relacionada ao diagnóstico de múltiplas morbidades na população idosa. O indivíduo idoso apresenta alterações fisiológicas que alteram o tempo de ação dos fármacos e o seu potencial de causar eventos adversos. Ademais, déficits visuais que podem prejudicar a leitura das receitas médicas, a identificação e administração do medicamento, dificuldades de deglutição, esquecimento sobre o horário ou a forma de utilizar o medicamento, comprometimento motor para manusear medicamentos com tecnologias mais complexas, dificuldade de acesso por questões socioeconômicas, entre outros, são fatores dificultadores da adesão nessa população específica.

A polifarmácia, tanto pela população idosa quanto por outros grupos populacionais, está associada ao maior risco de interações farmacodinâmicas e farmacocinéticas que podem interferir na efetividade e segurança dos medicamentos. Quanto maior o número de medicamentos em uso, maior o risco de interações com efeitos indesejáveis. Os efeitos dos fármacos são impactados ainda por questões que envolvem as doenças, a saber: processos inflamatórios com consequente alteração de perfusão tecidual, lesão renal, dano ou redução da função hepática, além de características genéticas que determinam o grau de expressão de receptores específicos e de metabolização hepática dos princípios ativos.

Um estudo conduzido em um hospital universitário brasileiro avaliou as causas de internações e o uso prévio de medicamentos. Segundo os autores, 46,4% das admissões em enfermarias teriam plausibilidade com o uso de medicamentos e com eventos adversos relacionados a eles. Outro estudo, realizado na França, mostrou que 8,7% das reinternações hospitalares de idosos tiveram como causa reações adversas a medicamentos (RAMs), em que os autores avaliaram o período pós-alta de 1000 idosos por um ano.

A despeito da inegável relevância do medicamento como uma ferramenta custo-efetiva para o controle de grande parte dos principais problemas de saúde que acometem a população mundial, seu uso inadequado pode resultar em eventos adversos ou iatrogenias que geram novas intervenções e demandas por cuidados que têm custos financeiros aos sistemas de saúde. Nesse sentido, o farmacêutico, profissional com formação para fazer uma análise criteriosa da terapia farmacológica, conquistou espaço dentro da equipe de saúde, especialmente em países desenvolvidos. Entretanto, há uma lacuna caracterizada por uma crescente demanda por serviços farmacêuticos clínicos que precisa ser atendida. O farmacêutico é o profissional que, ao assumir a responsabilidade pelo tratamento farmacológico dos indivíduos assistidos, pode promover a utilização adequada dos medicamentos ao identificar, reduzir os riscos e solucionar problemas relacionados à farmacoterapia reais ou potenciais.

Em geral, o farmacêutico brasileiro ocupa a maior parte da sua rotina de trabalho com atividades gerenciais que visam garantir o acesso aos medicamentos.

Problema relacionado à farmacoterapia:

"Qualquer evento indesejável apresentado pelo paciente que envolve ou suspeita-se que tenha sido causado pelo medicamento e que realmente ou possivelmente interfere em uma evolução desejada do paciente."

Em 2002, foi publicada a proposta de um Consenso Brasileiro que definiu a Atenção Farmacêutica como um modelo de prática que compreenderia atitudes, valores éticos, comportamentos, habilidades, compromissos e corresponsabilidades na prevenção de doenças, promoção e recuperação da saúde, de forma integrada à equipe de saúde. Este modelo teria como objetivo a promoção de uma farmacoterapia racional e a obtenção de resultados definidos e mensuráveis, voltados para a melhoria da qualidade de vida. O documento impulsionou novas discussões e ações no sentido de inserir o farmacêutico à equipe de saúde nos serviços sanitários no Brasil.

Atualmente, iniciativas do Ministério da Saúde no sentido de ampliar a presença do farmacêutico nas equipes multiprofissionais do Sistema Único de Saúde (SUS) propõem que o modelo de prática seja denominado Cuidado Farmacêutico (CF). O CF é definido como um conjunto de ações e serviços realizados pelo profissional farmacêutico, levando-se em consideração as concepções do indivíduo, família, comunidade e equipe de saúde, com foco na prevenção e resolução de problemas de saúde, além da sua promoção, proteção, prevenção de danos e recuperação, incluindo não só a dimensão clínico-assistencial, mas também a técnico-pedagógica do trabalho em saúde. Para que o farmacêutico assuma seu papel e as responsabilidades voltadas à dispensação, ao atendimento e ao acompanhamento individualizado de usuários do sistema de saúde, tanto público como privado, torna-se necessário que este profissional esteja capacitado para executar as ações de educação e promoção da saúde no âmbito individual e coletivo, sendo imprescindível que tenha amplo domínio do método clínico, pois a aplicação do método clínico permite que a consulta farmacêutica seja conduzida de maneira adequada, considerando características particulares do indivíduo, da família e da sociedade onde vive, com o objetivo de melhorar resultados clínicos e a qualidade de vida das pessoas.

O método clínico é um processo sistematizado utilizado na área do cuidado em saúde por diversos profissionais que realizam atendimento individualizado (consultas), e que consiste na coleta de dados subjetivos e objetivos, na avaliação e estudo do caso a partir dos dados coletados e, por fim, na proposta de um plano de ação. É a organização narrativa que propicia a articulação entre os elementos-chave obtidos durante a coleta de dados e o conhecimento do profissional de saúde. A Figura 3 representa de forma resumida o método clínico.

Os dados subjetivos são informações, muitas vezes complexas, obtidas por meio da anamnese realizada pelo farmacêutico junto ao paciente, aos familiares e/ou cuidadores. Essas informações podem ser complementadas ainda por meio da comunicação com outros profissionais de saúde. Esta coleta demanda habilidades de comunicação, de escuta, empatia e observação por parte do farmacêutico. As principais informações que devem ser obtidas neste momento são a motivação da consulta ou queixas do paciente; os dados socioeconômicos e demográficos; hábitos de vida, história social e familiar; problemas de saúde e história médica pregressa; histórico de uso e experiência subjetiva com a utilização dos medicamentos e revisão dos sistemas.

Os dados objetivos devem ser obtidos na sequência, e são informações que correspondem aos resultados obtidos por meio de exames laboratoriais, avaliação física realizada por profissional capacitado, testes diagnósticos e laboratoriais, incluindo os fatores de riscos que podem ser mensuráveis com escalas apropriadas, ou seja, são informações objetivas que retratam o estado fisiológico ou comportamental do paciente.

A partir da coleta desses dados, inicia-se a articulação entre os elementos-chave obtidos, utilizando o raciocínio clínico para a realização da avaliação do paciente, observando se os problemas de saúde estão controlados, e sendo tratados de forma adequada. Neste contexto, a revisão da farmacoterapia torna-se uma ação essencial para o farmacêutico associar a utilização dos medicamentos aos dados subjetivos e objetivos coletados, a fim de monitorar a indicação adequada, a adesão, a efetividade e a segurança do tratamento utilizado.

A IDENTIFICAÇÃO DOS PROBLEMAS RELACIONADOS À FARMACOTERAPIA NA PRÁTICA CLÍNICA

A revisão da farmacoterapia é uma avaliação técnica e estruturada dos medicamentos em uso. Tem como objetivo identificar e resolver problemas relacionados à farmacoterapia reais ou potenciais. A resolução desses problemas deve ser

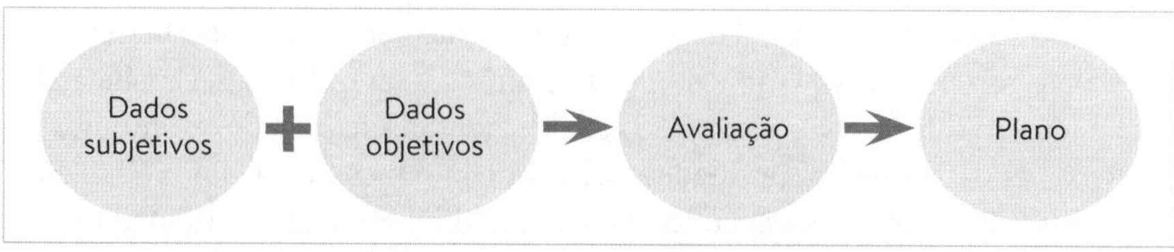

Figura 3 Representação das etapas de aplicação do Método Clínico.
Fonte: Autores, 2023.

realizada em colaboração com o paciente e, quando necessário, de forma compartilhada com os demais profissionais de saúde envolvidos no cuidado. A revisão da farmacoterapia potencializa os benefícios clínicos e reduz riscos, o que otimiza o uso de recursos investidos no sistema de saúde. Este processo pode ocorrer nos diversos ambientes de prática, incluindo hospitais terciários/quaternários, unidades básicas de saúde, unidades de pronto atendimento, centros de atenção psicossociais, maternidades, centros de especialidades, clínicas, consultórios, farmácias comunitárias privadas, domicílio do paciente, instituições de longa permanência, entre outras. É possível realizar o estudo da farmacoterapia em um único atendimento, como, por exemplo, durante a dispensação conduzida em uma farmácia comunitária pública ou privada, mas, para alcançar resultados mais robustos, sugere-se que esse serviço seja ofertado em conjunto com um serviço de acompanhamento farmacoterapêutico, incluindo também a reconciliação medicamentosa no contexto do cuidado farmacêutico.

A fim de realizar uma revisão adequada dos medicamentos, o farmacêutico deve possuir formação clínica baseada em competências, que é a soma dos conhecimentos, habilidades e atitudes, voltadas à farmacoterapia, farmacologia, fisiopatologia, análises clínicas, antropologia, saúde baseada em evidências, entre outras, além de uma visão holística que permitiria atender às necessidades biopsicossociais da pessoa assistida. Além disso, é importante que se tenha acesso aos PCDT e fontes de informação sobre medicamentos que sejam confiáveis e robustas, digitais ou impressas, também cabe ao farmacêutico interpretar as informações obtidas dessas fontes.

A despeito de a revisão da farmacoterapia ser realizada em um atendimento pontual ou durante um acompanhamento, a atuação clínica do farmacêutico é fundamental para o sucesso do serviço. Sabe-se que a farmacoterapia é considerada adequada quando o paciente utiliza todos os medicamentos de que necessita, não utilizando medicamentos de forma desnecessária, seja por meio de prescrição ou automedicação, compreende e é capaz de cumprir o regime posológico prescrito, conhece o problema de saúde e busca alcançar as metas terapêuticas desejadas, adere ao tratamento em uma postura ativa, apresenta a resposta esperada ao tratamento, reduzindo os riscos de eventos adversos que podem interferir negativamente no tratamento farmacológico ou no manejo do problema de saúde. Convém destacar que o objetivo central da revisão da farmacoterapia é a identificação dos problemas relacionados à farmacoterapia, sejam reais ou potenciais, classificando-os em quatro categorias, a saber: necessidade, adesão, efetividade e segurança.

Recomenda-se que a necessidade seja a primeira dimensão analisada ao se estudar um esquema farmacoterapêutico. Se detectado um problema relacionado à indicação desnecessária de um fármaco, sugere-se que uma intervenção farmacêutica seja realizada nesse momento, e a análise das categorias subsequentes (adesão, efetividade e segurança) não devam ser realizadas, pois se não há uma indicação clara para a utilização deste medicamento, não é possível definir o parâmetro clínico para a avaliação da efetividade, tampouco estimular a adesão do paciente ao tratamento.

A necessidade é uma dimensão que deve ser analisada por meio de questões a serem levantadas pelo farmacêutico sob duas perspectivas: 1) o medicamento prescrito ao paciente é realmente necessário de acordo com o quadro clínico apresentado? 2) o paciente apresenta um problema de saúde não tratado que necessita de um tratamento farmacológico?

Exemplo 1: Paciente apresenta-se para consulta com o farmacêutico que faz parte da equipe multiprofissional de uma Unidade Básica de Saúde (UBS). Durante a anamnese, o farmacêutico constata a indicação de uso contínuo dos seguintes medicamentos: metformina comprimido 850 mg, 1 comprimido após almoço e 1 comprimido após o jantar; enalapril comprimido 10 mg, 1 comprimido a cada 12 horas; omeprazol 40 mg cápsula, 1 cápsula 30 minutos antes do café da manhã. Em prontuário há relatos de diagnósticos recentes de diabetes mellitus e hipertensão arterial sistêmica. Entretanto, não há qualquer menção a alterações gastrointestinais. Paciente nega história de sintomas de refluxo gastroesofágico e dor epigástrica e refere que indicação do inibidor da bomba de prótons ocorreu para "proteger o estômago". Considerando essa situação, o farmacêutico pode sugerir a presença de um possível problema relacionado à farmacoterapia envolvendo o omeprazol, que deverá ser classificado como necessidade, pois o paciente utiliza um medicamento de que não necessita.

Exemplo 2: Durante a consulta farmacêutica, o profissional verifica que o paciente tem diagnóstico de diabetes mellitus há 4 anos e está em uso de metformina pelo mesmo período. Após apresentar um controle adequado durante os primeiros dois anos, houve a necessidade de otimização da dose de metformina, aumentando até a dose máxima recomendada. Apesar da provável boa adesão sugerida pelo histórico de retirada do medicamento na UBS e pela aplicação de questionários validados, a glicemia de jejum (258 mg/dL) e a hemoglobina glicada (8,7%) atuais indicam que o problema de saúde não está controlado. Considerando essa situação, o farmacêutico, após discutir o caso com os demais profissionais de saúde, observa que a metformina encontra-se na dose máxima e sugere a presença de um possível problema relacionado à farmacoterapia que deverá ser classificado como necessidade, pois o paciente necessita de um segundo antidiabético oral ou insulina para alcançar o controle do problema de saúde.

A análise da adesão tem como objetivo verificar, por meio de ferramentas diversas, se o indivíduo utiliza o medicamento conforme a prescrição. A adesão é multifatorial, representa um comportamento e é baseada em informações subjetivas, sendo, portanto, a dimensão de mais difícil interpretação, e que requer maior treinamento do farmacêutico para reconhecer esse problema.

Exemplo 1: Antes de uma consulta que faria parte da sua rotina diária, o farmacêutico estuda o caso e observa que os valores do perfil lipídico do paciente a ser atendido, especialmente o colesterol LDL, não estão dentro das metas preconizadas nos PCDT, mesmo com a prescrição adequada da atorvastatina realizada há cerca de um ano. Em um determinado momento da consulta, o farmacêutico conduz a anamnese de maneira a entender o que justificaria tal situação e constata que, por questões financeiras, o acesso do paciente à atorvastatina é irregular. Além disso, o farmacêutico observa que o paciente ainda não foi orientado sobre a possibilidade de acesso via Componente Especializado da Assistência Farmacêutica. Este caso configura um problema relacionado à farmacoterapia que deve ser classificado como adesão. Vale destacar aqui que a não adesão resultou em ausência de resposta terapêutica. Entretanto, a recomendação é que a classificação considere a causa primária do desfecho desfavorável, uma vez que não seria correto atribuir inefetividade a um fármaco que não é utilizado da forma correta.

Exemplo 2: Em consulta com o farmacêutico, paciente queixa-se que tem despertado com frequência durante a noite para urinar. Refere dificuldades para "pegar no sono" novamente após despertar, o que está acarretando sonolência diurna e trazendo prejuízos relacionados à produtividade no trabalho. Após questionamento do farmacêutico sobre a utilização dos medicamentos em domicílio, a acompanhante relata que o marido "esquece" de utilizar a hidroclorotiazida de manhã e acaba tomando à noite, antes de dormir, em discordância em relação à prescrição médica. Embora o paciente utilize o medicamento todos os dias, sua administração acontece de uma maneira diferente da prescrita pelo médico, caracterizando um problema de adesão, devido ao não cumprimento da prescrição.

Na prática clínica, é comum que um problema relacionado à farmacoterapia classificado como adesão seja a causa de um problema de efetividade ou de segurança, portanto sugere-se que esta dimensão seja investigada imediatamente após a avaliação da indicação/necessidade do medicamento prescrito. Se há um problema de adesão como causa de outro problema, a promoção da adesão deve ser o principal objetivo do acompanhamento. Se o profissional detecta um problema de segurança ou de efetividade causado por não adesão, sem se atentar que a adesão é a causa primária, a conduta pode ser equivocada, por exemplo, sugerindo o aumento da dose de determinado medicamento classificado como inefetivo em situações em que este medicamento sequer estava sendo utilizado.

A efetividade é a dimensão que avalia o impacto da utilização do medicamento baseado em parâmetros clínicos e/ou exames laboratoriais relacionados à evolução do problema de saúde. É importante que o farmacêutico busque respostas na literatura científica, bem como nos PCDT para concluir, com segurança, se a resposta terapêutica apresentada pelo paciente está ou não adequada, e se o problema de saúde está controlado.

Exemplo 1: Ao analisar o prontuário de um paciente com consulta farmacêutica agendada para a manhã seguinte, o farmacêutico verifica que o indivíduo que será atendido possui diagnóstico de hipertensão arterial sistêmica, e para o tratamento desse problema de saúde utiliza 1 comprimido de enalapril 10 mg a cada 12 horas. Constata ainda que a opção pelo enalapril se deve ao fato de o paciente ter o diagnóstico concomitante de diabetes mellitus. Durante a anamnese, o farmacêutico evidencia boa adesão do paciente, sugerida pelo histórico de retiradas e por questionários aplicados. Além disso, faz o monitoramento da pressão arterial e observa que ela está alterada, acima da meta estabelecida. Apesar de haver indicação de uso do enalapril e da boa adesão, os valores mais recentes de pressão arterial se mantêm acima do recomendado pela Diretriz de Hipertensão Arterial da Sociedade Brasileira de Cardiologia. Durante a consulta, o farmacêutico conversa com o paciente sobre o não alcance da meta terapêutica e reaplica instrumentos de adesão ao tratamento que confirmam que o paciente apresenta adesão ao tratamento. O profissional constata, então, um problema relacionado à farmacoterapia classificado como efetividade.

É relevante destacar que, para que se defina o problema de efetividade, deve haver a necessidade de uso e adesão à terapia. Vale ressaltar também que um problema de efetividade pode resultar em diferentes intervenções, tais como aumento de dose, acréscimo ou substituição de medicamento.

Exemplo 2: Paciente em acompanhamento na psiquiatria procura farmacêutico na farmácia na unidade de saúde e relata que, após um período de alguns meses de boa resposta, não consegue mais dormir, mesmo com o uso crônico do clonazepam em gotas. Pela história clínica, o profissional entende que a indicação foi correta, considerando quadro clínico, idade do paciente e acesso. Durante a consulta, o paciente relatou boa adesão ao tratamento, sendo assim, o farmacêutico concluiu que há um problema de efetividade, possivelmente por tolerância ao fármaco.

A segurança é uma dimensão que avalia a ocorrência de reações adversas reais ou potenciais. As reações adversas são bastante comuns na prática clínica e sua presença pode interferir de forma negativa na adesão ao tratamento e consequentemente no controle dos problemas de saúde, além de promover morbimortalidade relacionada ao medicamento.

Exemplo 1: Paciente em acompanhamento farmacoterapêutico retorna para consulta com o farmacêutico. Durante a conversa, o indivíduo e o cuidador relatam o uso de amoxicilina + clavulanato para manejo de uma pneumonia diagnosticada após consulta médica e exame de imagem. Além disso, o paciente relata que desde o início do uso do medicamento (há dois dias) vem apresentando cólicas abdominais e diarreia. Refere que se não fosse pela preocupação devido à tosse intensa e falta de ar, teria interrompido o uso do antibiótico. Pelo relato do paciente e pela contagem de comprimidos na cartela, o farmacêutico identifica uma provável boa adesão ao tratamento, mas observa um problema relacionado à farmacoterapia classificado como segurança, pois a cólica abdominal e diarreia são reações adversas comuns à amoxicilina + clavulanato, e que estão bem descritos na literatura científica.

Em situações assim, é comum que o problema de segurança possa resultar em outro problema, desencadeando um problema de adesão, caso o paciente abandone o tratamento devido à reação adversa. Se a queixa do paciente é importante, há condutas diferentes que podem ser propostas, entre elas: 1) troca do tratamento farmacológico; 2) manejo farmacológico do evento adverso. A segunda alternativa deve ser adotada caso não tenha outra opção terapêutica para o tratamento da infecção diagnosticada.

Exemplo 2: Paciente com doença renal crônica, com clearance de creatinina (ClCr) de 24 mL/min, é diagnosticado com diabetes mellitus. Foi prescrito metformina, 1 comprimido de 850 mg ao dia. Como o paciente foi encaminhado ao farmacêutico antes do início do tratamento, este observou um potencial problema relacionado à farmacoterapia classificado como de segurança, uma vez que o uso da metformina é contraindicado em pessoas com ClCr < 30,0 mL/min, devido ao risco de acidose láctica. Nesse exemplo, observa-se uma situação em que o profissional se depara com um potencial evento adverso grave e deve intervir no sentido de prevenir o dano ao paciente

A figura 4 sistematiza o processo de revisão da farmacoterapia, de acordo com as dimensões a serem analisadas.

As setas horizontais "retas" indicam a sequência do raciocínio clínico ao se realizar a revisão da farmacoterapia com o objetivo de identificar possíveis problemas relacionados à farmacoterapia reais ou potenciais. As setas maiores curvilíneas superiores e inferiores mostram como um problema relacionado à farmacoterapia classificado como adesão pode ocasionar problemas secundários de efetividade ou ainda pode ser um problema secundário de um problema de segurança, quando o paciente deixa de utilizar um medicamento devido a uma reação adversa.

Durante o acompanhamento farmacoterapêutico em longo prazo, podem ser detectados inúmeros problemas relacionados à farmacoterapia, envolvendo diferentes fármacos, que resultam em intervenções distintas. A adesão e a relação das pessoas com os medicamentos que utilizam é um processo dinâmico e o farmacêutico deve estar atento a isso. O profissional só será capaz de detectar esses problemas e resolvê-los se o atendimento for voltado ao indivíduo, considerando seus hábitos de vida, relações familiares, aspectos da comunidade, questões socioeconômicas, entre outros. Para que se tenha um impacto positivo na qualidade de vida das pessoas, estas precisam ser ouvidas e, além disso, as metas do acompanhamento proposto devem ser plausíveis e compartilhadas com o usuário do serviço e com a equipe de saúde.

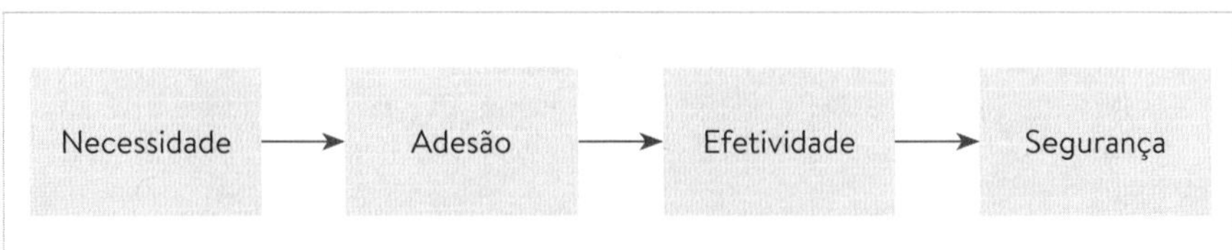

Figura 4 Processo sistematizado de revisão da farmacoterapia, de acordo com as dimensões analisadas.
Fonte: Autores, 2023.

BIBLIOGRAFIA

1. Aquino LA, Wuillaume SM, Cardoso MHCA. Ordenando no tempo e no espaço: epistemologia narrativa, semiologia e raciocínio clínico. Rev Bras Educ Med. 2012;36(1).
2. Brasil. Ministério da Saúde. Secretaria de Atenção Primária à Saúde. Departamento de Promoção da Saúde. O Cuidado Farmacêutico no contexto do sistema de saúde. Brasília: Ministério da Saúde, 2020. [internet]. Acesso em: 2023 jan. 17. Disponível em: https://assistencia-farmaceutica-ab.conasems.org.br/publicacoes/colecao/cuidado-farmaceutico-metodo-clinico/.
3. Brasil. Ministério da Saúde. Secretaria de Atenção Primária à Saúde. Departamento de Promoção da Saúde. Competências do farmacêutico para o Cuidado Farmacêutico. Brasília: Ministério da Saúde, 2020. [internet]. Acesso em: 2023 jan. 17. Disponível em: https://assistencia-farmaceutica-ab.conasems.org.br/publicacoes/colecao/cuidado-farmaceutico-metodo-clinico/.
4. Brasil. Ministério da Saúde. Secretaria de Atenção Primária à Saúde. Departamento de Promoção da Saúde. Método Clínico: acolhimento e coleta de dados. Brasília: Ministério da Saúde, 2020. [internet]. Acesso em: 2023 jan. 17. Disponível em: https://assistencia-farmaceutica-ab.conasems.org.br/publicacoes/colecao/cuidado-farmaceutico-metodo-clinico/.
5. Brasil. Ministério da Saúde. Secretaria de Atenção Primária à Saúde. Departamento de Promoção da Saúde. Método Clínico: avaliação e identificação dos problemas relacionados à farmacoterapia. Brasília: Ministério da Saúde, 2020. [internet]. acesso em: 2023 jan. 17. Disponível em: https://assistencia-farmaceutica-ab.conasems.org.br/publicacoes/colecao/cuidado-farmaceutico-metodo-clinico/.
6. Gellad WF, Grenard JL, Marcum ZA. A Systematic Review of Barriers to Medication Adherence in the Elderly: Looking Beyond Cost and Regimen Complexity. Am J Geriatr Pharmacother. 2011;9(1):11-23.
7. Gronich N , Stein N, Muszkat M. Association Between Use of Pharmacokinetic-Interacting Drugs and Effectiveness and Safety of Direct Acting Oral Anticoagulants: Nested Case-Control Study. Clin Pharmacol Ther. 2021;110(6):1526-36.
8. Hauviller L, Eyvrard F, Garnault V, Rousseau V, Molinier L, Montastruc JL, et al. Hospital re-admission associated with adverse drug reactions in patients over the age of 65 years. Eur J Clin Pharmacol. 2016;72(5):631-9._
9. Ivama AM, Noblat L, de Castro MS, de Oliveira NVBV, Jaramillo M, Rech N. Consenso Brasileiro de Atenção Farmacêutica: Proposta. Brasília: Organização Pan-Americana da Saúde, 2002. [internet]. Acesso em: 2023 jan. 17. Disponível em: https://bvsms.saude.gov.br/bvs/publicacoes/PropostaConsensoAtenfar.pdf.
10. O'Neill J. Tackling drug-resistant infections globally: Final report and recommendations, 2016. [internet]. Acesso em: 2023 jan. 17. Disponível em: https://amr-review.org/sites/default/files/160525_Final%20paper_with%20cover.pdf.
11. Varallo FR, Capucho HC, Planeta CS, Mastroianni, PC. Possible adverse drug events leading to hospital admission in a Brazilian teaching hospital. Clinics. São Paulo. 2014;69(3):163-7.

9

Processo de elaboração do plano de cuidado

Danyelle Cristine Marini

DESTAQUE DO TEMA

1. O plano de cuidado é um documento elaborado em conjunto com o paciente, realizado ao término de cada atendimento. O objetivo deste documento é registras as propostas de intervenção, as quais poderão ser acompanhadas pelo paciente e posteriormente avaliadas pelo farmacêutico. Neste capítulo será detalhado o processo de construção de um plano de cuidado, bem como os principais pontos que precisam ser observados pelo profssional.

Ao término de cada atendimento do farmacêutico, é importante que seja elaborado um plano de cuidado ou uma prescrição farmacêutica, a primeira dúvida que surge na cabeça do profissional é a diferença entre esses documentos. Quando se realiza um serviço de acompanhamento farmacoterapêutico, principalmente para as doenças crônicas, ele é um serviço contínuo e, neste momento, elabora-se um plano de cuidado ao término de cada atendimento. Contudo, quando o farmacêutico realiza um atendimento, principalmente para os problemas de saúde autolimitados ou mesmo que não dê continuidade ao serviço, o profissional precisa elaborar uma prescrição farmacêutica, assunto que será exaustivamente abordado na segunda parte deste livro.

Neste momento, vamos trabalhar com o Plano de Cuidado, no qual serão registradas as intervenções propostas e, posteriormente, o acompanhamento da pessoa e a avaliação dos resultados. É por meio da elaboração de um Plano de Cuidado eficaz que será possível dar continuidade ao cuidado da pessoa.

PLANO DE CUIDADO

O plano de cuidado pode ser definido como o registro documentado pelo farmacêutico dos problemas de terapia medicamentosa e os objetivos terapêuticos, juntamente com as ações propostas. A boa documentação facilita a continuidade dos cuidados e a auditoria clínica. Contudo, a base do sucesso de um plano de cuidado, em grande parte, depende da comunicação entre o farmacêutico e a pessoa e com a equipe de saúde, assunto já abordado no capítulo anterior deste livro. O profissional precisa sempre monitorar se sua comunicação está sendo efetiva, se está permitindo uma conexão com a pessoa.

O plano de cuidado pode ser entendido como um produto disponibilizado do farmacêutico para a pessoa, que é oferecido durante um processo no qual se busca otimizar a saúde e o bem-estar da pessoa atendida. No plano, objetiva-se expor as intervenções terapêuticas sejam estas farmacológicas ou não. Neste processo, o farmacêutico deixa de somente fornecer informações para os outros profissionais de saúde e passa a assumir um papel de protagonista, no qual compartilha a responsabilidade pelo cuidado da pessoa.

No desenvolvimento do plano de cuidado, é importante a relação entre o farmacêutico e a pessoa, assim como a troca entre os outros profissionais de saúde, a constituição de um grupo interprofissional, voltado para o bem-estar da pessoa. O intuito deste grupo é garantir a farmacoterapia efetiva para minimizar os problemas relacionados à saúde, além da utilização de medidas não farmacológicas e complementares para contribuir com o desfecho terapêutico desejado.

O farmacêutico, no processo de elaboração do plano de cuidado, necessita de autonomia para prescrever terapias legalmente permitidas com evidências científicas. Há um nicho enorme que o profissional pode e deve explorar, na prescrição de suplementos alimentares e fitoterápicos.

Antes da elaboração do plano de cuidado, o farmacêutico precisa identificar as necessidades relacionadas à terapia e, em seguida, determina se prescreverá um ou mais medicamentos e, ainda, se existem problemas nessas determinações. Assim, em caso afirmativo, prossegue para a fase 2, quando desenvolve o plano de cuidado, seguido da sua implementação (fase 3). Por fim, deve realizar o monitoramento da execução do plano, revisando-o quando necessário (fase 4). As fases estão descritas na figura 1.

Após a fase 1, na qual foram identificadas as demandas da pessoa, surge a fase 2 — desenvolvimento do plano de cuidado —, cuja primeira premissa é que este desenvolvimento deve ser individualizado e apto a atender a necessidade da pessoa. Nele serão determinadas decisões que poderão alterar as crenças e a vida da pessoa, estas decisões partem de um processo de escolha das medidas farmacêuticas que precisarão ser tomadas e da jornada do tratamento a ser percorrida.

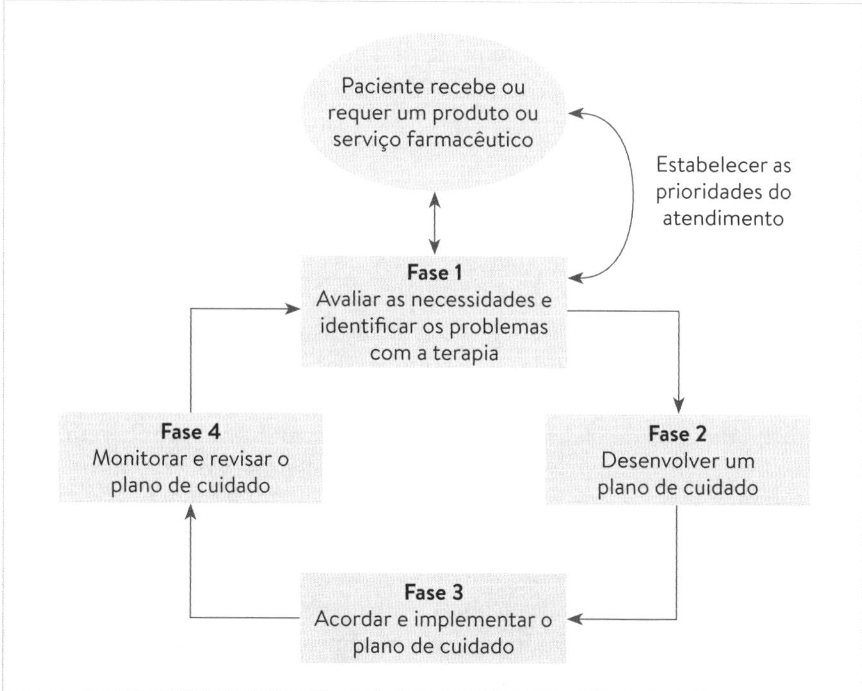

Figura 1 Abordagem sistemática para a elaboração do plano de cuidado.
Fonte: adaptado de WHO, 2006.

Então fica o questionamento, deve ser uma decisão somente do profissional de saúde ou do farmacêutico ou uma decisão compartilhada?

As pessoas podem agir de três formas diferentes frente à possibilidade de participação na tomada de decisão: 1) desejar participar da discussão com o(s) profissional(is) de saúde sobre as melhores intervenções a serem tomadas; 2) decidir sozinho sobre a melhor terapia; 3) deixar toda a decisão para o(s) profissional(is) de saúde.

É importante ressaltar novamente que quaisquer decisões tomadas podem impactar diretamente em mudanças, de maior ou menor grau, na vida da pessoa, e até mesmo ir de encontro às suas crenças. A pessoa será a protagonista da implantação dessas mudanças, portanto ela precisa não apenas acreditar, mas estar convicta da necessidade de implantá-las.

A decisão feita somente por um profissional é autoritária, não respeita as necessidades da pessoa, em geral, tem uma chance maior de não ser cumprida e, por fim, obter baixa adesão. Uma vez que, nessas situações, é papel do profissional de saúde apresentar as evidências de cada proposta de intervenção, bem como demonstrar os respectivos riscos e benefícios, muitas vezes a proposta pode ser equivocada, por não considerar as diferentes formas de tratamento e desconhecer as evidências científicas. Já a decisão realizada somente pela pessoa e a decisão compartilhada são os modelos mais esperados para a implantação, sendo que o ideal é que a decisão seja compartilhada por um conjunto de profissionais da saúde.

O formato de corresponsabilidade nas decisões e intervenções permite que o(s) profissional(is) de saúde e a pessoa discutam as possíveis alternativas para o tratamento, em que a escolha deve ser pautada na avaliação dos benefícios e dos malefícios da terapia, considerando as evidências científicas para tal proposta e a preferência da pessoa. Neste processo, o(s) profissional(is) de saúde precisa(m) estar preparado(s) para analisar cientificamente as possibilidades de terapia — sugerimos a leitura do capítulo 5 – e sintetizá-las de uma forma que possam transmiti-las à pessoa.

O plano de cuidado elaborado de forma compartilhada permite reunir os valores, objetivos e preferências da pessoa com as melhores evidências disponíveis sobre benefícios, riscos e incertezas do tratamento, a fim de chegar às decisões de saúde mais adequadas para cada caso.

A construção de um plano de cuidado baseado em decisões compartilhadas tende a aumentar as chances de escolha de uma terapia mais adequada às necessidades da pessoa, com resultados diretos no aumento da adesão ao tratamento e, por consequência, no desfecho em saúde, principalmente no longo prazo.

Neste novo modelo, há uma mudança do foco dos profissionais de saúde, sendo que o centro da abordagem deve ser a pessoa e não a equipe de saúde ou muito menos o medicamento ou farmacoterapia implantada. Essa implantação parece simples, mas quando se analisa a conjuntura global percebe-se que deve haver mudanças desde a formação dos profissionais, ou seja, caso sejam formados num processo de visualizar somente a doença e terapia, dificilmente conseguirão ver que esta patologia está implantada em um ser biopsicossocial, que sofre inúmeras interferências psicológicas e sociais e não somente fisiológicas.

Entretanto, a tomada de decisão compartilhada, também chamada de cuidado centrado na pessoa, vem se fortalecendo como política de saúde tendo resultados positivos no aumento da qualidade assistencial. As pesquisas atuais demonstram que as pessoas estão menos informadas e envolvidas na tomada de decisões sobre seus cuidados de saúde do que gostariam de ser.

A tomada de decisão compartilhada pode melhorar a satisfação com o atendimento e levar a decisões com mais qualidade, desta forma, as pessoas têm melhor conhecimento das opções, expectativas mais precisas de possíveis benefícios e danos e sentem que tiveram maior participação nas escolhas realizadas do que as pessoas que recebem cuidados habituais.

As pessoas mais bem informadas fazem escolhas diferentes, geralmente mais conservadoras e menos onerosas em relação ao tratamento, porque, acredita-se, essa informação fornece uma avaliação realista dos prováveis benefícios e riscos do tratamento e permite decisões sobre os resultados potenciais de maneira mais ponderada.

O objetivo deste capítulo é demonstrar passo a passo a construção de um plano de tomada de decisão compartilhado, construído pelo farmacêutico em conjunto com a pessoa, seu cuidador ou família, se for o caso.

A pergunta é: "Toda pessoa irá progredir obrigatoriamente para a etapa 2, elaboração do plano de cuidado?". A resposta é não, caso não seja identificado nenhum problema na fase 1 ou não haja recursos para atender as necessidades de uma determinada pessoa ou até mesmo se o problema identificado durante a anamnese for um distúrbio menor que pode ser resolvido com uma prescrição farmacêutica, assunto trabalhado com profundidade na segunda parte deste livro. Nestas situações, não há necessidade de elaborar um plano de cuidado.

ELABORAÇÃO DO PLANO DE CUIDADO

Como discutido anteriormente, para a elaboração do plano de cuidado colaborativo, o farmacêutico trabalhará com a pessoa e com outros profissionais de saúde, visando a efetividade da farmacoterapia, a minimização de problemas relacionados à saúde, bem como a incorporação de terapias complementares que visem alcançar os desfechos terapêuticos desejados.

A construção do plano é antecipada pela escolha de um bom método durante a anamnese, que obtém as informações da pessoa, bem como a análise das evidências clínicas das terapias propostas presentes na literatura.

Durante o processo de construção do plano de cuidado, o profissional poderá encontrar farmacoterapias de baixa, média e alta complexidades. Nas duas últimas situações, o farmacêutico precisará planejar as intervenções levando em consideração todas as informações detectadas durante o processo de anamnese e exames correlatos, o que exige revisão para que nenhuma situação ou informação seja esquecida.

Na identificação de problema de medicamento ou de saúde, o farmacêutico deve determinar objetivo e metas, mas, para isso, deve desenhar as estratégias a serem desenvolvidas, bem como monitorar as possíveis intervenções e o modo de proceder em cada uma (figura 2). Ressaltando que todo este processo deve ser realizado de forma colaborativa.

Exemplificando de maneira prática: o farmacêutico atende uma pessoa com dislipidemia do tipo hipercolesterolemia. Ele utiliza 40 mg de sinvastatina no período da manhã, e o seu último exame de perfil lipídico demonstrou colesterol total 210 mg/dL, LDL 105 mg/dL, HDL 25 mg/dL e triglicerídeos 125 mg/dL. Na anamnese, a pessoa relatou não apresentar nenhum outro problema de saúde e,

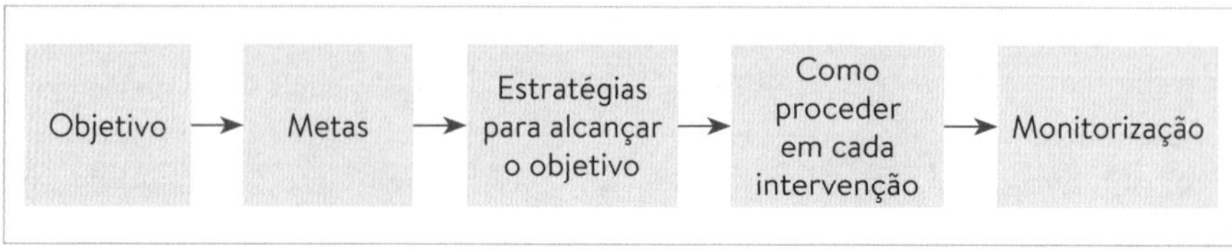

Figura 2 Processo para a construção de plano de cuidado.
Fonte: Autor, 2023.

quando perguntada sobre dores musculares, relata que não as apresenta, e consegue realizar suas caminhadas matinais constantemente, contudo, devido ao trabalho que exerce, não consegue escolher os alimentos que vai ingerir, pois eles são ofertados pela empresa.

O farmacêutico, durante a construção do plano de cuidado, analisa que a estatina utilizada não está causando reações adversas, mas percebe que os níveis lipídicos da pessoa ainda estão próximos dos padrões de normalidade, contudo, alterando a alimentação, há dificuldades operacionais. Nesta situação, o farmacêutico pode alterar o horário de ingestão do medicamento, visto que ele apresenta maior efetividade quando ingerido no período noturno; em adição ao tratamento, pode prescrever o uso de 8g de psyllium, que pode reduzir em até 5% os níveis de LDL. A monitorização deste plano deve ser feita após um mês de sua implantação por meio da dosagem dos níveis lipídicos.

Analisando o caso anterior, observa-se que o farmacêutico, em posse das informações coletadas durante o processo de anamneses e dos registros do prontuário, pode realizar o processo de planejamento do plano de cuidado, que é constituído de três grandes domínios: identificação, avaliação e escolha.

Na etapa da identificação, o farmacêutico analisa as intervenções necessárias a ser realizadas e, após a avaliação de cada uma, procede à proposta de uma intervenção ou intervenções. Quando se trata de um único problema, como exposto no caso acima, o processo é mais simples, mas, na maioria das vezes, a pessoa traz um conjunto de problemas com diversas monitorizações, por exemplo, quadro diabético, hipertenso e com dislipidemia. Nesta última situação, as intervenções podem ser diversas e surge a necessidade de elaboração de um plano mais complexo.

Com o aumento da complexidade do caso, é importante o farmacêutico ter consciência da importância da priorização das intervenções, mas como escolher por onde iniciar?

O ideal é escolher as intervenções atreladas ao problema agudo e grave, seguido das intervenções para tratar o problema agudo seguido dos problemas graves e, por fim, os outros problemas. A priorização de escolha deve considerar a percepção da pessoa sobre quais problemas são agudos ou graves. No caso dos problemas de baixa prioridade, eles podem ser resolvidos de acordo com a preferência da pessoa. Contudo, para priorização dos problemas urgentes, deve ser verificado previamente se o farmacêutico tem recursos para intervir e, caso não seja possível, esse profissional deve redirecionar a pessoa a outros profissionais de saúde.

Sempre há o questionamento sobre qual o grau da autonomia do farmacêutico na implementação das intervenções. Diante disso, o profissional precisa considerar quando está amparado por lei para implantar ou quando haverá necessidade de encaminhar a outro profissional. Citaremos alguns exemplos de intervenção, mas sem a pretensão de esgotá-los, e devemos ter a consciência de que o plano de cuidado é individualizado e aberto para atender à necessidade da pessoa, então o farmacêutico deve estar apto e aberto para procurar alternativas (Quadro 1).

Quadro 1 Exemplos de intervenções que podem ser implantadas no plano de cuidado.

Intervenções diretas	Intervenções de conjunto com outros profissionais de saúde
Informação e aconselhamento. Solicitação de exame laboratorial. Solicitação de automonitoramento. Prescrição de medicamentos isentos de prescrição. Recomendação de exercício físico. Indicação de programas de manejo, por exemplo, antitabagismo. Recomendação de terapias não medicamentosas, por exemplo, uso de suplementos alimentares, fitoterápicos, entre outros. Alteração na frequência ou horário de administração sem alteração da dose diária (esta intervenção pode ser feita sem consultar o prescritor, caso não tenha sido especificado horário de administração na receita). Encaminhamentos a outros profissionais de saúde.	Início de novo medicamento. Suspensão ou substituição do medicamento. Alteração de forma farmacêutica ou da via de administração. Aumento ou redução da dose diária.

Fonte: Autores, 2023.

É importante que as intervenções farmacêuticas sejam registradas por meio de um parecer do farmacêutico. A sugestão é que, na ficha das intervenções, seja descrito o problema de saúde, bem como a intervenção ou as intervenções propostas para aquele problema, seus objetivos e metas a serem alcançadas até a próxima consulta e, por fim, como se dará a monitoração e a data de realização da referida avaliação (Quadro 2).

Quadro 2 Proposta de modelo de ficha do farmacêutico do plano de cuidado

Problema de saúde	Objetivo	Intervenção	Meta	Monitoramento	Data da avaliação

Fonte: Autores, 2023.

Assim que as intervenções já tenham sido identificadas e priorizadas, também avaliadas e selecionadas utilizando as evidências científicas, o profissional avança à próxima etapa, que consiste em apresentar a proposta do plano de cuidado à pessoa.

Vamos dividir em 8 passos, resumidos na Figura 3:

Passo 1 – Apresentação do Plano de Cuidado

Passo 2 – Detalhamento dos problemas de saúde e das consequências do não tratamento e as sugestões de intervenções

Passo 3 – Apresentação das evidências científicas das intervenções propostas

Passo 4 – Verificação do entendimento da pessoa

Passo 5 – Auxiliar a pessoa na escolha das intervenções

Passo 6 – Tempo necessário da pessoa para tomada de decisão

Passo 7 – Implantação do Plano e Cuidado

Passo 8 – Entrega do Plano de Cuidado

Figura 3 Passos para a realização da intervenção.
Fonte: Autor, 2023.

Passo 1:

Inicie a conversa explicando que gostaria de apresentar um plano de cuidado, elaborado com a intenção de resolver os problemas de saúde identificados. Esclareça que os problemas foram priorizados e explique quais critérios adotados para a priorização. Exponha a ela que há opções de escolhas e que, em conjunto, irão buscar as melhores opções para atender às demandas de maneira personalizada.

Passo 2:

Neste momento, elucide cada problema de saúde identificado com a maior clareza possível para a pessoa, ressalte as consequências de não os tratar. Em seguida, relacione as intervenções propostas aos problemas explicados, definindo o objetivo, a meta e a monitorização a ser realizada. Ressalte as intervenções comuns para mais de um tipo de problema de saúde.

Passo 3:

A fim de embasar a decisão da pessoa, é importante que sejam apresentadas as evidências que levaram à escolha daquelas intervenções, bem como as vantagens e desvantagens de cada uma. Recomendamos a leitura do capítulo 5, que traz elementos que podem auxiliar o profissional na escolha das evidências.

Por exemplo, no caso apresentado anteriormente, foi escolhido o psyllium, porque há evidências relatadas desde 1997 que indicam a redução dos níveis de LDL por volta de 5%.

Passo 4:

É de extrema importância que esta etapa de apresentação seja dialógica, evitando a imposição do plano e a monopolização da fala pelo profissional, permitindo o debate da proposta e a verificação do grau de entendimento a respeito desse plano de cuidado. Para isso, é importante que a pessoa relate o que entendeu dos seus problemas de saúde e quais as formas de solucionar, sabendo de forma clara quais seriam as vantagens e desvantagens de cada intervenção. Também é fundamental que ela esteja consciente da priorização dada para seus problemas de saúde.

Passo 5:

Auxilie a pessoa na avaliação das opções com base nas suas principais preocupações sobre seu estado. Para saber o que a incomoda, é importante indagar "Quais são suas preocupações? O que está incomodando você? O que é importante para você?".

O profissional deve estar preocupado com a compreensão da pessoa a respeito das informações transmitidas, sendo essencial que lance mão de informações claras e linguagem adequadas.

As intervenções propostas podem e devem sofrer alterações de acordo com as necessidades da pessoa.

Passo 6:

O plano de cuidado não necessariamente precisa ser fechado nesta consulta, visto que não há necessidade de pressionar a pessoa para uma tomada de decisão. Dê o tempo necessário para que ela possa pensar e sentir-se à vontade para decidir. A pessoa precisa estar confiante para realizar as perguntas necessárias para a tomada de decisão.

Passo 7:

Após decisão ou decisões tomadas, é o momento de elaborar o plano de cuidado, que deve ser registrado no prontuário do paciente, contendo as informações apresentadas no quadro 2. Dessa forma, deve estar esclarecida a intervenção acordada, com objetivos e metas, bem como a forma de monitoramento.

Além de verificar a compreensão do plano de cuidado pela pessoa, se faz necessária a discussão dos desafios que podem decorrer da decisão realizada. É importante construir uma rede de segurança para a pessoa, que deve saber: Quando procurar novamente você? Por que procurar? Como encontrar?

A pessoa atendida precisa de suporte para tirar as dúvidas que forem surgindo durante a implantação do plano de cuidado, sendo uma possibilidade pedir para a pessoa anotar as dúvidas ou até mesmo gravar um áudio sobre elas no aparelho celular.

Passo 8:

Entregue ao paciente a cópia do plano de cuidado acordado, como exemplificado no quadro 2. Esse documento servirá de consulta constante para a pessoa, para recordar as metas que precisam ser alcançadas e, também, para lembrar a forma de monitorar cada intervenção.

Este modelo de plano de cuidado proposto pode também ser utilizado pelos outros profissionais de saúde para que possam anotar as intervenções propostas.

ENCAMINHAMENTO A OUTROS PROFISSIONAIS

Durante a implantação do plano de cuidado, o farmacêutico pode muitas vezes deparar-se com a necessidade de encaminhar o paciente para outros profissionais de saúde. Muitas vezes, é inadequado pedir à pessoa que relate ao médico suas sugestões, pois a informação pode chegar distorcida e gerar desentendimento. Quando o contato direto com o médico não está disponível ou é inoportuno, elaborar um informe escrito é a melhor solução. Este documento deve ser levado e entregue ao médico pela pessoa, preservando a relação médico-pessoa e posicionando a pessoa como sujeito.

A carta ao médico, também chamada de informe terapêutico, é uma ferramenta poderosa de comunicação. O farmacêutico deve ver o médico como parceiro, por isso o conteúdo da carta deve ser ético, cordial e tecnicamente consistente. Isto é, o objetivo da carta não é apontar erros de prescrição, tampouco expor o comportamento da pessoa. O objetivo é apresentar um laudo farmacêutico, com a identificação de problemas da pessoa, de interesse desta e do médico, e propor alternativas de resolução, deixando clara a responsabilidade e o comprometimento do farmacêutico com a continuidade do cuidado e o trabalho multidisciplinar.

Componentes de uma carta ao médico

Apresentação: identificação do farmacêutico, da pessoa, dos medicamentos envolvidos na situação e dos problemas de saúde em tratamento.

Motivo do encaminhamento: problemas da farmacoterapia identificados e manifestações clínicas que fundamentam a suspeita (sinais, sintomas, medidas clínicas). Utilizar linguagem técnica e evitar proposições de diagnóstico ou prognóstico.

Avaliação farmacêutica: relação entre os problemas encontrados e a farmacoterapia da pessoa, incluindo possíveis causas. Proposta de solução do problema, incluindo alternativas terapêuticas e sugestões.

Fechamento: despedida formal, reforçando a solicitação da avaliação do médico sobre o problema, colocando-se à disposição e reforçando a continuidade do cuidado que será prestado.

Data, carimbo e assinatura do farmacêutico.

Exemplo da redação uma carta ao prescritor:

Identifique-se (Oi, eu sou Renata Fonseca, farmacêutica responsável da drogaria X), identifique a pessoa (Marília Lima), o problema (a pessoa ainda se queixa de azia que perdura toda a noite) e sua recomendação (por isso, gostaria de recomendar que troquemos o medicamento X para o Y). Forneça todas as outras informações relevantes (ela tem tomado o medicamento X de maneira correta, tem reduzido a ingestão de gorduras e não se alimenta próximo ao horário de dormir, mas mesmo assim não está tendo muito alívio). Despede-se outorgando autoridade ao médico quanto à avaliação risco-benefício da intervenção e oferecendo colaboração para o seu êxito.

Segue um modelo proposto pelo Conselho Federal de Farmácia (CFF) de carta de encaminhamento ao médico (Figura 4). O documento pode ser obtido pelo *site*: https://www.cff.org.br/userfiles/file/75%20a%2077.pdf

ProFar

NOME DO ESTABELECIMENTO OU SERVIÇO DE SAÚDE

Nome do logradouro, número, bairro, cidade, Estado, CEP,
telefone ou outro meio de contato, CNPJ

ENCAMINHAMENTO

À (AO): [nome do profissional, especialidade ou serviço]

Prezado(a) dr.(a):

Encaminho o(a) paciente [nome completo] que informa/apresenta [informe os seguintes dados subjetivos e objetivos mais relevantes para justificar o encaminhamento, em especial descreva os sinais de alerta e as condições especiais, quando houver] para avaliação.

À disposição para quaisquer esclarecimentos.

Atenciosamente,

____

Assinatura

nome completo e número de inscrição do farmacêutico no CRF/UF
(carimbo, impressão ou de próprio punho)

Figura 4 Modelo de Proposta de Preenchimento de Encaminhamento.
Fonte: Conselho Federal de Farmácia (CFF).

BIBLIOGRAFIA

1. Araujo CS, Peixoto JSA, Silva BBM, Medeiros IL. Importância do cuidado farmacêutico ao paciente idoso que faz uso de polifarmácia. CIEH VI Congresso Internacional de Envelhecimento Humano [trabalho de conclusão de curso (especialização)]. Campina Grande: Universidade de Campina Grande. Curso de Farmácia, 2019. [internet]. Acesso em: 2023 jan. 17. Disponível em: https://www.editorarealize.com.br/editora/anais/cieh/2019/TRABALHO_EV125_MD1_SA3_ID1057_03062019182420.pdf

2. Bressan SG, Almeida LB. Plano de negócios: desenvolvimento de um aplicativo para agendamento de serviços farmacêuticos. [trabalho de conclusão de curso (especialização)]. Tubarão: Universidade do Sul. Curso de Farmácia. [internet]. acesso em: 2023 jan. 17. Disponível em: https://repositorio.animaeducacao.com.br/handle/ANIMA/8835
3. Cadogan CA, Ryan C, Francis JJ, Gormley GJ, Passmore P, Kerse N, Hughes CM. Development of an intervention to improve appropriate polypharmacy in older people in primary care using a theory-based method. BMC Health Serv Res. 2016 Nov 16;16(1):661.
4. Cipolle RJ, Strand LM, Morley PC. Pharmaceutical Care Practice: The Patient-Centered Approach to Medication Management Services. 3rd ed. New York: McGraw Hill; 2012.
5. Coulter A, Collins A. Making shared decision-making a reality: No decision about me, without me. London: The Kings Fund, 2011.
6. Dáder MJF, Muñoz PA, Martínez-Martínez F. Atenção Farmacêutica: Serviços farmacêuticos Orientados ao Paciente. São Paulo: RCN; 2019.
7. Elwyn G, et al. Shared decision making: a model for clinical practice. J Gen Intern Med., 2012
8. Luiza V L, et al. Em busca de serviços farmacêuticos com foco na pessoa com diabetes mellitus em Manguinhos ⊠ conhecer para melhorar. Rede de pesquisa em Manguinhos: sociedade, gestores e pesquisadores em conexão com o SUS, 2016, p. 193-208.
9. Masson N, Falcão A, Velo MMAC, Pereira AC. Acolhimento e vínculo: tecnologias relacionais na produção da saúde. Revista Brasileira de Pesquisa em Saúde/Brazilian Journal of Health Research. Rev. Bras. Pesq. Saúde. 2015;17(2):103-10. [internet]. Acesso em: 2023 jan. 19. Disponível em: https://www.periodicos.ufes.br/rbps/article/download/13194/9244
10. Michie S, Atkins L, Gainforth HL. Changing Behaviour to Improve Clinical Practice and Policy. In: Dias PC, Gonçalves A, Azevedo A, Lobo F. Novos desafios, novas competências: Contributos atuais da psicologia. Braga: Axioma; 2016.
11. Mulley AG, Trimble C, Elwyn G. Stop the silent misdiagnosis: Patients' preferences matter. London: The Kings Fund; 2012.
12. Murthy L, Shepperd S, Clarke MJ, Garner SE, Lavis JN, Perrier L, Roberts NW, Straus SE. Interventions to improve the use of systematic reviews in decision-making by health system managers, policy makers and clinicians. Cochrane Database Syst Rev. 2012 Sep 12;(9).
13. National Institute for Health and Care Excellence. Shared Decision Making. Key therapeutic topic (KTT23). UK, 2019. [internet]. acesso em: 2019 out. 30. Disponível em: https://www.nice.org.uk/advice/ktt23.
14. Oliveira LCF de, Assis MMA, Barboni AR. Assistência Farmacêutica no Sistema Único de Saúde: da Política Nacional de Medicamentos à Atenção Básica à Saúde. Ciênc saúde coletiva. 2010Nov;15(Ciênc. saúde coletiva, 2010 15 suppl 3). [internet]. Acesso em: 2023 jan. 17. Disponível em: https://doi.org/10.1590/S1413-81232010000900031
15. Pinheiro RM. Serviços Farmacêuticos na Atenção Primária à Saúde. TEMPUS. 24º de junho de 2010 [citado 19 de janeiro de 2023];4(3):15-22. [internet]. Acesso em: 2023 jan. 17. Disponível em: //tempusactas.unb.br/index.php/tempus/article/view/874
16. Rovers JP. Patient Care Plan Development. In: Rovers JP, Currie JD, Hagel HP, McDonough RP, Sobotka JL. A Practical Guide to Pharmaceutical Care. 2nd ed. Washington: APhA; 2003.
17. Sacket DL, et al. Evidence Based Medicine: How to Practice and Teach EBM. London: Churchill Livingstone; 2000.
18. Souza ECF de, Vilar RLA de, Rocha N de SPD, Uchoa A da C, Rocha P de M. Acesso e acolhimento na atenção básica: uma análise da percepção dos usuários e profissionais de

saúde. Cad Saúde Pública. 2008;24(Cad. Saúde Pública, 2008 24 suppl 1). [internet]. Acesso em: 2023 jan. 17. Disponível em: https://doi.org/10.1590/S0102-311X2008001300015

19. Souza TS, Cunha JS. Cuidado farmacêutico no contexto da atenção primária a saúde. RECIMA21-Revista Científica Multidisciplinar. [internet]. Acesso em: 2023 jan. 19. 2022;3(4):e341354. Disponível em: https://doi.org/10.47820/recima21.v3i4.1354

20. Stewart M, Brown JB, Weston WW, McWhinney IR, McWilliam CL, Freeman TR. Medicina centrada na pessoa: transformando o método clínico. 3. ed. Porto Alegre: Artmed; 2017.

21. The Office of the National Coordinator for Health Information Technology (ONC). Shared Decision Making. Fact Sheet. USA, 2013. [internet]. Acesso em: 2019 out. 30. Disponível em: https://www.healthit.gov/sites/default/files/nlc_%20shared_decision_making_fact_sheet.pdf

Prescrição farmacêutica

Alexandre Bechara
Fabiana Moreira Nogueira Bechara

DESTAQUE DO TEMA

1. Neste capítulo discutiremos aspectos gerais da prescrição de medicamentos, tal como aspectos técnicos, legais, habilidades e competências que devem ser compreendidas para a realização da prescrição farmacêutica dentro dos padrões de boas práticas, diante das resoluções e leis que regulamentam a prescrição farmacêutica e traçam os limites éticos desta prática. Assim, observaremos como e quando deve ser realizada a prescrição, bem como o encaminhamento para outros profissionais, observando a evolução do papel clínico do farmacêutico, desde o conhecimento e compreensão de todos os aspectos técnicos acerca dos medicamentos e a transição para o seu papel social estratégico nos cuidados em saúde da população, oferecendo aos pacientes a possibilidade de realizar tratamentos medicamentosos isentos de prescrição médica para problemas de saúde autolimitados ou direcionamento para os serviços de saúde adequados, sempre mediante a devida redação de documentação técnica e orientativa.

A PRESCRIÇÃO DE MEDICAMENTOS

O termo "prescrição" é definido pelo dicionário Cambridge como "uma recomendação apresentada por uma autoridade". Deste modo, consideramos o ato da prescrição médica como um procedimento de instrução de um profissional médico para autorizar o paciente a providenciar e obter algum medicamento ou qualquer outro tipo de tecnologia para seu tratamento.

Todavia, as evoluções nos cuidados em saúde nos últimos séculos, evidenciados pelo avanço científico nas mais diversas áreas, traz à luz de nosso conhecimento o fato de que diversos profissionais de saúde, nas suas mais diversas competências, enquanto autoridades em suas áreas, também podem — e devem — realizar a prescrição de tecnologias que possam permitir o cuidado multidisciplinar aos pacientes. Estas tecnologias podem ou não envolver o uso de medicamentos.

A importância da prescrição se revela ao analisarmos que, este ato, trata da documentação das recomendações do profissional de saúde, que assume a responsabilidade pelas abordagens técnicas realizadas no contexto do tratamento dos pacientes. Isto permite a clareza nas instruções de tratamento, favorecendo a comunicação entre os diversos profissionais que participam do processo de cuidado em saúde, além de empoderar, assim, cada profissional, dentro de sua área de conhecimento, sempre respeitando os limites de sua atuação profissional.

Contudo, a ausência de regulação para a execução deste ato constitui uma barreira para esta prática na rotina dos profissionais de saúde, visto o risco de extrapolação de suas competências. Deste modo, a regulamentação da prescrição de terapias constitui um marco importante para a evolução do cuidado em saúde para cada área profissional, permitindo, assim, a atuação profissional baseada nas melhores práticas científicas, dentro dos limites éticos profissionais.

Considerando o uso de medicamentos e suplementos uma das principais abordagens de cuidados em saúde na atualidade, a discussão acerca da competência de diversas classes profissionais para sua prescrição perpassa por uma discussão dos limites éticos para o exercício desta prática, sendo que este exercício deve ser limitado dentro das funções de cada profissional junto à sociedade (conforme estabelecido nas legislações vigentes), bem como pelas evidências científicas mais robustas apresentadas na literatura científica.

No Brasil, a prescrição de suplementos alimentares e medicamentos isentos de prescrição por profissionais não médicos passou por marcos regulatórios importantes no início do século XXI, sendo regulamentada a prescrição por farmacêuticos (Resolução CFF 586/2013), fisioterapeutas/terapeutas ocupacionais (acórdão COFITO nº 611/2017), e nutricionistas (resolução CFN nº 656/2020). A regulamentação da prescrição por enfermeiros, apesar da resolução 271/2002 do COFEN - revogada pela resolução 317/2007, do mesmo órgão -, está prevista na Lei Federal 7498/1986.

É importante observar em todas estas regulamentações que, independente das prerrogativas legais trazidas por tais marcos regulatórios, a limitação de condições em que esta prática pode ser realizada e os objetivos desta prática são bem delimitados, não permitindo que os profissionais não médicos exerçam qualquer papel que se sobreponha aos atos privativos dos profissionais médicos.

Neste contexto, abordaremos a seguir os aspectos regulatórios da prescrição farmacêutica no Brasil. Assim, observamos os aspectos técnicos, científicos e sociais vinculados à prescrição farmacêutica.

ATRIBUIÇÕES CLÍNICAS DO FARMACÊUTICO E A PRESCRIÇÃO DE MEDICAMENTOS

Dentro da concepção de atuação clínica do profissional farmacêutico, a prescrição de medicamentos não se apresenta como um mero ato de indicação documentada de medicamentos aos pacientes, tendo em vista que a atuação clínica do farmacêutico é muito mais ampla do que a indicação de medicamentos e de que nem todo medicamento poderá ser prescrito pelo farmacêutico – conforme disposto na Resolução nº 586 de 2013, do CFF.

A citada resolução preconiza o processo de prescrição farmacêutica como uma prática que converge para o cuidado amplo à saúde do paciente, permitindo assim o uso de estratégias farmacológicas ou não farmacológicas que, legalmente, podem ser prescritas pelo farmacêutico, visto que são isentas de prescrição médica ou odontológica. Tais atribuições clínicas devem sempre respeitar os limites de atuação da profissão, bem como as atuações de outros profissionais de saúde que atuam no cuidado multiprofissional ao paciente.

As atribuições clínicas do farmacêutico não são um mero mecanismo de ampliação da atuação deste profissional, mas uma regulamentação necessária à demanda espontânea de cuidados em saúde trazida pelo envelhecimento da população mundial, junto ao aumento das ferramentas tecnológicas de cuidado em saúde – tal como os medicamentos –, as quais também trazem riscos de agravos à saúde. Estas alterações demográficas e a mudança do cenário epidemiológico mundial, com o significativo impacto de doenças crônicas não transmissíveis, trouxeram aos sistemas de saúde, em todo o mundo, necessidades mais específicas de cuidados.

Diante deste cenário, as farmácias, estabelecimentos de saúde que contam com a presença do farmacêutico enquanto profissional de saúde habilitado nos cuidados em saúde, permitem que, devido à sua privilegiada distribuição geográfica, este profissional possa realizar a interface do cuidado em saúde à população, seja através de processos educativos em saúde, indicação de cuidados, encaminhamento do paciente aos serviços adequados de saúde, encaminhamento para profissionais específicos que possam suprir as necessidades de cuidados de saúde dos indivíduos ou até realizar a prescrição de terapias que estejam compondo o rol de atividades legalmente permitidas ao farmacêutico.

PROBLEMAS DE SAÚDE AUTOLIMITADOS

De acordo com o glossário publicado pelo CFF junto à Resolução 585/2013, os problemas de saúde autolimitados são conceituados como: enfermidade aguda de baixa gravidade, de breve período de latência, que desencadeia uma reação orgânica a qual tende a cursar sem danos para o paciente e que pode ser tratada de forma eficaz e segura com medicamentos e outros produtos com finalidade terapêutica, cuja dispensação não exija prescrição médica, incluindo medicamentos industrializados e preparações magistrais — alopáticos ou dinamizados —, plantas medicinais, drogas vegetais ou com medidas não farmacológicas. (Brasil, 2013b; p. 8).

Contudo, a caracterização de um problema de saúde autolimitado está condicionada à realização de um diagnóstico nosológico. O diagnóstico nosológico, que ocorre através da avaliação de sinais e sintomas que representam as manifestações de uma determinada condição de saúde, permite ao farmacêutico, através de criteriosa avaliação, inferir se o quadro apresentado pelo paciente está condicionado à necessidade de encaminhamento a serviços de saúde para atendimento médico ou se, no caso, poderá ser manejado através de intervenções farmacêuticas que se baseiam no uso de estratégias terapêuticas não condicionadas à prescrição médica.

Vale frisar que decisões judiciais determinaram a legalidade do diagnóstico nosológico de profissionais não médicos, desde que respeitadas suas atribuições legais, e não se sobreponham aos atos médicos determinados pela lei federal 12842/2013, conhecida como Lei do Ato Médico. Alegações de que o diagnóstico nosológico farmacêutico configura exercício ilegal da medicina são caluniosas e não devem ser respaldadas. Contudo, os farmacêuticos devem estar comprometidos com o desenvolvimento das habilidades clínicas necessárias para a execução de atividades clínicas, bem como respeitar os limites da atuação profissional farmacêutica, sem invadir os atos privativos médicos, conforme legislações vigentes no país.

Por conseguinte, há uma grande necessidade de o farmacêutico desenvolver habilidades clínicas no sentido da semiologia e anamnese farmacêutica, com o conhecimento sobre sinais de alerta e sintomas que possam representar agravos de saúde que diferenciam os problemas de saúde autolimitados dos problemas de saúde que necessitam de avaliação médica ou de outros profissionais. Discutiremos a seguir a importância da semiologia e da anamnese farmacêutica voltada à prescrição e outras intervenções farmacêuticas.

SEMIOLOGIA E ANAMNESE FARMACÊUTICA VOLTADA À PRESCRIÇÃO

A semiologia é conceituada no dicionário Oxford Languages para a língua portuguesa como "um meio ou modo de se examinar um doente" de modo a avaliar os sinais e sintomas do quadro de saúde apresentado pelo paciente. Tal habilidade é diretamente vinculada à capacidade do profissional em realizar o processo de anamnese de forma adequada. A anamnese farmacêutica é vital para uma boa prescrição farmacêutica.

A anamnese (do grego *ana* - "trazer de volta" - e *mnesis* -memória) é um processo da atuação clínica dos profissionais de saúde em que, através de uma entrevista com o paciente, é realizada uma abordagem que permite o registro de dados acerca de seu histórico de saúde, permitindo a obtenção de informações sobre a história de doenças prévias, história de doenças atuais, tratamentos vigentes e queixas manifestadas pelo paciente. Deste modo, a anamnese clássica é realizada seguindo o seguinte fluxo: identificação do paciente; queixa principal; história da doença atual (HDA); revisão de sistemas; histórico de doenças pregressas (HDP); histórico familiar; história social e hábitos de vida.

Na anamnese farmacêutica, em todos os momentos deste processo, como observado na figura 1, da anamnese, o uso de medicamentos ou outras abordagens terapêuticas deve ser avaliado, pois pode interferir diretamente na escolha por uma ferramenta farmacológica para o tratamento do paciente, caso seja adequado, mediante a avaliação clínica realizada ou, até mesmo, podem justificar as queixas do paciente, permitindo assim uma intervenção farmacêutica mais assertiva.

A anamnese farmacêutica está inserida no atendimento farmacêutico durante uma consulta farmacêutica e, portanto, deve ocorrer em ambiente adequado e separado do local onde ocorre o atendimento de demais pacientes e a dispensação de medicamentos, permitindo maior comodidade e privacidade ao paciente, conforme preconiza a RDC 44/2009 da ANVISA.

Ainda, toda a abordagem semiológica deve ser feita em um padrão de elevada capacidade de comunicação interpessoal, levando em consideração as limitações dos pacientes frente às terminologias técnicas, termos culturais e/ou populares consagrados e empregados pela população em situações de saúde, além de limitações físicas ou cognitivas, como problemas auditivos, visuais, deficiências intelectuais, psicológicas e educacionais que possam fazer parte da realidade do paciente atendido.

Desse modo, o farmacêutico, no momento da anamnese, deverá fazer um compilado das informações de modo cronológico e ir identificando, com o máximo de detalhes, a relação destas informações com a revisão de sistemas, identificando também possíveis órgãos e sintomas vinculados às queixas do paciente, principalmente ao que não concerne à HDA. Os métodos para realização da anamnese farmacêutica foram propriamente discutidos em outros capítulos, mas o farmacêutico deve estar atento ao fato de que, independentemente do método

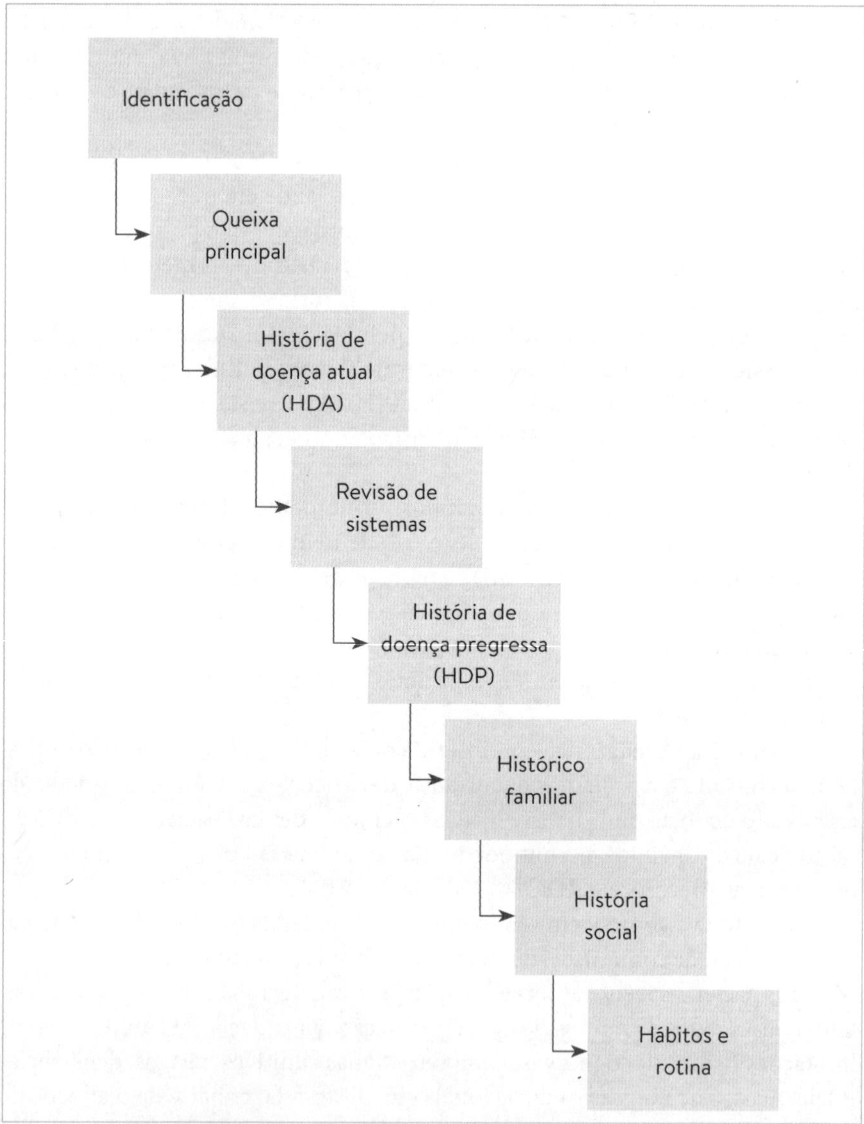

Figura 1 etapas do processo de anamnese.
Fonte: autores, 2023.

empregado para a anamnese, deve haver uma contextualização e associação das informações passadas pelo paciente, bem como uma avaliação que permita a tomada de condutas para o cuidado em saúde do paciente.

Como a abordagem no atendimento farmacêutico não se sobrepõe aos atos médicos, o farmacêutico deverá observar se, durante a anamnese, foram verificados sinais de alerta que representem a necessidade de encaminhamento do paciente para os serviços médicos. Isto posto, deve ser frisado que o atendimento farmacêutico não pode nem deve sempre culminar em prescrição, pois, muitas vezes, a conduta adequada é a intervenção farmacêutica de encaminhamento para outro profissional.

ENCAMINHAMENTO FARMACÊUTICO PARA OUTROS SERVIÇOS DE SAÚDE

Para compreendermos a relevância do encaminhamento farmacêutico para outros serviços de saúde e outros profissionais, devemos relembrar a importância epidemiológica e social da consulta farmacêutica. Muito foi discutido sobre a grande acessibilidade da população aos serviços farmacêuticos nas farmácias comunitárias. Contudo, é motivo de precaução a concepção de que todo problema de saúde pode ser resolvido neste estabelecimento de saúde.

O acesso ao farmacêutico, nestes estabelecimentos, não deve estar condicionado a uma avaliação clínica para decisão de conduta medicamentosa, mas a uma avaliação clínica que permita um diagnóstico nosológico, dalém da melhor intervenção no cuidado em saúde e, sabendo das limitações da atuação do farmacêutico, das prerrogativas profissionais dos demais profissionais de saúde e da importância do cuidado multiprofissional em saúde, o farmacêutico deverá saber encaminhar o paciente que procurou seu atendimento para o profissional ou serviço de saúde que melhor possa suprir as demandas do paciente, seja com uma nova avaliação ou com a decisão de condutas a serem tomadas por este profissional.

Devemos também observar que sinais de alerta e sintomas específicos que remetem a condições clínicas associadas a patologias transmissíveis, de notificação compulsória ou associadas a situações de grande preocupação epidemiológica representam a necessidade de encaminhamento do paciente aos serviços de atendimento médico, dada a relevância destes fatores para a saúde pública , segue na figura 2 o modelo de encaminhamento que o farmacêutico pode utilizar no direcionamento do paciente ao outros profissionais.

PRESCRIÇÃO FARMACÊUTICA: ASPECTOS EPIDEMIOLÓGICOS E SOCIOECONÔMICOS

Visto que muitos dos atendimentos médicos envolvem o tratamento dos transtornos conhecidos como doenças autolimitadas, o atendimento clínico farmacêutico apresenta-se como uma importante estratégia de cuidados à saúde da população, visando reduzir a demanda dos sistemas de saúde, permitindo

FARMÁCIA

Nome do estabelecimento ou serviço de saúde

Rua (nome do logradouro), nº XXX, bairro XXXXX

cidade, UF – CEP 00000-000

(XX) 9XXXX-XXXX

CNPJ XXXXXXXXXXX/XXXX-XX

ENCAMINHAMENTO

[Cidade, XX de XXXXXXXX de 202X]

À/Ao prezada(o) Dra/Dr (Nome do profissional/especialidade profissional/Serviço de saúde)

Encaminho o paciente (nome completo), que refere (apresente um resumo do quadro clínico verificado, relatando os dados subjetivos e objetivos pertinentes observados durante a anamnese e que justificam o encaminhamento, especialmente, qualquer sinal de alerta ou maior risco à saúde do paciente) para vossa avaliação.

Mantenho-me a disposição para quaisquer esclarecimentos que se façam necessários nos canais de comunicação apresentados neste documento.

Com os mais elevados votos de estima e consideração,

Atenciosamente,

XXXXXXXXXXXXXXXXXXXX

Assinatura

[Nome completo e número de inscrição do farmacêutico no CRF/UF
(carimbo, impressão ou de próprio punho)]

Figura 2. Modelo de encaminhamento farmacêutico para outros profissionais ou serviços de saúde.

Fonte: Elaborado pelos autores com base no documento-modelo publicado pelo Conselho Federal de Farmácia (2013).

acesso aos cuidados de saúde de forma racional, impedindo, assim, agravos e danos evitáveis à saúde da população, em geral, ocasionados pelo uso irracional de medicamentos ou realização de procedimentos de autocuidado que não possuem qualquer embasamento científico ou orientação profissional.

Assim, a prescrição farmacêutica permite a promoção do autocuidado em saúde através da prescrição para a automedicação responsável, reduz o emprego desnecessário de medicamentos que possam expor o paciente a riscos desnecessários, favorecem o monitoramento da evolução do quadro de saúde do paciente e permitem a avaliação de seu quadro geral, podendo antever suas necessidades de saúde que possam ser supridas com o encaminhamento a outros profissionais ou serviços de saúde.

É primordial observar que, diante das atribuições clínicas do farmacêutico, a prescrição permite que o conhecimento deste profissional sobre aspectos epidemiológicos, sociais, culturais e econômicos de sua localidade de atuação possam ser abordados e cuidados.

Atividades farmacêuticas como os serviços de vacinação, o acompanhamento do histórico de imunização dos pacientes, a identificação de situações de vulnerabilidade econômica e social dos pacientes, através da proximidade dos estabelecimentos farmacêuticos à comunidade ao seu redor, são vitais para que as políticas públicas de saúde coletiva possam ser cumpridas e expandidas entre as mais diversas comunidades que compõem a totalidade da sociedade.

Outros serviços farmacêuticos, como a verificação de parâmetros fisiológicos e bioquímicos, a administração de medicamentos, o acompanhamento farmacoterapêutico e as orientações na dispensação de medicamentos, devidamente regulamentados na RDC 44 de 2009, publicada pela ANVISA, configuram o farmacêutico como agente vital da promoção em saúde, condicionando o estabelecimento farmacêutico ao estabelecimento de protocolos operacionais padrão que compõem um manual de boas práticas farmacêuticas, a serem seguidas neste estabelecimento, para fins de orientação das atividades realizadas.

A partir dessas premissas, a prescrição compõe tão somente uma das etapas do atendimento clínico farmacêutico, dentro da consulta farmacêutica, de modo que esta prerrogativa pode ou não ser utilizada, a critério do farmacêutico, em consonância com o que for decidido junto ao paciente ou cuidador. Portanto, deve estar claro que a prescrição farmacêutica não é obrigatória, tampouco deve ser encorajada com mero fim varejista, o que se contrapõe à promoção do uso racional de medicamentos, que deve ser o real papel do farmacêutico.

A prescrição de medicamentos, seja por qualquer profissional, deve estar associada às necessidades epidemiológicas, sociais e econômicas de uma população, em concordância com as políticas públicas sanitárias estabelecidas. Assim, os medicamentos podem cumprir o seu papel enquanto ferramenta tecnológica de promoção de saúde: modificar o curso de doenças, reduzindo assim o comprometimento da qualidade de vida da população, bem como reduzindo a morbimortalidade entre os indivíduos dentro da comunidade. Para tanto, deve-se zelar pelo compromisso com uma prescrição de qualidade, que pode ser caracterizada por proporcionar o máximo alcance dos benefícios através da terapia prescrita, com o menor risco possível, reduzindo custos aos sistemas de saúde, ao usuário e respeitando os anseios do paciente. A fim de alcançar tais objetivos, o Conselho Federal de Farmácia, através de suas atribuições e prerrogativas legais, estabeleceu instrumentos regulatórios para nortear esta prática.

Para entendermos a relevância social da regulamentação da prescrição farmacêutica, é necessário analisar políticas públicas e legislações que regulamentam a prática farmacêutica no Brasil, bem como analisar os dados sociodemográficos atrelados ao setor farmacêutico no país. O capítulo fará um paralelo entre as conquistas legais no setor sanitário brasileiro que permeiam as resoluções de diretoria colegiada do CFF nº 585/2013 e 586/2013.

PRESCRIÇÃO FARMACÊUTICA: ASPECTOS LEGAIS E REGULATÓRIOS

Ao fim da década de 1980, o Brasil passou por uma grande transformação política, marcada, principalmente, pela publicação da Constituição Federal, em 1988. Através deste importante fato histórico, derivaram políticas embasadas na busca de uma solidez nas políticas sociais, visando garantir direitos humanos para todo cidadão brasileiro, reduzindo desigualdades sociais e regionais, buscando a construção de uma sociedade mais justa e solidária.

A dignidade da pessoa humana consta como um dos fundamentos no primeiro artigo desta constituição e, considerando a saúde como base para a dignidade da pessoa humana, a constituição abriu caminho para o estabelecimento de importantes legislações, como a Lei Federal 8080/1990 (que cria o Sistema Único de Saúde, o SUS); a Lei 9782/1999 (que cria a Agência Nacional de Vigilância Sanitária); a Lei 9787/1999 (que estabelece e regulamenta a produção e comercialização de medicamentos genéricos no Brasil).

A partir destes marcos legais, foram permitidas condições para o efetivo cumprimento de políticas públicas, como a Política Nacional de Medicamentos (Portaria 3916/1998 do Ministério da Saúde). O Plano Nacional de Saúde (PNS), aprovado em 2004 (Portaria 2607/2004 do Ministério da Saúde), trouxe diretrizes para que houvesse a ampliação do acesso aos medicamentos e, assim, a

Política Nacional de Assistência Farmacêutica surge, em 2004, para nortear e promover a assistência farmacêutica nos mais diversos níveis de complexidade em saúde.

A somatória de todos os aspectos legais verificados até então demonstram que, sob a letra fria da lei, no Brasil, o uso racional de medicamentos configura um direito de todo cidadão. Contudo, as evidências científicas demonstram que, além da importante questão de acesso aos medicamentos, a assistência farmacêutica somente está completa quando o paciente tem acesso, também, às devidas orientações e cuidados farmacêuticos, a fim de permitir o uso adequado dos medicamentos, com a adesão necessária sendo garantida e com o devido acompanhamento para alcançar os objetivos terapêuticos desejados. Para tanto, é necessário que o profissional farmacêutico apresente as devidas competências clínicas, necessárias para a prática do cuidado farmacêutico.

Neste sentido, o profissional prescritor tem o dever de observar a prescrição de medicamentos como um ato de educação em saúde, em que, além do serviço já prestado desde o acolhimento até a escolha do medicamento a ser prescrito, as orientações para garantia de acesso, cuidados para manuseio, armazenamento, descarte e, principalmente, para o uso adequado do medicamento, possam ser compreendidas e executadas de forma efetiva pelo paciente ou participantes do processo de cuidado ao paciente. Diante deste cenário, é imprescindível levar em consideração as possíveis limitações de compreensão por parte do paciente ou cuidadores.

Contudo, infelizmente, a prática da automedicação irresponsável aliada a maus hábitos de prescrição, coloca em risco o uso racional dos medicamentos, trazendo um cenário perigoso atrelado aos agravos em saúde causados pelo uso indevido ou inadequado de medicamentos. A fim de trazer diretrizes para a realização de serviços de cuidado farmacêutico voltado aos pacientes, dentro do âmbito clínico da atuação destes profissionais, o início do século XXI foi repleto de regulamentações para o setor farmacêutico no Brasil, de modo que podemos citar a Resolução 44/2009 da ANVISA, as Resoluções 585/2013 e 586/2013 do CFF, bem como a Lei Federal 14021/2014 como os principais marcos regulatórios neste período.

De acordo com levantamento do CFF, realizado em 2020, no Brasil existem 234.301 profissionais farmacêuticos inscritos nos conselhos regionais de farmácia, sendo que grande parte deles atua nas 89.879 farmácias comunitárias contabilizadas neste levantamento. O Conselho Nacional de Saúde (CNS) descreve que há, em média, uma farmácia para cada 3.300 habitantes, no Brasil, sendo um dos dez maiores consumidores de medicamentos no mundo.

Estes dados demonstram a importância dos serviços farmacêuticos no cuidado à saúde da população brasileira, bem como do papel estratégico das farmácias como estabelecimentos de saúde para a garantia do acesso e exercício pleno dos cuidados em saúde, sendo as farmácias comunitárias os pontos mais acessíveis à população para a obtenção de produtos de cuidado à saúde, mas, não menos importante, para a obtenção de orientações bem documentadas sobre o bom uso de tais produtos. Em consonância com as políticas e regulamentações existentes, a Resolução do CFF nº 586 de 2013 traz as informações necessárias para que os profissionais farmacêuticos executem, dentro dos padrões de boas práticas, a prescrição farmacêutica.

Resolução do Conselho Federal de Farmácia nº 586 de 2013: a regulamentação da prescrição farmacêutica no Brasil

A prescrição farmacêutica no Brasil é regulamentada pela Resolução nº 586/2013 do Conselho Federal de Farmácia (CFF). Na referida resolução, a prescrição farmacêutica é conceituada como:

> ato pelo qual o farmacêutico seleciona e documenta terapias farmacológicas e não farmacológicas, e outras intervenções relativas ao cuidado à saúde do paciente, visando à promoção, proteção e recuperação da saúde, e à prevenção de doenças e de outros problemas de saúde. (...) constitui uma atribuição clínica do farmacêutico e deverá ser realizada com base nas necessidades de saúde do paciente, nas melhores evidências científicas, em princípios éticos e em conformidade com as políticas de saúde vigentes. (BRASIL, 2013b; p. 3)

Assim, podemos observar que a regulamentação desta prática tem por objetivo garantir aos pacientes acesso pleno ao cuidado em saúde, em consonância com as prerrogativas constitucionais brasileiras que versam sobre o direito à saúde. Fica evidente que, além dos cuidados à saúde vinculados ao uso de medicamentos, a prescrição farmacêutica também contempla o cuidado através de terapias não farmacológicas, o que pode envolver, ainda, o encaminhamento de pacientes para outros profissionais de saúde, conforme análise do estado de situação do paciente, integrando-se assim à equipe multiprofissional.

Aspectos éticos

Algumas premissas norteiam a prescrição farmacêutica. Deve ser ressaltada a necessidade dos conhecimentos acerca das melhores evidências científicas sobre as terapias medicamentosas disponíveis, bem como o conhecimento sobre aspectos epidemiológicos da população atendida e as políticas públicas de saúde estabelecidas pelos órgãos competentes. Esta prática pode – e deve

– ser realizada em qualquer local de atendimento farmacêutico, públicos ou privados, em qualquer um dos níveis de complexidade do atendimento em saúde, desde que exista estrutura necessária para toda a prática clínica associada ao ato da prescrição, bem como a garantia da privacidade no atendimento ao paciente.

Não menos importantes, os princípios éticos que regem o respeito à confidencialidade e manutenção da privacidade acerca dos dados dos pacientes são aspectos imprescindíveis para as boas práticas de prescrição. No Brasil, a Lei Geral de Proteção de Dados (Lei Federal nº 13.709/18) versa sobre a responsabilidade dos estabelecimentos na proteção dos dados dos indivíduos, o que inclui os dados de prescrições de medicamentos e outras abordagens terapêuticas. A própria resolução 586/2013, em seu artigo 13º, diz que:

> Será garantido o sigilo dos dados e informações do paciente, obtidos em decorrência da prescrição farmacêutica, sendo vedada a sua utilização para qualquer finalidade que não seja de interesse sanitário ou de fiscalização do exercício profissional. (BRASIL, 2013b; p. 5)

Aspectos técnicos e habilitações necessárias para a prescrição

A prescrição realizada pelo profissional farmacêutico pode contemplar a prescrição de medicamentos ou outros produtos com finalidade terapêutica, desde que respeitados os limites de sua atuação profissional e não se sobreponham às competências técnicas de outros profissionais da equipe de cuidado à saúde do paciente.

Medicamentos industrializados, formulações oficinais, magistrais (dinamizados ou alopáticos), fitoterápicos ou quaisquer produtos que sejam aprovados pelo órgão sanitário federal e que não exijam prescrição médica, odontológica ou veterinária são contemplados nesta prerrogativa. Contudo, o profissional deve demonstrar habilidades e competências técnicas para executar com boas práticas a prescrição. O conhecimento sobre fisiologia, patologia, princípios básicos da farmacologia e aspectos clínicos da farmacologia (farmacoterapia), semiologia e comunicação interpessoal são atributos indeclináveis para as boas práticas de prescrição.

Vale ressaltar que, no que concerne à prescrição de medicamentos dinamizados, terapias integrativas ou complementares, a prescrição deverá ser embasada nos conhecimentos comprovados sobre estas práticas. Neste sentido, para a prescrição de medicamentos dinamizados, a Resolução 586/2013 diz que "será exigido, pelo Conselho Regional de Farmácia de sua jurisdição, o reconhecimento de título de especialista em Homeopatia ou Antroposofia". (BRASIL, 2013b; p. 4)

Prescrição farmacêutica de medicamentos que exijam prescrição médica

Dentro da Resolução nº 586/2013, o artigo 6º versa sobre a prescrição de medicamentos sujeitos à exigência de prescrição médica. Existe, sim, a possibilidade de que o farmacêutico prescreva tais medicamentos, porém, apenas mediante a existência de diagnóstico prévio realizado por profissional habilitado e desde que "previsto em programas, protocolos, diretrizes ou normas técnicas, aprovados para uso no âmbito de instituições de saúde ou quando da formalização de acordos de colaboração com outros prescritores ou instituições de saúde". (BRASIL, 2013b; p. 3)

Todavia, os limites desta prerrogativa estão descritos nos parágrafos 1º, 2º e 3º do artigo citado, em que se ressalta que, para esta prática, o profissional farmacêutico deve possuir, junto ao Conselho Regional de Farmácia de sua jurisdição, o reconhecimento de título de especialista ou especialista profissional na área clínica, comprovando, devidamente, que a formação perpassa "pelos conhecimentos e habilidades de boas práticas de prescrição, fisiopatologia, semiologia, comunicação interpessoal, farmacologia clínica e terapêutica". (BRASIL, 2013b; p. 3)

Ainda, vale frisar que a modificação de uma prescrição feita por outro prescritor é vedada ao farmacêutico, salvo se houver previsão em acordo de colaboração (entendido como uma parceria formalizada entre o farmacêutico e o prescritor ou instituição à qual pertencem) e a modificação for comunicada ao prescritor original, com a devida justificativa técnica ou científica da referida modificação.

Etapas da prescrição farmacêutica

A prescrição farmacêutica é um processo bem definido e, como tal, deve contemplar adequadamente cada uma das etapas que compõem este processo. Deste modo, com base na legislação que rege esta prerrogativa dos farmacêuticos, discutiremos cada ponto abordado como componente do processo de prescrição. A Figura 3 ilustra as etapas que compõem o processo de prescrição farmacêutica.

Identificação das necessidades de saúde do paciente

Um aspecto imprescindível e que deve ser ressaltado é a identificação das necessidades de saúde do paciente. A prescrição, elaborada dentro dos padrões de boas práticas, não pode estar embasada apenas nas solicitações feitas por pacientes ou acompanhantes, e também não deve deixar de questionar de forma crítica e metódica as informações trazidas por eles. Neste sentido, as habilidades

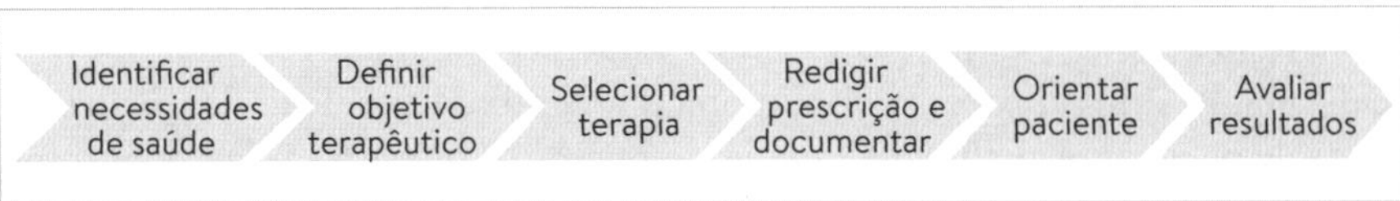

Figura 3 Etapas do processo de prescrição farmacêutica.
Fonte: Autores 2023

clínicas do farmacêutico serão aplicadas para que, através do emprego da semiologia, com a realização dos devidos serviços farmacêuticos e usufruindo de uma boa comunicação interpessoal, o farmacêutico possa identificar adequadamente quais são as necessidades de saúde do paciente.

Deste modo, o farmacêutico poderá identificar situações clínicas não tratadas, situações clínicas onde não há adesão adequada ao tratamento ou, até mesmo, tratamentos desnecessários e/ou sem qualquer embasamento científico, podendo colocar em risco a segurança do paciente. Todavia, devem ser levados em consideração aspectos sociais, econômicos, culturais e religiosos, de modo a garantir os direitos constitucionais do paciente, mas não negligenciando os cuidados necessários em saúde.

Definição de metas terapêuticas e objetivo terapêutico

Um segundo ponto neste processo é a definição das metas a serem alcançadas e a determinação do objetivo terapêutico geral. Existem duas premissas essenciais para que esta etapa possa ser realizada com a devida efetividade: basear as condutas nas melhores evidências científicas disponíveis e – não menos importante – compartilhar a tomada de decisões com o paciente e/ou seus cuidadores, visando sempre a qualidade de vida do paciente. Tais pontos permitem que as metas terapêuticas estabelecidas tragam, além da efetividade na terapia prescrita, a devida dignidade ao paciente em seu processo de cuidado em saúde.

Para tanto, novamente, as habilidades e competências clínicas do farmacêutico são ressaltadas, pois devem ser consideradas as condições clínicas que acometem o paciente como um todo (e não apenas a que é o foco da prescrição), outras prescrições existentes, rotina do paciente, hábitos sociais, culturais e religiosos, além da possibilidade de participação de outros agentes de cuidado em saúde. Estes podem estar caracterizados pelos familiares ou cuidadores profissionais, bem como por outros integrantes da equipe multiprofissional de cuidados a este paciente.

No contexto do acompanhamento das metas e objetivo traçados, o profissional deve documentar, dentro dos padrões éticos e legais estabelecidos (nos mesmos termos legais que se aplicam à redação da prescrição), fornecendo ao paciente um documento com as devidas orientações e guardando consigo uma cópia destas metas e objetivos traçados e que norteiam a prescrição que será realizada. Assim, o processo de acompanhamento da evolução do quadro de saúde do paciente, a análise do alcance em relação às metas traçadas, bem como o cumprimento do objetivo geral de cuidado que foi delineado poderão ser mais facilmente visualizados e manejados, conforme o acompanhamento do paciente for realizado.

Seleção da terapia prescrita

A seleção da terapia a ser prescrita, medicamentosa ou não, caracteriza um ponto crítico do processo de prescrição. Tendo por base a prescrição de medicamentos, é notável que o arsenal terapêutico disponível nas farmácias cresce a cada ano. Com o desenvolvimento de novas tecnologias, melhoramento de fármacos e desenvolvimento de análogos com atividade farmacológica superior, bem como com os marcos regulatórios das últimas décadas que facilitaram o registro de novos medicamentos, as possibilidades de escolha para o prescritor aumentaram exponencialmente.

Porém, a seleção de medicamentos deve ser realizada de forma crítica e racional, de modo a garantir a efetividade do tratamento e a maior segurança para o paciente. Atrelado a isso, o medicamento selecionado deve ser acessível ao paciente, permitindo conveniência no uso e possibilidade de custeio da terapia. Neste sentido, as boas práticas na seleção dos medicamentos perpassam por análises em relação à segurança, custo e efetividade das terapias.

Para tanto, devem ser analisados os objetivos terapêuticos estabelecidos e as características do paciente, permitindo assim que um processo de seleção racional seja iniciado. Assim, medicamentos com a mesma indicação clínica são comparados de acordo com os benefícios clínicos que trazem aos pacientes, balizados por questões de segurança e custos das terapias comparadas. Estes estudos comparativos, através de ensaios clínicos randômicos e bem delineados ou, principalmente, metanálises bem conduzidas, permitem a obtenção de dados robustos para que a seleção da terapia seja feita de forma racional. A partir de estudos como estes, os farmacêuticos podem estabelecer guias e protocolos para balizar a execução dos processos de prescrição em seu ambiente de trabalho, respeitando sempre a possibilidade de participação do paciente e/ou cuidadores na tomada de decisões.

Aqui, todavia, vale frisar um aspecto extremamente importante: nem todo atendimento clínico necessita da prescrição de um medicamento para caracterizar um bom atendimento. A não prescrição de medicamentos e a prescrição de abordagens terapêuticas não farmacológicas são ferramentas extremamente úteis para um bom atendimento clínico farmacêutico. Os estudos clínicos sobre o uso de medicamentos, com grande frequência, demonstram que algumas terapias medicamentosas não trazem benefícios reais que justifiquem seu emprego, trazendo apenas custos desnecessários aos sistemas de saúde e aos pacientes, bem como expondo os usuários a riscos evitáveis.

Um estudo realizado por Arrais e colaboradores (2007), no município de Fortaleza – CE, demonstrou que 56,4% das pessoas entrevistadas foram a uma consulta médica e receberam uma prescrição ao final de sua consulta. Contudo, o mesmo estudo demonstra que em grande parte das consultas que resultaram em prescrições de medicamentos, não houve qualquer questionamento sobre reações alérgicas aos medicamentos, uso de outros medicamentos ou orientações quanto aos riscos de reações adversas aos medicamentos prescritos.

A cultura da prescrição desnecessária ou aleatória de medicamentos para o cuidado em saúde não representa qualquer garantia de cuidado em saúde para a população, mas, sim, um empecilho para a promoção do uso racional de medicamentos, que é o papel do farmacêutico perante a sociedade.

Portanto, a seleção da terapia prescrita, medicamentosa ou não, deve ser embasada em materiais disponibilizados por associações ou sociedades médicas, grupos de trabalho em saúde (como os grupos de trabalho do Conselho Federal de Farmácia ou dos Conselhos Regionais de Farmácia), diretrizes do Ministério da Saúde, secretarias de saúde, ou até mesmo de algoritmos e guias desenvolvidos pelos farmacêuticos e demais profissionais prescritores nos mais diversos serviços de saúde. A padronização desta etapa permite maior segurança, redução de riscos e a garantia de um processo metódico e bem sistematizado para a realização desta etapa chave no processo de prescrição.

Redação da prescrição

O gramático e filólogo Evanildo Bechara, membro da Academia Brasileira de Letras, diz que "ignorante é quem faz da língua instrumento de humilhação". Contudo, tendo em vista que o conhecimento sobre o idioma falado é algo de suma importância, é um veemente defensor da ideia que "o falante do português deve ser poliglota em sua própria língua". O português é um idioma complexo, que além de múltiplas regras gramaticais, traz toda a complexidade de suas variações, como a linguagem escrita, a linguagem falada, a linguagem culta, a linguagem formal e a linguagem informal.

No entanto, o contexto social brasileiro traz um ingrediente a mais para tal complexidade. De acordo com o IBGE, em levantamento realizado em 2019, 6,6% da população acima de 15 anos é analfabeta. Porém, dados do mesmo instituto, coletados em 2014, demonstraram que cerca de 17,6% da população brasileira se enquadra no chamado analfabetismo funcional.

O analfabetismo funcional é um conceito bastante relativo e muito discutido na literatura, sendo um termo originalmente utilizado para designar uma condição em que o indivíduo, apesar de alfabetizado, não apresenta a capacidade necessária para ler e entender instruções escritas para a execução de tarefas. Apesar da relevância do tema, deixaremos a discussão semântica aos devidos profissionais. Manteremos, aqui, a discussão sobre o impacto do que pode ser observado como analfabetismo funcional sobre o uso racional de medicamentos. Isto, de forma direta, se relaciona com a redação das prescrições.

O artigo 9º da Resolução nº 586/2013 do CFF determina que a redação da prescrição deverá ser realizada em idioma vernáculo (ou seja, próprio do país, o português), por extenso (deixando claro que devem ser evitadas as abreviações e siglas desnecessárias), de modo legível, com nomenclatura, pesos e medidas empregados de forma oficial no país, sem qualquer tipo de emenda ou rasura.

Ainda, alguns parâmetros mínimos são essenciais na formulação do receituário de prescrição. São eles: identificação do estabelecimento farmacêutico ou serviço de saúde ao qual o profissional prescritor farmacêutico está vinculado; dados do paciente (nome completo e contato do paciente); dados do farmacêutico prescritor (nome completo, número de registro no Conselho Regional de Farmácia de sua jurisdição – através de carimbo ou por extenso – e assinatura); data e local da prescrição.

Obviamente, o cerne da prescrição é a terapia prescrita, seja ela farmacológica ou não farmacológica. Quanto às abordagens não farmacológicas, elas devem estar descritas, de forma clara, respeitando os princípios da redação da prescrição previamente abordados. Vale frisar que, se o profissional julgar adequado para a comunicação efetiva desta abordagem terapêutica e de cuidado ao paciente, ele poderá realizar esta prescrição de modo separado da prescrição de uma terapia medicamentosa (utilizando outro documento, com os mesmos parâmetros mínimos necessários sendo respeitados).

No que concerne à prescrição de terapia farmacológica, além dos parâmetros mínimos necessários para a composição da prescrição, devem estar, obrigatoriamente, bem descritas as seguintes informações acerca do medicamento a ser adquirido e administrado: nome do medicamento ou formulação prescrita; concentração ou dinamização prescrita; forma farmacêutica e via de administração. Sobre a realização do tratamento, devem estar bem apresentadas as seguintes informações: dose a ser administrada; frequência de administração; aprazamento e duração do tratamento. Caso o farmacêutico note qualquer necessidade de informações adicionais, poderá inseri-las na prescrição.

Como forma de normalizar a prescrição dos medicamentos ou formulações, a Resolução 586/2013 do CFF, em seus artigos 10º e 11º indica que:

> A prescrição de medicamentos, no âmbito do Sistema Único de Saúde (SUS), estará necessariamente em conformidade com a Denominação Comum Brasilei-

> ra (DCB) ou, em sua falta, com a Denominação Comum Internacional (DCI) (...) A prescrição de medicamentos, no âmbito privado, estará preferentemente em conformidade com a DCB ou, em sua falta, com a DCI. (BRASIL, 2013b; p. 4)

A lista de DCB, publicada pela ANVISA, pode ser encontrada no portal da referida agência ou na farmacopeia brasileira. Já a DCI, denominada internacionalmente INN (*International Nonproprietary Names)* é uma listagem publicada pelo comitê de nomenclaturas da organização mundial de saúde, com os nomes próprios e não comerciais, reconhecidos internacionalmente, e que designam um determinado medicamento, sendo caracterizados como propriedade pública. São também chamados de nomes genéricos, sendo amplamente empregados nos bancos de dados de informações sobre medicamentos, voltados para o mundo todo.

O cumprimento destas normas caracteriza as boas práticas de prescrição no contexto da redação do receituário que contém a prescrição do farmacêutico para o seu paciente. Vale ressaltar que, a fim de garantir as boas práticas de prescrição, é vedado ao farmacêutico fornecer qualquer tipo de receituário com prescrição sem os dados do paciente, sem os dados do farmacêutico ou do local de prestação do serviço farmacêutico, prescrever com siglas, prescrever com abreviaturas não padronizadas, prescrever de modo ilegível ou assinar receituários em branco. Além de serem práticas que vão na contramão das boas práticas de prescrição, estas ações podem configurar infrações éticas do profissional farmacêutico.

Na figura 4 é demonstrada modelo de prescrição farmacêutica, conforme preconizado pela legislação vigente.

Orientação ao paciente e cuidadores

Apesar de a prescrição configurar um ato de orientação ao paciente, este ato está diretamente atrelado ao cumprimento de uma série de aspectos formais, que pode esbarrar na já citada dificuldade de compreensão das instruções escritas por uma parcela significativa da população brasileira.

Diante disto, o uso de ferramentas de comunicação para a orientação do cumprimento adequado das terapias prescritas configura um importante dispositivo para favorecer o alcance das metas traçadas no cuidado de saúde ao paciente. O uso de ferramentas visuais, como livros, folhetos, gibis, planilhas, pictogramas ou outras formas visuais de apresentar as orientações aos pacientes e seus cuidadores, podem garantir uma melhor compreensão das informações passadas formalmente na prescrição.

Além das ferramentas visuais, utilizar materiais que mimetizam o processo de uso do medicamento ou de utensílios vinculados ao uso de medicamentos (aplicadores de pomadas, aplicadores de aerossóis, entre outros) favorece o uso adequado dos medicamentos. Ainda, a possibilidade de o paciente realizar as

FARMÁCIA

Nome do estabelecimento ou serviço de saúde

Rua (nome do logradouro), nº XXX, bairro XXXXX
cidade, UF - CEP 00000-000
(XX) 9XXXX-XXXX
CNPJ XXXXXXXXXXX/XXXX-XX

Paciente: [nome completo]

Contato: [endereço ou telefone de contato do paciente]

1 - [Terapia farmacológica: nome do medicamento ou formulação, concentração/ dinamização, forma farmacêutica, dose, via de administração e duração]

2 - [Terapia não farmacológica]

3 - [Outras intervenções relativas ao cuidado à saúde (encaminhamento)

[Cidade, XX de XXXXXXXX de 202X]

XXXXXXXXXXXXXXXXXXXX

Assinatura

[Nome completo e número de inscrição do farmacêutico no CRF/UF
(carimbo, impressão ou de próprio punho)]

Figura 4 Modelo de prescrição farmacêutica.

Fonte: Elaborado pelos autores com base no documento-modelo publicado pelo Conselho Federal de Farmácia (2013).

primeiras administrações de um medicamento junto ao farmacêutico, tirando suas dúvidas acerca do produto ou de ferramentas que se façam necessárias para a administração, permitem uma melhora no processo de aprendizagem do paciente para o seu cuidado em saúde.

Neste contexto, fica evidente o papel do farmacêutico como um prescritor e educador em saúde, lançando mão, além do receituário com a prescrição, de habilidades de comunicação interpessoal que se materializam nos utensílios aplicados no ensino ao paciente sobre o uso adequado dos medicamentos e outras ferramentas necessárias para as abordagens de cuidado em saúde prescritas.

Documentação do processo de prescrição

A documentação do processo de prescrição está contemplada dentro do processo de cuidado ao paciente, devendo ser realizada através da inserção das informações que constam na prescrição dada ao paciente dentro do prontuário próprio deste paciente. Ali, todas as informações, desde o acolhimento, anamnese, história clínica pregressa, histórico farmacoterapêutico e registro dos atendimentos e serviços farmacêuticos realizados estarão inseridos. O registro desta evolução clínica e a abordagem sistemática de acompanhamento do paciente serão discutidos em outro capítulo nesta obra.

Dentro das premissas legais, os aspectos éticos de confidencialidade e privacidade dos dados do paciente permanecem os mesmos já discutidos acerca da prescrição farmacêutica. Vale frisar que a documentação dos atendimentos, incluindo as informações das prescrições são aspectos obrigatórios do atendimento farmacêutico, estando vinculados às boas práticas de serviços farmacêuticos.

A RDC 44/2009 da ANVISA, apesar de publicada anteriormente à regulamentação da prescrição farmacêutica por parte do CFF, versa sobre a documentação dos serviços farmacêuticos. A referida RDC descreve que as atividades relacionadas à atenção farmacêutica devem ser devidamente documentadas, de forma sistemática e contínua, de modo que o consentimento expresso do paciente deve estar contido em tais registros.

Avaliação de resultados

Além do ato da prescrição e das orientações para o cumprimento adequado da terapia prescrita, o agendamento de retornos para consultas, de forma a permitir um acompanhamento sistemático, é indispensável para que o farmacêutico possa avaliar os resultados obtidos com sua abordagem. Através do estabelecimento do estado de situação do paciente nos atendimentos, periodicamente, podemos avaliar as informações trazidas pelo paciente e obtidas através de exames trazidos por ele ou, então, realizados entre os serviços farmacêuticos prestados nos atendimentos pelo farmacêutico.

Estes dados permitem verificar se as terapias prescritas estão sendo bem cumpridas, se estão trazendo ou não os benefícios esperados ou até mesmo se existe qualquer comprometimento na segurança do paciente, como o agravamento de seu quadro de saúde ou desencadeamento de algum evento adverso que poderá ou não estar atrelado às terapias prescritas. Neste momento, o farmacêutico deverá avaliar criticamente o estado de situação do paciente, com base nos dados científicos disponíveis acerca das terapias prescritas, reavaliando sua abordagem, para então definir se realizará nova prescrição, se promoverá algum ajuste na prescrição anterior, se suspenderá o tratamento prescrito ou, se avaliar a abordagem prescrita anteriormente como melhor escolha, manter a prescrição e planejar a avaliação do quadro de saúde do paciente em novo retorno.

Medicamentos isentos de prescrição médica e a prescrição farmacêutica

Apesar das permissões existentes na resolução nº 586/2013 do CFF para a prescrição de medicamentos que exijam prescrição médica, dentro de protocolos e acordos de cooperação firmados e bem delimitados, o enfoque da prescrição farmacêutica está na necessidade de promover o uso racional de medicamentos isentos de prescrição médica ou odontológica, conhecidos como MIPs. Os MIPs configuram atores importantes nos lucros de indústrias farmacêuticas e farmácias, porém podem custar caro para a saúde pública, caso não sejam utilizados adequadamente.

Apesar da falta de dados atualizados no Brasil acerca de intoxicações causadas por medicamentos, podemos verificar através dos dados sobre o varejo farmacêutico que os MIPs representavam 31% dos rendimentos do varejo farmacêutico em 2018, conforme dados da IQVIA. Segundo estimativas da Associação Brasileira de Indústrias Fabricantes de Medicamentos Isentos de Prescrição (ABIMIP), a comercialização destes medicamentos gera grande economia ao Sistema Único de Saúde, por evitar o que caracteriza como "visitas desnecessárias" às unidades de saúde, bem como a realização de exames desnecessários. Contudo, há de se frisar que, sem a orientação adequada, o uso de medicamentos não configura nada além de um grande risco.

O viés econômico associado ao consumo dos MIPs se evidencia nos absurdos projetos legislativos de ampliação dos locais para sua comercialização, em total contradição com todo e qualquer princípio de promoção do uso racional de medicamentos. Entretanto, os farmacêuticos, enquanto responsáveis por zelar pela segurança da população através da promoção do uso racional de medicamentos, devem explorar a prerrogativa da prescrição farmacêutica para assumir esta responsabilidade de modo documentado, apresentando-se assim como os responsáveis pela promoção da automedicação responsável.

A OMS denomina como automedicação responsável o consumo de um medicamento isento de prescrição médica, em uma situação de saúde autolimitada, sendo este o medicamento correto para tal situação, na dose e posologia adequadas e por um período de tempo adequado. Este processo corrobora com a prática do uso racional de medicamentos, aliviando, além dos sintomas dos pacientes, as demandas por serviços de saúde. Neste sentido, a prática da automedicação responsável deve ser encorajada, mas, jamais, feita sem as devidas orientações profissionais ou sem um processo educativo em saúde que permita a compreensão de que deve ser respeitada a individualidade dos pacientes, de modo que não sejam compartilhadas indicações, prescrições ou recomendações de modo generalista, sem a devida avaliação clínica que precede a prescrição.

O farmacêutico deve, portanto, assumir este papel perante a sociedade, cumprindo com o dever legal de prover assistência farmacêutica aos pacientes que procuram as farmácias, mostrando a relevância de sua atenção para a redução da demanda desnecessária nos sistemas de saúde, na redução de agravos em saúde dentro da sociedade, favorecendo assim a melhora dos indicadores de saúde pública na sua área de atuação. A prescrição farmacêutica é mais do que uma prerrogativa profissional do farmacêutico. Trata-se de um direito da população para seu cuidado em saúde, bem como de um dever do farmacêutico para com a sociedade onde está inserido.

BIBLIOGRAFIA

1. Andrade HS, Guimarães EAA, Obreli Neto PR, Pereira ML, Zanetti MOB, Reis TM, Baldoni AO. Conceptual aspects, impact, and state of the art of dependent prescription in Brazil: narrative review. Porto Biomed J. 2020 Jun 4;5(3):e66.
2. Arrais PSD, Barreto ML, Coelho HLL. Aspectos dos processos de prescrição e dispensação de medicamentos na percepção do paciente: estudo de base populacional em Fortaleza, Ceará, Brasil. Cadernos de Saúde Pública. 2007;23: 927-37.
3. Brasil. Agência Nacional de Vigilância Sanitária. Resolução da Diretoria Colegiada n. 44 de 17 de agosto de 2009. Dispõe sobre Boas Práticas Farmacêuticas para o controle sanitário do funcionamento, da dispensação e da comercialização de produtos e da prestação de serviços farmacêuticos em farmácias e drogarias e dá outras providências. Diário Oficial União, Poder Executivo, Brasília, DF, 18 ago. 2013. Seção 1, p. 78.
4. Brasil. Conselho Federal de Farmácia - CFF. Resolução N° 585, de 29 de agosto de 2013. Regulamenta as atribuições clínicas do farmacêutico e dá outras providências. Publicada no Diário Oficial União de 25 de setembro de 2013. Brasília, DF, 2013a.
5. Brasil. Conselho Federal de Farmácia - CFF. Resolução N° 586, de 29 de agosto de 2013. Regula a prescrição farmacêutica e dá outras providências. Publicada no Diário Oficial União de 26 de setembro de 2013. Brasília, DF, 2013b.
6. Brasil. Conselho Federal de Farmácia - CFF. Curso online: prescrição farmacêutica no manejo de problemas de saúde autolimitados: módulo 2: unidade 3: documentação do

processo de atendimento e da prescrição farmacêutica. Brasília: Conselho Federal de Farmácia, 2015.

7. Brasil. Lei nº 13021, de 08 de agosto de 2014. Dispões sobre o exercício e a fiscalização das atividades farmacêuticas. Publicada no Diário Oficial União de 11 de agosto de 2014. Subchefia para Assuntos Jurídicos. Brasília, DF, 2014.
8. Gaspar RCV, Machado VFLS. Automedicação X Prescrição Farmacêutica. Revista Científica Eletrônica de Ciências Aplicadas da FAIT. 2015;1: 1-19.
9. Lomeña Villalobos JA, Ceballos Vacas M, Medina Arteaga MT, Mediavilla Cordero E, Sarmiento Jiménez F, Hernández Grande JL. Gasto farmacéutico en atención primaria según el origen de las prescripciones [Pharmaceutical expenditure in primary care according to the prescription source]. Aten Primaria. 1996 Jun 15;18(1):35-8.
10. Melo JRR, Duarte EC, Moraes MV, Fleck K, Arrais PSD. Automedicação e uso indiscriminado de medicamentos durante a pandemia da COVID-19. Cadernos de Saúde Pública. 2021;37(4) .
11. Gómez Castro MJ, Arcos González P, Rubiera López G, Rigueria AI. Un sistema de indicadores de calidad de prescripción farmacéutica en atención primaria desarrollado por médicos prescriptores [A system, developed by prescribing doctors, of indicators of the quality of pharmaceutical prescription in primary care]. Aten Primaria. 2003 Nov 15;32(8):460-5.
12. PNAD, IBGE. Pesquisa nacional por amostra de domicílios. Rio de Janeiro: IBGE, 2009.
13. PNAD, IBGE. Pesquisa nacional por amostra de domicílios. Rio de Janeiro: IBGE, 2015.
14. Pepe VLE, Osorio-de-Castro CGS. BRASIL. Ministério da Saúde. Prescrição de medicamentos. Formulário terapêutico nacional, 2008.
15. Ribeiro VM, Vóvio CL, Moura MP. Letramento no Brasil: alguns resultados do indicador nacional de alfabetismo funcional. Educação & Sociedade. 2002;23:49-70. Sanfelix-Gimeno G, Peiró S, Meneu R. Pharmaceutical prescription in primary care. SESPAS report 2012. Gaceta Sanitaria. 2011;26:41-5.
16. Wannmacher L. Medicamentos essenciais: vantagens de trabalhar com este contexto. Uso Racional de Medicamentos: temas selecionados. 2006;3(2):1-6.

Parte 3

Cuidado farmacêutico em doenças autolimitantes

11

Problemas de saúde autolimitado

Danyelle Cristine Marini

DESTAQUE DO TEMA

1. O capítulo irá trabalhar a definição dos problemas de saúde autolimitado, os quais os farmacêuticos deparam de forma corriqueira no seu contexto de trabalho.
2. O profissional deve estar apto para identificar estes problemas no processo de anamnese e exames físicos, focando nos sinais de alerta para que possa realizar uma prescrição farmacêutica consciente visando a resolutividade do problema da pessoa.

A atuação clínica do farmacêutico no sistema de saúde tem demonstrado claramente uma redução de custos, melhora a saúde e a qualidade de vida das pessoas. Um exemplo disso é o trabalho realizado pela Universidade de Coimbra, que, objetivando a redução do risco de doença cardiovascular, aponta que só as alterações dos fatores de risco cardiovascular resultantes da intervenção do farmacêutico reduziram os gastos em saúde entre 1.300 e 2.000 euros por pessoa atendida por ano.

O impacto positivo da atuação do farmacêutico no acompanhamento farmacoterapêutico já é inquestionável. Por esse motivo, a primeira parte deste livro foi elaborada tendo como horizonte a preparação do profissional para realizar essa atividade no que se refere à execução da anamnese e à elaboração e implantação do plano de cuidado. No entanto, o papel clínico do farmacêutico ultrapassa o acompanhamento farmacoterapêutico das condições crônicas, pois ele tem uma importante atuação nas intervenções farmacêuticas das doenças autolimitantes.

Nesse sentido, o farmacêutico tem a responsabilidade de orientar a pessoa no autocuidado, de tal modo que o processo de anamnese se faz extremamente necessário. É preciso que o profissional identifique quando o problema exige intervenções de outros profissionais de saúde e realize o encaminhamento para o tratamento. Porém, quando possível, o farmacêutico pode realizar a dispensação de medicamentos isentos de prescrição, de modo a atender às necessidades dos pacientes de forma segura e eficaz.

A Resolução do Conselho Federal de Farmácia n. 585, de 2013 entende os problemas de saúde autolimitados como enfermidade aguda de baixa gravidade, de breve período de latência, que desencadeia uma reação orgânica que tende a cursar sem danos para a pessoa e que pode ser tratada de forma eficaz e segura com medicamentos e outros produtos com finalidade terapêutica, cuja dispensação não exija prescrição médica, incluindo medicamentos industrializados e preparações magistrais – alopáticos ou dinamizados –, plantas medicinais, drogas vegetais ou com medidas não farmacológicas (CFF, 2013).

As práticas de autocuidado dos problemas de saúde autolimitados, motivadas pelas dificuldades de acesso aos serviços de saúde ou por avaliação do próprio paciente sem o auxílio de um profissional de saúde, podem acarretar tomadas de decisões equivocadas, gerando possíveis complicações no estado de saúde do paciente ou o desenvolvimento de novas condições clínicas.

São vários exemplos de agravos a doenças quando o paciente realiza o autocuidado sem ajuda do profissional.
Em pessoas com diagnóstico de insuficiência renal aguda e/ou doença renal crônica, o uso de antiácidos pode levar ao aumento dos teores séricos de magnésio e à intoxicação por alumínio.

Nesse contexto, o farmacêutico manifesta alta relevância no manejo de problema de saúde autolimitado, que é interpretado como um serviço farmacêutico visando atender a demanda de uma pessoa relativa a um problema de saúde autolimitante. Para tanto, deverá realizar a anamnese, a prescrição, a orientação e a adoção de medidas não farmacológicas, bem como medicamentos e outros produtos com finalidades terapêuticas cuja dispensação não exija prescrição médica. Vale destacar que, nesse serviço, o farmacêutico assume a responsabilidade pelos resultados obtidos provenientes da sua conduta.

Diante do exposto, é evidente que a atuação clínica do farmacêutico, no manejo de problemas de saúde autolimitados, surge unida a uma necessidade social de minimizar situações de uso inadequado de opções terapêuticas ou de demora no diagnóstico de condições clínicas que não são autolimitadas. O farmacêutico tem a atribuição clínica de, quando identificar sinais de alerta, realizar os encaminhamentos a outros profissionais ou serviços de saúde que julgar necessário.

Vale realçar que, apesar de o farmacêutico vir se destacando na área clínica, há ainda uma deficiência enorme no registro dessa prática. A falta de documentação gera dúvidas se a atuação foi realizada pelo profissional. A documentação do atendimento ao paciente é uma atribuição do farmacêutico, sobretudo é uma necessidade, pois objetiva propiciar a continuidade do cuidado ao paciente, a comunicação com outros profissionais, o apoio diagnóstico, a operacionalização da estatística epidemiológica, a auditoria sobre o cuidado, o ensino, a formação profissional, entre outros, servindo, inclusive, como instrumento legal para a verificação do cuidado prestado. No capítulo 9 foi abordada a elaboração do plano de cuidado e, no capítulo 10, a prescrição farmacêutica. Todo profissional que opta por trabalhar com a clínica deve estar preparado para efetuar a documentação de qualquer intervenção realizada.

Salienta-se que o registro das intervenções realizadas pelo profissional permite a rastreabilidade das ações pelo órgão fiscalizador e a ampliação da qualidade dos serviços prestados, possibilitando maior controle sobre os riscos inerentes aos serviços disponibilizados pelo farmacêutico, além de oportunizar ações que visam à segurança do paciente.

Ante o exposto, a segunda parte deste livro trabalhará os problemas de saúde autolimitante, descrevendo detalhadamente cada um deles e preparando o farmacêutico clínico para laborar no manejo deles.

BIBLIOGRAFIA

1. Altowaijri A, Phillips CJ, Fitzsimmons D. A systematic review of the clinical and economic effectiveness of clinical pharmacist intervention in secondary prevention of cardiovascular disease. Journal of Managed Care Pharmacy. 2013;19(5):408-16.
2. Blenkinsopp A., Paxton P., Blenkinsopp P. Symptoms in the pharmacy: a guide to the management of common illness. 6. ed. New Delhi: Wiley-Backwell, 2008.
3. Cai H, Dai H, Hu Y, Yan H, Xu H. Pharmacist care and the management of coronary heart disease: a systematic review of randomized controlled trials. BMC Health Services Research. 2013;13(1):1-7.
4. Coelho RB, Costa FA. Impact of pharmaceutical counseling in minor health problems in rural Portugal. Pharmacy Practice. 2014;12(4):451-60.
5. Collins C, Limone BL, Scholle JM, Coleman CI. Effect of pharmacist intervention on glycemic control in diabetes. Diabetes Research and Clinical Practice (Amsterdam). 2011;92(2):145-52.
6. Conselho Federal de Farmácia (CFF). Guia de prática clínica: sinais e sintomas do trato gastrointestinal: azia (acidez/pirose) e dispepsia. Brasília: Conselho Federal de Farmácia;

2020. [internet]. Acesso em: 2023 fev. 15. Disponível em: https://www.cff.org.br/userfiles/Guia%20-%20AZIA(1).pdf.

7. Conselho Federal de Farmácia (CFF). Resolução n. 585, de 29 de agosto de 2013. Regulamenta as atribuições clínicas do farmacêutico e dá outras providências. Diário Oficial da União, Brasília, 25 de setembro de 2013.
8. Dole EJ, Murawski MM, Adolphe AB, Aragon FD, Hochstadt B. Provision of pain management by a pharmacist with prescribing authority. American Journal of Health-System Pharmacy. 2007;64(1):85-9.
9. Duarte EC, Barreto SM. Transição demográfica e epidemiológica: a Epidemiologia e Serviços de Saúde revisita e atualiza o tema. Epidemiologia e Serviços de Saúde. 2012;21(4):529-32.
10. Galato D, et al. Curso online: prescrição farmacêutica no manejo de problemas de saúde autolimitados: módulo 2: unidade 3: documentação do processo de atendimento e da prescrição farmacêutica. Brasília: Conselho Federal de Farmácia; 2015. [internet]. Acesso em: 2023 fev. 15. Disponível em: https://cff.org.br/userfiles/Apostila%20-3.pdf.
11. Hammond RW, Boyce B, Briceland L, Canaday B, Carr-Lopez SM, Eggleston ST, et al. ASHP guidelines on documenting pharmaceutical care in patient medical records. American Journal of Health-System Pharmacy. 2003;60(7):705-7.
12. Hatah E, Braund R, Tordoff B, Duffull SB. A systematic review and meta-analysis of pharmacist-led fee-for-services medication review. British Journal of Clinical Pharmacology. 2014;77(1):102-15.
13. Hepler CD, Strand LM. Opportunities and responsibilities in pharmaceutical care. American Journal of Hospital Pharmacy. 1990;47(3):533-43.
14. Morgado MP, Morgado SR, Mendes LC, Pereira LJ, Castelo-Branco M. Pharmacist interventions to enhance blood pressure control and adherence to anti hypertensive therapy: review and meta-analysis. American Journal of Health-System Pharmacy. 2011;68(3):241-53.
15. NKANSAH, N. et al. Effect of outpatient pharmacists' non-dispensing roles on patient outcomes and prescribing patterns. The Cochrane Database of Systematic Review, Oxford, n. 7, p. CD000336, Jul. 2010
16. Organización Panamericana de la Salud (OPS). Guía de servicios farmacéuticos en la atención primaria de salud. Washington, 2013.
17. Rotta I, Salgado TM, Silva ML, Correr CJ, Fernandez-Llimos F. Effectiveness of clinical pharmacy services: an overview of systematic reviews (2000-2010). International Journal of Clinical Pharmacy. 2015;37(5):687-97.
18. Sáez-Benito L, Fernandez-Llimos F, Feletto E, Gastelurrutia MA, Martinez-Martinez F, Benrimoj SI. Evidence of the clinical effectiveness of cognitive pharmaceutical services for aged patients. Age and Ageing. 2013;42(4):442-9.
19. VAN MIL, J. W. F.; SCHULZ, M. A review of pharmaceutical care in community pharmacy in Europe. Health Highlights, [S.l.], v. 7, n. 1, p. 155-168, 2006.
20. World Health Organization (WHO) et al. The role of the pharmacist in self-care and self-medication: report of the 4th WHO Consultative Group on the Role of the Pharmacist, The Hague, The Netherlands, 26-28 August 1998.

12

Semiologia e propedêutica da febre

Amouni Mohmoud Mourad

DESTAQUE DO TEMA

1. A febre é um sinal de várias etiologias, por isso há necessidade de o farmacêutico avaliar suas características para melhor compreensão da queixa apresentada. Além disso, a medição da temperatura corporal é um serviço oferecido nas farmácias, e o profissional precisa estar preparado para realizar o exame físico, como também o processo de anamnese.
2. Este capítulo apresentará a fisiopatologia da febre, suas possíveis causas, os sinais de alerta e as possíveis terapêuticas medicamentosas e não medicamentosas.

INTRODUÇÃO

O farmacêutico atua como profissional de saúde no atendimento primário à saúde na prática da farmácia. Um dos aspectos da assistência primária é que os pacientes vêm diretamente da rua. Assim, algumas pessoas com dor de garganta estão com amigdalite. Outras podem estar com câncer de esôfago. Os pacientes chegam da rua, de maneira não selecionada, com o que é chamado de problema não diferenciado. A queixa do paciente pode ser cansaço. Durante a anamnese, o farmacêutico deve obter dados suficientes para partir do provável "cansaço" para o que realmente está acontecendo com aquele paciente.

PARA REFLETIR: CASO DO PACIENTE JRS

O Sr. JRS, 36 anos, do sexo masculino, com saúde estável, sem nenhum problema crônico, relata que sua grande frustração é não ter tempo de aproveitar sua casa na praia para fazer exercício físicos ao ar livre. Como na semana do carnaval ele não iria trabalhar, conseguiu se planejar para aproveitar o feriado prolongado na casa de praia. Ao chegar lá, extasiado com a beleza do mar e do sol, resolveu não perder tempo e foi correndo para o mar, depois jogou tênis na praia, enfim, aproveitou tanto que nem se deu conta de quanto tempo ficou exposto ao sol para piorar sem se hidratar. No início da noite começou a apresentar febre e calafrios, tomou um antitérmico que tinha em casa, porém no dia seguinte voltou a ter febre e indisposição. Procurou a farmácia para receber algum tratamento para reverter seu incômodo. Ao ser atendido pelo farmacêutico, recebeu o acolhimento necessário e teve início uma entrevista farmacêutica para fazer o plano de cuidado.

A entrevista começou com a identificação do paciente e relatos sobre seu estado de saúde. Em seguida, o paciente anotou as queixas. O Sr. JRS lhe contou que estava com dor de cabeça forte, náuseas e febre.

Como sua farmácia tinha autorização para prestar os serviços farmacêuticos previstos na RDC Anvisa (Agência Nacional de Vigilância Sanitária) n. 44/209, o farmacêutico perguntou havia quanto tempo começaram os sintomas e em seguida verificou a pressão arterial, a frequência cardíaca e a temperatura do Sr. JRS. Notou então que ele estava com febre alta, pulso rápido, respiração dificultosa, palidez e ausência de suor. Com base no relato do paciente quanto ao ocorrido no dia anterior, identificou que provavelmente estaria com insolação, por isso o encaminhou ao atendimento de saúde, uma vez que o tratamento da insolação, para evitar complicações severas, deve ser feito com hidratação intravenosa e com o uso de técnicas que visam diminuir ao máximo a temperatura corporal.

Essa introdução demonstra que o conhecimento farmacêutico pode fazer a diferença no atendimento dos pacientes. Saber como lidar com os problemas relatados e adotar a conduta adequada faz a diferença entre resolver, postergar e/ou mascarar alguma condição mais séria que pode se instalar em quem procurou ajuda.

No caso analisado, se o farmacêutico tivesse simplesmente passado para o paciente um analgésico para a dor de cabeça e um antitérmico para febre, poderia ter feito um atendimento equivocado; com sua intervenção no atendimento, com a prestação dos serviços farmacêuticos, pôde constatar que o paciente estava com febre alta, respiração dificultosa, palidez e ausência de suor, sintomas clássicos de insolação, que demanda de um atendimento ambulatorial para prover hidratação por via intravenosa e observar outros problemas acarretados pela possível desidratação causada pela insolação.

CARACTERIZAÇÃO

Febre significa temperatura corporal acima da faixa de normalidade. Pode ser causada por distúrbio no próprio cérebro ou por substâncias tóxicas, como toxinas bacterianas, que podem provocar elevação do ponto de ajuste do termostato hipotalâmico. Portanto, a febre ocorre quando há um distúrbio na regulação hipotalâmica da temperatura corpórea.

A temperatura corporal é controlada pelo hipotálamo. Os neurônios, tanto no hipotálamo anterior pré-óptico quanto no hipotálamo posterior, recebem dois tipos de sinais: um dos nervos periféricos, que transmitem informações dos receptores de calor/frio na pele, e outro da temperatura do sangue que banha a região. Esses dois tipos de sinais são integrados pelo centro termorregulador do hipotálamo para manter a temperatura normal. Em um ambiente de temperatura neutra, a taxa metabólica humana produz mais calor do que o necessário para manter a temperatura corporal central na faixa de 36,5 a 37,5°C.

Outra definição interessante é a da diferença entre febre e hipertermia. A primeira distinção que os profissionais da saúde devem fazer refere-se ao fato de que na febre o organismo acumula calor por decisão dos centros termorreguladores (por meio da vasoconstrição periférica, da produção de tremores e da supressão do suor). Ao contrário, na hipertermia, o organismo acumula calor por incapacidade de dissipá-lo para o ambiente (o que tenta realizar por meio da vasodilatação cutânea e da grande produção de suor, que, se evaporar, retira calor do organismo).

FISIOPATOLOGIA

As citocinas interleucina-1 (IL-1), interleucina-6 (IL-6), interferon gama e o fator de necrose tumoral (TNF, do inglês *tumor necrosis factor*) atuam como pirogênicos diretamente no hipotálamo para elevar o ponto de regulagem térmica. A exposição de uma grande variedade de estímulos, como microrganismos, às endotoxinas e a outras toxinas bacterianas ou produtos microbianos, fagocitose, complexos imunes de antígenos e anticorpos, e várias formas de lesão tecidual, poderá iniciar a produção de IL-1 por fagócitos mononucleares e muitas outras células.

Na patogênese da febre, a IL-2 age como se fosse um hormônio, considerando que é transportada por circulação desde o sítio inflamatório local até o sistema nervoso central (SNC), onde age diretamente sobre o centro de controle térmico hipotalâmico. Aparentemente, o mecanismo de ação envolve a indução de fosfolipase, que, por sua vez, liberam ácido araquidônico a partir de fosfolipídios membranares. Como resultado, ocorre uma elevação nos níveis de prostaglandina, principalmente nos níveis da prostaglandina E. Provavelmente os níveis elevados de prostaglandina são importantes para elevar o ponto de regulagem térmica do hipotálamo; esse mecanismo mostra as razões pelas quais os inibidores da prostaglandina, como a aspirina, são agentes antipiréticos eficazes.

Embora esse modelo clássico de patogênese tenha sido validado por inúmeros estudos sobre febre, pesquisas feitas posteriormente sugerem o envolvimento de várias rotas adicionais. Por exemplo, além da produção local no SNC, as citocinas pirogênicas podem também ser produzidas de forma sistêmica, e podem enviar sinais para o centro de controle térmico por meio de mecanismos neurais e hormonais.

Após a elevação do ponto de referência térmico no hipotálamo, os mecanismos termorreguladores entram no processo para elevar a temperatura corporal até o nível do novo ponto de referência. Os eferentes autonômicos promovem a conversão térmica por meio da vasoconstrição cutânea e interrompem a sudorese. Os nervos somáticos são responsáveis pelo aumento na produção de calor por meio do tônus dos músculos esqueléticos ou por meio de tremores. Em parte, as mialgias que acompanham muitos estados febris possivelmente sejam causadas por esse aumento no tônus muscular. Os calafrios, que são precursores dramáticos de picos de febre, nada mais são do que uma forma exagerada de tremer que eleva rapidamente a temperatura corporal em resposta a um aumento no ponto de referência térmico no hipotálamo.

Para melhor entendimento da epidemiologia da febre é importante saber que ela reflete as condições das condições que a produzem. Por exemplo, em crianças com menos de 3 anos a febre tem maior probabilidade de ser causada por uma doença grave do que em crianças mais velhas. A febre é uma das principais causas que motivam o atendimento pediátrico, sendo também a queixa mais comum nas unidades de emergência

O fascículo II do projeto Farmácia Estabelecimento de Saúde do Conselho Regional de Farmácia de São Paulo (CRFSP) esclarece quais são os medicamentos que podem ser prescritos por farmacêuticos, destacando os critérios para tal atividade clínica, bem como expondo a importância da identificação de problemas de saúde considerados autolimitados ou sintomas menores que podem ser identificados e tratados com medicamentos isentos de prescrição médica (MIP). Portanto, quando o problema é febre, vale a pena saber que sua etiologia pode ser consequência das seguintes condições:

- Infecção por microrganismos (p. ex., bactérias, vírus).
- Alguns tipos de câncer (p. ex., câncer de colo).
- Doenças multissistêmicas (p. ex., doenças reumáticas, distúrbios do tecido conjuntivo, vasculites).

- Medicamentos (p. ex., reações de hipersensibilidade).
- Rejeição de transplante.

Por conseguinte, considerando que a febre é um sinal, seu início depende de sua etiologia. O surgimento de febre em decorrência de infecções bacterianas ou virais depende do tempo de incubação de cada agente etiológico. O vírus da gripe, por exemplo, tem um tempo de incubação de 1 a 3 dias após o surgimento de sinais/sintomas, entre eles a febre. A frequência desse sinal também muda muito. A febre não é um sinal específico e não ocorre em todos os pacientes. Um aspecto a ser verificado obrigatoriamente na anamnese é o início da febre. Também devem ser observados possíveis sinais/sintomas relacionados e a frequência com que eles se manifestam. Os antecedentes de encontros com pessoas com afecções transmissíveis também podem ser relevantes.

Como em qualquer desconforto causado por algum sinal ou sintoma, é interessante avaliar suas características para melhor compreensão da queixa apresentada. No caso da febre, a partir de suas características e gravidade pode-se destacar a febre aguda, pois é a mais comum; geralmente é causada por infecções autolimitadas que desaparecem em alguns dias ou até em 1 semana, por isso não necessita de intervenção médica. Casos em que há maior duração desse sinal, ou recorrência depois de um intervalo de apirexia, sugerem infecções mais graves ou outras doenças, e devem ser avaliados pelo médico.

Outra situação de encaminhamento é a febre persistente por mais de 3 dias. A febre induzida por medicamentos geralmente se desenvolve entre 7 e 10 dias do início do tratamento (Quadro 1). Entretanto, também pode ocorrer no início da terapia e costuma cessar em 24 a 72 horas com a retirada do medicamento.

Quadro 1 Exemplos de medicamentos disponíveis no Brasil que podem causar febre

Ácido valproico	Captopril/hidroclorotiazida	Itraconazol
Albendazol	Ciclosporina	Espironolactona/hidroclorotiazida
Alopurinol	Citalopram	Norfloxacino
Bupropiona	Clozapina	Olanzapina
Budesonida	Cianocobalamina	Oxcarbazepina
Captopril	Desloratadina	Pantoprazol
Carbamazepina	Esomeprazol	Prazosina
Cefoxitina	Estreptoquinase	Praziquantel
Ciprofloxacino	Estreptomicina	Pimozida
Clobazam	Fluticasona e associações	Pentamidina
Calcitonina	Isoniazida	Enoxaparina
Levofloxacino	Medroxiprogesterona	Pentobarbital

(continua)

Quadro 1 Exemplos de medicamentos disponíveis no Brasil que podem causar febre (*continuação*)

Ácido valproico	Captopril/hidroclorotiazida	Itraconazol
Beclometasona	Benzilpenicilina benzatina	Progesterona
Lidocaína	Nitrofurantoína	Gabapentina
Tetracaína	Metilfenidato	Quetiapina
Mebendazol	Ondansetrona	Propranolol
Meloxicam	Omeprazol	Fenoximetilpenicilina

Fonte: CFF (2018).

AFERIÇÃO DA TEMPERATURA CORPORAL

Para a aferição da temperatura corporal é de suma importância que sejam observadas as boas práticas de prestação de serviços farmacêuticos para sua adequada verificação.

Reiterando que a temperatura corporal é a diferença entre a quantidade de calor produzida pelos processos corporais e a quantidade de calor perdida para o ambiente externo, o resultado da aferição depende do local do corpo em que a temperatura é medida, da hora do dia e do nível de atividade do corpo.

Variações na temperatura corporal

O controle da temperatura (termorregulação) é o mecanismo que mantém o organismo na temperatura operacional ótima, que afeta a taxa das reações químicas. Em humanos, a temperatura corporal média é de 36,8°C, embora varie entre indivíduos e durante o dia.

Em geral, a temperatura mínima ocorre entre 2 e 6 horas, e a máxima, entre 17 e 19 horas, não sendo incomum que uma criança sadia e ativa apresente temperatura retal de até 38°C no fim da tarde.

Métodos de aferição da temperatura corporal

A temperatura corporal depende da parte do corpo onde é medida. A aferição geralmente é feita na boca, ouvido, testa, ânus ou axilas. Nas mulheres, também pode ser realizada pela vagina.

O termômetro deve ser colocado em local onde exista rede vascular intensa ou grandes vasos sanguíneos, e mantido por tempo suficiente para a correta leitura da temperatura (Tabela 1).

Observação: a medição retal de temperatura não deve ser realizada em recém-nascidos e adultos com problemas retais.

Parâmetros da temperatura axilar do corpo

- Normal: 36,3° a 37°C.
- Febre baixa: 37,5° a 38°C.
- Febre moderada: 38,1 a 39°C.
- Febre alta: acima de 39,1°C.

Tabela 1 Valores para determinação de febre segundo diferentes vias de mensuração

Procedimento de mensuração	Normotermia	Febre
Retal	36,6-38°C	> 38°C
Oral	35,5-37,5°	> 37,5°C
Axilar	34,7-37,4°	> 37,4°C
Temporal	36,6°-37,8°C	> 38,1°C (0-2 meses) > 37,9° C (3 meses a 4 anos) > 37,8 °C (≥ 4 anos)
Timpânica	35,7-37,8°C	> 37,8°C

Fonte: CFF (2018).

Materiais necessários para aferição da temperatura axilar do corpo

- Termômetros clínico.
- Algodão.
- Álcool a 70%.
- Sabonete líquido.
- Papel-toalha.
- Gel com ação germicida.
- Recipiente apropriado para descarte do material.

Procedimentos

1. Preparar o material necessário.
2. Lavar e fazer a antissepsia das mãos utilizando técnica apropriada.
3. Explicar o procedimento ao paciente.
4. Fazer a assepsia do termômetro com algodão e álcool 70%.
5. Esperar secar.
6. Posicioná-lo abaixo da axila do paciente.
7. Esperar o tempo necessário (média de 3 minutos ou sinal sonoro).
8. Promover a assepsia do termômetro (antes de recolocá-lo na embalagem);
9. Anotar o valor.
10. Informar o paciente.

Tipos de termômetros

Atualmente no mercado estão disponíveis mais de um tipo de termômetro. Devem ser registrados no Instituto Nacional de Metrologia, Qualidade e Tecnologia (Inmetro) e sempre calibrados. A seguir serão apresentadas as diferenças entre os termômetros.

Analógicos

Apesar de muitos conhecerem e até sentirem falta do velho termômetro analógico de mercúrio (aquele fininho, de vidro, que precisávamos sacudir antes de começar a aferição), esse tipo foi retirado de circulação em 2018 pela Anvisa por conter o metal, que é potencialmente nocivo caso entre em contato com feridas na pele. Com a medida, a agência evitou que o mercúrio fosse acidentalmente inalado ou aspirado, pois, já que os termômetros de mercúrio eram feitos de vidro, eram frágeis o suficiente para quebrar e espalhar o líquido metálico por toda parte.

Digitais

Com a evolução da tecnologia, equipamentos médicos, dos mais simples aos mais complexos, também foram beneficiados, e a partir de então uma variedade de marcas, tipos e modelos de novos termômetros começou a surgir para substituir o velho termômetro de mercúrio. Atualmente se pode contar com a praticidade de termômetros mais rápidos e precisos, sem metais nocivos à saúde, usando tecnologias que variam de sensores simples de temperatura a componentes que contam com raios infravermelhos para aferir sem precisar de contato com o corpo

Locais de aferição para verificação da temperatura corporal

Como mencionado anteriormente, a temperatura corporal depende da parte do corpo onde é medida. Em cada local há vantagens e desvantagens, conforme descreve o Quadro 2.

SINAIS E SINTOMAS

A própria febre é um sintoma de várias doenças. Alguns sinais e sintomas podem estar associados a ela, tais como:

- Vasodilatação periférica (pode fazer com a pele se tornar quente, podendo ocorrer perspiração).
- Lassidão (fraqueza), fadiga e mal-estar ou indisposição generalizada.
- Dor de cabeça geralmente contínua, dolorosa, com pressão e queimação.

Quadro 2 Locais, vantagens e desvantagens para verificação da temperatura corporal

Tipo de termômetro	Local	Vantagens	Desvantagens	Observação
Digital para uso axilar	Axilar	• Baixo custo. • Fácil de usar.	• Necessidade de troca de bateria. • Exige contato físico com o usuário. • Tem forte influência de fatores do meio ambiente. • Não reflete a temperatura central. • Questionável exatidão em pacientes com hipotermia.	É uma estimativa menos precisa da temperatura interna corporal.
Com sensor infravermelho	Região temporal ou qualquer outra área do corpo	• Mensuração rápida. • Leitura de fácil visão. • Comodidade para uso pediátrico. • Mais higiênico. • Pode ser mais preciso do que a medida timpânica, se utilizado na região temporal.	• Necessidade de calibração. • Necessidade de troca de bateria. • Alto custo. • Necessidade de ser colocado a uma distância adequada para garantir a precisão.	A verificação da temperatura em demais regiões do corpo serve apenas para rastreamento.
Digital tipo chupeta Digital axilar para uso oral	Oral	• Mensuração rápida e fácil. • Comodidade para uso pediátrico. • Leitura de fácil visão. • Crianças não seguram facilmente o termômetro na boca, o que pode afetar a medida.	• A temperatura via oral tem influência da ingestão recente de alimentos ou bebidas frias e quentes, do uso de cigarro, da posição do termômetro e da respiração. • Exige que o paciente esteja sentado, acordado e consciente. • No caso do termômetro tipo chupeta, tem alto custo.	• A precisão da medida é melhor do que a axilar e pior do que a anal. • A boca possui rico suprimento sanguíneo, está próxima aos grandes vasos e à corrente sanguínea reflete a temperatura das áreas centrais do corpo.

(continua)

Quadro 2 Locais, vantagens e desvantagens para verificação da temperatura corporal (*continuação*)

Tipo de termômetro	Local	Vantagens	Desvantagens	Observação
Adesivo para avaliação de temperatura	Cutâneo	• Acompanhamento constante. • Comodidade para uso pediátrico.	• Baixa precisão. • Custo elevado por ser descartável.	
Digital auricular infravermelho	Auricular	• Fácil de usar, especialmente para crianças. • Rápida medição (leitura de temperatura em apenas 4 segundos). • Proximidade com o hipotálamo, capaz de detectar hipotermia.	• Alto custo. • Pode haver variedade nas medições em razão da estrutura do canal auditivo e da posição do sensor. • A medida é influenciável pela quantidade de cerume.	• A mensuração se dá pela proximidade da membrana timpânica. • Devido à proximidade com o hipotálamo. Tem boa confiabilidade se usada a técnica correto.
Digital para uso retal	Retal	• Expressa os valores mais precisos em relação à temperatura central. • Capaz de medir a temperatura visceral • Facilidade na introdução.	• Preciso em relação à temperatura central. • Capaz de medir a temperatura visceral. • Facilidade na introdução. • Contraindicado em neonatos, sob risco de perfuração intestinal ou clientes com trauma retal ou alguma doença local. • Causa desconforto físico e emocional. • Presença de fezes no reto afeta a exatidão da medida.	

Fonte: Del Bene (1990); Canadian Agency for Drugs and Technologies in Health (2014); Krinsky et al. (2014); Ward (2017b).

Podem ocorrer convulsões em crianças pequenas: esse pode ser o primeiro sinal de febre, com frequência ocorrendo no início do curso de temperaturas elevadas. O farmacêutico precisa estar atendo aos sinais de alerta em relação ao processo febril do paciente, importante destacar, que quando um desses sinais forem identificados o paciente deverá ser encaminhado ao serviço de atendimento médico. Segue resumido os sinais de alerta no Quadro 3.

Quadro 3 Sinais de alerta da febre

- Os achados a seguir são particularmente preocupantes:
- Estado mental alterado.
- Cefaleia, rigidez de nuca, ou ambos.
- Exantema petequial.
- Hipotensão.
- Dispneia.
- Taquicardia ou taquipneia significativas.
- Temperatura > 40°C ou < 35°C.
- Viagem recente para uma região onde doenças graves (p. ex., malária) são endêmicas.
- Uso recente de imunossupressores.

Fonte: elaborado pela autora.

ALGUNS PONTOS-CHAVES

Muitas febres em pessoas saudáveis são decorrentes de infecções virais gastrointestinais ou do trato respiratório.

- A localização dos sintomas direciona a avaliação.
- Na ausência de sinais e sintomas de localização, reservar os exames para os pacientes que parecerem ter doença grave ou crônica pode ajudar a evitar muitas avaliações desnecessárias.
- Considerar doenças subjacentes crônicas, particularmente aquelas que prejudicam o sistema imunitário.

Para auxiliar o farmacêutico, a Figura 1 apresenta um algoritmo que o orienta no processo de avaliação do paciente com febre.

TRATAMENTO NÃO FARMACOLÓGICO

São sugeridos alguns tratamentos não farmacológicos para proceder à diminuição da temperatura corporal

- **Aumentar a ingestão de líquidos** a fim de reduzir os riscos de desidratação.

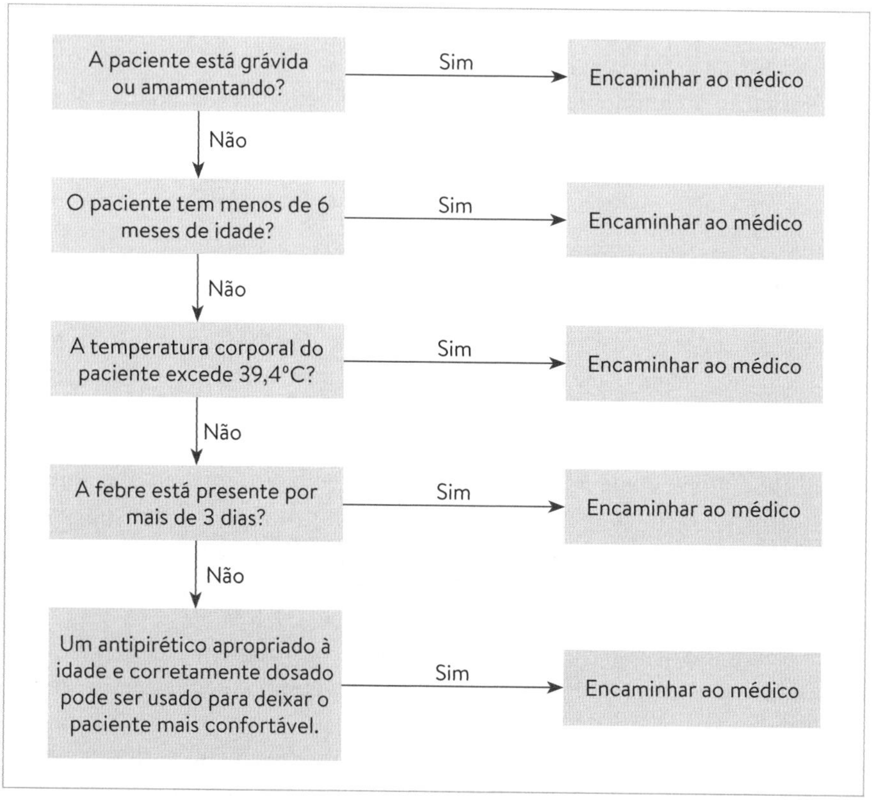

Figura 1 Algoritmo de avaliação do paciente: febre.
Fonte: CRFSP (2010a).

- **Banhos:** a aplicação de banho de imersão para redução da temperatura corpórea em crianças febris, intervenção utilizada com água morna, fria e com álcool. Entretanto, a eficácia do banho com água morna ou fria foi contestada devido à ineficiência na redução das prostaglandinas e por desencadear desconforto na criança, ao apresentar calafrios e tremores. Além disso, a drástica redução da temperatura promovida pelo banho com água fria pode ocasionar um choque térmico.
- **Compressas mornas:** essa medida não farmacológica, assim como outros métodos físicos, apresenta similar mecanismo de perda de calor por condução e convecção.
- **Bolsas de gelo e/ou cobertores refrigerados:** são utilizados para redução da temperatura corpórea em caso de febre e hipertermia.
- A **remoção do excesso de roupas, lençóis e cobertores** proporcionou conforto às crianças febris por permitir a perda de calor por irradiação. É funda-

mental que se mantenham os bebês febris com a cabeça descoberta, pois dessa forma ocorre a perda do excesso de calor.

- **Ventilação do ambiente:** as técnicas utilizadas para ventilação do ambiente foram abertura de janelas e uso de ventiladores. O uso do ventilador no resfriamento do ambiente foi visto como benéfico, desde que o paciente não apresentasse tremores e que resultasse na elevação da temperatura central.

TRATAMENTO FARMACOLÓGICO

Os medicamentos utilizados para o tratamento da febre são os anti-inflamatórios não esteroidais (Aine), que têm como ação primária inibir a cicloxigenase (COX) e consequentemente diminuir a produção de prostaglandinas. Esses medicamentos não afetam a temperatura corporal quando ela está normal ou elevada por fatores como exercício físico ou aumento de temperatura ambiente.

Os Aine apresentam, em diferentes graus, três principais efeitos: anti-inflamatório (modificação da reação inflamatória), analgésico (redução de certos tipos de dor) e antipirético (redução da elevação da temperatura pela inibição da produção de prostaglandinas no hipotálamo).

Os efeitos indesejáveis mais comuns dos Aine consistem em eventos gastrointestinais diversos, incluindo a indução de ulceração gástrica ou intestinal. A seguir será detalhado, nos quadros de 4 a 7, as principais indicações, mecanismo de ação, reações adversas, interações e posologias dos anti-inflamatórios não esteroidais classificados como medicamentos isentos de prescrição, que podem fazer parte de uma prescrição farmacêutica. São eles ácido acetilsalicílico quadro 4, dipirona quadro 5, ibuprofeno quadro 6 e paracetamol quadro 7.

Quadro 4 Ácido acetilsalicílico

Indicação	• Para alívio sintomático da cefaleia, odontalgia, dor de garganta relacionada a resfriados, dismenorreia, mialgia ou artralgia, lombalgia e dor artrítica de pequena intensidade. • No resfriado comum ou na gripe, para alívio sintomático da dor e da febre.
Mecanismo de ação	• O ácido acetilsalicílico, principal salicilato, provoca inativação irreversível da COX, atuando tanto sobre a COX-1 quanto sobre a COX-2. • Também inibe a agregação plaquetária, sendo importante na terapia do infarto do miocárdio.
Reações adversas	• Os efeitos adversos do ácido acetilsalicílico são relacionados à dose e extremamente raros em baixas doses. • Em doses terapêuticas é comum a ocorrência de algum sangramento gástrico, geralmente mínimo. • Em doses altas, pode ocorrer tontura, surdez e zumbido ("salicilismo"), além de alcalose respiratória compensada.

(continua)

Quadro 4 Ácido acetilsalicílico (*continuação*)

Reações adversas	• Em doses tóxicas, pode haver acidose respiratória não compensada com acidose metabólica, esta última sendo observada particularmente em crianças
Interações	• Pode aumentar os níveis séricos e a toxicidade do metotrexato, e pode deslocar o ácido valproico dos sítios de ligação, o que pode acarretar toxicidade. • O uso salicílico com agentes antiplaquetários, agentes trombolíticos, anticoagulantes orais (varfarina), heparina e heparinas de baixo peso molecular pode aumentar o risco de sangramento. • O tempo de sangramento pode ser mais prolongado com o uso de verapamil. • Os efeitos de iECA podem ser cortados pela administração do ácido acetilsalicílico. • Pode reduzir os efeitos de betabloqueadores, diuréticos de alça (p. ex., furosemida), diuréticos tiazídicos e probenecida. • Pode causar redução da concentração sérica de Aine. • O ibuprofeno e, provavelmente, outros inibidores da COX-1 podem reduzir os efeitos cardioprotetores do ácido acetilsalicílico. • Os alimentos podem reduzir a taxa, mas não a extensão da absorção oral do ácido acetilsalicílico. • O uso com ácido fólico pode acarretar deficiência de ácido fólico, o que pode levar a anemia macrocítica. • O uso crônico em doses de 3-4 vezes/dia pode acarretar anemia ferropriva. • A hipernatremia é resultado do uso de soluções tamponadas de ácido acetilsalicílico ou de salicilato de sódio contendo grandes quantidades de sódio. • Frutas secas contendo vitamina C deslocam o medicamento dos sítios de ligação, acarretando aumento da excreção urinária de ácido acetilsalicílico. • Deve-se evitar o uso concomitante com alho, angélica chinesa, artemísia, castanha-da-índia, chá verde, gengibre, ginseng, ginkgo, prímula, trevo-vermelho e unha-de-gato, pois possuem atividade antiplaquetária. • O consumo intenso pode aumentar os riscos de sangramento.
Posologia	• Comprimido: tomar preferencialmente após as refeições, com bastante líquido. • Adultos: 1-2 comprimidos. Se necessário, repetir a cada 4-8 horas, não excedendo 8 por dia. • Crianças a partir de 12 anos: 1 comprimido. Se necessário, repetir a cada 4-8 horas, até 3 vezes por dia. • Ácido acetilsalicílico não deve ser administrado por mais de 3-5 dias sem consultar seu médico ou cirurgião-dentista. • Comprimido revestido: tomar preferencialmente após as refeições, com bastante líquido. • Adultos: 1-2 comprimidos com repetição de dose conforme necessário após um período mínimo de 4 horas. A dose diária máxima não deve exceder 6 comprimidos.

(*continua*)

Quadro 4 Ácido acetilsalicílico (*continuação*)

Posologia Posologia	• Idosos: 1 comprimido com repetição de dose conforme necessário após um período mínimo de 4 horas. A dose diária máxima não deve exceder 4 comprimidos. • Crianças com mais de 12 anos (40 kg ou mais): 1 comprimido com repetição de dose conforme necessário após um período mínimo de 4 horas. A dose diária máxima não deve exceder 3 comprimidos. • O ácido acetilsalicílico não deve ser tomado por mais de 3 dias para febre e 3-4 dias para dor, salvo sob orientação médica. • Deve ser usado com cautela em pacientes com função renal ou hepática prejudicada ou problemas de circulação. • Este medicamento não deve ser partido ou mastigado.
Contraindicação	• Comprimido: • Hipersensibilidade ao ácido acetilsalicílico, a outros salicilatos ou a qualquer outro componente do produto. • História de asma induzida pela administração de salicilatos ou substâncias com ação similar, principalmente Aine. • Úlceras gastrointestinais agudas. • Diátese hemorrágica. • Insuficiência renal grave. • Insuficiência hepática grave. • Insuficiência cardíaca grave. • Associado ao metotrexato em doses iguais ou maiores que 15 mg/semana. • Último trimestre de gravidez. • Este medicamento não deve ser utilizado por mulheres grávidas sem orientação médica. • Informe imediatamente seu médico em caso de suspeita de gravidez.
Propriedades farmacológicas	• A absorção do ácido acetilsalicílico é rápida e a distribuição é imediata na maioria dos líquidos e tecidos corporais. • Devido à saturação parcial das enzimas hepáticas, a meia-vida plasmática depende da dose administrada: com o uso de baixas doses, a meia-vida plasmática é de cerca de 4 horas; em altas doses (mais de 4 g ao dia), o fármaco persiste por mais de 15 horas.
Recomendações complementares	• Contraindicado em caso de suspeita de dengue. • Deve ser ingerido com alimento ou grande volume de água ou leite para minimizar o desconforto gastrointestinal. • Está epidemiologicamente ligado à síndrome de Reye (rara combinação de distúrbio hepático e encefalopatia) quando administrado a crianças com infecções virais. • O uso próximo ao parto pode causar fechamento prematuro do canal arterial.
Precauções	• Evitar ou utilizar com cuidado em pacientes que tenham insuficiência cardíaca congestiva ou em qualquer condição em que a hipernatremia possa ser prejudicial. • Utilizar com cuidado em pacientes com distúrbios plaquetários e hemorrágicos, disfunção renal, desidratação, gastrite erosiva ou úlcera péptica.

(*continua*)

Quadro 4 Ácido acetilsalicílico (*continuação*)

Precauções	• Evitar o uso nas insuficiências renal e hepática graves. • Não deve ser utilizado em pacientes com gota, uma vez que, em baixas doses, pode reduzir a excreção de urato. • Suspender o uso se ocorrer zumbido ou comprometimento da audição. • Pacientes cirúrgicos devem evitar o uso, se possível, por 1-2 semanas, exceto aqueles com *stents* cardíacos que não completaram o ciclo da terapia antiplaquetária dupla

Aine: anti-inflamatórios não esteroidais; COX: cicloxigenases; iECA: inibidores da enzima conversora de angiotensina.
Fonte: CRFSP (2010[a]); Ácido acetilsalicílico – bula (2020).

Quadro 5 Dipirona

Indicação	Indicado como analgésico e antitérmico.
Mecanismo de ação	Acredita-se que a dipirona, derivado pirazolônico não narcótico, inibe a COX, ocasionando a inibição da síntese de prostaglandinas.
Reações adversas	• Reações mais frequentes: hipotermia e reações de hipersensibilidade que afetam a pele (p. ex., urticária), a conjuntiva e a mucosa nasofaríngea. • Reações ocasionais ou raras: distúrbios renais transitórios com oligúria e anúria, acompanhada de proteinúria e inflamação do tecido renal, principalmente em pacientes com histórico de doença renal ou em casos de superdosagem.
Interações	• No caso de tratamento concomitante com ciclosporina, pode ocorrer diminuição no nível de ciclosporina. • A administração simultânea com clorpromazina pode provocar hipotermia grave.
Posologia	• Comprimido 500 mg e 1 g, deve somente ser usado por maiores de 15 anos: Dipirona 500 mg - 1 a 2 comprimidos, até 4 vezes ao dia. Dipirona 1g - 1 comprimido, até 4 vezes ao dia. • Comprimido efervescente de 1 g, deve somente ser usado por maiores de 15 anos: 1 comprimido, até 4 vezes ao dia. • Gotas de 500mg/mL, indicado para maiores de 3 meses de vida com mais de 5Kg de peso. » 5 a 8 kg - 3 a 11 meses - de 2 a 5 gotas, 4 vezes ao dia. Máximo de 20 gotas (4 doses de 5 gotas). » 9 a 15 kg - 1 a 3 anos - de 3 a 10 gotas, 4 vezes ao dia. Máximo de 40 gotas (4 doses de 10 gotas). » 16 a 23 kg - 4 a 6 anos - de 5 a 15 gotas, 4 vezes ao dia. Máximo de 60 gotas (4 doses de 15 gotas). » 24 a 30 kg - 7 a 9 anos- de 8 a 20 gotas, 4 vezes ao dia. Máximo de 80 gotas (4 doses de 20 gotas). » 31 a 45 kg - 10 a 12 anos - de 2 a 30 gotas, 4 vezes ao dia. Máximo de 120 gotas (4 doses de 30 gotas). » 46 a 53 kg - 13 a 14 anos - de 15 a 35 gotas, 4 vezes ao dia. Máximo de 140 gotas (4 doses de 35 gotas).

(continua)

Quadro 5 Dipirona (*continuação*)

Posologia	• Dipirona xarope 50mg/mL indicado para maiores de 3 meses de vida com mais de 5Kg de peso. » 5 a 8 kg - 3 a 11 meses - de 1,25 a 2,5mL, 4 vezes ao dia. Máximo de 10 mL (4 doses de 2,5 mL). » 9 a 15 kg - 1 a 3 anos - de 2,5, a 5 mL, 4 vezes ao dia. Máximo de 20 mL (4 doses de 5 mL). » 16 a 23 kg - 3,75 a 7,5 mL, 4 vezes ao dia. Máximo de 30 mL (4 doses de 7,5 mL). » 24 a 30 kg - 5,0 a 10 mL, 4 vezes ao dia. Máximo de 40 mL (4 doses de 10 mL). » 31 a 45 kg - 7,4 a 15 mL, 4 vezes ao dia. Máximo de 60 mL (4 doses de 15 mL). » 46 a 53 kg - 13 a 14 anos - 8,75 a 17,5 mL, 4 vezes ao dia. Máximo de 70 mL (4 doses de 17,5 mL).
Contraindicação	A dipirona monoidratada não deve ser administrada a pacientes: • Com hipersensibilidade à dipirona ou a qualquer um dos componentes da formulação ou a outras pirazolonas (p. ex., fenazona, propifenazona, isopropilaminofenazona) ou a pirazolidinas (p. ex., fenilbutazona, oxifembutazona), incluindo, por exemplo, experiência prévia de agranulocitose com uma dessas substâncias. • Com função da medula óssea prejudicada (p. ex., após tratamento citostático) ou doenças do sistema hematopoiético. • Que tenham desenvolvido broncoespasmo ou outras reações anafilactoides (isto é, urticária, rinite, angioedema) com analgésicos tais como salicilatos, paracetamol, diclofenaco, ibuprofeno, indometacina, naproxeno. • Com porfiria hepática aguda intermitente (risco de indução de crises de porfiria). • Com deficiência congênita da glicose-6-fosfato-desidrogenase (G6PD) (risco de hemólise). • Gravidez e lactação.
Propriedades farmacológicas	• Absorção rápida, uniforme e quase completa para a forma oral; por via retal a absorção é lenta e pouco uniforme. • Cerca de 58% da dose liga-se às proteínas plasmáticas. • A duração do efeito (qualquer via) é de 4-6 horas. • Sofre biotransformação hepática e a excreção é renal.
Precauções	• Crianças menores de 3 meses ou pesando menos de 5 kg não devem ser tratadas com dipirona sódica, a menos que seja absolutamente necessário. Neste caso a dose de 1 gota até 3 vezes/dia não deve ser ultrapassada. • Não administrar doses altas ou por períodos prolongados sem controle médico. • Lesões dolorosas nas mucosas, especialmente na boca, nariz ou garganta, dor de garganta ou outra anormalidade nessas regiões, febres alta e manifestações alérgicas na pele (exemplo: prurido e placas vermelhas) podem ser indicativos de agranulocitose, sendo recomendável a interrupção do uso da dipirona até a eliminação dessa possibilidade diagnóstica. • Aumento da tendência à hemorragia com ou sem pequenas

(*continua*)

Quadro 5 Dipirona (*continuação*)

Precauções	• manchas hemorrágicas na pele ou membranas mucosas pode ser sinal indicativo de trombocitopenia. A interrupção imediata do uso da dipirona é essencial para a recuperação. • Fator de risco na gravidez.
Recomendações complementares	Populações especiais: • Em pacientes com insuficiência renal ou hepática recomenda-se que o uso de altas doses de dipirona seja evitado, uma vez que a taxa de eliminação é reduzida nesses pacientes. Entretanto, para tratamento em curto prazo não é necessária redução da dose. Não existe experiência com o uso de dipirona em longo prazo em pacientes com insuficiência renal ou hepática. • Em pacientes idosos e pacientes debilitados deve-se considerar a possibilidade de as funções hepática e renal estarem prejudicadas. • Não deve ser mastigado.

COX: cicloxigenases.
Fonte: CRFSP (2010a); Dipirona – bula (2020).

Quadro 6 Ibuprofeno

Indicação	• Suspensão oral e gotas: febre e dores leves a moderadas, associadas a gripes e resfriados comuns, dor de garganta, cefaleia, dor de dente, dorsalgia, dismenorreias e mialgias. • Comprimido revestido / cápsula: indicado em todos os processos reumáticos (artrite reumatoide, osteoartrite, reumatismo articular) e nos traumas do sistema musculoesquelético, quando estiverem presentes componentes inflamatórios e dolorosos. • Está indicado ainda no alívio da dor após procedimentos cirúrgicos em odontologia, ginecologia, ortopedia, traumatologia e otorrinolaringologia. • Exclusivo comprimido revestido: possui atividade antipirética.
Mecanismo de ação	O ibuprofeno, derivado do ácido propiônico, provoca inibição reversível da COX, ocasionando a inibição da síntese de prostaglandinas em níveis central e periférico
Reações adversas	• Reações mais frequentes: exantema, tontura, distúrbios gastrointestinais, pirose ou indigestão. • Reações ocasionais: retenção de líquido, cefaleia, irritabilidade, flatulência, constipação, diminuição do apetite ou anorexia.
Interações	Ácido acetilsalicílico, paracetamol, colchicina, iodetos, medicamentos fotossensibilizantes, outros Aine, corticosteroides, corticotrofina, uroquinase, hipoglicemiantes orais ou insulina, anti-hipertensivos e diuréticos, ácido valproico, plicamicina, sais de ouro, ciclosporina, lítio, probenecida, iECA, agentes anticoagulantes ou trombolíticos, inibidores de agregação plaquetária, cardiotônicos digitálicos, digoxina e metotrexato.

(continua)

Quadro 6 Ibuprofeno (*continuação*)

Posologia	Crianças: a dose recomendada para crianças a partir de 6 meses é de 1 gota/kg de peso, em intervalos de 6-8 horas, ou seja, de 3-4 vezes ao dia. A quantidade máxima por dose em crianças com mais de 30 kg é de 20 gotas (200 mg), e a dose máxima permitida por dia é de 80 gotas (800 mg). Adultos: a dose habitual é de 20 gotas (200 mg) a 80 gotas (800 mg), podendo ser repetida por, no máximo, 4 vezes por dia. A dose máxima permitida por dia em adultos é de 320 gotas (3.200 mg).
Contraindicação	• Pacientes que apresentam hipersensibilidade ao ibuprofeno, ou a qualquer de seus excipientes. Existe potencial de sensibilidade cruzada com ácido acetilsalicílico e outros Aine. • Pacientes que apresentam a tríade do ácido acetilsalicílico (asma brônquica, rinite e intolerância ao ácido acetilsalicílico). Nesses pacientes foram registradas reações anafilactoides e reações asmáticas fatais. • No tratamento da dor perioperatória de cirurgia de revascularização do miocárdio (*bypass*). • Em pacientes com insuficiência renal grave. • Em pacientes com insuficiência hepática grave. • Em pacientes com insuficiência cardíaca grave.
Propriedades farmacológicas	• Início da ação: analgésica 30-60 minutos, anti-inflamatória: ≤ 7 dias. • Efeito máximo: 1-2 semanas. • Duração: 4-6 horas. • Absorção: oral – rápida (85%).
Recomendações complementares	• Apresenta anti-inflamatória moderada. • Medicamentos que contenham o ibuprofeno na concentração de 600 mg são de venda e uso sob prescrição médica, portanto não devem ser indicados pelo farmacêutico.

Aine: anti-inflamatórios não esteroidais; COX: cicloxigenase; iECA: inibidores da enzima conversora de angiotensina.
Fonte: CFRSP (2010a); Ibuprofeno: gotas – bula (2016).

Quadro 7 Paracetamol

Indicação	• É usado para aliviar a dor. Os especialistas não sabem exatamente como o paracetamol funciona, mas suspeitam que ele possa ativar as vias inibitórias serotoninérgicas descendentes no SNC e outras vias nociceptivas (a dor nociceptiva descreve a dor de danos físicos ou potenciais ao corpo, como a de uma lesão esportiva ou a de um procedimento odontológico). A inibição do centro regulador de calor hipotalâmico confere ao paracetamol seu efeito redutor de febre. • Pertence à classe de medicamentos chamados analgésicos; é especificamente um analgésico não narcótico. Também pode ser chamado de antipirético porque reduz a febre.

(*continua*)

Quadro 7 Paracetamol (*continuação*)

Mecanismo de ação	• Inibe a síntese de prostaglandinas do SNC e bloqueia periferícamente a geração do impulso da dor. • Atua como antitérmico ao inibir o centro de regulação térmica hipotalâmico.
Reações adversas	• Reações raras: agranulocitose, anemia, dermatite alérgica, hepatite, cólica renal, insuficiência renal, piúria estéril (urina escura), trombocitopenia. • As doses tóxicas causam náusea, vômitos e, depois de 24-48 horas, lesão hepática potencialmente fatal. • Pode aumentar o nível de cloreto, ácido úrico e glicose. • Pode diminuir o nível de sódio, bicarbonato e cálcio
Interações	• Pode aumentar ligeiramente os efeitos dos anticoagulantes orais e dos agentes trombolíticos. • Verifica-se um aumento no risco de hepatotoxicidade quando há consumo crônico de álcool e o uso de fenitoína, barbitúricos, carbamazepina, hidantoínas, isoniazida, rifampicina e sulfimpirazona combinado com o paracetamol. • O efeito da varfarina pode ser potencializado com o uso do paracetamol. • Os efeitos da lamotrigina, dos diuréticos de alça e da zidovudina podem ser reduzidos quando administrados com paracetamol. • A taxa de absorção do paracetamol pode ser reduzida quando tomado com alimentos. • A erva-de-são-joão pode reduzir o nível de paracetamol
Posologia	Comprimido efervescente: • O paciente pode tomar 1-2 comprimidos efervescentes, dissolvidos em pelo menos meio copo com água (100 mL), a cada 4 ou 6 horas, conforme necessário. • Não ultrapassar a dose máxima diária recomendada, que é de 8 comprimidos efervescentes a cada 24 horas, e respeitar o intervalo mínimo entre doses, que é de 4 horas. • Enquanto o paciente estiver tomando este medicamento, ele não deve fazer uso de outros medicamentos à base de paracetamol. Comprimido revestido: uso oral. Os comprimidos devem ser administrados por via oral, com líquido. Pode ser administrado independentemente das refeições.
Posologia	Adultos e crianças acima de 12 anos: • Comprimido 500 mg: 1-2 comprimidos, 3-4 vezes ao dia. • Comprimido 750 mg: 1 comprimido, 3-5 vezes ao dia. A dose diária total recomendada é de 4.000 mg (8 comprimidos de Paracetamol 500 mg ou 5 comprimidos de Paracetamol 750 mg) administrados em doses fracionadas, não excedendo 1.000 mg/dose, em intervalos de 4-6 horas, em um período de 24 horas. Crianças abaixo de 12 anos: • A dose recomendada varia entre 10-15 mg/kg/dose, com intervalos de 4-6 horas entre cada administração. Não exceder 5 administrações (aproximadamente 50-75 mg/kg) em um período de 24 horas.

(*continua*)

Quadro 7 Paracetamol (*continuação*)

Posologia	Não administrar diretamente na boca do paciente. Para crianças abaixo de 11 kg ou 2 anos, deve-se encaminhar ao médico Adultos e crianças acima de 12 anos: • 35-55 gotas, 3-5 vezes ao dia. A dose diária máxima de paracetamol é de 4.000 mg (275 gotas) administrados em doses fracionadas, não excedendo a dose de 1.000 mg/dose (55 gotas) com intervalos de 4-6 horas, no período de 24 horas.
Contraindicação	Em geral, idosos ou crianças, pessoas com certas condições médicas (como problemas hepáticos ou renais, doenças cardíacas, diabetes, convulsões) ou pessoas que tomam outros medicamentos correm maior risco de desenvolver uma ampla gama de efeitos colaterais.
Propriedades farmacológicas	• Início de efeito: 15 minutos. • Pico de efeito: 30-60 minutos. • Duração de efeito: 3-4 horas. • Meia-vida de eliminação: 1-3 horas. • Metabolismo: hepático • Excreção: renal (1-4% não alterada).
Precauções	• Cautela em pacientes com disfunção hepática e renal e alcoolistas. • A hepatotoxicidade ocorre com dose única de 10-15 g. • Controlar doses máximas diárias em crianças.
Precauções	Crianças menores de 3 meses não devem utilizar paracetamol a não ser sob supervisão médica. Tem pouca eficácia anti-inflamatória em doses terapêuticas. • Tem menor eficácia do que o ácido acetilsalicílico em enxaqueca e cefaleia tensional.
Recomendações complementares	• Apresenta ação anti-inflamatória mínima. • Os agentes que aumentam a glutationa, como, a acetilcisteína, se administrados precocemente, podem impedir a ocorrência de lesão hepática.

SNC: sistema nervoso central.
Fonte: CRFSP (2010a); Paracetamol – bula (2021).

BIBLIOGRAFIA

1. Bush LM. Febre em adultos. Manual MSD. Última revisão/alteração completa em julho de 2020. [internet] [acesso em: 28 fev. 2023]. Disponível em: https://www.msdmanuals.com/pt-br/casa/infec%C3%A7%C3%B5es/biologia-das-doen%C3%A7as-infecciosas/febre-em-adultos.
2. Conselho Federal de Farmácia (CFF). Guia de prática clínica: sinais e sintomas não específicos. Febre. Brasília: Conselho Federal de Farmácia; 2018 (Guias de prática clínica para farmacêuticos, 3). [internet] [acesso em: 28 fev. 2023]. Disponível em: https://www.farmaceuticas.com.br/wp-content/uploads/2018/05/Guia-de-pratica-clinica-Febre-vol3-CFF.pdf.
3. Conselho Regional de Farmácia do Estado de São Paulo (CRFSP). Organização Pan-Americana da Saúde (Opas). Fascículo II: Medicamentos isentos de prescrição. Projeto Farmácia

Estabelecimento de Saúde / CRF-SP. Brasília, 2010ª. [internet] [acesso em: 28 fev. 2023]. Disponível em: http://www.crfsp.org.br/ documentos/ materiaistecnicos/fasciculo_2.pdf.

4. Conselho Regional de Farmácia do Estado de São Paulo (CRFSP). Organização Pan-Americana da Saúde (Opas). Fascículo III: Serviços farmacêuticos. Projeto Farmácia Estabelecimento de Saúde / CRF-SP. Brasília, 2010b. [internet] [acesso em: 28 fev. 2023]. Disponível em: http://www.crfsp.org.br/documentos/materiaistecnicos/fasciculo_3.pdf.
5. Dinarello CA, Porat R. Febre. In: Kasper D, Fauci A, Hauser S, Longo D, Jameson J, Loscalzo J (eds.). Princípios de medicina interna de Harrison. 19.ed. McGraw; 2014.
6. Dipirona. Bula atualizada em 29/5/2020. [internet] [acesso em: 28 fev. 2023]. Disponível em: https://consultaremedios.com.br/dipirona-monoidratada/bula.
7. Ibuprofeno: gotas. Responsável técnico Alberto Jorge Garcia Guimarães. Bula. São Paulo: Aché Laboratórios Farmacêuticos S.A., 2016. [internet] [acesso em: 28 fev. 2023]. Disponível em: https://www.ache.com.br/arquivos/Ibuprofeno-gotas-100mg-06-10-2016.pdf.
8. Ácido acetilsalicílico. Bula 2020. [internet] [acesso em: 28 fev. 2023]. Disponível em: https://consultaremedios.com.br/acido-acetilsalicilico/bula.
9. Paracetamol: 7 coisas que você deve saber. Revisado clinicamente por Carmen Fookes, BPharm. Última atualização em 19 de julho de 2021. [internet] [acesso em: 28 fev. 2023]. Disponível em: https://www.drugs.com/tips/paracetamol-patient-tips.
10. Paracetamol. Bula 2021. [internet] [acesso em: 28 fev. 2023]. Disponível em: https://consultaremedios.com.br/paracetamol/bula.
11. Pereira RS. Clínica e prescrição. Belo Horizonte: Rona; 2014.
12. Prefeitura de Londrina. Secretaria Municipal de Saúde. Procedimento operacional padrão – aferição da temperatura corporal. 2021. [internet] [acesso em: 28 fev. 2023]. Disponível em:http://saude.londrina.pr.gov.br/images/protocolos-clinicos-saude/32-_AFERI%C3%87%C3%83O_DA_TEMPERATURA_CORPORAL.pdf.
13. Simon HB. Hyperthermia, fever, and fever of undetermined origin. ACP Medicine, 3rd edition. [internet] [acesso em: 28 fev. 2023]. Disponível em: https://doctorlib.info/medical/medicine/124.html.
14. Souza MV, Damião EBC, Buchhorn SMM, Rossato LM. Manejo não farmacológico da febre e hipertermia da criança: revisão integrativa. Acta Paul Enferm. 2021;34.
15. Yoshikawa G, Castro RC (orgs.). Manual de semiologia médica: a prática do exame físico. Belém: EDUEPA, 2015.
16. Zaramela L. Termômetros: conheça as diferenças entre eles e saiba como usar. [internet] [acesso em: 28 fev. 2023]. Disponível em: https://canaltech.com.br/saude/termometro-principais-diferencias-como-usar/.

13

Semiologia e propedêutica da cefaleia e da enxaqueca

Amouni Mohmoud Mourad

DESTAQUE DO TEMA

1. O processo de anamnese em pessoas que estão apresentando cefaleia e enxaqueca é fundamental. Com a entrevista estruturada, o farmacêutico poderá identificar se se trata de um problema autolimitado e proceder à prescrição farmacêutica.
2. Este capítulo apresentará os diferentes tipos de cefaleia e suas características, os sinais e sintomas, bem como o processo de anamnese que deve ser realizado e o tratamento a ser indicado.

INTRODUÇÃO

Com a dificuldade do acesso aos serviços de saúde, a farmácia tornou-se a opção mais viável para população quando precisa de orientação para problemas que são considerados sintomas menores, ou seja, problemas de saúde autolimitados, portanto é de suma importância que o farmacêutico esteja preparado para a realização de um atendimento qualificado ao usuário de medicamentos isentos de prescrição.

Problemas de saúde autolimitados referem-se a enfermidades agudas de baixa gravidade, de breve período de latência, que desencadeiam uma reação orgânica que tende a cursar sem danos para a pessoa e que pode ser tratada de forma eficaz e segura com medicamentos e outros produtos com finalidade terapêutica, cuja dispensação não exige prescrição médica farmacológica (Resolução CFF – Conselho Federal de Farmácia – n. 585).

PARA REFLETIR: EXEMPLO DE SITUAÇÃO QUE PODE ACONTECER EM UMA FARMÁCIA

Um homem de 42 anos entrou na farmácia procurando o farmacêutico porque estava se sentindo mal. Ele buscou ajuda porque estava com dor de cabeça, com uma sensação de peso e aperto na cabeça, náusea e olhos lacrimejantes. Pediu um medicamento para o farmacêutico, pois tinha uma reunião importante e não estava conseguindo se preparar para ela.

Em primeiro lugar, o farmacêutico deverá fazer uma entrevista farmacêutica sistematizada para identificar se o caso relatado é um problema autolimitado, e a melhor forma de identificar o tipo de cefaleia que o paciente apresenta é seguindo o algoritmo da cefaleia.

A partir da aplicação do algoritmo, se constatado que o problema é autolimitado, poderá ser prescrito medicamento isento de prescrição médica (MIP), sendo passadas as orientações necessárias para melhorar o incômodo que está afligindo o paciente.

Portanto, é importante ter o algoritmo à mão, além de conhecer bem os conceitos e as classificações das dores de cabeça.

Cefaleia é a dor em qualquer parte da cabeça, incluindo couro cabeludo, face e interior da cabeça. Essa é uma das razões mais comuns pelas quais os pacientes procuram consultas médicas. A cefaleia se deve à ativação de estruturas sensíveis à dor ao redor ou no cérebro, crânio, face, seios da face ou dentes.

Na figura 1 será apresentado o algoritmo de avaliação do paciente com cefaleia.

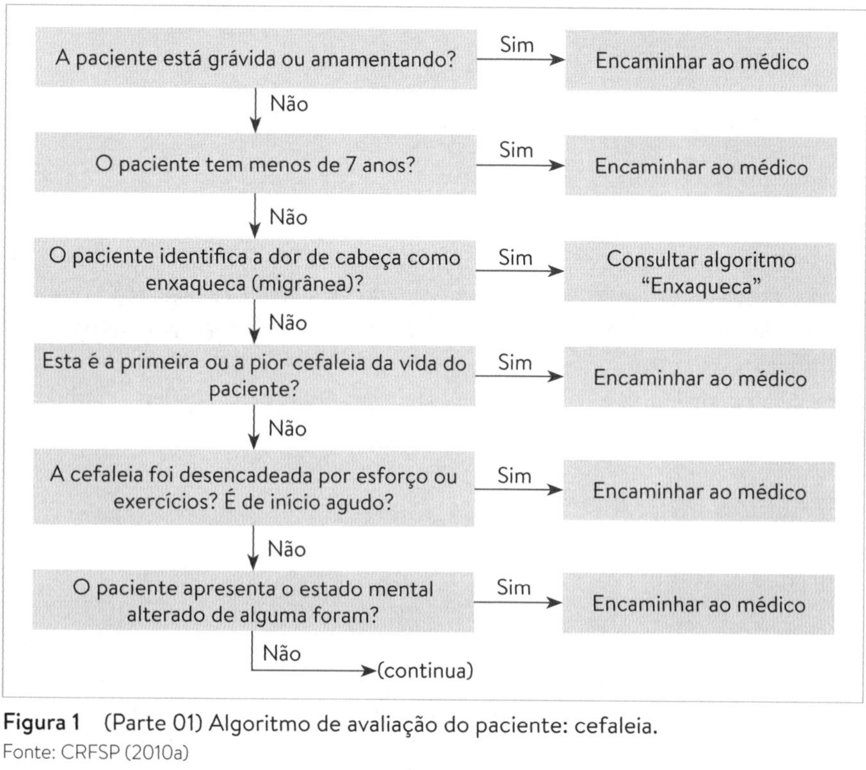

Figura 1 (Parte 01) Algoritmo de avaliação do paciente: cefaleia.
Fonte: CRFSP (2010a)

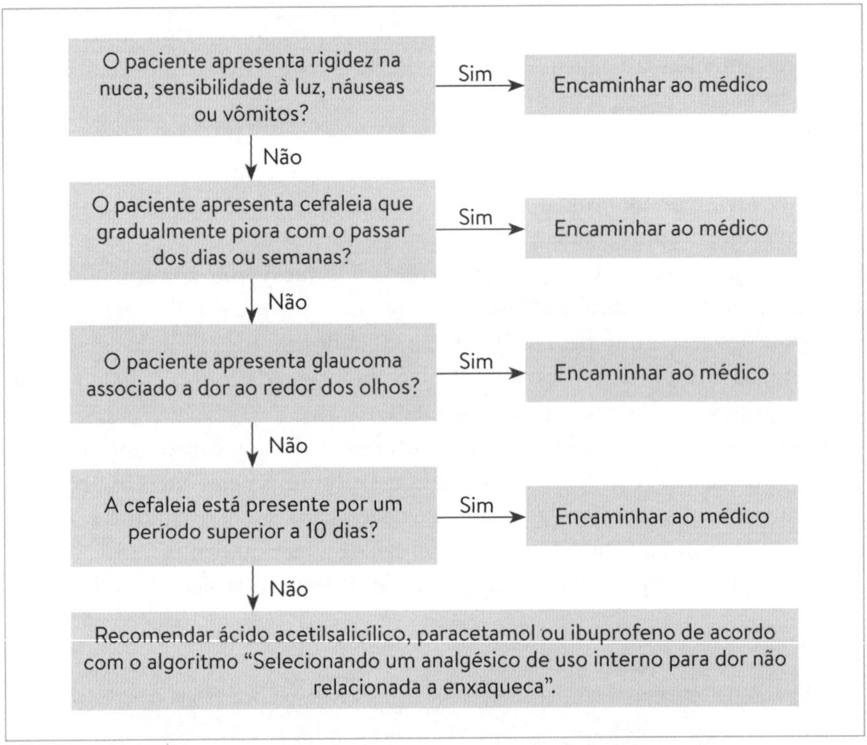

Figura 1 (Parte 02) Algoritmo de avaliação do paciente: cefaleia.
Fonte: CRFSP (2010a)

A classificação das cefaleias se divide em primárias e secundárias. As primárias são doenças cujo sintoma principal, porém não único, são episódios recorrentes de dor de cabeça (p. ex., migrânea, cefaleia do tipo tensional e cefaleia em salvas). E as secundárias apresentam o sintoma de uma doença subjacente, neurológica ou sistêmica (p. ex., meningite, dengue, tumor cerebral). O diagnóstico diferencial entre cefaleia primária e secundária é essencial. A causa da cefaleia secundária habitualmente deve ser investigada por meio de exames suplementares.

CEFALEIAS PRIMÁRIAS

Migrânea (enxaqueca)

No Brasil, a prevalência anual da migrânea é de 15,8%, acometendo cerca de 22% das mulheres e 9% dos homens, com pico de prevalência entre 30 e 50 anos. A migrânea sem aura (75% dos casos) é mais frequente que a com aura (25% dos casos). Cerca de 80% dos pacientes têm um familiar direto acometido.

Caracteriza-se por crises recorrentes constituídas por até cinco fases (nem sempre estão presentes todas elas) (Quadro 1).

Quadro 1 As características das cinco fases presentes da migrânea

Sintomas premonitórios	• Precedem a cefaleia por horas ou até mesmo dias. • Nesta fase o paciente pode apresentar irritabilidade, com raciocínio e memorização mais lentos, desânimo e avidez por alguns tipos de alimentos.
Aura	• Complexo de sintomas neurológicos que se desenvolve gradualmente (ao longo de no mínimo 5 minutos) e dura até 60 minutos. • A aura típica é um distúrbio visual constituído por pontos fosfenos (sensação quando se veem luzes e estrelas ao esfregar os olhos), perda ou distorção de um dos hemicampos visuais ou parte deles. • Às vezes associam-se à parestesia unilateral e/ou disfasia.
Cefaleia	• É de forte intensidade, latejante/pulsátil, piorando com as atividades do dia a dia. • A duração da fase de dor é de 4-72 horas. • A dor é unilateral em 2/3 das crises, geralmente mudando de lado de uma crise para outra.
Sintomas associados	Náuseas e/ou vômitos, foto e fonofobia.
Fase de recuperação	Fase de exaustão, em que alguns pacientes necessitam de um período de repouso para o completo restabelecimento.

Fonte: Speciali, et al (2018).

Cefaleia do tipo tensional

A cefaleia do tipo tensional (CTT) episódica é a mais frequente das cefaleias primárias, com pico de prevalência na quarta década. Sua crise é de fraca ou moderada intensidade, com sensação de aperto ou pressão e, na maioria das vezes, é bilateral. Pode ser frontal, occipital ou holocraniana.

Cefaleia em salvas

É a cefaleia trigêmino-autonômica mais frequente, acometendo 1 em cada mil indivíduos (85% das pessoas afetadas são do sexo masculino). Geralmente se inicia após os 20 anos, porém é mais frequente entre a quarta e a quinta décadas. A doença evolui em surtos de 1 a 3 meses de duração (salvas), quando o paciente experimenta de uma a oito crises por dia e frequentemente é despertado à noite pela crise. Em geral, as crises têm duração limitada, de 15 a 180 minutos, quadro clínico típico com dor excruciante, unilateral e alterações autonômicas (hiperemia conjuntival e/ou lacrimejamento, congestão ocular e nasal, rinorreia, edema palpebral, rubor facial, miose e/ou ptose ipsilateral) associadas a sensação de inquietude e agitação. Após um episódio de salvas pode haver um período de meses ou anos sem crises.

CEFALEIAS SECUNDÁRIAS

Alguns critérios são necessários para que uma cefaleia possa ser considerada secundária: que seja uma condição que já é conhecida como capaz de causar cefaleia e que tenha se desenvolvido em relação temporal com a condição subjacente.

Sinais de alerta para cefaleias secundárias

- Sinais sistêmicos como toxemia, rigidez de nuca, *rash* cutâneo, portadores de neoplasia ou HIV (vírus da imunodeficiência humana), usuários de imunossupressores.
- Presença de déficits neurológicos focais, edema de papila, convulsão.
- Cefaleia que iniciou após os 50 anos.
- Cefaleia de início súbito ou primeira cefaleia.
- Mudança de padrão da cefaleia prévia ou cefaleia progressiva (intensidade, frequência ou duração), ou cefaleia refratária.

Causas de cefaleia secundária

As principais causas de cefaleia secundária estão descritas no Quadro 2.

Quadro 2 Principais causas da cefaleia secundária

Distúrbios extracranianos	• Dissecção da artéria carótida ou vertebral (que também pode causar dor cervical). • Distúrbios dentais (infecção, disfunção da articulação temporomandibular). • Glaucoma. • Sinusite.
Distúrbios intracranianos	• Tumores cerebrais e lesões expansivas. • Malformação de Chiari tipo I. • Extravasamento de líquor com cefaleia de baixa pressão. • Hemorragia (intracerebral, subdural e/ou subaracnóidea). • Hipertensão intracraniana idiopática. • Infecções (p. ex., abscesso, encefalite, meningite, empiema subdural). • Meningites não infecciosas (p. ex., carcinomatosas, por substâncias químicas).

(continua)

Quadro 2 Principais causas da cefaleia secundária (*continuação*)

Distúrbios intracranianos	• Hidrocefalia obstrutiva. • Distúrbios vasculares (p. ex., AVE isquêmico, AVE hemorrágico, malformações vasculares, vasculite, trombose dos seios venosos). • Trombose de seio venoso cerebral.
Doenças sistêmicas	• Hipertensão aguda grave. • Bacteremia. • Febre. • Arterite de células gigantes. • Hipercapnia. • Hipóxia (incluindo doença de grandes altitudes, mal da montanha). • Infecções virais. • Viremia.
Fármacos e toxinas	• Uso excessivo de analgésicos. • Supressão de cafeína. • Monóxido de carbono. • Hormônios (p. ex., estrógenos). • Nitratos. • Inibidores da bomba de prótons.

AVE: acidente vascular encefálico.
Fonte: Silberstein (2021).

FATORES DESENCADEANTES DA CEFALEIA

Os fatores desencadeantes são estímulos capazes de determinar o surgimento de uma crise de enxaqueca nos indivíduos predispostos. Para cada paciente os fatores desencadeantes variam, mas dentre eles se destacam:

- Estresse.
- Sono prolongado.
- Jejum.
- Traumas cranianos.
- Ingestão de certos alimentos, como chocolate, laranja, comidas gordurosas e lácteas.
- Privação da cafeína nos indivíduos que consomem grandes quantidades de café durante a semana e não repetem a ingestão durante o fim de semana.
- Uso de medicamentos vasodilatadores.
- Exposição a ruídos altos, odores fortes ou temperaturas elevadas.
- Mudanças súbitas da pressão atmosférica, como as experimentadas nos voos em grandes altitudes.
- Alterações climáticas.
- Exercícios intensos.
- Queda dos níveis hormonais que ocorre antes da menstruação.

SINAIS E SINTOMAS

A dor da enxaqueca é geralmente descrita como latejante ou pulsátil e é intensificada por atividades físicas rotineiras, tosse, esforço e abaixar a cabeça. Com intuito que o farmacêutico possa identificar a cefaleia, da enxaqueca com aura, enxaqueca basilar, enxaqueca sem aura, enxaqueca oftalmoplégica, e o estado de enxaqueca, será apresentado no quadro 3 as principais características de cada tipo.

A Figura 2 apresenta o algoritmo a ser utilizado no paciente com provável enxaqueca.

Quadro 3 Características dos tipos de cefaleia e enxaqueca

Cefaleia	• Costuma ser intensa, interferindo nas atividades do dia a dia, e pode despertar a pessoa à noite. • A crise é debilitante, e os pacientes ficam prostrados e esgotados mesmo após a cefaleia ter melhorado. • A dor atinge sua maior intensidade em 1-2 horas e gradualmente melhora, mas pode persistir por 24 horas ou mais. • A enxaqueca costuma ser acompanhada de náuseas, vômitos, sensibilidade à luz (fotofobia) e sensibilidade aos sons (fonofobia). • Mãos e pés podem ficar frios e suados, e os odores não usuais ficam intoleráveis.
Enxaqueca com aura	• Caracterizada por um fenômeno neurológico (aura) que é percebido por 10-30 minutos antes do início da dor de cabeça. • Na maioria das vezes é descrita como alterações da visão, como luzes brilhantes ao redor dos objetos ou na periferia do campo visual (chamados escotomas cintilantes), linhas em ziguezague, imagens onduladas ou pontos escuros. • Outros sofrem perda visual temporária. • Auras não visuais incluem fraqueza motora, alterações de fala, tonturas, vertigens e formigamentos ou dormência (parestesias) da face, língua e extremidades. • Mais comum e pode ser uni ou bilateral. • Cansaço ou alterações do humor podem ser sentidos um dia antes do início da cefaleia.
Enxaqueca basilar	• Aparecem sintomas de disfunção no tronco cerebral, como vertigens, visão dupla, fala enrolada e incoordenação motora. • É mais observada em pacientes jovens.
Enxaqueca sem aura/aura enxaquecosa sem cefaleia	• Caracteriza-se pela presença das alterações aurais sem o aparecimento de dor de cabeça. • Geralmente ocorre em pacientes mais idosos que tiveram enxaqueca com aura no passado.
Enxaqueca oftalmoplégica	• Começa com dor no olho e vômitos. • À medida que a dor piora, ocorre queda da pálpebra (ptose), e paralisia dos movimentos oculares; isso pode persistir por dias ou semanas.
Estado enxaquecoso	• É uma complicação em que cefaleia intensa persiste sem melhora por 72 horas ou mais. • Pode requerer hospitalização.

Fonte: elaborado pela autora.

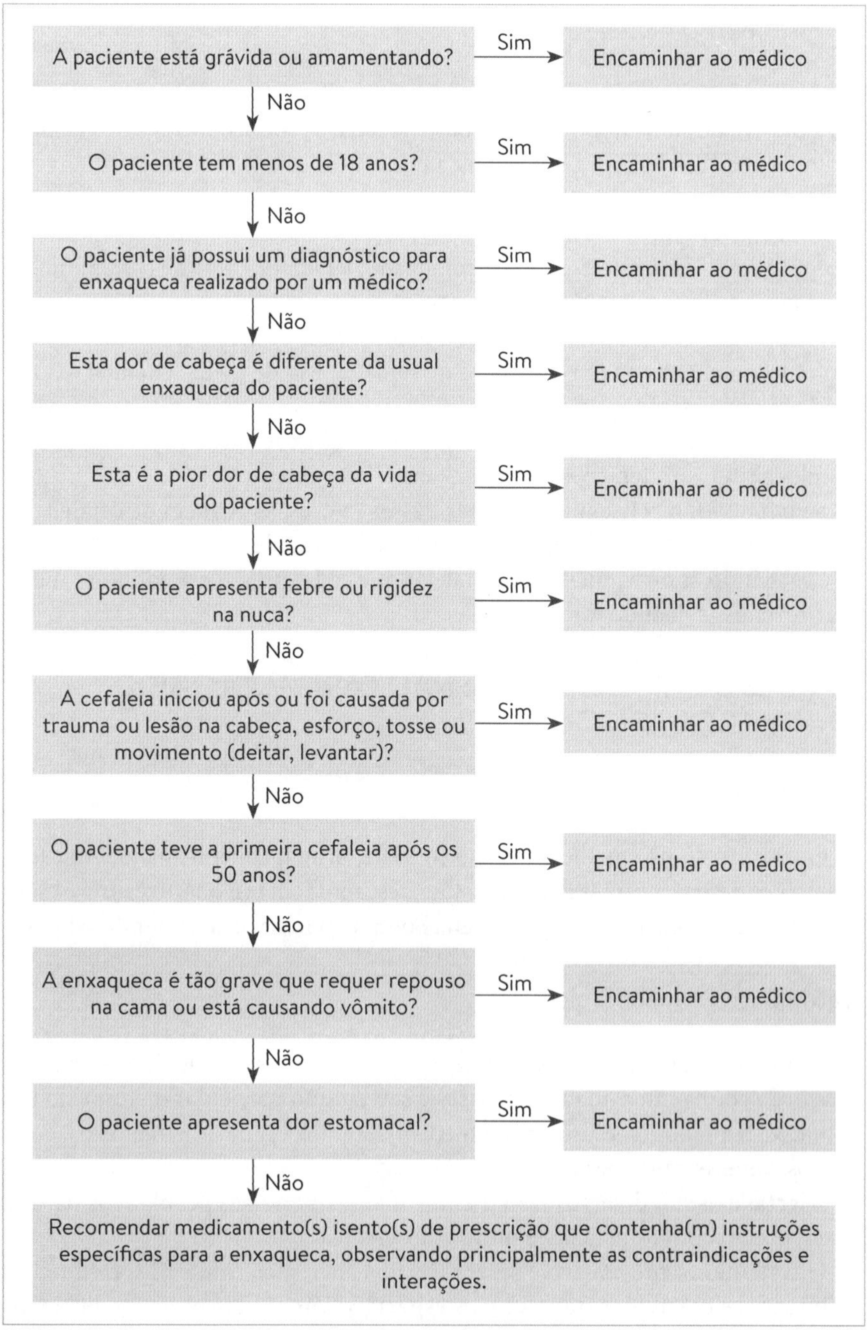

Figura 2 Algoritmo de avaliação do paciente: enxaqueca.

Fonte: CRFSP (2010a).

PREVENÇÃO

Como sabiamente diz o ditado popular, "É melhor prevenir do que remediar", portanto são de suma importância a observação e os conhecimentos dos gatilhos incitadores da cefaleia para que se possa minimizar esse transtorno, muitas vezes capaz de limitar as atividades dos indivíduos acometidos por ela.

Uma maneira de prevenir é evitar os fatores conhecidos como desencadeantes da cefaleia, como estresse; sono prolongado; jejum; ingestão de certos alimentos, como chocolate, laranja, comidas gordurosas e lácteas; privação da cafeína, nos indivíduos que consomem grandes quantidades de café durante a semana e não repetem a ingestão durante o fim de semana; uso de medicamentos vasodilatadores; exposição a ruídos altos, odores fortes ou temperaturas elevadas; mudanças súbitas da pressão atmosférica, como as experimentadas nos voos em grandes altitudes; alterações climáticas; exercícios intensos.

Se o indivíduo conseguir se afastar desses fatores, as chances de cefaleia diminuem; porém, cada indivíduo tem sua particularidade, e é somente observando e avaliando as ocorrências pré-cefaleias que cada um poderá adotar as medidas preventivas quando for possível.

OPÇÕES DE TRATAMENTOS: NÃO FARMACOLÓGICO E FARMACOLÓGICO

Tratamento não farmacológico

O tratamento não medicamentoso consiste, principalmente, na identificação dos fatores desencadeantes para evitá-los. Descansar em um quarto calmo e escuro quando a cefaleia iniciar. Aplicar uma bolsa de gelo na área da dor de cabeça.

Tratamento farmacológico

O tratamento das crises pode ser feito com medicamentos de classes diversas, de acordo com a intensidade das crises e seu padrão particular de resposta aos fármacos: triptanos (sob prescrição médica), ergóticos, anti-inflamatórios, analgésicos comuns, antieméticos

Alerta: existem diversos tratamentos medicamentosos profiláticos para as crises, porém com exigência de prescrição médica.

O tratamento preventivo é reservado aos pacientes com crises frequentes ou intensas e em alguns outros casos especiais. Várias classes de medicamentos podem ser utilizadas, no entanto somente o médico saberá identificar a melhor opção. A seguir será detalhado, nos Quadros de 4 a 7, as principais indicações, mecanismo de ação, reações adversas, interações e posologias dos anti-inflamatórios não esteroidais com ação analgésica, classificados como medicamentos isentos de prescrição, que podem fazer parte de uma prescrição farmacêutica. São eles ácido acetilsalicílico Quadro 4, dipirona Quadro 5, ibuprofeno quadro 6 e paracetamol no Auadro 7.

Anti-inflamatórios não esteroidais (Aine)

Quadro 4 Ácido acetilsalicílico

Indicação	• Para alívio sintomático da cefaleia, odontalgia, dor de garganta relacionada a resfriados, dismenorreia, mialgia ou artralgia, lombalgia e dor artrítica de pequena intensidade. • No resfriado comum ou na gripe, para alívio sintomático da dor e da febre.
Mecanismo de ação	• O ácido acetilsalicílico, principal salicilato, provoca inativação irreversível da COX, atuando tanto sobre a COX-1 quanto sobre a COX-2. • Também inibe a agregação plaquetária, sendo importante na terapia do infarto do miocárdio.
Reações adversas	• Os efeitos adversos do ácido acetilsalicílico são relacionados à dose e extremamente raros em baixas doses. • Em doses terapêuticas é comum a ocorrência de algum sangramento gástrico, geralmente mínimo. • Em doses altas, pode ocorrer tontura, surdez e zumbido ("salicilismo"), além de alcalose respiratória compensada. • Em doses tóxicas, pode haver acidose respiratória não compensada com acidose metabólica, esta última sendo observada particularmente em crianças
Interações	• Pode aumentar os níveis séricos e a toxicidade do metotrexato, e pode deslocar o ácido valproico dos sítios de ligação, o que pode acarretar toxicidade. • O uso salicílico com agentes antiplaquetários, agentes trombolíticos, anticoagulantes orais (varfarina), heparina e heparinas de baixo peso molecular pode aumentar o risco de sangramento. • O tempo de sangramento pode ser mais prolongado com o uso de verapamil. • Os efeitos de iECA podem ser cortados pela administração do ácido acetilsalicílico. • Pode reduzir os efeitos de betabloqueadores, diuréticos de alça (p. ex., furosemida), diuréticos tiazídicos e probenecida. • Pode causar redução da concentração sérica de Aine. • O ibuprofeno e, provavelmente, outros inibidores da COX-1 podem reduzir os efeitos cardioprotetores do ácido acetilsalicílico. • Os alimentos podem reduzir a taxa, mas não a extensão da absorção oral do ácido acetilsalicílico. • O uso com ácido fólico pode acarretar deficiência de ácido fólico, o que pode levar a anemia macrocítica.

(continua)

Quadro 4 Ácido acetilsalicílico (*continuação*)

Interações	• O uso crônico em doses de 3-4 vezes/dia pode acarretar anemia ferropriva. • A hipernatremia é resultado do uso de soluções tamponadas de ácido acetilsalicílico ou de salicilato de sódio contendo grandes quantidades de sódio.
Interações	• Frutas secas contendo vitamina C deslocam o medicamento dos sítios de ligação, acarretando aumento da excreção urinária de ácido acetilsalicílico. • Deve-se evitar o uso concomitante com alho, angélica chinesa, artemísia, castanha-da-índia, chá verde, gengibre, ginseng, ginkgo, prímula, trevo-vermelho e unha-de-gato, pois possuem atividade antiplaquetária. • O consumo intenso pode aumentar os riscos de sangramento.
Posologia	Comprimido: tomar preferencialmente após as refeições, com bastante líquido. Adultos: 1-2 comprimidos. Se necessário, repetir a cada 4-8 horas, não excedendo 8 por dia. Crianças a partir de 12 anos: 1 comprimido. Se necessário, repetir a cada 4-8 horas, até 3 vezes por dia. Ácido acetilsalicílico não deve ser administrado por mais de 3-5 dias sem consultar seu médico ou cirurgião-dentista. Comprimido revestido: tomar preferencialmente após as refeições, com bastante líquido. Adultos: 1-2 comprimidos com repetição de dose conforme necessário após um período mínimo de 4 horas. A dose diária máxima não deve exceder 6 comprimidos. Idosos: 1 comprimido com repetição de dose conforme necessário após um período mínimo de 4 horas. A dose diária máxima não deve exceder 4 comprimidos. Crianças com mais de 12 anos (40 kg ou mais): 1 comprimido com repetição de dose conforme necessário após um período mínimo de 4 horas. A dose diária máxima não deve exceder 3 comprimidos. O ácido acetilsalicílico não deve ser tomado por mais de 3 dias para febre e 3-4 dias para dor, salvo sob orientação médica. Deve ser usado com cautela em pacientes com função renal ou hepática prejudicada ou problemas de circulação. Este medicamento não deve ser partido ou mastigado.
Contraindicação	• Comprimido: • Hipersensibilidade ao ácido acetilsalicílico, a outros salicilatos ou a qualquer outro componente do produto. • História de asma induzida pela administração de salicilatos ou substâncias com ação similar, principalmente Aine. • Úlceras gastrointestinais agudas. • Diátese hemorrágica. • Insuficiência renal grave. • Insuficiência hepática grave. • Insuficiência cardíaca grave. • Associado ao metotrexato em doses iguais ou maiores que 15 mg/semana.

(*continua*)

Quadro 4 Ácido acetilsalicílico (*continuação*)

Contraindicação	• Último trimestre de gravidez. • Este medicamento não deve ser utilizado por mulheres grávidas sem orientação médica. • Informe imediatamente seu médico em caso de suspeita de gravidez.
Propriedades farmacológicas	• A absorção do ácido acetilsalicílico é rápida e a distribuição é imediata na maioria dos líquidos e tecidos corporais. • Devido à saturação parcial das enzimas hepáticas, a meia-vida plasmática depende da dose administrada: com o uso de baixas doses, a meia-vida plasmática é de cerca de 4 horas; em altas doses (mais de 4 g ao dia), o fármaco persiste por mais de 15 horas.
Recomendações complementares	• Contraindicado em caso de suspeita de dengue. • Deve ser ingerido com alimento ou grande volume de água ou leite para minimizar o desconforto gastrointestinal. • Está epidemiologicamente ligado à síndrome de Reye (rara combinação de distúrbio hepático e encefalopatia) quando administrado a crianças com infecções virais. • O uso próximo ao parto pode causar fechamento prematuro do canal arterial.
Precauções	• Evitar ou utilizar com cuidado em pacientes que tenham insuficiência cardíaca congestiva ou em qualquer condição em que a hipernatremia possa ser prejudicial. • Utilizar com cuidado em pacientes com distúrbios plaquetários e hemorrágicos, disfunção renal, desidratação, gastrite erosiva ou úlcera péptica. • Evitar o uso nas insuficiências renal e hepática graves. • Não deve ser utilizado em pacientes com gota, uma vez que, em baixas doses, pode reduzir a excreção de urato. • Suspender o uso se ocorrer zumbido ou comprometimento da audição. • Pacientes cirúrgicos devem evitar o uso, se possível, por 1-2 semanas, exceto aqueles com stents cardíacos que não completaram o ciclo da terapia antiplaquetária dupla

Aine: anti-inflamatórios não esteroidais; COX: cicloxigenases; iECA: inibidores da enzima conversora de angiotensina.
Fonte: CRFSP (2010a); Ácido acetilsalicílico – bula (2020).

Quadro 5 Dipirona

Indicação	Indicado como analgésico e antitérmico.
Mecanismo de ação	Acredita-se que a dipirona, derivado pirazolônico não narcótico, inibe a COX, ocasionando a inibição da síntese de prostaglandinas.
Reaçõe adversas	• Reações mais frequentes: hipotermia e reações de hipersensibilidade que afetam a pele (p. ex., urticária), a conjuntiva e a mucosa nasofaríngea. • Reações ocasionais ou raras: distúrbios renais transitórios com oligúria e anúria, acompanhada de proteinúria e inflamação do tecido renal, principalmente em pacientes com histórico de doença renal ou em casos de superdosagem.

(*continua*)

Quadro 5 Dipirona (*continuação*)

Interações	• No caso de tratamento concomitante com ciclosporina, pode ocorrer diminuição no nível de ciclosporina. • A administração simultânea com clorpromazina pode provocar hipotermia grave.
Posologia	• No caso de tratamento concomitante com ciclosporina, pode ocorrer diminuição no nível de ciclosporina. • A administração simultânea com clorpromazina pode provocar hipotermia grave.
Contraindicação	• Comprimido 500 mg e 1 g, deve somente ser usado por maiores de 15 anos: Dipirona 500 mg - 1 a 2 comprimidos, até 4 vezes ao dia. Dipirona 1g - 1 comprimido, até 4 vezes ao dia. • Comprimido efervescente de 1 g, deve somente ser usado por maiores de 15 anos: 1 comprimido, até 4 vezes ao dia. • Gotas de 500mg/mL, indicado para maiores de 3 meses de vida com mais de 5Kg de peso. » 5 a 8 kg - 3 a 11 meses - de 2 a 5 gotas, 4 vezes ao dia. Máximo de 20 gotas (4 doses de 5 gotas). » 9 a 15 kg - 1 a 3 anos - de 3 a 10 gotas, 4 vezes ao dia. Máximo de 40 gotas (4 doses de 10 gotas). » 16 a 23 kg - 4 a 6 anos - de 5 a 15 gotas, 4 vezes ao dia. Máximo de 60 gotas (4 doses de 15 gotas). » 24 a 30 kg - 7 a 9 anos- de 8 a 20 gotas, 4 vezes ao dia. Máximo de 80 gotas (4 doses de 20 gotas). » 31 a 45 kg - 10 a 12 anos - de 2 a 30 gotas, 4 vezes ao dia. Máximo de 120 gotas (4 doses de 30 gotas). » 46 a 53 kg - 13 a 14 anos - de 15 a 35 gotas, 4 vezes ao dia. Máximo de 140 gotas (4 doses de 35 gotas). Dipirona xarope 50mg/mL indicado para maiores de 3 meses de vida com mais de 5Kg de peso. » 5 a 8 kg - 3 a 11 meses - de 1,25 a 2,5mL, 4 vezes ao dia. Máximo de 10 mL (4 doses de 2,5 mL). » 9 a 15 kg - 1 a 3 anos - de 2,5, a 5 mL, 4 vezes ao dia. Máximo de 20 mL (4 doses de 5 mL). » 16 a 23 kg - 3,75 a 7,5 mL, 4 vezes ao dia. Máximo de 30 mL (4 doses de 7,5 mL). » 24 a 30 kg - 5,0 a 10 mL, 4 vezes ao dia. Máximo de 40 mL (4 doses de 10 mL). » 31 a 45 kg - 7,4 a 15 mL, 4 vezes ao dia. Máximo de 60 mL (4 doses de 15 mL). » 46 a 53 kg - 13 a 14 anos - 8,75 a 17,5 mL, 4 vezes ao dia. Máximo de 70 mL (4 doses de 17,5 mL).
Propriedades farmacológicas	• Absorção rápida, uniforme e quase completa para a forma oral; por via retal a absorção é lenta e pouco uniforme. • Cerca de 58% da dose liga-se às proteínas plasmáticas. • A duração do efeito (qualquer via) é de 4-6 horas. • Sofre biotransformação hepática e a excreção é renal.
Precauções	• Crianças menores de 3 meses ou pesando menos de 5 kg não devem ser tratadas com dipirona sódica, a menos que seja absolutamente necessário. Neste caso a dose de 1 gota até 3 vezes/dia não deve ser ultrapassada.

(*continua*)

Quadro 5 Dipirona (*continuação*)

Precauções	• Não administrar doses altas ou por períodos prolongados sem controle médico. • Lesões dolorosas nas mucosas, especialmente na boca, nariz ou garganta, dor de garganta ou outra anormalidade nessas regiões, febres alta e manifestações alérgicas na pele (exemplo: prurido e placas vermelhas) podem ser indicativos de agranulocitose, sendo recomendável a interrupção do uso da dipirona até a eliminação dessa possibilidade diagnóstica. • Aumento da tendência à hemorragia com ou sem pequenas manchas hemorrágicas na pele ou membranas mucosas pode ser sinal indicativo de trombocitopenia. A interrupção imediata do uso da dipirona é essencial para a recuperação. • Fator de risco na gravidez.
Recomendações complementares	• Populações especiais: • Em pacientes com insuficiência renal ou hepática recomenda-se que o uso de altas doses de dipirona seja evitado, uma vez que a taxa de eliminação é reduzida nesses pacientes. Entretanto, para tratamento em curto prazo não é necessária redução da dose. Não existe experiência com o uso de dipirona em longo prazo em pacientes com insuficiência renal ou hepática. • Em pacientes idosos e pacientes debilitados deve-se considerar a possibilidade de as funções hepática e renal estarem prejudicadas. • Não deve ser mastigado.

COX: cicloxigenases.
Fonte: CRFSP (2010a); Dipirona – bula (2020).

Quadro 6 Ibuprofeno

Indicação	• Suspensão oral e gotas: febre e dores leves a moderadas, associadas a gripes e resfriados comuns, dor de garganta, cefaleia, dor de dente, dorsalgia, dismenorreias e mialgias. • Comprimido revestido / cápsula: indicado em todos os processos reumáticos (artrite reumatoide, osteoartrite, reumatismo articular) e nos traumas do sistema musculoesquelético, quando estiverem presentes componentes inflamatórios e dolorosos. • Está indicado ainda no alívio da dor após procedimentos cirúrgicos em odontologia, ginecologia, ortopedia, traumatologia e otorrinolaringologia. • Exclusivo comprimido revestido: possui atividade antipirética.
Mecanismo de ação	O ibuprofeno, derivado do ácido propiônico, provoca inibição reversível da COX, ocasionando a inibição da síntese de prostaglandinas em níveis central e periférico
Reações adversas	• Reações mais frequentes: exantema, tontura, distúrbios gastrointestinais, pirose ou indigestão. • Reações ocasionais: retenção de líquido, cefaleia, irritabilidade, flatulência, constipação, diminuição do apetite ou anorexia.

(*continua*)

Quadro 6 Ibuprofeno (*continuação*)

Interações	Ácido acetilsalicílico, paracetamol, colchicina, iodetos, medicamentos fotossensibilizantes, outros Aine, corticosteroides, corticotrofina, uroquinase, hipoglicemiantes orais ou insulina, anti-hipertensivos e diuréticos, ácido valproico, plicamicina, sais de ouro, ciclosporina, lítio, probenecida, iECA, agentes anticoagulantes ou trombolíticos, inibidores de agregação plaquetária, cardiotônicos digitálicos, digoxina e metotrexato.
Posologia	Crianças: a dose recomendada para crianças a partir de 6 meses é de 1 gota/kg de peso, em intervalos de 6-8 horas, ou seja, de 3-4 vezes ao dia. A dose máxima por dose em crianças com mais de 30 kg é de 20 gotas (200 mg), e a dose máxima permitida por dia é de 80 gotas (800 mg). Adultos: a dose habitual é de 20 gotas (200 mg) a 80 gotas (800 mg), podendo ser repetida por, no máximo, 4 vezes por dia. A dose máxima permitida por dia em adultos é de 320 gotas (3.200 mg).
Contraindicação	• Pacientes que apresentam hipersensibilidade ao ibuprofeno, ou a qualquer de seus excipientes. Existe potencial de sensibilidade cruzada com ácido acetilsalicílico e outros Aine. • Pacientes que apresentam a tríade do ácido acetilsalicílico (asma brônquica, rinite e intolerância ao ácido acetilsalicílico). Nesses pacientes foram registradas reações anafilactoides e reações asmáticas fatais. • No tratamento da dor perioperatória de cirurgia de revascularização do miocárdio (bypass). • Em pacientes com insuficiência renal grave. • Em pacientes com insuficiência hepática grave. • Em pacientes com insuficiência cardíaca grave.
Propriedades farmacológicas	• Início da ação: analgésica 30-60 minutos, anti-inflamatória: ≤ 7 dias. • Efeito máximo: 1-2 semanas. • Duração: 4-6 horas. • Absorção: oral – rápida (85%).
Recomendações complementares	• Apresenta anti-inflamatória moderada. • Medicamentos que contenham o ibuprofeno na concentração de 600 mg são de venda e uso sob prescrição médica, portanto não devem ser indicados pelo farmacêutico.

Aine: anti-inflamatórios não esteroidais; COX: cicloxigenase; iECA: inibidores da enzima conversora de angiotensina.
Fonte: CFRSP (2010a); Ibuprofeno: gotas – bula (2016).

Quadro 7 Paracetamol

Indicação	• É usado para aliviar a dor e a febre. • Pertence à classe de medicamentos chamados analgésicos, e é especificamente um analgésico não narcótico.
Mecanismo de ação	• Mais recentemente foi encontrada uma terceira variante da cicloxigenase denominada COX-3.

(*continua*)

Quadro 7 Paracetamol (*continuação*)

Mecanismo de ação	• Esta é uma variante da COX-1, expressa no cérebro e coração, e apresenta a mesma sequência da COX-1, porém com 30 aminoácidos extras, codificados pelo intron-1. • A COX-3 é enzimaticamente ativa na biossíntese de prostaglandina a partir do ácido araquidônico e apresenta 20% da atividade da COX-1. • É possível explicar a atividade biológica exercida por determinados fármacos, via inibição da biossíntese de prostaglandina por meio do bloqueio da COX-3 no SNC, tal como o efeito analgésico e antipirético promovido pelo paracetamol.
Reações adversas	• Reações raras: agranulocitose, anemia, dermatite alérgica, hepatite, cólica renal, insuficiência renal, piúria estéril (urina escura), trombocitopenia. • As doses tóxicas causam náusea, vômitos e, depois de 24-48 horas, lesão hepática potencialmente fatal. • Pode aumentar o nível de cloreto, ácido úrico e glicose. • Pode diminuir o nível de sódio, bicarbonato e cálcio.
Interações	• Pode aumentar ligeiramente os efeitos dos anticoagulantes orais e dos agentes trombolíticos. • Verifica-se um aumento no risco de hepatotoxicidade quando há consumo crônico de álcool e o uso de fenitoína, barbitúricos, carbamazepina, hidantoínas, isoniazida, rifampicina e sulfimpirazona combinado com o paracetamol. • O efeito da varfarina pode ser potencializado com o uso do paracetamol. • Os efeitos da lamotrigina, dos diuréticos de alça e da zidovudina podem ser reduzidos quando administrados com paracetamol. • A taxa de absorção do paracetamol pode ser reduzida quando tomado com alimentos. • A erva-de-são-joão pode reduzir o nível de paracetamol.
Posologia	• Comprimido efervescente: o paciente pode tomar 1-2 comprimidos efervescentes, dissolvidos em pelo menos meio copo com água (100 mL), a cada 4 ou 6 horas, conforme necessário. • Não ultrapassar a dose máxima diária recomendada, que é de 8 comprimidos efervescentes a cada 24 horas, e respeitar o intervalo mínimo entre doses, que é de 4 horas. • Enquanto o paciente estiver tomando este medicamento, não deve fazer uso de outros medicamentos à base de paracetamol. • Comprimido revestido: uso oral. O paracetamol pode ser administrado independentemente das refeições. • Adultos e crianças acima de 12 anos: • Comprimido 500 mg: 1-2 comprimidos, 3-4 vezes ao dia. • Comprimido 750 mg: 1 comprimido, 3-5 vezes ao dia. • A dose diária total recomendada é de 4.000 mg (8 comprimidos de Paracetamol 500 mg ou 5 comprimidos de Paracetamol 750 mg) administrados em doses fracionadas, não excedendo 1.000 mg/dose (2 comprimidos de Paracetamol 500 mg ou 1 comprimido de Paracetamol 750 mg), em intervalos de 4-6 horas, em um período de 24 horas. • Crianças abaixo de 12 anos:

(*continua*)

Quadro 7 Paracetamol (*continuação*)

Posologia	• A dose recomendada de paracetamol varia entre 10-15 mg/kg/dose, com intervalos de 4-6 horas entre cada administração. Não exceder 5 administrações (aproximadamente 50-75 mg/kg), em um período de 24 horas. • Para crianças abaixo de 11 kg ou 2 anos, consulte o médico antes do uso. • Gotas • Criança abaixo de 12 anos: • A dose recomendada varia entre 10-15 mg/kg/dose, com intervalos de 4-6 horas entre cada administração. Não exceder 5 administrações (aproximadamente 50-75 mg/kg), em um período de 24 horas. • Para crianças abaixo de 11 kg ou 2 anos, consultar o médico antes do uso. • Adultos e crianças acima de 12 anos: a dose diária máxima de paracetamol é de 4.000 mg (275 gotas) administrados em doses fracionadas, não excedendo a dose de 1.000 mg/dose (55 gotas) com intervalos de 4-6 horas, no período de 24 horas.
Contraindicação	Em geral, idosos ou crianças, pessoas com certas condições médicas (como problemas hepáticos ou renais, doenças cardíacas, diabetes, convulsões) ou pessoas que tomam outros medicamentos correm maior risco de desenvolver uma ampla gama de efeitos colaterais.
Propriedades farmacológicas	• Início de efeito: 15 minutos. • Pico de efeito: 30-60 minutos. • Duração de efeito: 3-4 horas. Meia-vida de eliminação: 1-3 horas. Metabolismo: hepático. Excreção: renal (1-4% não alterada).
Precauções	• Cautela em pacientes com disfunção hepática e renal e alcoolistas. • A hepatotoxicidade ocorre com dose única de 10-15 g. • Controlar doses máximas diárias em crianças. • Crianças menores de 3 meses não devem utilizar paracetamol a não ser sob supervisão médica. Paracetamol tem pouca eficácia anti-inflamatória em doses terapêuticas. • Paracetamol tem menor eficácia do que o ácido acetilsalicílico em enxaqueca e cefaleia tensional.
Recomendações complementares	• O paracetamol apresenta ação anti-inflamatória mínima. • Os agentes que aumentam a glutationa, como a acetilcisteína, se administrados precocemente, podem impedir a ocorrência de lesão hepática.

COX: cicloxigenase; SNC: sistema nervoso central.
Fonte: CRFSP (2010a); Paracetamol – bula (2020).

BIBLIOGRAFIA

1. Ácido acetilsalicílico.. Bula 2020. Disponível em: https://consultaremedios.com.br/acido-acetilsalicilico/bula. Acesso em: 2 mar. 2022.
2. Ballinger A, Patchett, S. Manual de fundamentos da clínica médica. 3.ed. São Paulo: Livraria Santos; 2001.

3. Conselho Federal de Farmácia (CFF). Resolução CFF n. 585, de 29 de agosto de 2013. Regulamenta as atribuições clínicas do farmacêutico e dá outras providências. Diário Oficial da União, Brasília, 25 de setembro de 2013. Disponível em: https://www.cff.org.br/userfiles/ file/resolucoes/585.pdf. Acesso em: 17 abr. 2022.
4. Conselho Regional de Farmácia do Estado de São Paulo (CRFSP). Organização Pan-Americana da Saúde (Opas). Fascículo II: Medicamentos isentos de prescrição. Projeto Farmácia Estabelecimento de Saúde / CRF-SP. Brasília, 2010a. Disponível em: fasciculo_2.pdf. Acesso em: 27 fev. 2022.
5. Conselho Regional de Farmácia do Estado de São Paulo (CRFSP). Organização Pan-Americana da Saúde (Opas). Fascículo III: Serviços farmacêuticos. Projeto Farmácia Estabelecimento de Saúde / CRF-SP. Brasília, 2010b. Disponível em: hhttp://www.crfsp.org.br/component/phocadownload/category/22fasciculos.html. Acesso em: 28 fev. 2022.
6. Dipirona. Bula atualizada em 29/5/2020. Disponível em: https://consultaremedios.com.br/dipirona-monoidratada/bula. Acesso em: 2 mar. 2022.
7. Goldman MP, Lacy CF, Armstrong LL, Lance LL. Medicamentos Lexi-Comp Manole: uma fonte abrangente para médicos e profissionais da saúde. Barueri: Manole; 2008.
8. Ibuprofeno: gotas. Responsável técnico Alberto Jorge Garcia Guimarães. Bula. São Paulo: Aché Laboratórios Farmacêuticos S.A.; 2016. Disponível em: https://www.ache.com.br/arquivos/Ibuprofeno-gotas-100mg-06-10-2016.pdf. Acesso em: 2 mar. 2022.
9. Paracetamol: 7 coisas que você deve saber. Revisado clinicamente por Carmen Fookes, BPharm. Última atualização em 19 de julho de 2021. Disponível em: https://www.drugs.com/tips/paracetamol-patient-tips. Acesso em: 2 mar. 2022.
10. Paracetamol. Francielle Bula. 2021. Disponível em: https://consultaremedios.com.br/paracetamol/bula. Acesso em: 2 mar. 2022.
11. Pereira RS. Clínica e prescrição. Belo Horizonte: Rona; 2014.
12. Rang HP, Ritter JM, Flower RJ, Henderson G. Farmacologia. 8.ed. Rio de Janeiro: Elsevier; 2016.
13. Sandoval AC, Fernandes DR, Silva EA, Terra Junior AT. O uso indiscriminado dos anti-inflamatórios não esteroidais (Aines). 2017. Revista Científica da Faculdade de Educação e Meio Ambiente. Ariquemes: FAEMA. 2017 Jul/Dec;8(2). Disponível em: https://revista.unifaema.edu.br/index.php/Revista-FAEMA/article/view/589/465. Acesso em: 5 jan. 2020.
14. Speciali JG, et al. Protocolo nacional para diagnóstico e manejo das cefaleias nas unidades de urgência do Brasil – 2018. v.5. Academia Brasileira de Neurologia. Departamento Científico de Cefaleia. Sociedade Brasileira de Cefaleia. Disponível em: https://sbcefaleia.com.br/images/file%205.pdf.
15. Silberstein SD. Abordagem ao paciente com cefaleia. Manual MSD. Última modificação do conteúdo em julho de 2021. Disponível em: https://www.msdmanuals.com/pt/profissional/dist%C3%BArbios-neurol%C3%B3gicos/cefaleia/abordagem-ao-paciente-com-cefaleia.

14

Semiologia e propedêutica da dor

Gustavo Alves Andrade dos Santos

DESTAQUE DO TEMA

1. O diagnóstico da dor geralmente é complexo e envolve fatores multifatoriais. Estatisticamente, trata-se de um dos problemas mais comuns e que afetam a qualidade de vida das pessoas.
2. Atualmente a dor é considerada um quinto sinal vital, sendo muito complexa a sua avaliação, pois conta de forma preponderante com a subjetividade, isto é, baseia-se no relato do paciente.
3. A semiologia é fundamental para a verificação da intensidade, localização e qualidade da dor, para posterior tratamento.
4. Este capítulo discute o mecanismo da dor, seus aspectos semiológicos, os métodos de avaliação e o tratamento farmacológico

DOR: EPIDEMIOLOGIA, HISTÓRICO E CONCEITOS

Em 1979, a primeira definição do subcomitê de Taxonomia e que foi adotada pelo conselho da Iasp (Associação Internacional para o Estudo da Dor) conceituou a dor como "uma experiência sensitiva e emocional desagradável associada, ou semelhante àquela associada, a uma lesão tecidual real ou potencial".

Nos últimos 40 anos ocorreram muitas mudanças quanto à compreensão dos fenômenos que envolvem a dor. Sem dúvida, existem questões multifatoriais acerca do tema, incluindo questões culturais, psicológicas, comportamentais, daí a necessidade de revisar essa temática.

A dor não será diferente para cada raça ou etnia, tampouco será mais amena para o indivíduo mais rico. Entretanto, fatores socioeconômicos devem ser considerados quanto ao tratamento e ao enfrentamento da dor.

Segundo a Organização Mundial da Saúde (OMS), a dor de cabeça é a causa principal de consultas médicas em todo o mundo, seguida da dor lombar. A OMS também cita que 80% da população já teve ou terá dor na coluna·

Recentemente um grupo de cientistas noruegueses estimou que 52% da população mundial relata ter dor de cabeça pelo menos uma vez ao ano.

Essa pesquisa mostra-se bastante sólida, pois reuniu 357 estudos epidemiológicos de todo o mundo. Segundo esse trabalho, a enxaqueca afeta 14% da população global, enquanto as dores de cabeça com alta frequência, por mais de 15 dias por mês, trazem prejuízos a 4,6% das pessoas.

A definição de dor, revisada em 2020, abrangeu a dor em suas mais variadas experiências, além de sua diversidade e complexidade, incluindo tanto a dor aguda quanto a dor crônica, sempre sob a perspectiva da pessoa que sente a dor.

- A dor sempre será uma experiência de cada pessoa e que poderá ser influenciada, em graus variados, por questões biológicas, sociais e também psicológicas.
- Nocicepção e dor são conceitos diferentes, isto é, a dor não pode ser exclusivamente determinada pela atividade dos neurônios sensitivos.
- O conceito da dor é aprendido pelas pessoas por meio das experiências de vida.
- Deve haver respeito pelo relato de dor de cada pessoa.
- A dor geralmente cumpre um papel adaptativo, entretanto pode apresentar diversos efeitos na função e no bem-estar social e psicológico.
- Descrever verbalmente a dor é apenas um dos vários comportamentos para expressá-la; a possibilidade de uma pessoa ou mesmo de um animal sentir dor não pode ser invalidade pela incapacidade de comunicação.

Quanto à origem etimológica da palavra dor, algumas curiosidades:

- Inglês médio, anglo-francês – peine (dor sofrimento).
- Latim – poena (pena, punição).
- Grego – poin-e (pagamento, pena, recompensa).

SEMIOLOGIA DA DOR

É importante que todo paciente seja sistematicamente avaliado, isto é, uma visão geral e integrativa que considere localização, irradiação, qualidade, duração, intensidade, evolução e até mesmo alguma possível relação com alguma função orgânica, bem como fatores desencadeantes ou agravantes, elementos atenuantes e manifestações simultâneas ao processo de dor.

Na medicina geral e no contexto familiar a dor é um problema diário, seja ela aguda ou crônica, oncológica ou não oncológica; a dor é transversal a qualquer idade e normalmente gera algum tipo de sofrimento, tornando indispensável um nível de prestação de cuidados, sempre com qualidade.

Como já mencionado, muitos aspectos devem ser considerados na avaliação da dor. Seus impactos e prejuízos são variados e geralmente trazem prejuízo à qualidade de vida das pessoas (Figura 1).

Ressaltam-se a seguir alguns aspectos considerados na semiologia da dor:

- **Localização:** região onde o paciente sente a dor. Pede-se que o paciente aponte com um dedo para a área em que sente a dor, e o examinador deve delimitar essa área (limite superior, inferior, esquerdo, direito, anterior, posterior), preferencialmente em uma folha de papel com um mapa corporal, e anexar à folha de anamnese.
- **Irradiação:** a dor pode se restringir a um local ou irradiar-se, seguindo pelo trajeto de uma raiz nervosa ou um nervo.
- **Qualidade:** o paciente descreve a sua dor. Qual a sensação percebida?
- **Intensidade:** é uma consequência da interpretação global de seus aspectos sensoriais, emocionais ou culturais.

ESCALAS DE AVALIAÇÃO DA DOR

De forma geral, a dor pode ser avaliada sob várias escalas, mas é importante lembrar que as escalas de avaliação da dor podem ser unidimensionais ou mul-

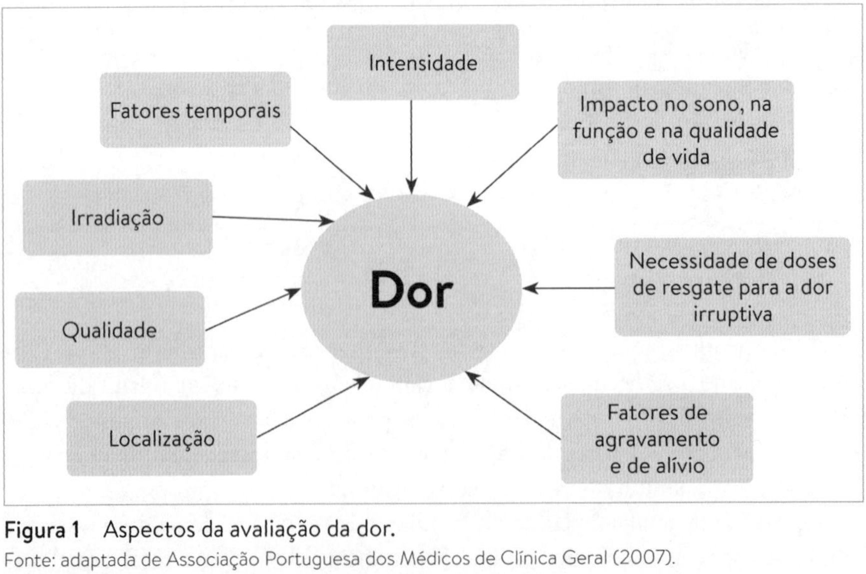

Figura 1 Aspectos da avaliação da dor.
Fonte: adaptada de Associação Portuguesa dos Médicos de Clínica Geral (2007).

tidimensionais. As escalas unidimensionais ficam na intensidade da dor, enquanto as multidimensionais avaliam de forma mais ampla.

ESCALA VISUAL ANALÓGICA (EVA)

É considerada padrão ouro, mesmo assim não é um consenso. Consiste em uma linha reta, desenhada ou impressa, contendo os descritores verbais de ausência de dor e a pior dor possível em cada uma de suas extremidades (Figura 2).

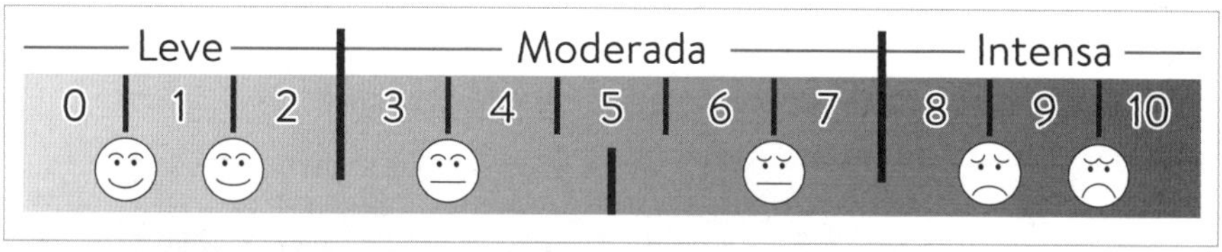

Figura 2 Escala Visual Analógica (EVA).
Fonte: Governo do Estado de Mato Grosso do Sul (2022).

Escala Visual Numérica (EVN)

Quantifica a intensidade da dor por meio de números. O 10 representa a pior dor, e o zero a ausência de dor (Figura 3). O total é de 11 pontos, de 0 a 10. Mas pode também ser de 6 pontos (0 a 5), de 21 pontos (0 a 20) e de 101 pontos (0 a 100). O ponto zero representa nenhuma *dor*, e 10 representa a pior dor possível. Os demais números representam quantidades intermediárias de dor. Pode ser aplicada gráfica ou verbalmente.

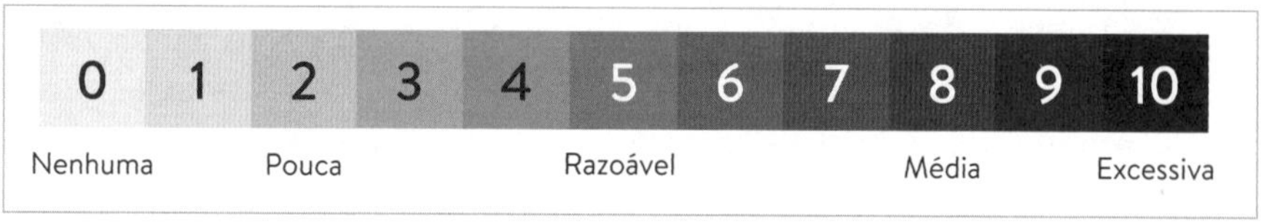

Figura 3 Escala Visual Numérica (EVN) para a dor.
Fonte: Franco et al. (2017).

Escala de Faces

A Escala de Faces se baseia em seis desenhos de faces (desenhos animados ou representações ilustradas com gravuras de faces descrevendo os vários graus da dor) de forma crescente em nível de intensidade da dor ou angústia. É de fácil utilização, bastando que o paciente aponte para o desenho que julga mais adequado a sua sensação de dor. Pode inclusive ser usado por pacientes com declínio cognitivo ou crianças (Figuras 4 e 5).

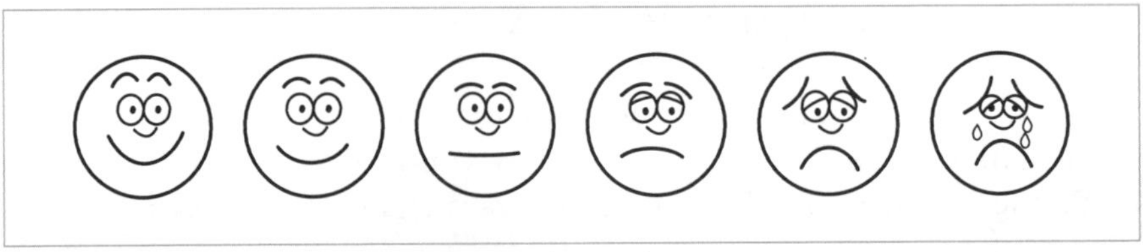

Figura 4 Escala de Faces para a dor.
Fonte: Watson JC (2022).

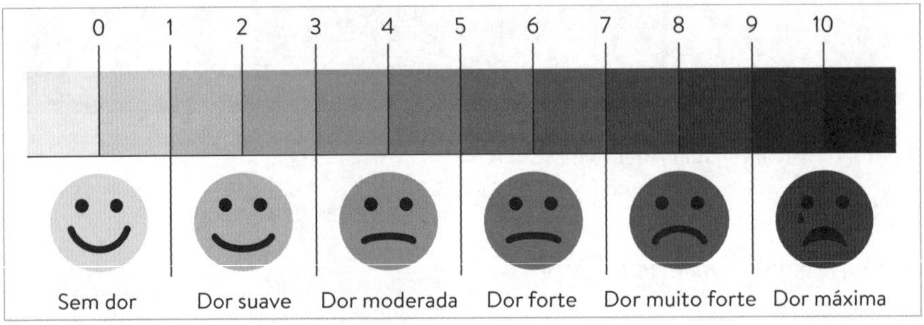

Figura 5 Escala de Faces para a dor (com pontos).
Fonte: Araújo MJSR (2020).

ANATOMIA E FISIOLOGIA DA DOR

Os receptores da dor ou nociceptores são terminações nervosas livres que se distribuem de maneira ampla nas camadas superficiais da pele e em outros tecidos orgânicos, tais como o revestimento fibroso dos ossos, as paredes arteriais, as superfícies articulares e certas áreas do esqueleto. A maioria dos outros tecidos profundos não é extensamente suprida pelos receptores da dor, que são ativados por estímulos mecânicos (p. ex., ao ferir o dedo com uma faca), térmicos (p. ex., ao colocar o dedo sobre uma superfície quente) ou químicos (p. ex., ao colocar sobre a pele uma substância química irritante ou quando o organismo, por razões diversas, libera certos mediadores, como a bradicinina, a serotonina ou a histamina, entre outros). A ativação dos nociceptores ocorre por meio de uma despolarização que remete à geração de um impulso nervoso, que percorrerá a fibra nervosa até chegar ao cérebro. Essa transmissão do impulso doloroso até o cérebro pode ser realizada por dois tipos diferentes de fibras nervosas:

- Fibras mielinizadas A-delta rápidas, responsáveis pelos sinais de dor aguda, que remeterão o impulso ao trato neoespinotalâmico.
- Fibras C não mielinizadas, mais lentas, responsáveis pelos sinais de dor crônica, que remeterão o impulso ao trato paleoespinotalâmico.

As modalidades de estímulos podem ser observadas no Quadro 1.

Quadro 1 Modalidades de estímulos para a dor

Modalidades de estímulos	Fibras periféricas
Químico: • Capsaicina. • Mentol.	 • C. • C.
Elétrico	A-beta; A-delta; C,0.
Térmico: • Frio. • Calor. • Dor ao calor. • Dor ao frio.	 • A-delta. • C. • C; A-delta. • C; A-delta.
Mecânico • Tato (monofilamentos). • Discriminação entre 2 pontos. • Vibração. • Picada. • Aperto. • Pressão profunda.	 • A-beta. • A-beta. • A-beta. • A-beta. • A-delta; C. • A-delta; C.

Fonte: adaptado de Svensson et al. (2011).

Quanto ao processamento de informações relacionadas ao mecanismo da dor, existem quatro processos principais, conforme demonstrado no Quadro 2.

Quadro 2 Processamento da dor

- Percepção: trata-se da consciência subjetiva oriunda de sinais sensoriais; ocorre a integração de muitas mensagens sensoriais.
- Modulação: foi descoberto recentemente esse processo neural, que atua de forma específica para reduzir a atividade no sistema de transmissão.
- Transmissão: referida às funções de retransmissão pelas quais a mensagem é transportada do local da lesão do tecido para os pontos do cérebro subjacentes à percepção.
- Transdução: são os processos pelos quais estímulos que danificam o tecido ativam as terminações nervosas.

Fonte: elaborado pelo autor.

As vias da dor no sistema nervoso central podem ser explicadas a partir de uma cascata de eventos. Impulsos são transmitidos pelos nociceptores aferentes primários, para a medula espinal. Os nociceptores aferentes primários na medula espinal, terminam próximos às células nervosas de segunda ordem no corno dorsal da substância cinzenta. Os nociceptores aferentes primários liberam substâncias químicas transmissoras de seus terminais espinhais, os quais ativam as células transmissoras da dor de segunda ordem. Ainda não foi reconhecida a identidade desses transmissores, mas é possível que sejam polipeptídios, como substância P e a somatostatina, ou mesmo aminoácidos, como o ácido aspártico ou o ácido glutâmico. Os axônios que compõem algumas dessas células de segunda ordem cruzam para o outro lado da medula espinal, projetando-se por longas distâncias até o tronco cerebral e o tálamo. É justamente no quadrante anterolateral da medula espinal que está localizada a via de transmissão da dor. É sabido que, nos seres humanos, as lesões dessa via anterolateral prejudicam permanentemente a sensação de dor e que também a estimulação elétrica dessa via pode produzir dor

São conhecidos dois alvos principais para os axônios nociceptivos ascendentes no quadrante anterolateral da medula espinal: o tálamo e a formação reticular do tronco encefálico. Temos um conhecimento maior sobre as células do trato espinotalâmico. Essa via, espinotalâmica, está envolvida na percepção da dor em seres humanos, porque suas lesões, em qualquer estágio, produzem consequências duradouras na sensação da dor.

Existe outra via nociceptiva ascendente principal no quadrante anterolateral: o trato espinorreticular. O componente reticular medular apresenta uma projeção importante direta da medula espinal, além de ramos de alguns neurônios que são projetados para o tálamo. As vias da dor têm dois locais principais de terminação: o tálamo ventrocaudal e o tálamo medial. Em suma, são conhecidas duas vias ascendentes principais para a dor:

1. Via espinotalâmica lateral direta.
2. Via espinorreticulotalâmica medial indireta.

Existem fundamentos que levam à conclusão de que a via lateral da medula espinhal ao tálamo ventrocaudal e ao córtex seja responsável principalmente por dores agudas que surgem perto da superfície do corpo. Já a via espinorreticulotalâmica medial está mais relacionada a estímulos de estruturas somáticas profundas e viscerais.

INFLAMAÇÃO E DOR

Durante uma lesão em um tecido, os receptores da dor podem ser ativados por meio de uma estimulação mecânica ou através da liberação, no local da lesão, de diversos mediadores químicos, tais como a bradicinina e as citocinas. As citocinas são proteínas que regulam a intensidade e a duração das respostas imunológicas e estão envolvidas na comunicação entre as células. Elas são importantes na produção da dor na inflamação, destacando-se as seguintes:

- TNF-alfa: fator alfa de necrose tumoral, produzido basicamente por macrófagos; também conhecido como caquetina, é uma citocina pró-inflamatória produzida principalmente por monócitos, macrófagos e linfócitos-T, que são abundantes no peritônio e no tecido esplâncnico.
- IL-1: interleucina-1, derivada dos fagócitos mononucleares; primariamente produzida por macrófagos e monócitos, assim como por células não imunológicas, tais como fibroblastos e células endoteliais ativadas durante lesão celular, infecção, invasão e inflamação.
- IL-4: interleucina-4, glicoproteína de 15kDa, com propriedades anti-inflamatórias e produzida por linfócitos-T-CD4, mastócitos, eosinófilos e basófilos.
- IL-6: interleucina-6. A IL-6 é uma citocina pró-inflamatória que promove maturação e ativação de neutrófilos, maturação de macrófagos e diferenciação/manutenção de linfócitos-T citotóxicos e células matadoras naturais.
- IL-8: interleucina-8, que atrai os neutrófilos e outros leucócitos.
- IL-10: interleucina-10, que inibe as citocinas pró-inflamatórias, principalmente FNT, IL-1 e IL-6, produzidas por macrófagos e monócitos ativados, estimulando a produção endógena de citocinas anti-inflamatórias.
- IL-13: interleucina-13. Trata-se de uma citocina anti-inflamatória produzida principalmente por células-T-CD414,18.
- IL-17: interleucina-17. É predominantemente produzida por linfócitos-T-CD4, atuando como um homodímero de 35 kDa em linfócitos T. A IL-17A é pró-inflamatória, levando à formação de IL-6 e IL-8 (quimiocina) e da molécula de adesão intercelular em fibroblastos humanos.

A bradicinina e os íons de potássio produzidos localmente estimulam os receptores da dor, enquanto a formação de prostaglandinas resulta em sua sensibilização. À medida que a inflamação se desenvolve, vários mediadores químicos, incluindo a histamina, a serotonina, a bradicinina e as prostaglandinas, contribuem para o desenvolvimento da vasodilatação, para o aumento da permeabilidade capilar, para a coagulação de líquidos e para a migração de grandes números de granulócitos e monócitos para o interior do tecido. Os receptores da dor continuam a ser estimulados por esses mediadores e pela força mecânica criada pelo edema do tecido. A sensibilização dos receptores da dor pelas prostaglandinas aumenta suas taxas de estimulação para que um maior número de sinais seja enviado ao sistema nervoso central.

TERMOS MAIS USADOS

Nas questões que compreendem a dor, é fundamental a compreensão das terminologias utilizadas, já que expressar "dor" de forma generalizada é um grande equívoco, sendo necessária a especificidade do termo. O Quadro 3 descreve os termos mais comumente utilizados no que se refere à condição de dor, considerando a intensidade, o local e outros fatores.

Quadro 3 Dor: termos mais usados

Termo	Significado
Aferência somatossensorial	Sinais sensoriais enviados de todos os tecidos do organismo, incluindo pele, vísceras, músculos e articulações.
Alodinia	Dor causada por estímulo (tátil, térmico ou outro) que normalmente não é percebido como nocivo, ou seja, que habitualmente não provoca dor.
Artralgia	Dor em articulação, decorrente de artrite ou artropatia.
Causalgia	Síndrome constituída por dor sustentada em queimação, alodinia e hiperpatia, após lesão nervosa traumática; frequentemente acompanhada de disfunção vasomotora e sudomotora e alterações tróficas tardias.
Disestesia	Sensação anormal desagradável, espontânea ou evocada, na vigência ou ausência de um estímulo; perturbação de qualquer sentido, especialmente tato; casos especiais de disestesia incluem hiperalgesia e alodinia.
Dor aguda	• Manifesta-se transitoriamente durante um período relativamente curto, de minutos a algumas semanas, associada a lesão de tecidos ou órgãos, ocorrendo, dessa forma, após trauma, doenças, intervenções invasivas ou outras causas, como infarto agudo do miocárdio e pneumonia. • É autolimitada e se resolve com a cura do dano tecidual.
Dor central	Dor associada a lesão de SNC.
Dor crônica	prolongada no tempo, normalmente com difícil identificação temporal e/ou causal. Pode ser resultante de uma condição crônica (artrite reumatoide, diabetes, AVC, entre outras) ou por consequência de lesão já previamente tratada ou curada. A dor crônica não se resolve por conta própria, requerendo conhecimento especializado e, muitas vezes, abordagem de tratamento interdisciplinar.
Dor neuropática	• Tipo de dor causada por lesão ou doença do sistema nervoso somatossensorial. • Geralmente aguda e ardente, origina-se por alterações na via nervosa que leva a informação nociceptiva ao SNC ou por alterações neuronais no próprio SNC, portanto pode envolver o sistema periférico ou central.
Dor nociceptiva	• Compreende a dor somática e a visceral, resultado de danos teciduais mais comuns e frequentes nas situações inflamatórias, traumáticas e invasivas, ou isquêmicas.
Dor nociceptiva	• Originada por dano tecidual potencial ou real. • Nesse tipo de dor é possível correlacionar a dor com o estímulo desencadeante.

(continua)

Quadro 3 Dor: termos mais usados (*continuação*)

Termo	Significado
Dor nociplástica	• A fibromialgia é um exemplo desse tipo de dor. • Decorre de plasticidade nociceptiva, que reflete mudança na função das vias nociceptivas. • Hipotetizada como resultado de desregulação neuronal persistente
Dor somática	• Sensação dolorosa rude, exacerbada ao movimento (dor "incidental"). • Aliviada pelo repouso, bem localizada e variável, conforme a lesão básica.
Dor visceral	• Provocada por distensão de víscera oca, mal localizada, profunda, opressiva, constritiva. • Frequentemente associa-se a sensações de náuseas, vômitos e sudorese. • Muitas vezes há dores locais referidas, como em ombro ou mandíbula (relacionadas ao coração), em escápula (referente à vesícula biliar) e em dorso (referente ao pâncreas).
Hiperalgesia	Resposta aumentada a estímulo que é normalmente doloroso (nocivo).
Hiperestesia	Sensibilidade aumentada à estimulação; maior resposta a estímulo leve; pode se referir a vários tipos de sensibilidade cutânea, incluindo tato e temperatura, além da dor.
Hiperpatia	Síndrome caracterizada por hiperestesia, alodinia e hiperalgesia; usualmente se associa a uma reação exagerada, com persistência da sensação após o estímulo.
Hipoalgesia	Resposta diminuída à estimulação nociva.
Hipoestesia	• Resposta diminuída à estimulação. • Sensação cutânea reduzida.
Limiar de dor	Menor estimulação nociva capaz de ser percebida como dor.
Neuralgia	Dor na região de distribuição de um nervo ou de um grupo de nervos.
Neurite	Inflamação de um nervo ou nervos.
Neuropatia	Distúrbio de função ou alteração patológica de um (mononeuropatia) ou de vários nervos (polineuropatia).
Nível de tolerância	Máximo nível de dor que o indivíduo é capaz de suportar.
Parestesia	Sensação anormal, espontânea ou evocada, percebida na ausência de estímulo aparente; pode ser descrita como sensação de queimação ou formigamento.
Ponto de gatilho	Área ou local hipersensível em musculatura ou tecido conjuntivo, usualmente associado a síndromes dolorosas miofasciais.
Radiculalgia	Dor ao longo da distribuição de uma ou mais raízes nervosas sensitivas.
Radiculite	Inflamação de uma ou mais raízes nervosas.
Radiculopatia	Anormalidade funcional ou alteração patológica de uma ou mais raízes nervosas.

AVE: acidente vascular encefálico; SNC: sistema nervoso central.
Fonte: elaborado pelo autor.

A dor tem causas e características muito peculiares, podendo variar quanto à intensidade e ao tempo de manifestação, conforme descrito no Quadro 4.

Quadro 4 Causas e características do estado doloroso

Tipo de dor	Causas	Características
Aguda	Queimadura, fratura, ruptura.	Duração de poucos dias, causa conhecida ou desconhecida, podendo ser leve ou severa.
Subaguda	• Pós-operatória. • Pós fratura.	Duração de alguns dias, semanas ou meses.
Aguda recorrente	Migrânea, artrite reumatoide, osteoartrite.	Aferência nociceptiva que decorre de doença crônica de base.
Aguda persistente	Doença oncológica não controlada.	Aferência nociceptiva ininterrupta.
Crônica	Vem após dores agudas.	Geralmente acima de 6 meses.
Síndrome da dor crônica	Vem de dores crônicas – dor lombar ou aguda – lesão em chicote.	A dor passa a ser o foco central, interferindo na qualidade de vida do paciente.

Fonte: adaptado de Crue e Pinsky (1984).

TRATAMENTO DA DOR

Os recursos terapêuticos para o manejo da dor e do processo inflamatório são variados e podem incluir ou não o uso de medicamentos (farmacológicos).

A inflamação é definida como um processo biológico que visa, antes de tudo, manter a homeostase tissular. Em condições basais, um tecido deve ter seu fluxo sanguíneo garantido, adaptável às variações de demanda, com aporte de oxigênio, nutrientes, fatores reguladores, depuração de catabólitos e funcionamento estável e regular de seus elementos celulares e interstícios.

A dor é um dos sinais cardeais da inflamação, seguida de tumor, rubor e calor. Algumas literaturas acrescentam a perda da função como um quinto sinal.

Tratamento farmacológico da dor

As prostaglandinas estão diretamente envolvidas com a dor e a inflamação, portanto compreender a fisiologia das prostaglandinas (Quadro 5) é fundamental para associar os efeitos dos analgésicos e anti-inflamatórios no combate à dor.

A síntese de prostaglandinas ocorre quando o ácido araquidônico (precursor), presente na forma de componente dos fosfolipídios das membranas celulares (fosfatidilinositol e outros lipídios complexos), é liberado dos fosfolipídios teciduais pela ação da fosfolipase A2 e outras hidrolases por meio de um processo

Quadro 5 Funções fisiológicas das prostaglandinas

- Estimulação da agregação plaquetária (TXA-2).
- Inibição (PGI).
- Relaxamento vascular (PGE-2, PGI).
- Contração (PGF, TXA).
- Contração brônquica (PGF-2, LCT, LTD, TXA).
- Relaxamento (PGE).
- Proteção da mucosa gástrica (PGE-1, PGI).
- Manutenção do fluxo renal e regulação do metabolismo de Na^+ e K^+ (PGE-1, PGI-2).
- Indução contração uterina (PGE, PGF-2-alfa).
- Produção de febre (PGE-2).
- Hiperalgesia por potencialização dos mediadores da dor.
- Sensibilização das terminações nociceptivas periféricas.

Fonte: elaborado pelo autor.

controlado por hormônios e outros estímulos. São duas vias principais envolvidas nesse processo

1. Via da cicloxigenase: todos os eicosanoides contendo um anel – PG, tromboxanos, prostaciclina – são sintetizados por esta via:
   - Identificadas COX-1 e COX-2.
   - A COX-1 é bem distribuída e constitutiva
   - A COX-2 é induzida em respostas a estímulos inflamatórios.
2. Via da lipoxigenase: para formar 5-HPETE, 12-HPETE e 15-HPETE – são derivados instáveis, convertidos em HETE ou leucotrienos ou lipoxinas.

Os fármacos utilizados no combate à dor e consequentemente a inflamação têm como mecanismo de ação a inibição periférica e central da atividade da enzima cicloxigenase (COX) e subsequente diminuição da biossíntese e liberação dos mediadores da inflamação, dor e febre (prostaglandinas).

Importante: todos os anti-inflamatórios não esteroidais (Aine) são antipiréticos, analgésicos e anti-inflamatórios, com exceção do paracetamol, que tem ação antipirética e analgésica, mas praticamente não tem atividade anti-inflamatória. Serão apresentados diversos medicamentos para o tratamento da dor, contudo a maioria não é medicamento isento de prescrição, ficando proibida a prescrição pelo farmacêutico.

Os Aine reúnem a maioria das classes terapêuticas usadas no combate à dor e à inflamação, sendo assim dispostos:

- Salicilatos:
  - » Ácido acetilsalicílico (aspirina), salicilato de sódio, salicilato de metila, diflunisal, flunfenisal, sulfassalazina, olsalazina.
  - » 80 a 90% de ligação às proteínas plasmáticas.
  - » Concentração plasmática = 1 horas; t1/2 = 2 a 3 horas.

  - Antiplaquetário: 40 a 80 mg/dia.
  - Dor e febre: 325 a 650 mg / 4 a 6 horas.
  - Inibição permanente da COX-1.
  - Reações adversas: transtornos gastrointestinais, aumento do tempo de sangramento, hipersensibilidade.
  - Fatores que influenciam a absorção de salicilatos: alimentos, tempo de esvaziamento gástrico.
- Dipirona:
  - Analgésico indicado no controle da dor de intensidade leve a moderada.
  - Apesar de não estar plenamente elucidada, sua atividade analgésica é atribuída à depressão direta da atividade nociceptora.
  - A dipirona é capaz de diminuir o estado de hiperalgesia persistente por meio do bloqueio da entrada de cálcio e da diminuição dos níveis de AMP cíclico (AMPc) nas terminações nervosas.
  - Reações adversas mais comuns: náusea, vômitos, diarreia, retenção de sódio, fenômenos hemorrágicos, agranulocitose, púrpura, trombocitopenia e anemia aplástica. Contraindicações: insuficiências hepática e renal; discrasias sanguíneas.
- Derivados do paraminofenol:
  - Paracetamol.
  - Concentração plasmática: 30/60 minutos.
  - 20 a 50% de ligação a proteínas plasmáticas.
  - Atenção com overdose a metabólitos tóxicos e necrose hepática.
  - T1/2: 2 horas (tempo de meia-vida).
- Derivados do indol metilado:
  - Indometacina: mais potente que a Aspirina® como agente anti-inflamatório.
  - Concentração plasmática: 1 a 2 horas.
  - 90% ligação a proteínas plasmáticas.
  - Intolerância limita a dose: neutropenia, trombocitopenia, cefaleia, náuseas, vômitos, anorexia, diarreia e dor abdominal, pode haver ulceração da porção superior do trato gastrointestinal.
  - T1/2: 2 e 1/2 horas.
  - Sulindaco: menos potente que a indometacina.
  - Etodolaco: bem absorvido por via oral, liga-se altamente a proteínas plasmáticas e sofre metabolismo hepático e excreção renal.
- Fenamatos (derivados do ácido N-fenilantranílico):
  - Ácido mefenâmico, ácido meclofenâmico, ácido flufenâmico, ácido tolfenâmico, ácido etofenâmico.
  - Concentração plasmática: 2 a 4 horas.

- » Mais de 90% ligação a proteínas plasmáticas.
- Derivados do ácido fenilacético (diclofenaco de sódio, aceclofenaco):
  - » Diclofenaco.
  - » Concentração plasmática de 2 a 3 horas.
  - » 99% ligação a proteínas plasmáticas.
  - » T1/2: 1 a 2 horas.
- Derivados do ácido propiônico (ibuprofeno, naproxeno, flurbiprofeno, cetoprofeno, fenoprofeno, oxaprozino, indoprofeno, ácido tiaprofênico):
  - » Concentração plasmática: 15 a 30 minutos.
  - » 99% ligação proteína plasmática.
  - » T1/2: 2 a 4 horas.
- Derivados do ácido enólico:
  - » Piroxicam, meloxicam, tenoxicam, sudoxicam, isoxicam, ampiroxicam, droxicam, lornoxicam, cinoxicam, ampiroxicam, pivoxicam.
  - » Concentração plasmática: 3 a 5 horas.
  - » 99% ligação a proteínas plasmáticas.
  - » T1/2: 45 a 50 horas.
  - » Pode inibir a ativação dos neutrófilos, a atividade da proteoglicanase e as colagenases.
  - » Meloxicam: alguma seletividade para COX-2, especialmente em doses baixas.
- Fenilbutazona:
  - » Potente anti-inflamatório, mas com efeitos analgésicos e antipiréticos discretos.
  - » Prescrita em curta duração na dor aguda – na gota e na artrite reumatoide, quando outros Aine não foram eficazes.
  - » Uso limitado pela toxicidade.
  - » Alta ligação a proteínas plasmáticas – acarreta deslocamento de varfarina, de hipoglicemiantes orais e sulfonamídicos.
  - » Pode produzir anemia aplástica, desconforto gastrointestinal, reduz a captação de iodo pela tireoide – uso em curto espaço de tempo.
- Nimesulida (derivado da sulfonanilida): maior afinidade por COX-2 / menor afinidade por COX-1:
  - » Concentração plasmática: 2 a 3 horas.
  - » Ligação a proteínas plasmáticas: 97,5%.
  - » Reações adversas: hepatotoxicidade, diminuição do funcionamento renal.
- Sais de ouro (ação lenta): tiomalato sódico de ouro, aurotioglicose e auranofin:
  - » Captados pelos macrófagos, suprimem a fagocitose e a atividade enzimática de lisossomas. Esse mecanismo retarda o progresso de destruição óssea e articular.

- » Início de ação pode levar 3 a 4 meses.
- » Tratamento da artrite reumatoide não responsiva a salicilatos ou outras terapias não esteroidais.
- Inibidores seletivos da COX-2:
  - » Celecoxibe, etodolaco, rofecoxibe, etoricoxibe, valdecoxibe, lumiracoxibe.
  - » Concentração plasmática: 2 a 4 horas.
  - » 97% ligação a proteínas plasmáticas
  - » T1/2: 6 a 12 horas.
  - » Substrato da CYP2C9; inibidor da enzima CYP2D6.
  - » Valdecoxibe: retardo na absorção provocado por uso próximo da alimentação.
  - » Ligação a proteínas plasmáticas: 98%;
  - » Sua T1/2 é mais longa em idosos ou no comprometimento hepático.

As doses, o pico de efeito e a duração dos principais Aine são demonstrados no Quadro 6. Importante: rofecoxibe e valdecoxibe foram retirados do mercado brasileiro entre 2004 e 2005 devido a reações adversas a medicamentos (RAM) graves e fatais.

Quadro 6 Aspectos clínicos dos Aine

Fármaco	Dose	Pico de efeito	Duração	Analgesia
AAS	325 mg a 1 g a cada 4 ou 6 horas	2 horas	4-6 horas	+++
Paracetamol	325 mg a 1 g a cada 4 ou 6 horas	30 minutos a 1 hora	4-6 horas	+++
Dipirona	500 mg a 2 g a cada 4 ou 6 horas	2 horas	4-6 horas	+++
Indometacina	25-75 mg	2 horas	6-8 horas	+++
Diclofenaco	50 mg	0,6-1,6 hora	8 horas	+++
Naproxeno	250-500 mg	2 horas	8-12 horas	+++
Cetoprofeno	50-100 mg (a cada 6 ou 8 horas)	1-2 horas	6 horas	++
Piroxicam	20 mg (12-24 horas)	2-4 horas	Acima de 24 horas	+++

AAS: ácido acetilsalicílico; Aine: anti-inflamatórios não esteroidais.
Fonte: elaborado pelo autor.

No combate à dor podem ainda ser utilizados medicamentos narcóticos, também conhecidos como opioides, eficazes para muitos tipos de dor. Os opioides não são indicados para todos os tipos de pessoas, portanto em alguns casos serão utilizados com muita cautela.

A morfina é o protótipo desse tipo de medicamento, sendo geralmente utilizada para tratar dores agudas. Pode ser usada por via oral, intramuscular, intravenosa ou subcutânea. A duração da eficácia da morfina é descrita a seguir:

- Via intravenosa ou intramuscular: cerca de 3 a 4 horas.
- Via oral (apresentação de liberação imediata): cerca de 4 horas.
- Apresentações de liberação controlada e prolongada por via oral: 8 a 24 horas.

A buprenorfina geralmente é mais usada em idosos, pois tem menos efeitos colaterais, como a constipação, por exemplo. É usada para aliviar a dor crônica. Pode ser administrada por via intravenosa, sob a pele ou pela via intramuscular.

A codeína é menos potente que a morfina, sendo geralmente administrada conjuntamente com o paracetamol para o alívio da dor. Sua eficácia é semelhante à da hidrocodona.

O levorfanol na forma oral é considerado um narcótico forte, podendo ser usado como uma opção à morfina.

A metadona é usada no tratamento da dependência de heroína e outros opioides. Apresenta eficácia no tratamento da dor crônica.

Quando é iniciada pela primeira vez, a metadona pode apresentar efeitos colaterais sérios. Como opção para tratar a dor crônica, a oxicodona pode ser usada em vez da morfina. A formulação de ação curta é geralmente administrada com aspirina ou paracetamol.

O tramadol apresenta potencial para abuso menor em relação a outros opioides, não sendo tão potente como outros analgésicos opioides.

Outros medicamentos podem ser também utilizados para o tratamento da dor, como os antidepressivos (amitriptilina, nortriptilina), e os anticonvulsivantes (gabapentina, pregabalina).

Medidas não farmacológicas

A prática de atividades físicas pode ser indicada para evitar ou reduzir alguns tipos de dor, principalmente dores na coluna. Entre essas práticas estão a natação, o Pilates, a hidroginástica e a musculação. No caso das dores na coluna, o controle do peso também é um fator de suma importância·

BIBLIOGRAFIA

1. Andrade ED. Terapêutica medicamentosa em odontologia. 2.ed. São Paulo: Artes Médicas, 2000.
2. Andrade FA, Pereira LV, Sousa FAEF. Mensuração da dor no idoso: uma revisão. Revista Latino-Americana de Enfermagem. 2006;14:271-6.

3. Araújo MJSR. Manual de avaliação e tratamento da dor. Universidade do Estado do Pará. Belém: EDUEPA, 2020.
4. Associação Portuguesa dos Médicos de Clínica Geral. Rev Port Clin Geral. 2007;23:457-64.
5. Barber TX. Toward a theory of pain: relief of chronic pain by prefrontal leucotomy, opiates, placebos, and hypnosis. Psychological Bulletin. 1959;56(6):430.
6. Brasil. Ministério da Saúde. Instituto Nacional de Câncer (Inca). Cuidados paliativos oncológicos: controle da dor. Rio de Janeiro: Inca; 2001. [internet] [acesso em: 16 mar. 2023]. Disponível em: https://www.inca.gov.br/sites/ufu.sti.inca.local/files//media/document//cuidados-paliativos-oncologicos-2002.pdf.
7. Brunton LL, et al. In: Goodman & Gilman: manual de farmacologia e terapêutica. 2010. p. 1220-1220.
8. Burke A.; Fitzgerald GA. Analgésicos-antipiréticos. Farmacoterapia da gota. In: Hardman JG. et al. Goodman & Gilman – As Bases Farmacológicas da terapêutica. 11. ed. Rio de Janeiro: McGraw-Hill, 2006. Cap. 26, p. 601-637.
9. Cooper ZD, Bedi G, Ramesh D, Balter R, Comer SD, Haney M. Impact of co-administration of oxycodone and smoked cannabis on analgesia and abuse liability. Neuropsychopharmacology. 2018;43,2046–2055.
10. Corrêa CF, et al. Princípios gerais do tratamento cirúrgico da dor. In: Alves Neto O, Costa CM, Siqueira JT, Teixeira MJ. Dor: princípios e prática. São Paulo: Artmed; 2009. p. 1205-18.
11. Crue BL, Pinsky JJ. An approach to chronic pain of non-malignant origin. Postgraduate Medical Journal. 1984;60(710):858.
12. Curfs JH, Meis JF, Hoogkamp-Korstanje JAA. A primer on cytokines: sources, receptors, effects, and inducers. Clinical Microbiology Reviews. 1997;10(4):742-80.
13. DeSantana JM, Perissinotti DMN, Oliveira Junior JO, Correia LMF, Oliveira CM, Fonseca PRB. Definição de dor revisada após quatro décadas. BrJP. 2020;3:197-8.
14. Dickenson A, Besson J-M (eds.). The pharmacology of pain. Springer Science & Business Media. 2012.
15. Franco LVS, Sugai RFB, Silva SC, Silva TC, Silva RBV, Guimarães RSS, et al. Dor pós-operatória em hospital universitário: perspectivas para promoção de saúde. Revista Brasileira em Promoção da Saúde. 2017;30(4).
16. Fuchs FD, Wannmacher L. Farmacologia clínica: fundamentos da terapêutica racional. In: Farmacologia clínica: fundamentos da terapêutica racional. 1992. p.691.
17. Goodman AG. As bases farmacológicas da terapêutica. 8.ed. Rio de Janeiro: Guanabara Koogan; 1991.
18. Governo do Estado de Mato Grosso do Sul. Atenção à Saúde. Tabelas e escalas: assistência farmacêutica especializada. 2022. [internet] [acesso em: 16 mar. 2023]. Disponível em: https://www.as.saude.ms.gov.br/assistencia-farmaceutica-especializada-casa-da-saude/tabelas-e-escalas-assistencia-farmaceutica-especializada/.
19. Lemos S. Organização Mundial da Saúde alerta que 80% da população já teve ou terá dor na coluna. Jornal da USP. 2021 Feb 2. [internet] [acesso em: 16 mar. 2023]. Disponível em: https://jornal.usp.br/?p=386870.
20. Lin E, Calvano SE, Lowry SF. Inflammatory cytokines and cell response in surgery. Surgery. 2000;127(2):117-26.
21. Matos GC. Lumiracoxibe: mais uma crônica da tragédia anunciada? Escola Nacional de Saúde Pública Sergio Arouca. Vigilância Sanitária. 2008. [internet] [acesso em: 16 mar. 2023]. Disponível em: http://www6.ensp.fiocruz.br/visa/?q=node/5513#:~:text=Deste%20grupo%2C%20entre%202004%20e,mais%20seletivo%20da%20COX%2D2.

22. Mehler WR. The anatomy of the so-called "pain tract" in man: an analysis of the course and distribution of the ascending fibers of the fasciculus anterolateralis. Basic Research in Paraplegia, 1962; p.26-55.
23. Minson FP, et al. Tratamento não-farmacológico da dor oncológica. II Consenso Nacional de dor oncológica. São Paulo: Moreira Jr., 2011. p. 92-106. [internet] [acesso em: 16 mar. 2023]. Disponível em: https://www.assaeam.com.br/wa_files/livro_2consenso_nac_dor_oncologica.pdf.
24. Noordenbos W. Pain, Amsterdam: Elsevier, 1959. p.68-80.
25. O globo. Metade da população mundial sofre de dor de cabeça, diz novo estudo. Revista Exame. 2022 Apr 15. [internet] [acesso em: 16 mar. 2023]. Disponível em: https://exame.com/ciencia/metade-da-populacao-mundial-sofre-de-dor-de-cabeca-diz-novo-estudo/.
26. Ochoa J. Pain in local nerve lesions. In: Abnormal nerves and muscles as impulse generators. New York: Oxford University Press; 1982. p.568-7.
27. Oliveira CMB, Sakata RK, Issy AM, Gerola LR, Salomão R. Citocinas y dolor. Revista Brasileira de Anestesiologia. 2011;61:260-5.
28. Institute of Medicine (US) Committee on Pain, Disability, and Chronic Illness Behavior. Pain and Disability: Clinical, Behavioral, and Public Policy Perspectives. Osterweis M, Kleinman A, Mechanic D, editors. Washington (DC): National Academies Press (US); 1987.
29. Procacci P.; Zoppi M. Pathophysiology and clinical aspects of visceral and referred pain. Pain 11(): p S7.
30. Raeburn CD, Sheppard F, Barness KA, Arya J, Harken AH. Cytokines for surgeons. The American Journal of Surgery. 2002;183(3):268-73.
31. Raja SN, Carr DB, Cohen M, Finnerup NB, Flor H, Gibson S, et al. The revised International Association for the Study of Pain definition of pain: concepts, challenges, and compromises. Pain. 2020 Sep 1;161(9):1976-1982.
32. Rosendo I, Santos T, Martins D, Pimenta G, Da Glória Neto M, Francisco MP, et al. A citação da Revista Portuguesa de Clínica Geral na Revista Portuguesa de Clínica Geral. Revista Portuguesa de Medicina Geral e Familiar. 2008;24(4):457-61.
33. Smyth EM, Fitzgerald GA. Os eicosanoides: prostaglandinas, tromboxanos, leucotrienos e compostos relacionados. In: Katzung BG. Farmacologia básica e clínica. 10.ed. São Paulo: McGraw-Hill; 2007. p.261-74.
34. Svensson Peter, Baad-Hansen L, Pigg M, List T, Eliav E, Ettlin D, et al. Guidelines and recommendations for assessment of somatosensory function in oro⊠facial pain conditions: a taskforce report. Journal of Oral Rehabilitation. 2011;38(5):366-94.
35. Teixeira MJ, et al. Tratamento neurocirúrgico funcional ablativo da dor. In: Alves Neto O, Costa CMC, Siqueira JT, Teixeira MJ. Dor: princípios e prática. São Paulo: Artmed; 2009. p.1219-36.
36. Watson JC. Avaliação da dor. In: Manual MSD: versão para profissionais de saúde. Mar. 2022. [internet] [acesso em: 14 mar. 2023]. Disponível em: https://www.msdmanuals.com/pt-br/profissional/dist%C3%BArbios-neurol%C3%B3gicos/dor/avalia%C3%A7%C3%A3o-da-dor.
37. Weil K, Hooper L, Afzal Z, Esposito M, Worthington HV, van Wijk A, et al. Paracetamol for pain relief after surgical removal of lower wisdom teeth. Cochrane Database of Systematic Reviews 2007, Issue 3. Art. No.: CD004487.
38. James CW, William HS, Ralph H, Richard GN. Anterolateral cordotomy: results, complications and causes of failure. Brain, sept. 1950;73(3):346–367.
39. Zhang J-M, Jianxiong A. Cytokines, inflammation and pain. International Anesthesiology Clinics. 2007;45(2):27.

15

Semiologia e propedêutica das dermatites

Aparecida Erica Bighetti Ribas

DESTAQUE DO TEMA

1. As dermatites mais frequentes são a de contato, atópica e seborreica, acometendo homens e mulheres e indistintamente todas as etnias. São afecções que ocorrem com grande frequência, e o farmacêutico é solicitado para a realização de avaliações e intervenções.
2. Este capítulo irá apresentar a diferença entre os três tipos principais de dermatites, bem como sua fisiopatologia e o tratamento que poderá ser prescrito pelo farmacêutico.

INTRODUÇÃO

Eczema é um termo genérico para descrever um tipo de lesão na pele caracterizada por vermelhidão, descamação, bolhas exsudativas, entre outros sintomas reativos, caracterizando uma dermatose inflamatória.

Entre as dermatoses inflamatórias encontram-se as dermatites, que de forma geral acometem a epiderme e a derme papilar e clinicamente se apresentam com eritema, edema, vesículas, crostas e descamação, caracterizando o que é chamado de eczema. Podem ainda estar acompanhadas de prurido.

Estima-se que as patologias cutâneas contribuam mundialmente para mais de 35% das doenças relacionadas com o trabalho, afetando anualmente 1 a cada mil trabalhadores.

Alterações da barreira cutânea contribuem com a fisiopatologia das dermatites, tornando-as mais suscetíveis a prurido, xerose e infecções secundárias. A xerose, quando não tratada, também é capaz de exacerbar os quadros de dermatite, assim como outras dermatoses inflamatórias.

Estas alterações na barreira favorecem a liberação de citocinas pró-inflamatórias, que por sua vez iniciam processo inflamatório dérmico desencadeando ou agravando a dermatite. O aumento da perda de água transepidérmica (TEWL) decorrente desse processo, e a facilitação do maior contato com irritantes e alérgenos, ocasiona piora da função de barreira, perpetuando o dano.

As dermatites mais frequentes são a de contato, atópica e seborreica, acometendo homens e mulheres e indistintamente todas as etnias. São afecções corriqueiras no atendimento de crianças, adolescentes e adultos, com especificidades de locais e características que geralmente permitem clinicamente distinguir dentre as mais incidentes, instituindo uma terapêutica adequada e promovendo uma ação preventiva das reincidências.

Deve-se lembrar que os tratamentos são individualizados, sendo o medicamento escolhido eficiente e com menores efeitos adversos possíveis, além de ser utilizado pelo menor intervalo de tempo a fim de evitar a resistência microbiana.

DERMATITE ATÓPICA

A dermatite atópica (DA) é uma doença crônica e recidivante que acomete principalmente pacientes da faixa etária pediátrica.

A DA apresenta sintomatologia ainda na primeira infância, caracterizada por eczemas, presença de eritema, pápulas, vesículas, escamas, coceira moderada ou intensa e xerodermia; seu diagnóstico é predominantemente clínico. Além das alterações na pele, os pacientes diagnosticados descrevem dificuldades para dormir, alterações de humor, comprometimento da autoimagem e autoestima, comprometendo diretamente sua qualidade de vida e saúde. É ainda caracterizada como um distúrbio heterogêneo multifatorial que resulta da interação de fatores genéticos e ambientais, agentes ambientais, deficiências imunológicas e disfunção da barreira epitelial.

Os indivíduos atópicos apresentam predisposição hereditária para desenvolver resposta de hipersensibilidade imediata mediada por anticorpos da classe IgE. Nesse contexto, a presença de eczemas, prurido, a história pessoal ou familiar de asma, rinite alérgica e conjuntivite, e/ou DA e o caráter recidivante das lesões durante a infância são os critérios maiores para o diagnóstico de DA.

O principal sintoma é o prurido de intensidade variável, além de xerose cutânea e lesões de padrão eczematoso.

O paciente, ao se coçar, piora a condição da pele, exacerbando a dermatite atópica preexistente e facilitando a ocorrência de infecções secundárias.

A fisiopatologia da dermatite atópica (DA) ainda não é bem definida, no entanto considera-se que seja resultado de uma tríade, já que os mecanismos são complexos: disfunção da barreira cutânea, desregulação do sistema imunológico e alteração da microbiana cutâneo.

Quadro 1 Alguns agentes desencadeantes da dermatite atópica

- Agentes infecciosos, pois a pele do paciente apresenta maior suscetibilidade a infecções Staphilococcus aureus, causando sintomas de prurido.
- Os fungos mais envolvidos em infecções da pele são do gênero Malassezia.
- Alérgenos alimentares, como ovo, leite, trigo, soja ou amendoim também podem estar associados a dermatite atópica
- Aeroalérgenos, como os ácaros da poeira (Dermatophagoides pteronyssinus), animais domésticos e baratas também são fatores que podem desencadear a dermatite.
- Fatores emocionais (estresse) podem estar relacionados a quadro de dermatite.

Fonte: elaborado pela autora.

O agente sensibilizante é, na maioria das vezes, externo, levando às alterações da barreira da pele e ao aumento da TEWL, que também ocasionam o envolvimento da interleucina-4 (IL-4).

As filagrinas, transglutaminases, queratinas e proteínas intracelulares são proteínas-chave responsáveis pela função epidérmica. Alterações nessas proteínas facilitam a penetração de alérgenos e agentes microbianos na pele.

O profissional farmacêutico, para avaliar a dermatite atópica, precisa de critérios que estão apresentados na Figura 1. A Figura 2, por sua vez, apresenta um fluxograma para estabelecer a gravidade clínica da dermatite atópica.

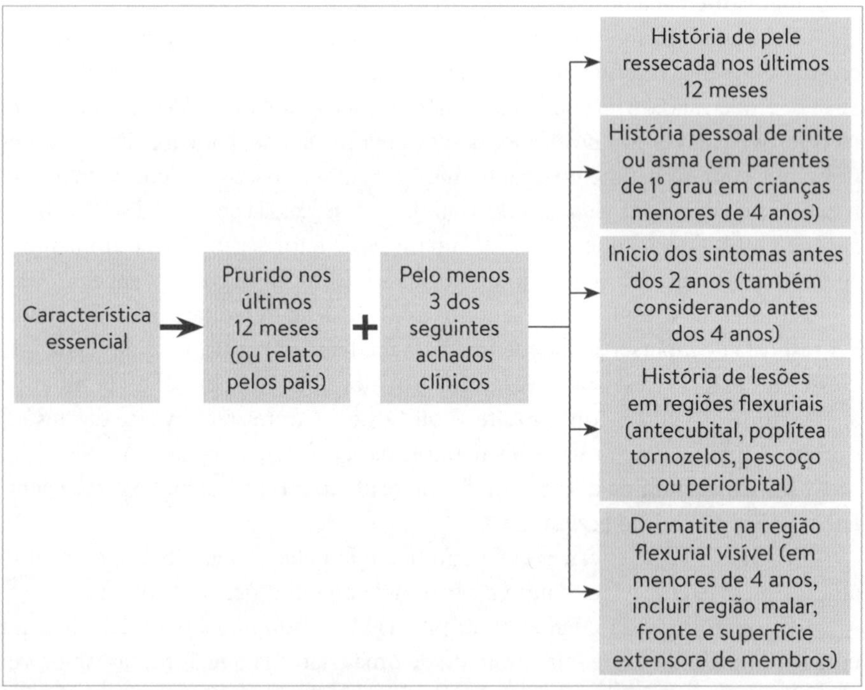

Figura 1 Fluxograma para avaliar o quadro de dermatite atópica.
Fonte: Antunes et al. (2017).

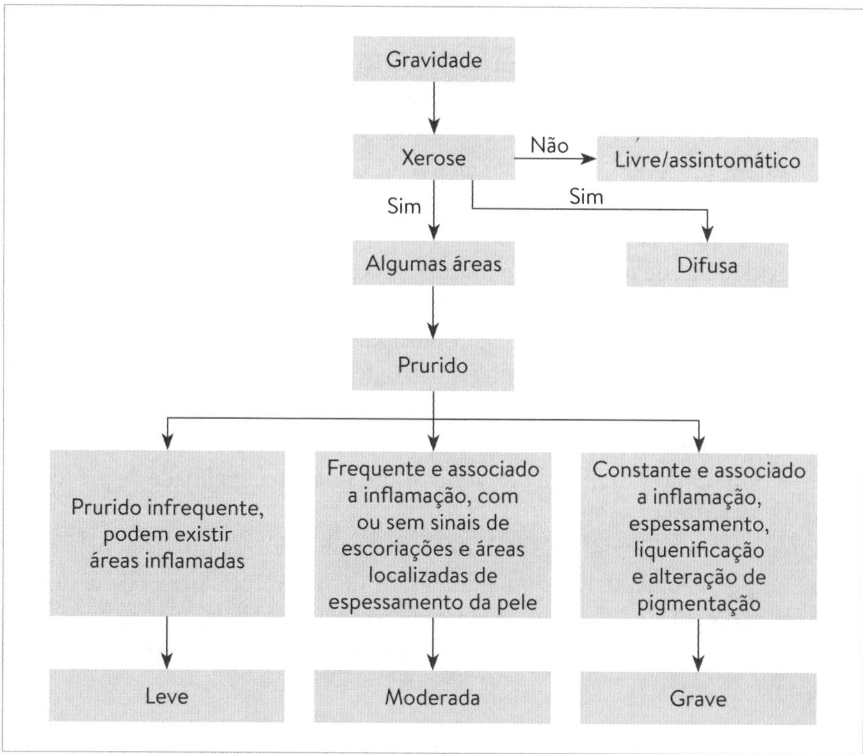

Figura 2 Fluxograma para avaliar o quadro de gravidade da dermatite atópica.
Fonte: Antunes et al. (2017).

A pele dos pacientes com DA apresenta alterações genéticas. e fatores como microbioma, exposoma e xenobióticos interferem na condição dessa dermatite.

O valor de pH normal para a pele íntegra é levemente ácido, entre 5,5 e 6,5. Para a manutenção dessa faixa de pH está envolvida a filagrina, que é degradada durante o processo de queratinização em aminoácidos e origina o ácido urocânico, assim como a presença dos ácidos graxos, provenientes do NMF (*natural moisturizing factor*) e das glândulas sebáceas e produzidos pelas lipases da flora microbiana normal.

No paciente atópico, há tendência de aumento de pH. Esse fenômeno é resultante da redução da proteólise da filagrina, associada à síntese alterada de ácidos graxos livres pelas glândulas sebáceas, e de fosfolípides epidérmicos, com consequente aumento do pH, sobretudo nas áreas lesionadas propriamente ditas. Esse aumento do pH da superfície cutânea é fator importante para mudanças na microflora local, favorecendo infecções por *Staphylococcus aureus*.

Nesse cenário, toda medida que restaure e preserve a barreira cutânea deverá ser adotada. A higienização adequada aliada ao uso de hidratantes é capaz de, ao estabilizar a função de barreira, reduzir as condições que facilitam a irritação e também auxiliar na redução do uso de corticoides tópicos, que a longo prazo agem como perturbadores da função de barreira, podendo predispor às infecções.

Quanto à higienização, é importante que seja estabelecido equilíbrio na remoção de resíduos e sujidades sem alteração significativa na barreira cutânea e modificação do pH da superfície da pele, fundamental para o equilíbrio da microflora que ajuda a evitar infecções.

Há evidências de que pelo menos 30% dos pacientes com dermatite atópica possuem déficit genético na síntese de filagrina, loricrina e ceramida, assim como de peptídeos antimicrobianos. Nesse contexto, os agentes tensoativos têm importância vital, já que são os responsáveis pelo emulsionamento dos lipídios da superfície da pele.

A terapia hidratante proativa desde o nascimento representa uma nova abordagem e vem sendo sustentada por vários estudos, com a finalidade de prevenção primária da dermatite atópica.

É importante salientar que os hidratantes utilizados na infância, principalmente no período neonatal, com a finalidade de melhorar e preservar a função de barreira da pele, devem conter em sua formulação substâncias seguras e hipoalergênicas e devem ser livres de substâncias potencialmente irritantes e sensibilizantes (Figura 3).

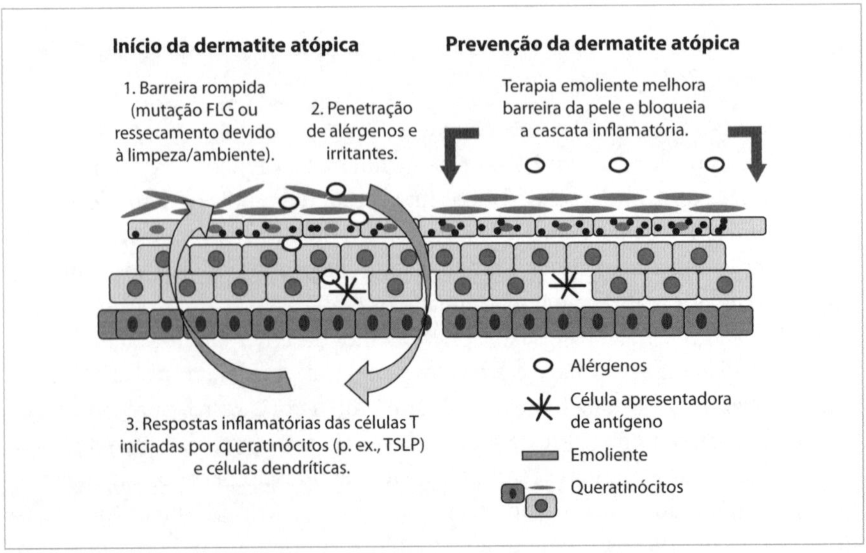

Figura 3 Esquema da barreira de proteção da pele que pode reduzir os riscos de dermatite atópica.

FLG: filagrina; TSLP: *thymic stromal lymphopoletin* (linfopoietina estromal).

Fonte: Simpson et al. (2014).

Muito se tem estudado nas últimas décadas sobre a participação da alimentação como um dos gatilhos da DA, porém essa relação ainda não se encontra completamente esclarecida. Acredita-se que cerca de 20% das crianças com dermatite atópica e idade abaixo dos 4 anos apresentem concomitantemente alguma forma de alergia alimentar, e em 40% destas existem efeitos diretos da alergia no eczema.

Dentre as estratégias de tratamento, além do uso de emolientes, que conseguem recuperar da barreira epidérmica e posteriormente sua integridade, os anti-histamínicos, que, por terem um efeito anti-inflamatório, são capazes de controlar o prurido cutâneo, causando melhora inclusive no sono; imunossupressores tópicos, que, também, podem controlar a inflamação cutânea e prurido. Já os corticosteroides tópicos são administrados como fármacos anti-inflamatórios de primeira escolha por conta de sua eficácia comprovada por vários estudos.

DERMATITE DE CONTATO

A dermatite de contato alérgica (DCA) ou hipersensibilidade de contato (HSC), é uma reação inflamatória cutânea de caráter recorrente, mediada por células T promovidas por contatos repetidos da pele com proteínas de baixo peso molecular (haptenos) que denotam quimiotaxia e desenvolvimento dos sintomas clínicos.

É causada pela sensibilização do sistema imune aos haptenos. As células dendríticas (células apresentadoras de antígenos) irão expor o antígeno em seu MHC aos linfócitos T e aos linfócitos T NK (*natural killer*) presentes nos linfonodos, com liberação de imunoglobulina M (IgM), com estímulo do sistema de complemento e quimiotaxia.

A dermatite de contato (DC) constitui cerca de 90% de todas as dermatoses profissionais, e os profissionais de área da saúde são um grupo especialmente suscetível a esse tipo de patologia dermatológica, em razão do contato frequente com uma diversidade de agentes potencialmente irritantes ou sensibilizantes, por exemplo, luvas de borracha e soluções desinfetantes.

Atinge também trabalhadores pela não utilização de equipamentos de proteção individual (EPI), sendo a principal dermatose ocupacional, com impactos socioeconômicos significativos.

Podemos classificar a DC como irritativa (contato da pele com um agente que causa dano tecidual direto) ou de dano celular, com liberação de fatores inflamatórios pelos linfócitos T ativados.

A DC em sua forma aguda tem duração menor do que 12 meses, e na forma crônica tem duração acima de 12 meses. A DC alérgica, com uma forma subaguda pruriginosa e eritematosa, leve, desprovida de vesículas, possui localização comum em pálpebras, orelhas e genitais. Já a DC irritativa se caracteriza por demarcação nítida das lesões, com eritema, edema, bolhas, necrose e dor, pouco tempo depois do contato com o agente irritante. O diagnóstico da dermatite de contato deve considerar alguns aspectos mais relevantes, que serão apresentados no (Quadro 2).

Quadro 2 Diagnóstico de dermatite de contato: aspectos relevantes

- História de exposição ocupacional identificando, no ambiente de trabalho, agentes irritantes ou alergênicos.
- Concordância entre o início do quadro clínico e o período de exposição ocupacional.
- Correlação entre a localização das lesões e as áreas de contato com os agentes suspeitos.
- Melhora da dermatose com o afastamento e piora com o retorno ao trabalho.
- Teste de contato positivo e relevante com a história e quadro clínico do paciente.

Fonte: elaborado pela autora.

Durante o processo de anamnese é importante o farmacêutico realizar algumas investigações, como demonstrado na Figura 4.

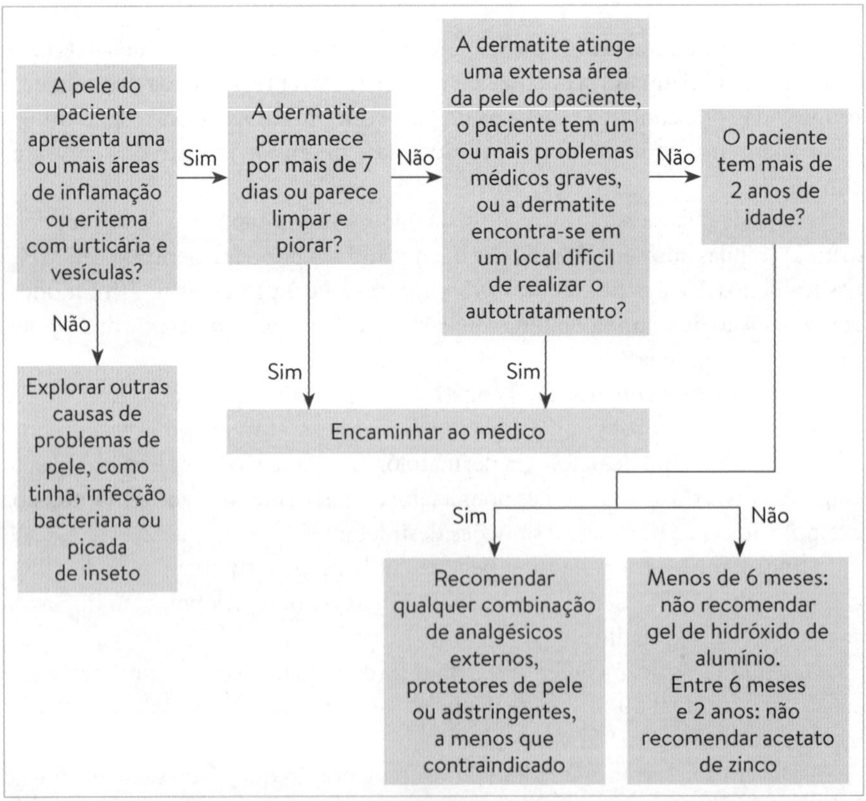

Figura 4 Fluxogramas para o processo de anamnese.
Fonte: Adaptada de Conselho Federal de Farmácia (2021).

A terapêutica medicamentosa consiste no uso tópico de corticoide como primeira escolha para o tratamento, de acordo com a sensibilidade da área afetada (betametasona, triancinolona, mometasona, dexametasona). Caso a área corporal afetada seja maior que 20% ou em casos agudos, utilizar a via oral, por exemplo, a prednisona, 0,5 a 1 mg/kg/dia durante 10 dias, com redução gradativa da dose, lembrando que o uso prolongado deve ser evitado.

Os antibióticos tópicos podem ser utilizados para infecções secundárias (bacitracina, gentamicina, ácido fusídico, neomicina).

Já os anti-histamínicos são empregados na fase aguda para alívio do prurido (loratadina, cetirizina, hidroxizina).

Hidratantes com a finalidade de proteção da pele, aliados a compressas frias (fase aguda) com efeito anti-inflamatório, podem ser usados. O uso de hidratantes e pomadas deve ser seguido por 4 meses, até a normalização da barreira cutânea.

DERMATITE SEBORREICA

A dermatite seborreica (DS) é uma doença eritêmato-descamativa de caráter crônico-recidivante, muito comum e facilmente reconhecível. Caracteriza-se clinicamente por manchas eritematosas mal definidas e descamativas.

Possui uma distribuição distinta em áreas ricas em glândulas sebáceas, como couro cabeludo, sobrancelhas, glabela, sulco nasogeniano e nasofacial, região malar, pele periauricular e áreas pré-esternais e interescapular.

Atinge 2 a 5 % da população mundial, lactentes e adultos, com maior incidência em recém-nascidos menores que 3 meses e em adultos entre 30 e 60 anos predominantemente no gênero masculino; períodos de exacerbação se relacionam ao estresse ou à privação do sono.

A etiologia da DS não está totalmente elucidada, mas há um consenso de que três fatores são importantes no desenvolvimento da doença: secreção das glândulas sebáceas, alterações da microbiota (*Malassezia* sp.) da pele e resposta imune do indivíduo.

Há nítida influência hormonal, pois a secreção sebácea é estimulada por hormônios androgênicos elevados no período puberal. Em lactentes decorre da ação de andrógenos maternos circulantes.

Pacientes com DS não apresentam necessariamente glândulas sebáceas hipersecretoras, mas podem mostrar diferenças quantitativas na composição do sebo presente na pele, o que levaria a um favorecimento da colonização por microrganismos lipídio-dependentes.

Em relação à imunidade, os pacientes com DS não demonstram níveis de anticorpos maiores que indivíduos não portadores, mas apresentam maiores níveis de células NK, CD 16*, interleucinas inflamatórias e atividade do sistema complemento no tecido lesionado que no tecido sadio.

Existe forte correlação entre a integridade da barreira epidérmica e a severidade da dermatite seborreica. Na dermatite seborreica, foram observadas alterações da hidrólise corneodesmossomas e organização lipídica prejudicada que causaram a interrupção do processo de descamação, levando à função de barreira aberrante, além de estrutura lamelar lipídica interrompida e leveduras de *Malassezia* intercelulares.

As lesões podem se intensificar com calor, umidade, roupas de lã, além do suor. Durante o inverno, pode haver piora pela menor exposição aos raios ultravioleta (UV), que melhoraram a DS.

O objetivo do tratamento consiste no controle da inflamação, da proliferação do microrganismo e da oleosidade.

As opções de tratamento disponíveis incluem corticosteroides tópicos, agentes antifúngicos tópicos e inibidores tópicos de calcineurina. A remoção das crostas com óleos vegetais puros também é uma opção de tratamento. O Quadro 3 mostra as opções de tratamento para as diferentes regiões do corpo.

Quadro 3 Tratamento indicado para dermatite seborreica

Tratamento do couro cabeludo			
Medicamento	Concentração	Posologia	Via de administração
Cetoconazol xampu	2%	Inicialmente 2 vezes por semana. Depois, a cada 1 ou 2 semanas para manutenção	Uso tópico
Sulfeto de selênio xampu	2%	2-3 vezes por semana	Uso tópico
Ciclopirox xampu	1%	2 vezes por semana	Uso tópico
Zinco piridione xampu	1%	2 vezes por semana	Uso tópico
Corticoides tópicos	–		Uso tópico
Tratamento da face			
Cetoconazol creme	2%	2 vezes ao dia por 4 semanas	Uso tópico
Ciclopirox creme	1%	2 vezes ao dia por 4 semanas	Uso tópico
Corticoides tópicos de baixa potência			Uso tópico
Tratamento de outras partes do corpo			
Cetoconazol creme	2%	2 vezes ao dia por 4 semanas	Uso tópico
Ciclopirox creme	1%	2 vezes ao dia por 4 semanas	Uso tópico
Corticoides tópicos de baixa potência			

Fonte: Conselho Federal da Farmácia (2021).

BIBLIOGRAFIA

1. Addor FAS, De Melo Silva V. Barreira cutânea na dermatite atópica: o valor de um limpador adequado. Surgical & Cosmetic Dermatology. 2013;5(2):128-32.
2. Antunes AA, Solé D, Carvalho VO, Bau AEK, Kuschnir FC, Mallozi MC, et al. Guia prático de atualização em dermatite atópica. Parte I: etiopatogenia, clínica e diagnóstico. Posicionamento conjunto da Associação Brasileira de Alergia e Imunologia e da Sociedade Brasileira de Pediatria. Arquivos de Asma, Alergia e Imunologia. 2017;1(2):131-56.
3. Azulay V, Tansini PB, Azulay MM. Influência da dieta nas doenças cutâneas. Medicina Cutánea Ibero-Latino-Americana. 2019;47(2):103-8.
4. Casagrandi ISP, Brandão BJF. Dermatite seborreica: uma revisão de literatura sobre os aspectos gerais. BWS Journal. 2020;3:1-7.
5. Cestari SCP. Recomendações: atualização de condutas em pediatria. v. 93, setembro de 2020. [internet] [acesso em: 13 mar. 2023]. Disponível em: https://www.spsp.org.br/site/asp/recomendacoes/Rec93_Dermatologia.pdf.
6. Cestari SCP, Azulay DR, Azulay RD. Eczemas e dermatites afins. In: Azulay RD, Azulay DR. Dermatologia. 4.ed. Rio de Janeiro: Guanabara Koogan; 2006. p.162-5.
7. Conselho Federal de Farmácia. Algoritmos de prática clínica: grupo de trabalho de educação permanente / Conselho Federal de Farmácia. – Brasília: Conselho Federal de Farmácia, 2021. 84 p. [internet] [acesso em: 13 mar. 2023]. Disponível em: https://www.cff.org.br/userfiles/algoritmosdepraticaclinica.pdf.
8. Czarnowicki T, He H, Krueger JG, Guttman-Yassky E. Atopic dermatitis endotypes and implications for targeted therapeutics. Journal of Allergy and Clinical Immunology. 2019;143(1):1-11.
9. Do Couto GBF, Nunes SC, Dias AK, Pereira RA, Markus GWS. Condutas terapêuticas na dermatite atópica: revisão de literatura. Multidebates. 2021;5(2):174-80.
10. Duarte I, Rotter A, Lazzarini R. Frequência da dermatite de contato ocupacional em ambulatório de alergia dermatológica. An Bras Dermatol. 2010;85(4):455-9.
11. Formariz TP, Spera LJ, Urban MCC, Cinto PO, Gremião MPD. Dermatite seborreica: causas, diagnóstico e tratamento. Infarma. 2005;16(13/14):77-80.
12. França D, Sacadura-Leite E, Fernandes-Almeida C, Filipe P. Dermatoses associadas ao trabalho em profissionais de saúde de um centro hospitalar português. Revista Brasileira de Medicina do Trabalho. 2019;17(3):285-91.
13. Guillen JSQ, Fileto MB, Pinto CASO, Rosado C, Baby AR, Velasco MVR. Abordagens no tratamento da dermatite atópica. BWS Journal. 2021;4:p.1-18.
14. Habif TP. Dermatologia clínica: guia colorido para diagnóstico e tratamento. 2012. p. 1034-1034.
15. Lazzarini R, Duarte I, Braga JCT, Ligabue SL. Dermatite alérgica de contato a medicamentos de uso tópico: uma análise descritiva. Anais Brasileiros de Dermatologia. 2009;84:30-4.
16. Rodrigues Neto EM, Marques LARV, Lotif MAL, Coelho MO, Nocrato MN, Rodrigues JC. Dermatite seborreica: abordagem terapêutica no âmbito da clínica farmacêutica. Revista Eletrônica de Farmácia. 2013;10(4):11.
17. Sato HK, Marques HHS, Lyra Filho FJC, Hirschheimer MR. Recomendações: atualização de condutas em pediatria. Portal Regional da BVS. 2010. p.14-14.
18. Simpson EL, Chalmers JR, Hanifin JM, Thomas KS, Cork MJ, McLean WHI, et al. Emollient enhancement of the skin barrier from birth offers effective atopic dermatitis prevention. Journal of Allergy and Clinical Immunology. 2014;134(4):818-23.

Semiologia e propedêutica da constipação intestinal

Ronaldo Campanher

DESTAQUE DO TEMA

1. A constipação intestinal é um transtorno que impacta diretamente a qualidade de vida do indivíduo acometido, não sendo raro a pessoa buscar auxílio do farmacêutico para um eventual tratamento. Neste capítulo será diferenciada a constipação primária da secundária, utilizando os critérios de Roma IV, e será apresentado o processo de anamnese que deve ser realizado quando a pessoa solicita o cuidado farmacêutico.
2. No que refere à prescrição farmacêutica, serão apresentadas as quatro classes de laxantes e os cuidados que devem ser observados para sua prescrição correta, bem como orientações relacionadas ao tratamento não medicamentoso e à elaboração de um plano de cuidado farmacêutico.

INTRODUÇÃO

Em diversos países do mundo, inclusive no Brasil, o profissional farmacêutico é constantemente requisitado para atuar na identificação e no tratamento de diversos problemas de saúde denominados autolimitados, que consistem em doenças autolimitadas, de baixa gravidade, agudas e que ocorrem em um período breve. Segundo a Resolução CFF (Conselho Federal de Farmácia) n. 585/13, tais transtornos podem ser tratados com produtos e medicamentos cuja dispensação não exige receituário médico.

Para atuar com segurança e dentro dos limites éticos em relação a essa atribuição legal, o profissional farmacêutico deve utilizar conhecimento e prudência, sabendo identificar potenciais transtornos que podem ser indicativos de encaminhamento do paciente ao atendimento médico especializado.

Vale ressaltar a importância do trabalho multiprofissional. Devido à capilaridade, distribuição geográfica e horários de atendimento dos estabelecimentos farmacêuticos em nosso país, pode-se afirmar que o farmacêutico consiste em um profissional-chave no direcionamento correto de pacientes com problemas de saúde, especialmente pessoas de baixa renda e sem acesso a planos de saúde.

A constipação intestinal (CI) consiste em um transtorno que impacta diretamente a qualidade de vida do indivíduo acometido. Não é raro a pessoa buscar auxílio do farmacêutico para um eventual tratamento, uma vez que este consiste no profissional da saúde mais acessível à população.

As queixas e relatos por parte dos pacientes em relação aos sintomas podem ser evidenciados, utilizado linguagem popular, em alguns exemplos:

- Fezes endurecidas
- Intestino preso.
- Intestino lento.
- Intestino ressecado.
- Evacuações infrequentes.
- Sensação de evacuação incompleta.

A constipação intestinal não constitui uma doença propriamente dita, mas sim um sintoma, que pode estar relacionado a fatores ambientais, idade, sexo e hábitos pessoais ou doenças digestivas, com prevalência mundial em torno de 20% da população, e maior incidência em mulheres e idosos.

Esse dado indica a necessidade de extrair informações que possam indicar os motivos da CI, com base nas quais o farmacêutico consiga identificar a necessidade de encaminhamento do paciente ao médico, ou realizar a indicação ou prescrição de um medicamento isento de prescrição (MIP), juntamente com alterações de hábitos de vida, especialmente relacionados à alimentação e à atividade física.

Composta por especialistas internacionais, a Fundação Roma foi criada com o objetivo de estabelecer critérios padronizados que norteiam o diagnóstico de patologias gastrointestinais funcionais

O Quadro 1 apresenta os Critérios Roma IV que evidenciam a CI funcional, úteis para a identificação correta da referida patologia.

Quadro 1 Critérios de Roma IV para constipação funcional

1. Dois ou mais dos seguintes achados: • Esforço ao menos em 25% das evacuações. • Fezes ressecadas ou duras ao menos em 25% das evacuações. • Sensação de evacuação incompleta ao menos em 25% das vezes. • Sensação de bloqueio anorretal ao menos em 25% das evacuações. • Manobra manual de facilitação da evacuação ao menos em 25% das vezes. • Menos de 3 evacuações por semana. • Distúrbios de evacuação que preencham os critérios de síndrome do intestino irritável.
2. Fezes amolecidas presentes raramente com o uso de laxativos.
3. Critério insuficiente para síndrome do intestino irritável.

Fonte: Alves (2013).

Porém, devemos lembrar que existem variações relacionadas ao funcionamento intestinal entre as pessoas. Exemplificando, um indivíduo que habitualmente realiza três evacuações por dia e comece a evacuar a cada 2 ou 3 dias pode ser considerado com CI, mesmo não se enquadrando nos critérios citados. Portanto, a avaliação deve ser realizada de forma criteriosa e individual.

Em termos de distúrbios intestinais, o estabelecimento de parâmetros relacionados à forma e consistência das fezes, importantes durante uma anamnese, podem ser compreendidos com base na Escala de Forma de Fezes de Bristol (Figura 1).

Tipo 1 Caroços duros separados, como nozes.	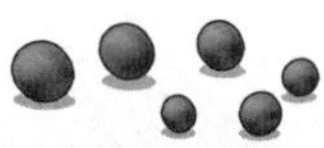	**1 – Pedaços separados, duros como amendoim.**
Tipo 2 Na forma de salsicha mas com caroços.	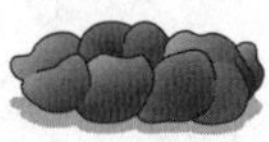	**2 – Forma de salsicha, mas segmentada.**
Tipo 3 Na forma de salsicha ou cobra mas com rachas na superfície.	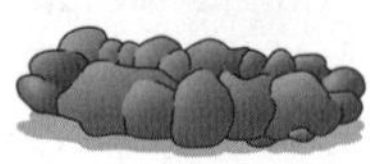	**3 – Forma de salsicha, mas com fendas na superfície.**
Tipo 4 Como uma salsicha ou cobra, regular e macio.	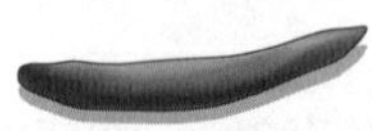	**4 – Forma de salsicha ou cobra, lisa e mole.**
Tipo 5 Caroços macios com cantos bem demarcados.	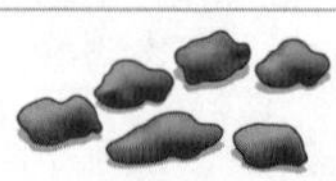	**5 - Pedaços moles, mas com contornos nítidos.**
Tipo 6 Caroços macios com cantos rasgados.	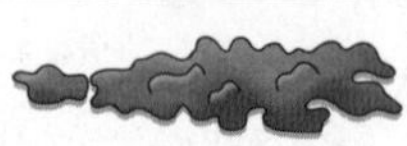	**6 – Pedaços aerados, contornos esgarçados.**
Tipo 7 Totalmente líquido.	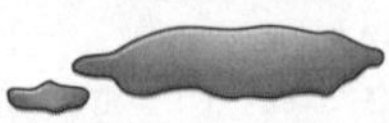	**7 – Aquosa, sem peças sólidas.**

Figura 1 Escala de Forma de Fezes Bristol.
Fonte: Passos et al. (2022).

CLASSIFICAÇÃO ETIOLÓGICA

Durante o atendimento farmacêutico, a extração de informações referentes à atividade física, alimentação e ingestão de água em quantidades adequadas contribui para o entendimento do caso, uma vez que a constipação funcional decorre justamente da falta de atividade física, ingestão de água em quantidade inadequada (inferior a 2 litros por dia) e de fibras (25 g por dia).

A constipação intestinal pode ser dividida em primária e secundária. A primária, desordem mais comum, é relacionada à inatividade física, baixa ingestão de líquidos e alimentação pobre em fibras. Já a CI secundária relaciona-se comumente a patologias neurológicas, como mal de Parkinson, e endócrinas, como diabetes *mellitus* e hipotireoidismo, conforme o Quadro 2.

Além dessas duas classificações, o profissional farmacêutico deve considerar a CI iatrogênica, que ocorre com o uso, geralmente prolongado, de alguns medicamentos que têm como efeito adverso a CI. Os principais exemplos de fármacos a serem mencionados estão relacionados no Quadro 3.

A partir do entendimento de que diversos medicamentos podem ocasionar CI, compreende-se a necessidade de uma atenção especial ao paciente idoso com CI, que, além das condições relativas à idade, muitas vezes realiza a chamada

Quadro 2 Etiologia da constipação intestinal

1. Primária – funcional.
2. Secundária – orgânica:
   - Doenças endócrinas (hipotireoidismo).
   - Doenças metabólicas (diabetes mellitus).
   - Doenças neurológicas (doença de Parkinson).

Quadro 3 Fármacos relacionados à constipação intestinal

- Agentes antidiarreicos.
- Analgésicos (inibidores de prostaglandinas).
- Antiácidos (carbonato de Ca ou Hidróxido Al).
- Antidepressivos tricíclicos (efeito anticolinérgico).
- Anti-histamínicos (bloqueadores H1).
- Antiparkinsonianos (efeito anticolinérgico).
- Clonidina.
- Corticoesteroides.
- Diuréticos.
- Ferro.
- Laxativos usados cronicamente.
- Lítio.
- Opioides.
- Propranolol.
- Relaxantes musculares.
- Verapamil.

Imao: inibidores da monoaminoxidase.

polifarmácia – uso rotineiro e concomitante de quatro ou mais fármacos, com ou sem prescrição médica.

Algumas patologias de ordem endócrina, bastante comuns na sociedade moderna, também tendem a culminar na CI, e devem ser de conhecimento do profissional farmacêutico, para melhor direcionamento de casos. São exemplos os apresentados no Quadro 4.

Quadro 4 Doenças endócrinas associadas à constipação intestinal

- Diabetes *mellitus*.
- Hipotireoidismo.
- Hiperparatireoidismo.
- Feocromocitoma.

Certas doenças neurológicas também causam CI, e seu conhecimento se faz necessário ao profissional da saúde durante abordagem clínica às pessoas em atendimento (Quadro 5).

Quadro 5 Doenças neurológicas associadas à constipação intestinal

- Doença de Parkinson.
- Neuropatia diabética.
- Neuropatia do intestino grosso (congênita ou adquirida).
- Síndrome Shy Drager.
- Lesões da coluna espinhal.
- Disfunção do mecanismo da defecação.

ENCAMINHAMENTO PARA ATENDIMENTO MÉDICO ESPECIALIZADO

Na atividade farmacêutica, a percepção do momento correto de realizar o encaminhamento do paciente a atendimento médico especializado é uma responsabilidade e um desafio, que demanda conhecimento técnico para atuação plenamente correta. As principais situações relacionadas a pacientes com problemas de trânsito intestinal, nas quais é importante a realização de um diagnóstico médico urgente, estão descritas no Quadro 6.

O encaminhamento do paciente ao médico deve ser realizado de forma profissional, ou seja, documentado e registrado internamente no estabelecimento farmacêutico, modelo já apresentado no Capítulo 9.

Quadros 6 Casos que devem ser encaminhados a médicos especialistas

- Sintomas que não regridem após tratamento farmacológico com MIP e não farmacológico.
- Hemorragia retal.
- Dor abdominal intensa.

(continua)

Quadros 6 Casos que devem ser encaminhados a médicos especialistas (*continuação*)

- Crianças e idosos.
- Abdome distendido.
- Timpânico à percussão (quando o toque emite sons semelhantes aos de um tambor).
- Sangue nas fezes.
- Perda de peso.
- Obstipação grave de início recente.
- Febre.

MIP: medicamentos isentos de prescrição.

ALGORITMO PARA CONSTIPAÇÃO INTESTINAL NA PRÁTICA CLÍNICA FARMACÊUTICA

O algoritmo descrito na Figura 2, elaborado pelo Conselho Federal de Farmácia (CFF) com base em evidências disponíveis na literatura, consiste em uma importante ferramenta que pode direcionar o farmacêutico no atendimento de pacientes com CI em seu cotidiano de prática clínica, auxiliando na prescrição de medidas farmacológicas e não farmacológicas, além de ajudar no momento correto do encaminhamento ao atendimento médico, aumentando dessa forma a segurança do paciente.

Nessa ferramenta, é possível compreender a importância de uma anamnese adequada, que serve para nortear a conduta do profissional farmacêutico, respeitando os limites éticos inerentes à profissão.

O algoritmo deve ser utilizado conforme a esquematização apresentada na figura.

PRESCRIÇÃO FARMACÊUTICA

Uma vez identificado um problema de saúde autolimitado, o farmacêutico está apto a realizar o tratamento do paciente, utilizando terapia farmacológica com MIP e não farmacológica, além do devido acompanhamento farmacoterapêutico do paciente com CI.

A prescrição farmacêutica deverá obedecer à Resolução n. 586/2013 do CFF, e o algoritmo apresentado na Figura 3 consiste em uma ferramenta específica para a prescrição farmacêutica para pacientes com CI.

Na sequência, algumas opções terapêuticas que podem ser prescritas pelo profissional farmacêutico, por se tratar de MIP. Os medicamentos catárticos têm por objetivo auxiliar o trânsito do conteúdo, facilitando a evacuação. Os catárticos podem ter ação laxante, pelo qual as fezes permanecem normais ou purgantes, apresentando aspectos diarreicos. Destaca-se que a ação laxante ou purgante está diretamente relacionada com a dose do medicamento utilizado.

Comece a anamnese realizando as perguntas dos quadros - - - -

Ao analisar as respostas do paciente, as situações que estiverem previstas nos quadros — — podem ser manejadas pelo farmacêutico.

Ao analisar as respostas do paciente, as situações que estiverem previstas nos quadros ·········· devem ser encaminhadas.

Algoritmo de constipação

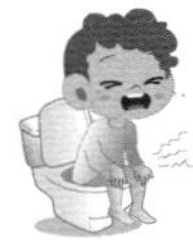

Alerta! Se durante a anamnese farmacêutica você identificar qualquer um dos itens desta coluna em vermelho, deve encaminhar o paciente a outro profissional ou serviço de saúde.

Comece aqui

Anamnese

Enquanto os sinais e sintomas do seu paciente estiverem dentro dos critérios desta coluna verde, você está lidando com um problema de saúde autolimitado

Anamnese	Sim	Não (Encaminhar)
1 Tempo Há quanto tempo? Com que frequência? Qual a duração?	Até 2 semanas	• Constipação persistente (mais de 2 semanas). • Constipação recorrente (mais de 1 episódio no intervalo de 3 meses).
2 Características/qualidade Quais as características do sinal/sintoma?	Mudança no padrão regular do hábito intestinal, com diminuição da frequência (intervalos prolongados entre uma defecação e outra - em geral 3 dias). Sensação de defecação incompleta. Fezes duras, pequenas ou secas.	• Fezes finas (como lápis), muito enegrecidas (aspecto de "borra de café"), claras e esfareladas, com muco em abundância e/ou com sangue.
3 Gravidade/intensidade Qual a intensidade do sinal/sintoma?	Sem dor abdominal ou dor leve. Paciente NÃO está incapacitado para realizar atividades diárias.	• Dor abdominal intensa. O sinal/sintoma compromete a realização de atividades diárias.
4 Ambiente/situação Em qual ambiente/situação o sinal/sintoma ocorre?	Estresse e/ou alterações de rotina (p. ex., viagens, dieta).	• O sinal/sintoma pode ocorrer nas mesmas situações existentes na condição de caráter autolimitado, porém está associado a outras características de alerta.
5 Fatores que agravam ou aliviam Quais fatores pioram ou aliviam o sinal/sintoma?	Alimentação irregular e constipante, redução da ingestão alimentar (por opção) e consumo de água insuficiente podem agravar o sinal/sintoma.	• Pacientes que apresentam constipação em resposta a alimentos específicos (encaminhar para investigar possíveis intolerâncias).
6 Sinais/sintomas associados Apresenta outros sinais/sintomas associados?	Sensação de plenitude gástrica e/ou dor suportável na passagem das fezes.	• Diarreia alternada com constipação, perda de peso involuntária e/ou febre.
7 Perfil do paciente Ciclo de vida, idade, gestação ou lactação, situações especiais?	Sem características de alerta (ver alertas ao lado).	• Crianças (≤ 6 anos); gestantes ou lactantes (com sinais/sintomas persistentes após 1 semana de MEV); idosos frágeis (dependência nas atividades de vida diária e nas atividades instrumentais de vida diária, vulnerabilidade aos estresses ambientais, às doenças e às quedas).
8 História clínica Tem condições de saúde que predispõem ou agravam o sinal/sintoma?	Nenhuma condição de saúde que predispõe ou agrava o sinal/sintoma.	• Doença inflamatória intestinal, síndrome do intestino irritável não responsiva ao tratamento, hemorroidas com sangramento abundante, anorexia, hipotireoidismo descompensado, anemia, diverticulite e/ou hérnia de disco. • Pacientes acamados ou com paraplegia (necessidade de tratamento prolongado).
9 História farmacoterapêutica Utiliza medicamentos que agravam ou estão associados ao sinal/sintoma? Já tentou tratamento recente para esse sinal/sintoma?	Medicamentos com potencial de indução de constipação. Uso crônico de laxantes por automedicação.	• Sinais/sintomas persistentes que não respondem ao tratamento com laxantes.

Sim → A

Encaminhar → B

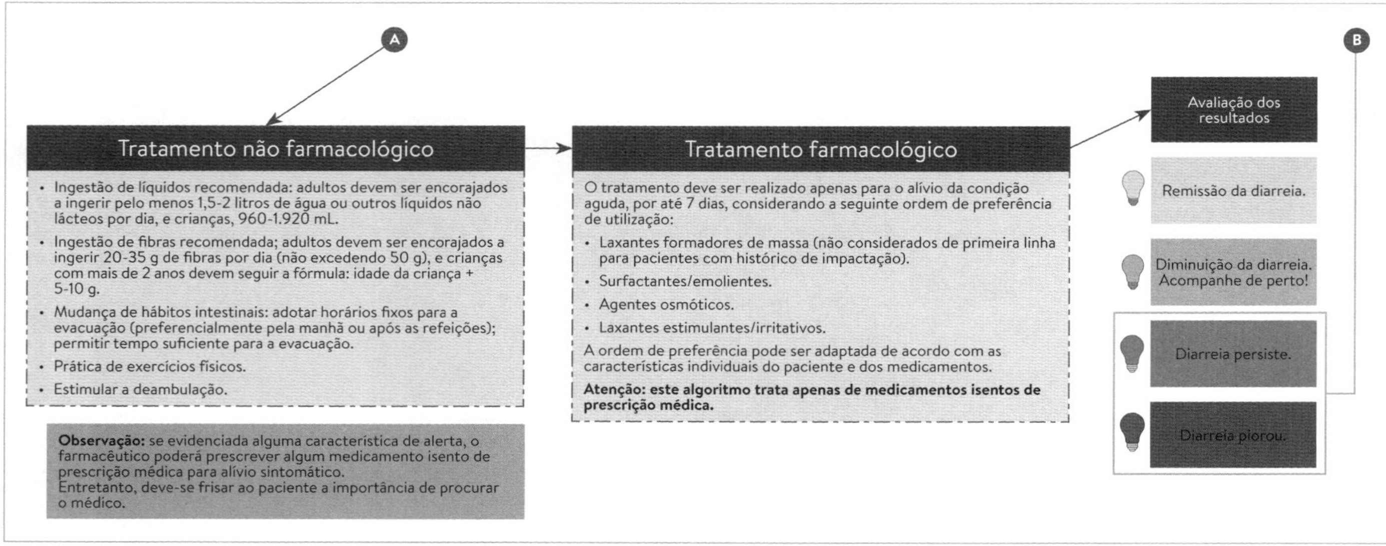
A
Tratamento não farmacológico
• Ingestão de líquidos recomendada: adultos devem ser encorajados a ingerir pelo menos 1,5-2 litros de água ou outros líquidos não lácteos por dia, e crianças, 960-1.920 mL.
• Ingestão de fibras recomendada; adultos devem ser encorajados a ingerir 20-35 g de fibras por dia (não excedendo 50 g), e crianças com mais de 2 anos devem seguir a fórmula: idade da criança + 5-10 g.
• Mudança de hábitos intestinais: adotar horários fixos para a evacuação (preferencialmente pela manhã ou após as refeições); permitir tempo suficiente para a evacuação.
• Prática de exercícios físicos.
• Estimular a deambulação.
Observação: se evidenciada alguma característica de alerta, o farmacêutico poderá prescrever algum medicamento isento de prescrição médica para alívio sintomático.
Entretanto, deve-se frisar ao paciente a importância de procurar o médico.
Tratamento farmacológico
O tratamento deve ser realizado apenas para o alívio da condição aguda, por até 7 dias, considerando a seguinte ordem de preferência de utilização:
• Laxantes formadores de massa (não considerados de primeira linha para pacientes com histórico de impactação).
• Surfactantes/emolientes.
• Agentes osmóticos.
• Laxantes estimulantes/irritativos.
A ordem de preferência pode ser adaptada de acordo com as características individuais do paciente e dos medicamentos.
Atenção: este algoritmo trata apenas de medicamentos isentos de prescrição médica.
Avaliação dos resultados
Remissão da diarreia.
Diminuição da diarreia. Acompanhe de perto!
Diarreia persiste.
Diarreia piorou.
B

Figura 2 Algoritmo para o processo de anamnese da pessoa com constipação intestinal.

MEV: mudanças de estilo de vida.

Fonte: Conselho Federal de Farmácia (2021).

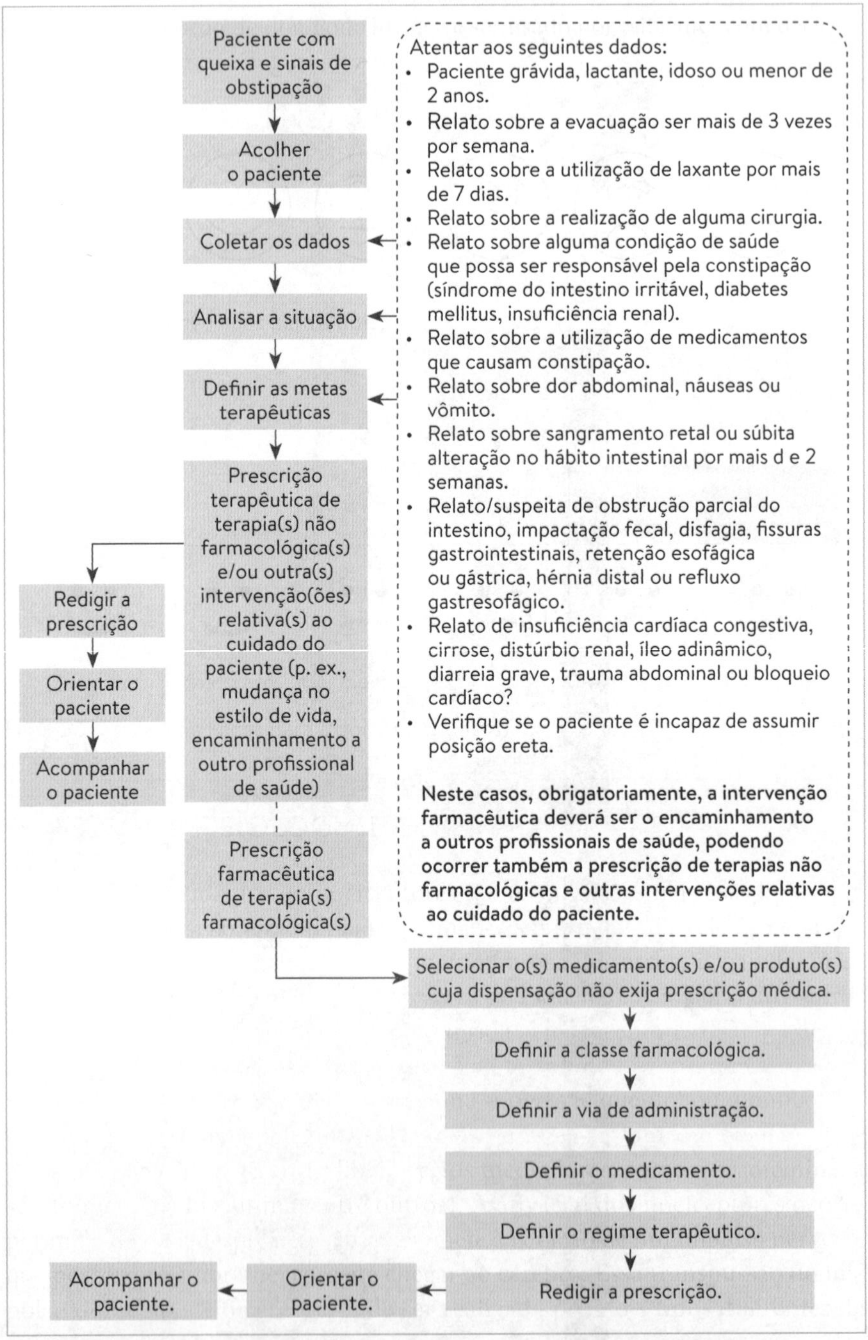

Figura 3 Prescrição farmacêutica para pessoas com constipação intestinal.
Fonte: CRFSP (2019).

Os medicamentos laxantes podem ser classificados em quatro classes:

1. Formadores de massa.
2. Osmóticos.
3. Lubrificantes/emolientes.
4. Irritativos.

Devem os medicamentos laxantes, preferencialmente, seguir a ordem de prescrição descrita na Figura 4.

Quanto à indicação de procinéticos metoclopramida, domperidona e bromoprida, não há evidências científicas que comprovem o aumento dos movimentos intestinais; somente causam aumento da motilidade gastrointestinal. Assim, não se justifica sua indicação em casos de constipação intestinal.

A classe de laxantes formadores de massa deve ser a primeira indicação quando a pessoa mantiver a motilidade intestinal, contudo há necessidade de ingestão de líquido, bem como da realização de exercícios físicos. Dentre eles podem ser indicados os apresentados no Quadro 7.

Os laxantes osmóticos são indicados para pacientes que tiveram a motilidade intestinal diminuída. Eles promovem o aumento do volume de água e por conseguinte o aumento do volume do bolo fecal. Esses medicamentos podem causar flatulências, cólicas, diarreia e desbalanço eletrolítico. Os laxantes osmóticos que podem ser indicados pelo farmacêutico estão descritos no Quadro 8.

Os laxantes lubrificantes promovem o amolecimento das fezes, permitindo dessa forma a penetração de água e gorduras nas fezes. Contudo, esses fármacos

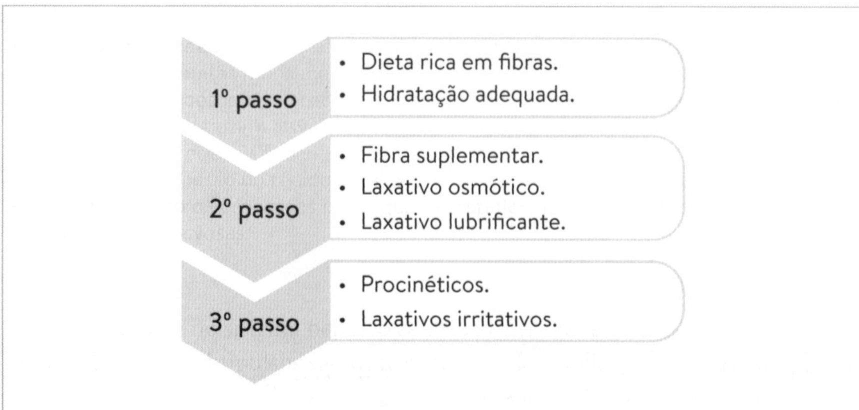

Figura 4 Fluxograma de prescrição de medicamentos laxantes.
Fonte: elaborada pelo autor.

Quadro 7 Indicação dos laxantes formadores de massa

Medicamento	Posologia para adultos	Posologias para crianças	Situações especiais
Psyllium	Concentração 0,562 g – 7 g (uma colher de sobremesa até 3 vezes ao dia).	Concentração 0,562 g – 3,5 g (1/2 colher de sobremesa até 3 vezes ao dia, para crianças de 6-12 anos).	• Cuidado especial com pacientes que apresentam alguma restrição para ingestão de grande quantidade de líquidos (p. ex., insuficiência cardíaca ou insuficiência renal). • Não recomendado para pessoas com dificuldade de deglutição. • Preferir alternativas terapêuticas para pacientes com motilidade reduzida (acamados e idosos frágeis), devido ao risco de impactação fecal.
Metilcelulose	2 g (1 colher de sopa ou 4 cápsulas de 500 mg), até 3 vezes ao dia; **Não ultrapassar 6 g por dia.**	500 mg (2 colheres de chá ou 1 cápsula de 500 mg), até 3 vezes ao dia, para crianças de 6-12 anos. **Não ultrapassar 3 g por dia.**	
Dextrina de trigo	3,5 g (2 colheres de chá ou 1 sachê), 2 vezes ao dia. **Não ultrapassar 14 g por dia.**	3,5 g (2 colheres de chá ou 1 sachê), 1 vez ao dia para crianças de 7-11 anos (crianças de 12 anos devem utilizar a posologia de adulto).	

Fonte: Conselho Federal de Farmácia (2021).

Quadro 8 Indicação dos laxantes lubrificantes

Medicamento	Posologia para adultos	Posologias para crianças	Situações especiais
Sulfato de magnésio	10 g (2 envelopes), 1 vez ao dia.	Uso não recomendado para crianças.	• Não deve ser utilizado durante a gravidez ou a amamentação, exceto sob orientação médica. • Utilizar com cautela em pacientes com doença renal, problemas cardíacos ou quando houver necessidade de dieta restritiva de sódio ou magnésio.
Hidróxido de magnésio	Suspensão oral (80,9 e 85,5 mg/mL): 30-60 mL (2 ou 4 colheres de sopa), 1 vez ao dia.	Suspensão oral (80,9 mg/mL e 85,5 mg/mL):	• Pode ser utilizado durante a lactação.

(continua)

Quadro 8 Indicação dos laxantes lubrificantes (*continuação*)

Medicamento	Posologia para adultos	Posologias para crianças	Situações especiais
Hidróxido de magnésio		• Crianças de 2-5 anos: 5-15 mL (1 colher de chá), 1 vez ao dia. • Crianças de 6-11 anos: 15-30 mL (1-2 colheres de chá), 1 vez ao dia. • Crianças de 12 anos: considerar a posologia do adulto.	• Não deve ser utilizado durante a gravidez ou a amamentação, exceto sob orientação médica. • Utilizar com cautela em pacientes com doença renal, problemas cardíacos ou quando houver necessidade de dieta restritiva de sódio ou magnésio.
Fosfato de sódio	Enema (fosfato de sódio monobásico monoidratado 160 mg/mL + fosfato de sódio dibásico heptaidratado 60 mg/mL).	Uso não recomendado para crianças menores de 12 anos.	• Pode ser utilizado durante a lactação. • Não deve ser utilizado em caso de insuficiência cardíaca congestiva, Insuficiência renal dialítica, ascite, obstrução gastrointestinal suspeitada ou conhecida, megacólon (congênito ou adquirido), perfuração e doença inflamatória intestinal ativa.
Lactulose	Xarope (667 mg/mL): 15-30 mL, 1 vez ao dia.	Xarope 667 mg/mL: • Crianças de 6-12 anos: 10-15 mL, 1 vez ao dia. • Crianças de 12 anos: considerar a posologia de adulto.	• Deve ser evitado durante a gravidez (risco C). • Utilizar com cautela em pacientes com diabetes, pois a formulação contém galactose e lactose.
Polietilenoglicol ou macrogol 3350 (PEG)	Sachê com 13,125 g: 1 ou 2 sachês, 1 vez ao dia. Em casos de constipação intensa ou quando causar uma resposta rápida, podem ser utilizados 5 sachês à noite.	Sachê com 13,125: 0,8 g/kg, podendo variar de 0,3-1,4 g/kg ao dia, 1 vez ao dia.	• Deve ser evitado durante a gravidez (risco C). • Pode ser utilizado durante a amamentação.

Fonte: Conselho Federal de Farmácia (2021).

podem promover a diminuição da absorção das vitaminas lipossolúveis, por exemplo, vitaminas A, D, E e K. Podem causar diarreia leve e náuseas leve.

Em casos extremos o farmacêutico pode indicar o uso de fecalomas para administração de solução à base de glicerina na região retal, o que promove de imediato o amolecimento das fezes.

Em relação aos laxantes lubrificantes e emolientes que podem ser indicados pelo farmacêutico destacam-se os exibidos no Quadro 9.

Quadro 9 Indicação dos laxantes emolientes e lubrificantes

Medicamento	Posologia para adultos	Posologias para crianças	Situações especiais
Docusato (dioctilsul-fossuccinato) de sódio)	Drágeas (60 mg: 1-2 drágeas ao dia).	5 mg/kg/dia, divididas em até 4 doses.	• Contraindicado para crianças menores de 5 anos. • Contraindicado na presença de dores abdominais, náuseas e vômitos e demais sintomas de apendicite, abdome agudo e perfuração intestinal.
Glicerina	Supositório (2,92 g: 1 supositório, 1 vez ao dia.	Supositório (1,57 g): 1 supositório, uma única vez;	• Utilizar com cautela em pessoas desidratadas, com doença renal ou problemas cardíacos.
Sorbitol + laurilsulfato de sódio	Solução retal (714 mg = 7,70 mg): 1 bisnaga, 1 vez ao dia. Quando necessário, poderão ser aplicadas 2 doses simultâneas.	Solução retal (714 mg = 7,70 mg): 1 bisnaga, 1 vez ao dia, para crianças acima de 2 anos;	Deve ser evitado em pessoas com hemorragia e enterocolite hemorrágica.
Óleo mineral	15 mL (1 colher de sopa), 2 vezes ao dia. Caso não se obtenha êxito, a pessoa pode ser instruída a aumentar a dose para 2 colheres (30 mL) à noite e 1 colher (15 mL) pela manhã.	7,5 mL (1/2 colher de sopa) ou 1-2 mL/kg de peso corporal, 1 vez ao dia, para crianças de 6-12 anos.	• Inapropriado para idosos (critérios de Beers); risco aumentado de broncoaspiração. • Não deve ser utilizado durante a gravidez ou a amamentação, exceto sob orientação médica.

Fonte: Conselho Federal de Farmácia (2021).

O modo de ação dos laxantes irritativos, conforme indica o seu próprio nome, o processo de irritação, causando um aumento da contração muscular e também da secreção de eletrólitos. Esses fármacos causam cólicas, dor abdominal, diarreia e náusea. Mais importante, seu uso contínuo pode levar à dependência, devendo por isso ser prescritos pelo farmacêutico quando as alternativas anteriores já tiverem sido empregadas (Quadro 10).

Quadro 10 Indicação dos laxantes irritativos

Medicamento	Posologia para adultos	Posologias para crianças	Situações especiais
Sene	Cápsulas (14,634 mg + 11,700 mg): 1- 2 cápsulas ao dia. Geleia (24,390 mg + 23,595 mg / 5 g): 1 colher de chá (5 g) ao dia.	Os dados de segurança são limitados para uso em crianças.	• Podem ser utilizados em mulheres grávidas no pós-parto e em lactantes. • Pacientes idosos devem iniciar o tratamento utilizando metade da dose recomendada para adultos.
Cáscara sagrada	Cápsulas (100-500 mg de extrato seco, divididas nas refeições ou em dose única ao deitar).	Contraindicado para menores de 12 anos.	• Não deve ser utilizada por mulheres grávidas e em amamentação sem orientação médica. • Não pode ser utilizada nos estados inflamatórios uterinos, menstruação, cistites e quando houver hemorroida. • Contraindicada em constipação crônica, abdome agudo, processos ulcerosos do trato digestivo e doenças inflamatórias intestinais (colites e doença de Crohn). • Contraindicada nos casos de insuficiências hepática, renal e cardíaca.

(continua)

Quadro 10 Indicação dos laxantes irritativos (*continuação*)

Medicamento	Posologia para adultos	Posologias para crianças	Situações especiais
Picossulfato de sódio	Solução oral (7,5 mg/mL): 10-20 gotas, 1 vez ao dia.	Solução oral (7,5 mg/mL). Crianças de 4-10 anos: 5-10 gotas, 1 vez ao dia; Crianças acima de 10 anos: considerar a posologia do adulto.	• Deve ser evitado durante a gravidez (risco B). • Pode ser utilizado durante a amamentação. • Utilizar com cautela em idosos, pelo risco de desequilíbrio eletrolítico.
Bisacodil	Comprimido (5 mg): 1-2 comprimidos diários (recomenda-se utilizar menor dose no início do tratamento).	Comprimido (5 mg). Crianças de 4-10 anos: 1 comprimido, 1 vez ao dia. Crianças acima de 10 anos: considerar a posologia do adulto.	• Contraindicado em pacientes com íleo paralítico, obstrução intestinal, quadros abdominais agudos incluindo apendicite, doenças inflamatórias agudas do intestino e dor abdominal grave associada com náusea e vômito, que podem ser sintomas de problemas graves. • Não deve ser utilizado diariamente por período prolongado sem investigar a causa da constipação. • Não deve ser utilizado por mulheres grávidas sem orientação médica. Este fármaco está classificado na categoria de risco B na gravidez.

Fonte: Curso Prescrever do Conselho Federal de Farmácia (2022).

Finalmente, pode-se afirmar que o farmacêutico, profissional da saúde mais acessível à população, pode contribuir ativamente com o paciente com CI, pois detém conhecimento técnico-científico para identificar eventuais transtornos de maior gravidade, encaminhando o paciente para atendimento especializado, bem como realizar tratamentos (farmacológicos e não farmacológicos) adequados, promovendo assim melhora significativa da qualidade de vida da população.

REFERÊNCIAS BIBLIOGRÁFICAS

1. Alves JG. Constipação intestinal. Jornal Brasileiro de Medicina. 2013 Mar/Apr;101(2).
2. Conselho Federal de Farmácia (CFF). Resolução n. 585, de 29 de agosto de 2013. Regulamenta as atribuições clínicas do farmacêutico e dá outras providências. Diário Oficial da União, Brasília, 25 de setembro de 2013. [internet] [acesso em: 16 mar. 2023]. Disponível em: https://www.semesp.org.br/wp-content/uploads/2013/09/res_CFF_586-ok.pdf.
3. Conselho Federal de Farmácia (CFF). Resolução n. 586, de 29 de agosto de 2013. Regula a prescrição farmacêutica e dá outras providências. Diário Oficial da União, Brasília, 26 de setembro de 2013. [internet] [acesso em: 16 mar. 2023]. Disponível em: https://www.semesp.org.br/wp content/uploads/2013/09/res_CFF_586-ok.pdf.
4. Conselho Federal de Farmácia. Algoritmos de prática clínica: grupo de trabalho de educação permanente / Conselho Federal de Farmácia. – Brasília: Conselho Federal de Farmácia, 2021. 84 p. [internet] [acesso em: 13 mar. 2023]. Disponível em: https://www.cff.org.br/userfiles/algoritmosdepraticaclinica.pdf
5. Conselho Regional de Farmácia do Estado de São Paulo (CRFSP). Organização Pan-Americana da Saúde (Opas). Fascículo III: Serviços farmacêuticos. Projeto Farmácia Estabelecimento de Saúde / CRF-SP. Brasília, 2010. [internet] [acesso em: 16 mar. 2023]. Disponível em: http://www.crfsp.org.br/documentos/materiaistecnicos/fasciculo_3.pdf.
6. Conselho Regional de Farmácia do Estado de São Paulo (CRFSP). Fascículo XI: Consulta e Prescrição Farmacêutica. / Conselho Regional de Farmácia do Estado de São Paulo. – São Paulo: CRF-SP, 2016. 120 p. (Projeto Farmácia Estabelecimento de Saúde). [internet] [acesso em: 16 mar. 2023]. Disponível em: http://www.crfsp.org.br/documentos/materiaistecnicos/fasciculo_11.pdf.
7. João WSJ. Conselho Federal de Farmácia. Carta aberta sobre prescrição farmacêutica. Brasília, 2013. [internet] [acesso em: 16 mar. 2023]. Disponível em: https://www.cff.org.br/noticia.php?id=1325&titulo=CARTA+ABERTA+SOBRE+PRESCRI%C3%87%C3%83O+FARMAC%C3%8AUTICA.
8. Levy EI, Lemmens R, Vandenplas Y, Devreker T. Functional constipation in children: challenges and solutions. Pediatric Health, Medicine and Therapeutics. 2017;8:19.
9. Lindberg G, Hamid SS, Malfertheiner P, Thomsen OO, Fernandez LB, Garisch J, et al. Diretriz global da Organização Mundial de Gastroenterologia: Constipação – uma perspectiva global. Journal of Clinical Gastroenterology. 2011 Jul;45(6):483-7.
10. EMS. Normolax (lactulose). Bula do medicamento. [internet] [acesso em: 16 mar. 2023]. Disponível em: https://www.ems.com.br/arquivos/produtos/bulas/bula_lactulose_1099_1658.pdf.
11. Passos MCF, Alvariz RC, André EA, Barbuti RC, Fillmann HS, Murad-Regadas SM, et al. Diagnóstico e abordagem terapêutica da constipação idiopática crônica: uma revisão de especialistas brasileiros. Arquivos de Gastroenterologia. 2022;59:137-44.
12. Sociedade Brasileira de Motilidade Digestiva e Neurogastroenterologia (SBMDN). Constipação intestinal. Março de 2019. [internet] [acesso em: 16 mar. 2023]. Disponível em: http://www.sbmdn.org.br/constipacao-intestinal/.
13. Suraia BA, Rodriguez TN, Moraes-Filho JP. Constipação intestinal. Revista Brasileira de Medicina. 2012;57(12).
14. World Health Organization (WHO). The role of the pharmacist in self-care and self-medication. Report of the 4th WHO Consultive Group on the role of the pharmacist. Hague: WHO; 2014.

17

Semiologia e propedêutica da diarreia

Ronaldo Campanher

DESTAQUE DO TEMA

1. A diarreia consiste em um transtorno comum que pode estar relacionado a diversos fatores e que, em alguns casos, pode evoluir para quadros graves, incluindo o óbito, especialmente em crianças e idosos. Nesses termos, o farmacêutico, profissional da saúde mais acessível à população, pode contribuir de forma significativa na identificação de casos graves da doença, orientando e prescrevendo a terapia farmacológica e não farmacológica, além de encaminhar os pacientes para atendimento especializado em casos de necessidade, evitando a automedicação e promovendo o uso racional de medicamentos.
2. Em relação ao cuidado farmacêutico, serão abordados neste capítulo tópicos que direcionam o profissional na identificação das causas do evento diarreico, na realização da prescrição farmacêutica, na elaboração de um plano de cuidado e na identificação de casos que necessitam de encaminhamento médico.

INTRODUÇÃO

A diarreia consiste em uma condição não rara em nosso país, que pode ocorrer em decorrência de uma série de fatores e causas, podendo ser definida como aumento do volume das fezes, aumento na frequência das evacuações e diminuição na consistência (aumento da aquosidade). Quando ocorre presença de sangue ou pus, a diarreia recebe o nome de disenteria.

Eventos diarreicos consistem em um problema de saúde pública, pois elevam gastos com saúde, perdas de dias de trabalho/escola e, eventualmente, pode levar a complicações graves, inclusive à morte, principalmente em crianças e idosos, por consequência da desidratação.

As diarreias podem ser classificadas em agudas e crônicas. As agudas são mais comuns e ocorrem principalmente por processos infecciosos (bactérias, vírus ou parasitas), e nesses casos o cuidado para manter a pessoa hidratada é essencial, especialmente crianças e idosos. Em geral, estão associadas a hábitos de higiene inadequados e ao saneamento básico precário, fato comum no Brasil.

Já as diarreias são consideradas crônicas quando ocorrem há mais de 14 dias, de forma contínua ou não, ocorrendo por diversos fatores que devem ser investigados de forma criteriosa.

Dessa forma, a identificação das causas da diarreia pelo profissional farmacêutico constitui um ato de elevada importância em termos epidemiológicos e profiláticos, pois pode contribuir para mapear prováveis focos de infecções e redirecionar autoridades para a construção de políticas públicas necessárias para o combate desse problema. Vale ressaltar que cerca de 30% dos óbitos de crianças menores de 5 anos ocorrem por diarreias e pneumonias.

Para facilitar o entendimento e o diálogo entre profissionais e pacientes, a Escala de Forma de Fezes apresentada na Figura 1 é uma ferramenta didática que pode ser utilizada na identificação de eventos diarreicos.

PRINCIPAIS CAUSAS

Diversas causas podem culminar em processos diarreicos. Dentro da subdivisão entre agudas e crônicas, o Quadro 1 apresenta as principais causas das diarreias agudas.

Dentre as principais bactérias causadoras de infecções intestinais, pode-se citar *Escherichia coli*, Salmonelas, Shigelas, *Yersinia*, *Campylobacter jejuni* e *Vibrio cholerae*. O tratamento consiste em reposição hidreletrolítica (RHE) + antimicrobianos da classe das quinolonas ou sulfametoxazol-trimetropina. Bactérias do gênero *Shigella* podem causar quadros de disenterias.

As infecções virais ocorrem principalmente por rotavírus, coronavírus, adenovírus, calicivírus (em especial o norovírus) e astrovírus, que constituem agentes virais que estimulam a secreção intestinal. O tratamento consiste basicamente em RHE e acompanhamento do paciente.

Já as infecções parasitárias podem ocorrer por helmintos, que são tratados com medicamentos como albendazol ou mebendazol, e por protozoários, que têm tratamento baseado com a utilização de fármacos nitroimidazólicos.

Tipo 1 Caroços duros separados, como nozes.	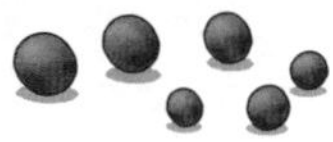	**1 – Pedaços separados, duros como amendoim.**
Tipo 2 Na forma de salsicha mas com caroços.	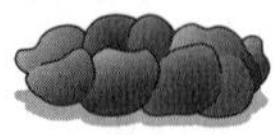	**2 – Forma de salsicha, mas segmentada.**
Tipo 3 Na forma de salsicha ou cobra mas com rachas na superfície.	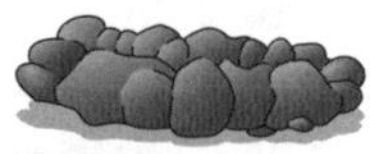	**3 – Forma de salsicha, mas com fendas na superfície.**
Tipo 4 Como uma salsicha ou cobra, regular e macio.	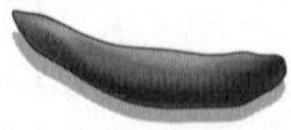	**4 – Forma de salsicha ou cobra, lisa e mole.**
Tipo 5 Caroços macios com cantos bem demarcados.	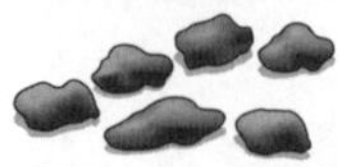	**5 - Pedaços moles, mas com contornos nítidos.**
Tipo 6 Caroços macios com cantos rasgados.	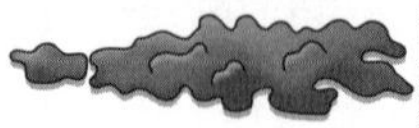	**6 – Pedaços aerados, contornos esgarçados.**
Tipo 7 Totalmente líquido.	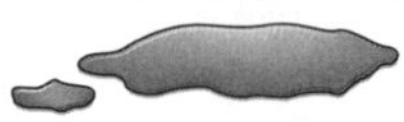	**7 – Aquosa, sem peças sólidas.**

Figura 1 Escala de Forma de Fezes Bristol.
Fonte: Passos et al. (2022).

Quadro 1 Diarreias agudas

Intoxicações alimentares:

- Causadas por toxinas produzidas por microrganismos, principalmente em alimentos mal acondicionados, geralmente ocorrem com episódios de diarreia, dor abdominal, náuseas e vômitos.
- Em termos cronológicos, as intoxicações alimentares ocorrem até 6 horas após a ingestão do alimento contaminado, sem febre ou dores no corpo, sendo importante extrair informações, por exemplo, se há membros da família ou pessoas próximas com os mesmos sintomas

Infecções (bactérias, vírus ou parasitas)

- Causadas por microrganismos, estão diretamente relacionadas à falta de saneamento básico e hábitos de higiene inadequados, como não lavar mãos e alimentos, especialmente os ingeridos crus e ingestão de água contaminada.
- Além de diarreia, podem ocorrer episódios de febre e dores no corpo.

Diarreias por uso de medicamentos

- Alguns fármacos têm a diarreia como reação adversa.

Alguns medicamentos podem apresentar como reação adversa quadros de diarreia, sendo os principais elencados no Quadro 2.

Quadro 2 Alguns agentes causadores de diarreia

- Ácidos graxos.
- Bloqueadores neuronais adrenérgicos (reserpina, guanetidina).
- Agentes procinéticos (metoclopramida, domperidona).
- Antimicrobianos (sulfonamidas, tetraciclinas e a maioria de amplo espectro).
- Laxativos osmóticos e estimulantes.
- Prostaglandinas.
- Quinidina.

As principais causas da diarreia crônica estão reunidas no Quadro 3.

Quadro 3 Diarreias crônicas

Associadas a alimentos:

- Leite e seus derivados podem ocasionar diarreias crônicas em pacientes com intolerância à lactose.
- Já alimentos que contêm glúten promovem distúrbios intestinais em pacientes com doença celíaca.

Associadas a estresse e distúrbios imunológicos:

- Síndrome do intestino irritável e colites podem ocorrer em decorrência de estresse.
- Além disso, a doença de Crohn, que tem como causa mais provável uma desordem no sistema imunológico.
- Além de diarreias, pode causar cólicas abdominais, perda de peso e anemia. Tais sinais e sintomas indicam a necessidade de uma avaliação com médico especialista.

Câncer:

- Diarreias crônicas devem ser investigadas, uma vez que constituem um sinal que ocorre frequentemente em cânceres intestinais.

CONDUTA FARMACÊUTICA

Em primeiro lugar, é importante ressaltar que há riscos na utilização de medicamentos para cessar a diarreia, tais como o conhecido cloridrato de loperamida 2 mg, um medicamento cuja venda deve ser realizada somente sob prescrição médica. Tal fato necessita ser ressaltado, pois é conhecido o hábito de automedicação do brasileiro. Em pesquisa do Conselho Federal de Farmácia (CFF) em 2019, observou-se que 47% da população se automedica pelo menos 1 vez ao mês e que 25% realiza automedicação diariamente ou pelo menos 1 vez por semana.

Dessa forma, o profissional farmacêutico constitui um ator fundamental na promoção do uso racional de medicamentos, evitando diversos problemas relacionados a medicamentos (PRM), especialmente em casos de eventos diarreicos, que não devem ser interrompidos sem o devido acompanhamento médico.

Como é de amplo conhecimento de profissionais da saúde, a desidratação consiste na principal complicação da diarreia, e a avaliação do estado de hidratação do paciente é uma abordagem que deve ser conhecida por todos os profissionais que realizam o cuidado ao paciente (Quadro 4).

Quadro 4 Principais sinais de desidratação

- Diminuição na produção de suor.
- Mucosa oral seca.
- Redução da elasticidade da pele.
- Alterações do estado de consciência.
- Urina com cor e odor intenso.

O Quadro 5 apresenta uma importante ferramenta para identificação de desidratação em crianças. Com escore de zero a 8, indica desde ausência de desidratação até uma desidratação severa.

Quadro 5 Escala de Desidratação Clínica (EDC)

Características	0	1	2
Aparência geral	Normal	Com sede, inquieta ou letárgica, mas irritada quando nauseada.	Sonolenta, hipotônica, fria ou sudorética +/– comatosa.
Olhos	Normal	Levemente encovados.	Muito encovados.
• Membranas. • Mucosas (língua).	Úmida	Espessas.	Secas.
Lágrimas	Presente	Lágrimas diminuídas.	Lágrimas ausentes.
Escore 0: nenhuma desidratação; escore 1-4: alguma desidratação; escore 5-8: desidratação moderada a severa. Fonte: adaptado de Freedman et al. (2012).			

O Quadro 6, baseado em informações do Departamento Científico de Gastroenterologia da Sociedade Brasileira de Pediatria, apresenta informações relevantes na avaliação clínica de crianças com desidratação. O profissional deverá ficar atento aos chamados sinais de alerta, para os devidos encaminhamentos.

Quadro 6 Avaliação clínica da criança com desidratação

Observar	A	B	C
Condição	Bem alerta.	Irritado, intranquilo.	Comatoso, hipotônico.*
Olhos	Normais.	Fundos.	Muito fundos.

(continua)

Quadro 6 Avaliação clínica da criança com desidratação (*continuação*)

Observar	A	B	C
Lágrimas	Presentes.	Ausentes.	Ausentes.
Boca e língua	Úmidas.	Secas.	Muito secas.
Sede	Bebe normalmente.	Sedento, bebe rápido e avidamente.	Bebe mal ou não é capas de beber.*
		Examinar	
Sinal de prega	Desaparece rapidamente.	Desaparece lentamente.	Desaparece muito lentamente (mais de 2 segundos).
Pulso	Cheio.	Rápido, débil.	Muito débil ou ausente.*
Enchimento capilar1	Normal (até 3 segundos).	Prejudicado (3-5 segundos).	Muito prejudicado (mais de 5 segundos).*
Conclusão	Não tem desidratação.	Se apresentar dois ou mais dos sinais descritos acima, existe desidratação.	Se apresentar dois ou mais dos sinais descritos, incluindo pelo menos um dos assinalados com asterisco, existe desidratação grave.
Tratamento	Plano A: tratamento domiciliar.	Plano B: terapia de reidratação oral no serviço de saúde.	Plano C: terapia de reidratação parenteral.

1. Para avaliar o enchimento capilar, a mão da criança deve ser mantida fechada e comprimida por 15 segundos. Abrir a mão da criança e observar o tempo no qual a coloração da palma da mão volta ao normal. A avaliação da perfusão periférica é muito importante, principalmente em desnutridos, nos quais a avaliação dos outros sinais de desidratação é muito difícil.

Fonte: Adaptado de Conselho Federal de Farmácia (2021).

ALGORITMO PARA DIARREIA NA PRÁTICA CLÍNICA FARMACÊUTICA

O algoritmo descrito na Figura 2, elaborado pelo Conselho Federal de Farmácia (CFF) com base em evidências disponíveis na literatura, consiste em uma importante ferramenta que pode direcionar o farmacêutico no atendimento de pessoas com diarreia em seu cotidiano de prática clínica, auxiliando na prescrição de medidas farmacológicas e não farmacológicas, além de ajudar no momento correto do encaminhamento ao atendimento médico, aumentando dessa forma a segurança da pessoa com diarreia.

Nessa ferramenta, é possível compreender a importância de uma anamnese adequada, que serve para nortear a conduta do profissional farmacêutico, respeitando os limites éticos inerentes à profissão.

O algoritmo deve ser utilizado conforme a esquematização visualizada na figura.

Comece a anamnese realizando as perguntas dos quadros - - - -

Ao analisar as respostas do paciente, as situações que estiverem previstas nos quadros — - — podem ser manejadas pelo farmacêutico.

Ao analisar as respostas do paciente, as situações que estiverem previstas nos quadros ·········· devem ser encaminhadas.

Algoritmo de diarreia

Alerta! Se durante a anamnese farmacêutica você identificar qualquer um dos itens desta coluna em vermelho, você deve encaminhar o paciente a outro profissional ou serviço de saúde.

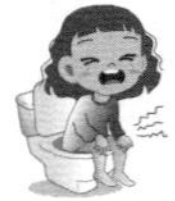

Comece aqui

Enquanto os sinais e sintomas do seu paciente estiverem dentro dos critérios desta coluna verde, você está lidando com um problema de saúde autolimitado.

Anamnese	Sim	Não → Encaminhar
1 Tempo Há quanto tempo? Com que frequência? Qual a duração?	≤ 5 dias	• > 5 dias no adulto. • > 2 dias em crianças entre 2-12 anos e idosos.
2 Características/qualidade Quais as características do sinal/sintoma?	Fezes macias ou aquosas, com aumento na frequência de evacuação (comumente 3 vezes, em um período de 24 horas).	• Presença de sangue ou muco nas fezes.
3 Gravidade/intensidade Qual a intensidade do sinal/sintoma?	Paciente NÃO está incapacitado para realizar atividades diárias.	• O sinal/sintoma compromete a realização das atividade diárias.
4 Ambiente/situação Em qual ambiente/situação o sinal/sintoma ocorre?	Estresse e/ou alterações de alimentação.	• Diarreia que se desenvolve após viagem recente e evolui com outros sinais/sintomas de alerta. Suspeita de ingestão de alimentos contaminados
5 Fatores que agravam ou aliviam Quais fatores pioram ou aliviam o sinal/sintoma?	Pode agravar com dieta rica em alimentos gordurosos, condimentados e hiperosmolares.	• Diarreia em resposta a alimentos específicos (encaminhar para investigar possíveis intolerâncias).
6 Sinais/sintomas associados Apresenta outros sinais/sintomas associados?	Dor abdominal e/ou cólica leve a moderada, distensão abdominal, flatulência e/ou fraqueza.	• Diarreia alternada com constipação, vômitos frequentes, dor muscular e de cabeça intensas, febre, perda de peso importante (≥ 5% do peso corporal) e/ou sinais/sintomas de desidratação (turgor cutâneo diminuido, olhos fundos, tortura, boca seca, sede e redução da da diurese
7 Perfil do paciente Ciclo de vida, idade, gestação ou lactação, situações especiais?	Sem características de alerta (ver alertas ao lado).	• Crianças < 2 anos, gestantes ou lactantes (com sinais persistentes, após 1 semana de MEV); idosos frágeis (dependência nas atividades de vida diária e nas atividades instrumentais de vida diária; vulnerabilidade aos estresses ambientais, às doenças e às quedas).
8 História clínica Tem condições de saúde que predispõem ou agravam o sinal/sintoma?	Nenhuma condição de saúde que predispõe ou agrava o sinal/sintoma (ver alertas ao lado).	• Doença inflamatória intestinal e/ou síndrome do intestino irritável não responsiva ao tratamento.
9 História farmacoterapêutica Utiliza medicamentos que agravam ou estão associados ao sinal/sintoma? Já tentou tratamento recente para esse sinal/sintoma?	Medicamentos com potencial de indução de diarreia.	• Tratamento prévio com falha terapêutica ou aparecimento de reações adversas. Histórico de uso recorrente de antibiótico.

Sim → A

Encaminhar → B

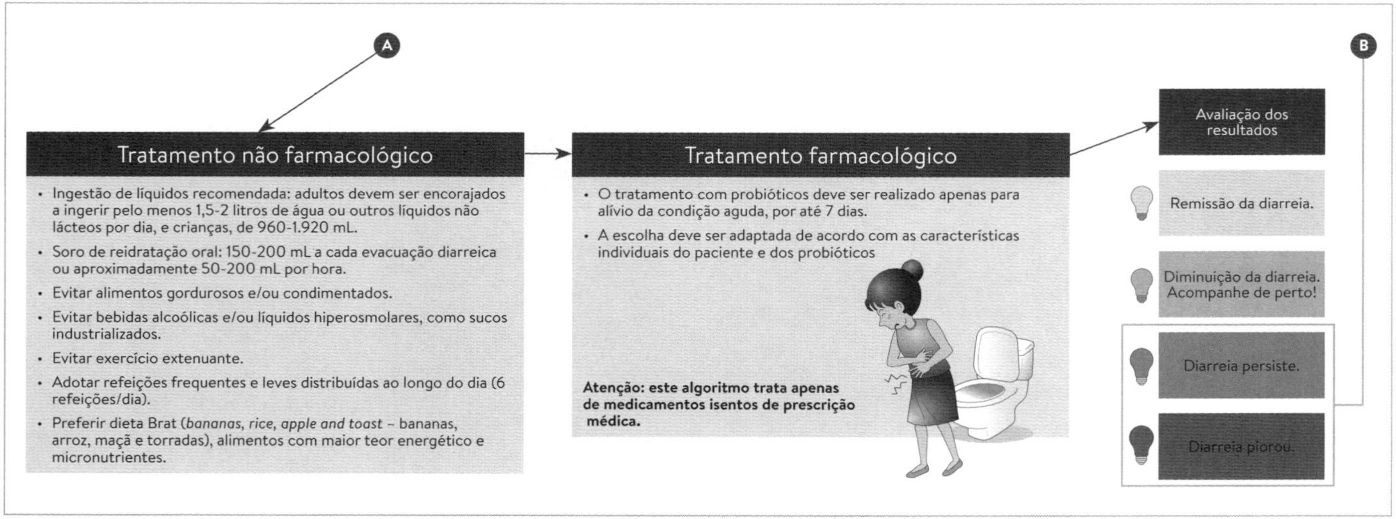

Figura 2 Algoritmo para o processo de anamnese da pessoa com constipação intestinal.

MEV: mudanças de estilo de vida.

Fonte: Conselho Federal de Farmácia (2021).

Quadro 7 Indicações e precauções no uso de bismuto coloidal

Posologia para adultos	Posologia para crianças	Situações especiais	Contraindicações	Orientações durante o uso
• Suspensão oral (17,46 mg/mL): 30 mL (524 mg) a cada hora, por até 2 dias. • Dose máxima: 4.200 mg/dia (8 doses).	Suspensão oral (17,46 mg/mL): • Crianças de 6-9 anos: 10 mL (máximo 8 doses/dia). • Crianças de 9-12 anos: 15 mL (máximo 8 doses/dia).	Os produtos de bismuto podem ser neurotóxicos com doses muito altas.	• Crianças e adolescentes que têm ou estão se recuperando de catapora ou sinais/sintomas semelhantes aos da gripe. • Mulheres grávidas. • Presença de sangue nas fezes ou fezes enegrecidas. • Úlcera ativa. • Hipersensibilidade a qualquer componente da fórmula.	O paciente deve ser instruído a agitar bem o medicamento antes de usar. • Principais reações adversas: escurecimento temporário das fezes e/ou da língua (frequências não definidas).

TRATAMENTO

Independentemente da etiologia, seja a diarreia aguda ou crônica, a terapia de reposição oral (TRO) é fundamental. Estima-se que essa simples conduta seja uma das que mais salvaram vidas a partir no século XX. Hoje há diversas opções altamente eficazes de TRO disponíveis em farmácias, porém é preciso conhecer a forma de preparo do soro caseiro, por constituir uma TRO eficiente, de fácil preparo e, principalmente, acessível devido ao baixo custo.

O soro caseiro é uma solução que consiste em 3,5 g (1 colher de café) de sal + 20 g (1 colher de sopa) de açúcar, diluídos em 1 litro de água filtrada ou previamente fervida.

Já as TRO industrializadas disponíveis para comercialização em farmácias em geral possuem apresentações líquidas ou em sachês para reconstituição com água filtrada. Têm como base alguns componentes importantes no processo de reposição hidreletrolítica, dentre os quais se destacam:

- Cloreto de sódio.
- Gliconato de zinco.
- Glicose monoidratada.
- Citrato de sódio di-hidratado.
- Cloreto de potássio.

O medicamento salicilato de bismuto pode ser indicado em casos de diarreia. Esse fármaco trabalha como uma resina na qual ocorre a absorção da água, diminuindo os episódios. O produto é contraindicado em dosagens muito altas, devido ao risco de neurotoxicidade. Não deve ser utilizado em crianças e adolescentes que têm ou estão se recuperando de catapora ou com sinais/sintomas semelhantes aos de gripe, em mulheres grávidas, na presença de sangue nas fezes ou em caso de fezes enegrecidas, úlcera ativa e hipersensibilidade a qualquer componente da fórmula.

O salicilato de bismuto deve ser indicado em suspensão oral (17,46 mg/mL), 30 mL (524 mg) a cada hora, por até 2 dias, sendo a dose máxima 4.200 mg/dia (8 doses). Já em crianças se utiliza a suspensão oral (17,46 mg/mL): em crianças de 6 a 9 anos, 10 mL (máximo de 8 doses dia), e em crianças de 9 a 12, anos 15 mL (máximo de 8 doses dia).

As pessoas que utilizarem o salicilato de bismuto devem ser instruídas quanto à necessidade de agitar antes de usar, e também quanto à possibilidade das reações adversas, como escurecimento temporário das fezes e/ou da língua.

Probióticos

Os probióticos constituem microrganismos vivos que proporcionam efeitos positivos à saúde humana quando consumidos em quantidades adequadas. Seu uso tem se mostrado bastante eficaz no tratamento de diarreias. Lactobacilos e bifidobactérias são exemplos de probióticos utilizados nessa terapêutica.

Os Quadros 8 e seguintes apresentam tratamentos que podem ser prescritos pelo profissional farmacêutico.

Quadro 8 *Lactobacillus acidophilus NCFM + Lactobacillus paracasei Lpc-37 + Bifidobacterium lactis Bl-04 + Bifidobacterium lactis Bl-07 + Bifidobacterium bifidum Bb-02 (20 bi ®)*

Posologia para adultos	Posologia para crianças	Situações especiais	Contraindicações	Orientações durante o uso
Cápsula (335 mg, contém 20 bilhões de microrganismos probióticos): 1-2 cápsulas por dia.	Crianças devem utilizar apenas com orientação médica.	• Pode ser utilizado durante a lactação. • Este medicamento não deve ser utilizado por mulheres grávidas sem orientação médica.	Hipersensibilidade aos componentes da fórmula.	• O paciente deve ser instruído a conservar as embalagens bem fechadas. • Não há relatos de reações adversas.

Quadro 9 *Lactobacillus Acidophilus* (Florastor®, flobac Pro®, Prolive®, Leiba®)

Posologia para adultos	Posologia para crianças	Situações especiais	Contraindicações	Orientações durante o uso
• Grânulo (200 milhões de microrganismos): 1 ou 2 envelopes, 2 vezes ao dia. • Cápsula (200 milhões de microrganismos): 2-3 cápsulas, 2-3 vezes ao dia. • Comprimido mastigável (200 milhões de microrganismos): 2-3 cápsulas, 2-3 vezes ao dia. • Cápsula (1 x 109 UFC): 1 cápsula, 1 vez ao dia.	• Grânulo (200 milhões de microrganismos): 1 envelope, 2 vezes ao dia. • Cápsula (200 milhões de microrganismos): 2-3 capsulas, 2-3 vezes ao dia. • Comprimido mastigável (200 milhões de microrganismos): 2-3 cápsulas, 2-3 vezes ao dia. • Cápsula (1 x 109 UFC): 1 cápsula, 1 vez ao dia.	• Pode ser utilizado em mulheres grávidas (risco A), no pós-parto e em lactantes. • Sem restrições documentadas para idosos.	Hipersensibilidade aos componentes da fórmula.	• O paciente deve ser instruído a misturar o conteúdo do envelope a pequenas quantidades de líquidos ou alimentos semissólidos (não alcoólicos, nem muito quentes ou muito gelados). • Principais reações adversas:* dor no peito, gases, constipação, vômito, soluço, produção anormal de muco, *rash* cutâneo (frequências não definidas). • Não se sabe se essas reações são atribuídas à terapia com lactobacilos ou ao uso concomitante com antibióticos.

UFC: unidades formadoras de colônia.

Quadro 10 *Saccharomyces boulardii* (Floratil®, Florent®, Repoflor®)

Posologia para adultos	Posologia para crianças	Situações especiais	Contraindicações	Orientações durante o uso
• Cápsulas (100 mg; 200 mg; 250 mg). • Pó oral (200 mg; 250 mg). • **Pack** cápsulas (200 mg + 250 mg).	• Cápsulas (100 mg; 200 mg; 250 mg). • Pó oral (200 mg; 250 mg). • *Pack* cápsulas (200 mg + 250 mg). • *Pack* pó oral (200 mg + 250 mg).	• Pode ser utilizado em mulheres grávidas (risco A), no pós-parto e em lactantes.	Hipersensibilidade aos componentes da fórmula.	• O paciente deve ser instruído a administrar em jejum ou 1/2 hora antes das refeições.

(continua)

Quadro 10 *Saccharomyces boulardii* (Floratil®, Florent®, Repoflor®) (*continuação*)

Posologia para adultos	Posologia para crianças	Situações especiais	Contraindicações	Orientações durante o uso
• Pack pó oral (200 mg + 250 mg). Dose usual: 200 mg, 1 ou 2 vezes ao dia, ou 750 mg no primeiro dia, seguido de 400 mg no segundo e terceiro dias. Situações mais intensas: 750 mg por 2 dias, seguido de 400 mg por mais 3 dias.	• Dose usual: 200 mg, 1 ou 2 vezes ao dia, ou 750 mg no primeiro dia, seguido de 400 mg no segundo e terceiro dias. • Situações mais intensas: 750 mg por 2 dias, seguido de 400 mg por mais 3 dias.	• Sem restrições documentadas para idosos.		• Para crianças e pessoas com dificuldade de deglutição, abrir a cápsula e adicionar o conteúdo a pequenas quantidades de líquidos ou alimentos semissólidos (não alcoólicos, nem muito quentes ou muito gelados). • Principais reações adversas: lactentes e crianças podem notar odor de fermento ao evacuar, sem efeito nocivo (frequências não definidas).

Quadro 11 *Lactobacillus Reuteri* (Colidis®, Provance®)

Posologia para adultos	Posologia para crianças	Situações especiais	Contraindicações	Orientações durante o uso
• Comprimidos mastigáveis (108 UFC): 1 comprimidos, 1 vez ao dia. • Solução gotas (108 UFC/5 gotas): 5 gotas, 1 vez ao dia.	• Comprimidos mastigáveis (108 UFC): 1 comprimido, 1 vez ao dia. • Solução gotas (108 UFC/5 gotas): 5 gotas, 1 vez ao dia.	• Sem restrições documentadas para idosos. • Risco não documentado na gravidez. • Risco não documentado na lactação.	Hipersensibilidade aos componentes da fórmula.	Não há relatos de reações adversas.

UFC: unidades formadoras de colônia.

Quadro 12 *Bacillus clausii* (Enterogermina®, Enterogermina Plus®)

Posologia para adultos	Posologia para crianças	Situações especiais	Contraindicações	Orientações durante o uso
• Suspensão (2 x 109 esporos/5mL): 1-3 flaconetes, 1 vez ao dia. • Suspensão (4 x 109 esporos/5mL): 1 flaconete, 1 vez ao dia.	Crianças devem utilizar apenas com orientação médica.	• Risco não documentado na gravidez. • Risco não documentado na lactação. • Sem restrições documentadas para idosos.	Hipersensibilidade aos componentes da fórmula.	• O paciente deve ser instruído a agitar bem o flaconete antes de usar. • Não há relatos de reações adversas.

Quadro 13 *Bifidobacterium lactis* + *Lactobacillus acidophilus* + *Lactobacillus rhamnosus* + *Lactobacillus paracasei* + *fruto-oligossacarídeo* (lactofos®)

Posologia para adultos	Posologia para crianças	Situações especiais	Contraindicações	Orientações durante o uso
Sachê (109 UFC de cada microrganismo + 5,5 g de fruto-oligossacarídeo): 1-2 sachês, 1 vez ao dia.	• Sachê (109 UFC de cada microrganismo + 5,5 g de fruto-oligossacarídeo. • Crianças acima de 2 anos: 1-2 sachês, 1 vez ao dia.	• Risco não documentado na gravidez. • Risco não documentado na lactação. • Sem restrições documentadas para idosos.	Hipersensibilidade aos componentes da fórmula.	• O paciente deve ser instruído a diluir o conteúdo do sachê em 100 mL de água. • Não há relatos de reações adversas.

UFC: unidades formadoras de colônia.

Quadro 14 *Lactobacillus paracasei* + *Lactobacillus rhamnosus* + *Lactobacillus acidophilus* + *Bifidobacterium lactis* (Probiatop®)

Posologia para adultos	Posologia para crianças	Situações especiais	Contraindicações	Orientações durante o uso
Sachê (109 UFC de cada microrganismo): 1 sachê, 1 ou 2 vezes ao dia.	• Sachê (109 UFC de cada microrganismo): • Crianças acima de 3 anos: 1 sachê, 1 ou 2 vezes ao dia.	• Sem restrições documentadas para idosos. • Risco não documentado na gravidez. • Risco não documentado na lactação.	Hipersensibilidade aos componentes da fórmula.	• O paciente deve ser instruído a diluir o conteúdo do sachê em 100 mL de água. • Não há relatos de reações adversas.

UFC: unidades formadoras de colônia.

Quadro 15 *Lactobacillus acidophillus + Lactobacillus rhamnosus + Bifidobacterium bifidum* (lacto scharaiber®)

Posologia para adultos	Posologia para crianças	Situações especiais	Contraindicações	Orientações durante o uso
Sachê (109 UFC de cada microrganismo): 1 sachê, 1 ou 2 vezes ao dia.	Crianças devem utilizar apenas com orientação médica.	• Sem restrições documentadas para idosos. • Risco não documentado na gravidez. • Risco não documentado na lactação.	Hipersensibilidade aos componentes da fórmula.	• O paciente deve ser instruído a diluir o conteúdo do sachê em 100 mL de água. • Não há relatos de reações adversas.

UFC: unidades formadoras de colônia.

Quadro 16 *Bifidobacterium lactis + Lactobacillus acidophilus* + fruto-oligossacarídeo (Simbiofos®)

Posologia para adultos	Posologia para crianças	Situações especiais	Contraindicações	Orientações durante o uso
Sachê (109 UFC de cada microrganismo + 3,2 g de fruto-oligossacarídeo): 1 sachê, 1 ou 2 vezes ao dia.	Sachê (109 UFC de cada microrganismo + 3,2 g de fruto-oligossacarídeo): Crianças acima de 2 anos: 1 sachê, 1 ou 2 vezes ao dia.	• Sem restrições documentadas para idosos. • Risco não documentado na gravidez. • Risco não documentado na lactação.	Hipersensibilidade aos componentes da fórmula.	• O paciente deve ser instruído a diluir o con-teúdo do sachê em 100 mL de água. • Não há relatos de reações adversas
Formulações de associações diferentes entre os lactobacillus citados podem estar disponíveis no mercado. Nesses casos, seguir orientações do fabricante.				

Fonte quadros: pesquisa nos sites Medscape (2021); Micromedex (2021); UpToDate (2021).

Finalmente, pode-se reafirmar a importância da atuação proativa do profissional farmacêutico na identificação de casos de diarreia. A capilaridade dos estabelecimentos farmacêuticos e a consequente facilidade de acesso da população ao profissional constituem pontos fundamentais que podem literalmente fazer a diferença na saúde das pessoas.

As ferramentas expostas neste capítulo têm a finalidade de auxiliar o farmacêutico na identificação clínica, prescrição farmacêutica, orientação de medidas profiláticas e encaminhamento a profissionais especializados em caso de necessidade da pessoa com diarreia, uma patologia comum em países que possuem saneamento básico precário, como é o caso do Brasil.

REFERÊNCIAS BIBLIOGRÁFICAS

1. Alves JG. Constipação intestinal. Jornal Brasileiro de Medicina. 2013 Mar/Apr;101(2).
2. Brandt KG, Antunes MMC, Silva GAP. Acute diarrhea: evidence-based management. Jornal de Pediatria. 2015;91:S36-S43.
3. Conselho Federal de Farmácia (CFF). Algoritmos de prática clínica: grupo de trabalho de educação permanente. Brasília, 2021. 84 p. [internet] [acesso em: 16 de mar. 2023]. Disponível em: https://www.cff.org.br/userfiles/algoritmosdepraticaclinica.pdf.
4. Conselho Federal de Farmácia (CFF). Resolução CFF nº 586, de 29 de agosto de 2013. Regula a prescrição farmacêutica e dá outras providências. Diário Oficial da União, nº 187, Brasília, 26 de setembro de 2013, Seção 1, página 136. Disponível em: https://www.semesp.org.br/wp-content/uploads/2013/09/res_CFF_586-ok.pdf.
5. Conselho Regional de Farmácia do estado de São Paulo (CRF SP). Pesquisa aponta que 77% dos brasileiros têm o hábito de se automedicar. Departamento de Comunicação CRF-SP. 2019. [internet] [acesso em: 22 mar. 2023]. Disponível em: http://www.crfsp.org.br/noticias/10535-pesquisa-aponta-que-77-dos-brasileiros-t%C3%AAm-o-h%C3%A1bito-de-se-automedicar.html.
6. Freedman SB, Keating LE, Rumatir M, Schuh S. Health care provider and caregiver preferences regarding nasogastric and intravenous rehydration. Pediatrics. 2012;130(6):e1504-e1511.
7. João WSJ. Conselho Federal de Farmácia. Carta aberta sobre prescrição farmacêutica. Brasília, 2013.
8. Medscape
9. Passos MCF, Alvariz RC, André EA, Barbuti RC, Fillmann HS, Murad-Regadas SM, et al. Diagnóstico e abordagem terapêutica da constipação idiopática crônica: uma revisão de especialistas brasileiros. Arquivos de Gastroenterologia. 2022;59:137-44.
10. Sociedade Brasileira de Pediatria (SBP). Departamento Científico de Gastroenterologia. Diarreia aguda: diagnóstico e tratamento. n.1, março de 2017. [internet] [acesso em: 16 de mar. 2023]. Disponível em: https://www.sbp.com.br/fileadmin/user_upload/2017/03/Guia-Pratico-Diarreia-Aguda.pdf.
11. Sites para pesquisa de bulas dos medicamentos: https://reference.medscape.com/drug-interactionchecker https://www.micromedexsolutions.com/micromedex2/librarian https://consultas.anvisa.gov.br/#/bulario/
12. https://www.uptodate.com/contents/practice-changing-updates

18

Semiologia e propedêutica da náusea e do vômito

Helen Mariana Baldan Cimatti

DESTAQUE DO TEMA

1. Náusea é a sensação subjetiva desagradável de vômito iminente. Em geral a sensação é percebida na região da garganta ou epigástrica. O vômito, por sua vez, é caracterizado pela expulsão do conteúdo gastrointestinal através da boca, exigindo, com frequência, uma ação vigorosa, realizando um movimento antiperistaltismo. Geralmente é precedido pela sensação de náuseas.
2. A náusea e o vômito são processos de defesa e proteção pelos quais os seres humanos, assim como animais competentes para vomitar, tendem a evitar a ingestão e/ou digestão de substâncias tóxicas.
3. No que refere à prescrição farmacêutica, neste capítulo serão apresentados medicamentos que podem ser utilizados em diversas situações, contudo o farmacêutico tem pouca autonomia legal no processo de prescrição de antieméticos, ficando permitida somente a prescrição de antagonistas colinérgicos, piridoxina e o uso de gengibre.

ETIOLOGIA E FISIOPATOLOGIA

O ato de vomitar resulta da interação de componentes neurais, humorais, musculares e gastrointestinais. O sistema nervoso central (SNC) desempenha um papel crítico na fisiologia da náusea e vômito, pois é o principal local que recebe e processa os estímulos nauseantes e eméticos.

O centro do vômito no SNC recebe aferências de quatro fontes distintas: o trato gastrointestinal (TGI), a zona de ativação dos quimiorreceptores, o aparato vestibular e o córtex cerebral, e cada qual responde a certos estímulos, modulados por neurotransmissores que se ligam a receptores específicos

As fibras aferentes vagais, assim como as esplânicas, originadas das vísceras gastrointestinais, são ricas em receptores 5-HT3. Essas fibras podem ser estimuladas por fatores irritantes gástricos, como medicamentos (citotóxicos e salicilato) ou enterotoxinas. Já o sistema vestibular, que recebe estímulos provenientes dos labirintos e do cerebelo, é composto por fibras com alta concentração de receptores histamínicos H1 e receptores muscarínicos colinérgicos (M), as quais são estimuladas pelo movimento, como o que ocorre em situações de viagens de veículos e de ondulação do mar.

A zona quimiorreceptora, localizada na área postrema, tem receptores NK1, D2 e 5-HT3 que são atingidos por substâncias originárias do sangue e do líquido cefalorraquidiano (LCR), ativando o centro do vômito; fatores estimulantes dessa via incluem agentes quimioterápicos, drogas, toxinas, uremia, acidose, hipóxia e radioterapia. O córtex cerebral recebe estímulos dos órgãos relacionados aos sentidos, de centros relacionados à ansiedade e de nociceptores existentes nas meninges, sensíveis a mediadores inflamatórios e à hipertensão intracraniana; assim, esses receptores do SNC, localizados nos centros superiores, como a área límbica, estão associados ao aparecimento de vômitos relacionados a imagens visuais, certos odores, experiências emocionais e até mesmo a dor intensa. O esquema representado na Figura 1 expressa as diferentes formas de ativação e inativação do vômito.

No caso da situação pós-operatória, o vômito pode ser resultado da ativação de mais uma via de estímulo, pois é uma condição cujo próprio procedimento cirúrgico pode gerar a estimulação vagal, e a utilização de anestésicos e analgésicos pode estimular a zona de gatilho quimiorreceptora, acionando o centro do vômito, assim como a desidratação, o odor e o medo contribuem para o vômito pós-operatório.

O vômito é resultante de uma série de ações que ocorrem após esses estímulos aferentes, juntamente com a contração de músculos respiratórios, abdominais e diafragmáticos contra a glote fechada. A combinação desses fatores leva ao aumento da pressão intra-abdominal e à expulsão do conteúdo gástrico. O Quadro 1 relaciona as principais causas de náuseas e vômitos na prática médica.

EPIDEMIOLOGIA

Os dados epidemiológicos sobre a náusea geralmente são escassos devido à coexistência da náusea com o vômito.

De acordo com estudos populacionais, mais de 50% dos adultos americanos relataram pelo menos um episódio de náusea e mais de 30% relataram um epi-

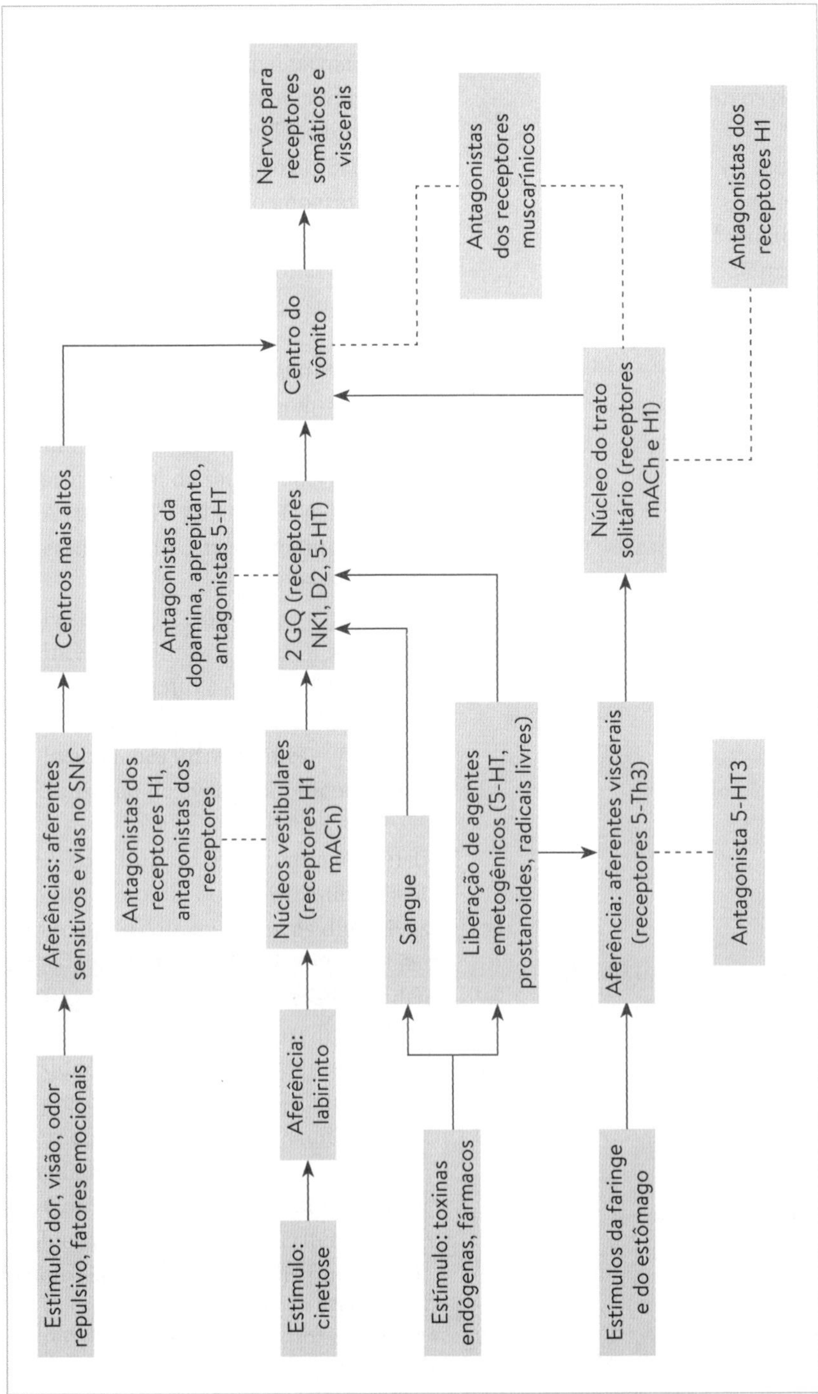

Figura 1 Centros de controle da náusea e vômito.
SNC: sistema nervoso central.

Quadro 1 Principais causas de náuseas e vômitos

Principais causas de náuseas e vômitos	Exemplos
Medicamentos	Quimioterápicos
	Analgésicos e anti-inflamatórios
	Antibióticos
	Anestésicos
	Digoxina
	Sulfassalazina
	Opioides
	Teofilina
	Pós-radioterapia
Infecções	Gastroenterite
	Quadros infecciosos com toxemia
Alterações peritoneais e intestinais	Obstrução mecânica
	Alteração funcional gastrointestinal
	Inflamação peritoneal
	Úlcera péptica
	Pancreatite
	Colecistite
	Isquemia mesentérica
	Hepatite
	Doença inflamatória intestinal
	Carcinoma gastrointestinal
	Metástase peritoneal
Sistema Nervoso Central (SNC)	Enxaqueca
	Pressão intracraniana
	Pós-convulsão
	Doenças psiquiátricas associadas
	Doenças vestibulares
	Síncope
	Labirintite
	Tontura
Endócrinas e metabólicas	Insuficiência adrenal
	Hipertireoidismo
	Hipo e hiperparatireoidismo
	Uremia
	Porfiria
	Cetoacidose metabólica
Sistema respiratório	Ataques de tosse podem levar ao vômito

(continua)

Quadro 1 Principais causas de náuseas e vômitos (*continuação*)

Principais causas de náuseas e vômitos	Exemplos
Sistema cardiovascular	Infarto agudo do miocárdio
	Insuficiência cardíaca com congestão hepática
Toxinas	Intoxicação alimentar
	Alimentos ricos em carboidratos
	Intolerância à lactose
	Alergia a alimentos
	Álcool
Psiquiátricas	Bulimia
	Vômito psicogênico

Fonte: adaptado de Singh et al. (2016).

sódio de vômito anualmente. A prevalência referente à manifestação de náuseas é três vezes maior no sexo feminino.

A náusea crônica, acompanhada ou não de vômito, ocorre de forma menos comum, porém está associada à comorbidade significativa e representa um desafio para os provedores.

Um custo estimado de 4 a 16 bilhões da economia dos EUA foi atribuído ao tratamento de náuseas e vômitos.

As reações adversas a medicamentos (RAM) estão entre as causas mais comuns de náuseas e vômitos. Geralmente essas manifestações secundárias ao uso de medicamentos tendem a ocorrer após o uso, ou seja, de forma aguda.

As classes farmacológicas que induzem a náusea e o vômito podem agir em locais distintos. Porém, medicamentos agonistas como L-dopa, bromocriptina, nicotina, digoxina, analgésicos e opiáceos provocam o vômito através da área postrema. A náusea afeta de 40 a 70% dos pacientes com câncer que fazem uso de narcóticos para analgesia em altas doses, o que ocorre em cerca de 50 a 60% dos casos. Os anti-inflamatórios não esteroidais (Aine) e a eritromicina ativam vias aferentes periféricas, as quais estimulam os núcleos do tronco cerebral que coordenam o ato de vomitar.

Os agentes quimioterápicos também estão associados a náuseas e vômitos, que podem ser classificados como agudos, quando ocorrem nas primeiras 24 horas da quimioterapia, e tardios, quando ocorrem após esse período. Alguns fatores são associados com risco aumentado de vômitos relacionados a quimioterapia, como náuseas pré-quimioterapia, sexo feminino, tipo de quimioterápico e ausência de terapia antiemética.

A prevalência de náusea e vômito pós-quimioterapia (NVPQ) agudo é de 20% entre os pacientes que não apresentam nenhum fator de risco em comparação com aqueles que apresentam quatro ou mais fatores de risco (76%). O vômito agudo é mais provável de ocorrer com quimioterápicos como cisplatina, mostarda nitrogenada e dacarbazina, os quais aumentam significativamente os níveis plasmáticos de serotonina e/ou a excreção urinária de ácido 5-hidroxindol acético (5-HIAA), metabólito da serotonina.

Outros medicamentos que acabam contribuindo para o aparecimento de náusea e vômito incluem antiarrítmicos cardíacos, anti-hipertensivos, diuréticos, antidiabéticos orais, contraceptivos orais e medicamentos gastrointestinais como a sulfassalazina.

Pacientes em condição pós-operatória apresentam vômitos com frequência, principalmente aqueles submetidos a cirurgia abdominal, ortopédica e com anestesia geral, cuja prevalência também é maior em mulheres (cerca de 20 a 40%).

A gastrenterite aguda é a mais frequente causa de náuseas e vômitos, nesse caso associada à diarreia. Nessa situação, os vômitos são mais comuns antes dos 3 e após os 20 anos, e é mais comum nos quadros virais quando comparados com os bacterianos. Os quadros gastrointestinais obstrutivos também levam a náuseas com alívio parcial com o vômito. Alterações de motilidade gastrointestinal como a gastroparesia, a pseudo-obstrução e a doença do refluxo gastrointestinal também são capazes de alterar o esvaziamento digestivo e, consequentemente, causam náuseas e vômitos. Os quadros dispépticos têm importante associação com doenças inflamatórias como colecistite, apendicite ou pancreatite, e podem ativar as vias aferentes no peritônio e assim evoluir com vômitos; e a cólica biliar, mesmo na ausência de colecistite, pode causar náuseas pela distensão de via biliar e ativar as vias aferentes, causando náuseas e vômitos.

Doenças endócrinas e renais podem ativar a área postrema no cérebro e causar vômito. Essas condições incluem uremia, cetoacidose diabética e hipercalcemia. Outras endocrinopatias, como doenças tireoidianas e o hiperparatireoidismo, por sua vez, cursam com alteração da atividade motora gastrointestinal, causando náuseas e vômitos. Na insuficiência adrenal aguda, os vômitos podem aparecer em mais de 50% dos pacientes, mas sua causa hormonal mais comum os é a gestação, principalmente no primeiro trimestre.

Quadros psicológicos e de estresse podem estar associados a náuseas e vômitos, assim como as alterações vestibulares associadas a vertigem posicional benigna e a neuronite vestibular, que, além da presença de náuseas e vômitos, apresentam sintomas autonômicos importantes como diaforese e palidez. A congestão passiva gástrica e hepática que ocorre em pacientes com disfunção cardíaca também pode também ser causa de náuseas e vômitos.

Outra situação que cursa com náuseas e vômitos é o aumento da pressão intracraniana, particularmente quando em níveis maiores de 80 mmHg. Assim, tumores, sangramentos de sistema nervoso central e outras situações que cursam com aumento de pressão intracraniana entram no diagnóstico diferencial.

MANIFESTAÇÕES CLÍNICAS

Um aspecto importante da fisiopatologia da náusea e dos vômitos são os sintomas prodrômicos de sudorese, palidez, salivação, aumento da pressão arterial, taquicardia e vasoconstrição cutânea ocorrendo antes dos vômitos mediados pelo sistema nervoso autônomo (SNA). A diminuição do parassimpático e o aumento do simpático com modulação associada ao aumento da intensidade da náusea são responsáveis pela maioria desses sintomas.

As manifestações associadas são dependentes da etiologia das náuseas e vômitos. Alguns fatores auxiliam no diagnóstico diferencial: quadros de vômitos agudos (1 ou 2 dias de manifestação) são, na maioria das vezes, causados por infecções, medicações e acúmulo de toxinas; já em pacientes com história crônica (maior que 1 semana), resultam comumente de condições médicas crônicas ou de condições psiquiátricas.

De certa forma, as manifestações dependem da gravidade dos sintomas, podendo apresentar desde um desconforto leve até um desconforto intenso. Os sintomas, quando simples, são autolimitados e podem desaparecer de forma espontânea, necessitando apenas de terapia sintomática. Já em situações mais complexas, há uma deterioração progressiva da pessoa em decorrência de distúrbios hidreletrolíticos, e o uso de antieméticos não repercute no efeito desejado. Geralmente estão associados a agentes nocivos ou a eventos psicogênicos.

No caso de desordens funcionais de náusea e vômito, a síndrome crônica é caracterizada por náusea incômoda que ocorre pelo menos 1 dia por semana e/ou 1 episódio de vômito por semana. Além disso, os sintomas devem estar presentes nos últimos 3 meses com início pelo menos 6 meses antes. Ainda, para caracterizar síndrome crônica, devem ser excluídos o vômito autoinduzido, os distúrbios alimentares e a regurgitação, assim como não deve existir nenhuma evidência de doenças orgânicas, sistêmicas ou metabólicas propensas a explanar os sintomas em investigação de rotina. No caso da síndrome cíclica do vômito, os episódios estereotipados de vômito devem ter início agudo e com duração menor que 1 semana; os sintomas também devem estar presentes nos últimos 3 meses com início pelo menos 6 meses antes; apresentar pelo menos 3 episódios discretos no ano anterior e 2 episódios nos últimos 6 meses, ocorrendo pelo menos 1 semana de intervalo; e ausência de vômitos entre os episódios, embora sintomas mais leves podem estar presentes.

Sintomas associados, como diarreia, mialgias, febre e cefaleia, são sugestivos de quadros infecciosos, principalmente as gastroenterites virais. Se, temporariamente, o quadro de vômitos ocorre imediatamente após a ingesta alimentar, sugere-se o diagnóstico de obstrução gástrica.

Em casos de doenças inflamatórias como colecistite e pancreatite, o vômito é precoce em relação à alimentação. Outra causa frequente de vômitos são as cefaleias vasculares, nesse caso os vômitos associados com cefaleia latejante com fotofobia e fonofobia e outras características típicas da enxaqueca.

Quadros obstrutivos intestinais apresentam associação com dor e muitas vezes distensão abdominal. Sinais como rigidez de nuca, alterações do nível de consciência e sinais neurológicos focais podem ocorrer em pacientes com patologias intracranianas. Vômitos biliosos são sugestivos de obstrução em nível de jejum e doenças biliares. Por sua vez, vômitos com sangue ou "borra de café" aparecem em gastrite hemorrágica, doença ulcerosa péptica e ruptura de varizes esofágicas, embora nesse último grupo de pacientes a apresentação comum seja de hematêmese.

Dessa forma, a determinação de concentrações séricas de eletrólitos e a avaliação gastrointestinal superior/inferior auxiliam no diagnóstico de quadros mais complexos. Embora o diagnóstico diferencial de náuseas e vômitos seja extenso, a atenção em pequenas pistas pode determinar o fechamento do diagnóstico.

EXAMES COMPLEMENTARES

Os exames complementares são dependentes dos achados históricos e dos exames físicos e servem tanto para elucidar a etiologia das náuseas e vômitos como para verificar a consequência destes, como a desidratação.

Exames laboratoriais inicialmente utilizados incluem hemograma completo, velocidade de hemossedimentação (VHS), eletrólitos e exames de bioquímica hepática e função renal. Em mulheres, a realização de teste de gravidez também é recomendada.

O hemograma pode verificar a presença de anemia por inflamação ou perda crônica de sangue e leucocitose, que sugere a presença de condições inflamatórias e infecções bacterianas ou leucopenia, que ocorre em condições virais.

Em casos de pancreatite, ocorre aumento de amilase e lipase. Sugere-se ainda realizar testes de função tireoidiana; pesquisas de fatores antinúcleo e autoanticorpos são úteis para etiologias específicas.

A avaliação estrutural do aparelho digestivo é necessária, sendo muitas vezes indicada sempre a avaliação e exames complementares iniciais, para fins de sugerir diagnóstico. Nessa categoria de exames, a endoscopia digestiva alta é o mais importante, lembrando que dispepsia frequentemente é associada com náuseas e vômitos. O exame é útil para verificar lesões de mucosa esofágica e gastroduodenal, mais específico e sensível para esse fim que os estudos contrastados do TGI alto. Caso o paciente esteja com sintomas dispépticos associados e endoscopia normal, aumenta muito a probabilidade de quadro funcional.

A solicitação de exames, portanto, é dependente da apresentação. Alguns exames, entretanto, como a endoscopia, são necessários, quando as pistas clínicas são insuficientes para realizar e até mesmo guiar o diagnóstico.

TRATAMENTO

Os farmacêuticos são profissionais prestadores de cuidados de saúde de primeira linha. Nesse papel, o farmacêutico deve obter exames médicos e o histórico completo da medicação para identificar possíveis causas subjacentes de náusea e/ou vômito e, assim, iniciar o tratamento adequado, ou encaminhar o paciente ao médico.

Quando o farmacêutico decide tratar o paciente, são poucas as opções de venda livre disponíveis. Existem muitas causas possíveis de náuseas e vômitos. Portanto, é fundamental investigar a possível causa e a gravidade dos sintomas (Figura 2), assim como também é importante estabelecer se as náuseas e vômitos estão associados a fatores como:

- Dores abdominais.
- Diarreia.
- Ingestão alimentar.
- Fármacos (como preparações de ferro e digitálicos).
- Sequência e evolução de determinada doença (p. ex., enxaqueca).

Os objetivos de gerenciamento mais importantes a serem considerados são o alívio sintomático de náuseas e vômitos, a prevenção de desidratação e a identificação de casos que requerem encaminhamento (Quadro 2).

Quadro 2 Sinais de alerta para náuseas e vômitos

O paciente deve ser encaminhado a um médico imediatamente se:
• Há suspeita de envenenamento.
• O vômito persiste há mais de 24 horas.
• Hematêmese.
• Queixa de dor abdominal intensa, dor de cabeça ou enrijecimento do pescoço.
• Sinais de desidratação, como boca seca ou urina escura.

O paciente emético (crianças e adultos) deve evitar alimentos sólidos até que o vômito pare por pelo menos 6 horas, ou deve receber pequenas refeições frequentes (fazer isso com cautela em crianças). Uma dieta normal deve então ser gradualmente reintroduzida. Para evitar a desidratação, o paciente deve beber

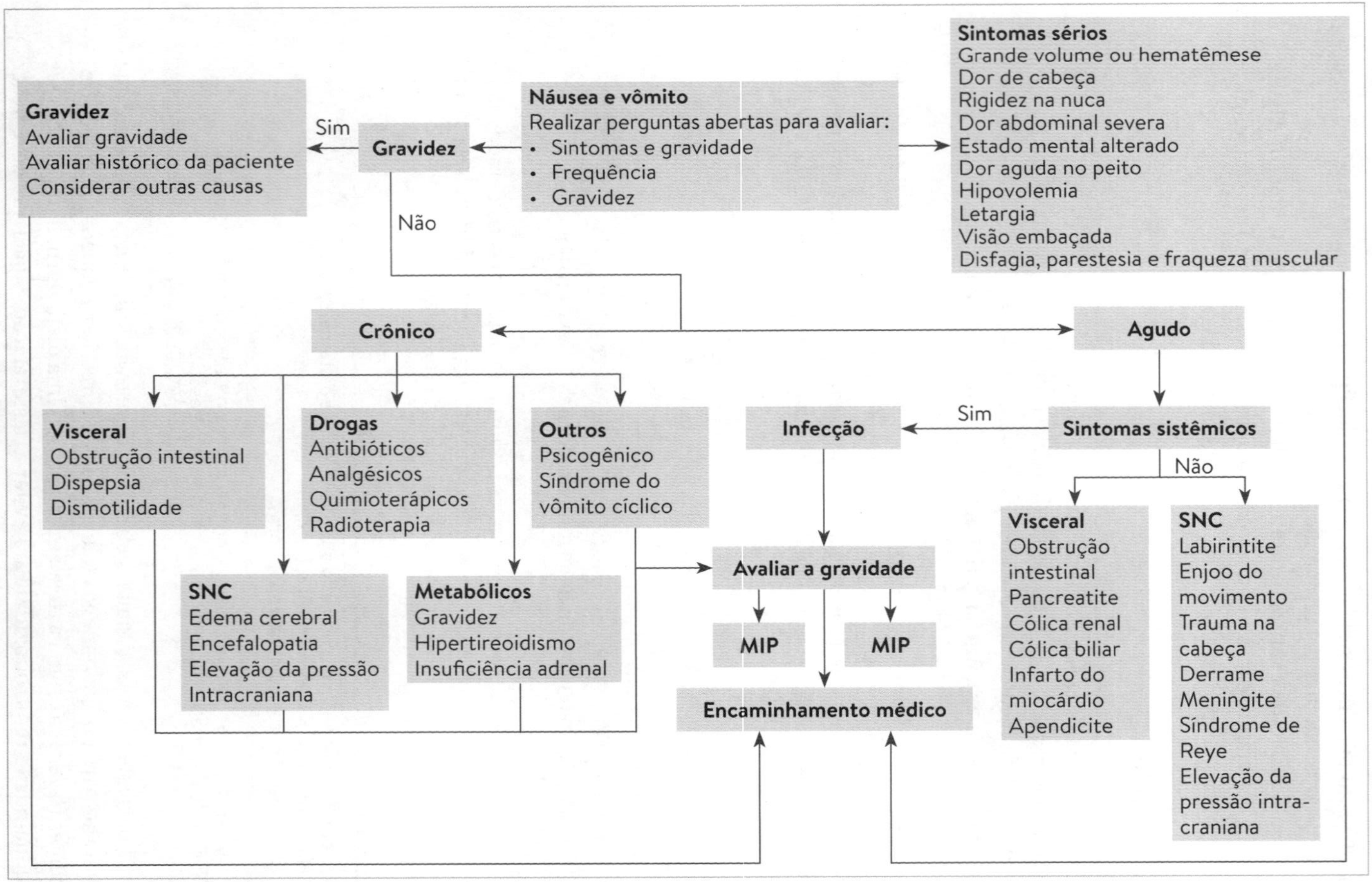

Figura 2 Fluxograma da avaliação de náusea e vômito.

MIP: medicamentos isentos de prescrição médica; SNC: sistema nervoso central.

Fonte: Smith e Fincher (2021).

pequenas quantidades de líquidos claros, solução de reidratação oral ou açúcar caseiro e solução salina.

A decisão para a terapia farmacológica específica depende da causa suspeita, da frequência, duração e gravidade dos sintomas, da capacidade do paciente de usar medicação oral, retal, injetável e transdérmica e do sucesso de qualquer medicação antiemética anterior. Contudo, ressalta-se que esses medicamentos não são de venda livre e precisam de prescrição do profissional habilitado (Quadro 3).

Quadro 3 Antieméticos utilizados na prevenção e tratamento de náuseas e vômitos

Agentes antieméticos	Exemplos	Indicação
Anti-histamínicos	Prometazina Cinarizina Ciclizina Doxilamina Buclizina Meclizina Difendramina Hidroxizina	Enjoo relacionado ao movimento, vertigem.
Anticolinérgicos	Hioscina Escopolamina (transdérmico)	Prevenção e tratamento do enjoo relacionado ao movimento.
Antagonistas dopaminérgicos	Domperidona Metoclopramida Prometazina Proclorperazina	Náusea e vômito associado a migrânea, período pós-operatório. Infecções, drogas e toxinas (incluindo quimioterápicos), uremia e radiação.
Antagonistas serotoninérgicos	Granisetrona Ondansetrona Tropisetrona Dolasetrona Palonosetrona	Vômitos induzidos por quimioterapia e radioterapia.
Glicocorticoides	Dexametasona Metilprednisolona	Usualmente utilizado em combinado com outros antieméticos.

Fonte: adaptado de Singh et al. (2016).

Os fármacos usados no tratamento da náusea aguda e vômitos consistem em duas classes principais – os agentes que suprimem a náusea e previnem o vômito geralmente por ação (antiemética) e aqueles que agem perifericamente por modular a motilidade gastrointestinal (procinética).

Embora uma variedade de agentes anticolinérgicos tenha demonstrado ter efeitos antieméticos, devido a sua capacidade de bloquear os receptores muscarínicos dos aferentes vestibulares ao centro do vômito, sua utilidade clínica foi limitada pela eficácia relativamente modesta e pela baixa tolerância em decorrência da frequência de outros efeitos colaterais anticolinérgicos. Atualmente, o único anticolinérgico agente que goza de qualquer grau de uso é a escopolamina, administrado como um adesivo transdérmico. É usado principalmente para profilaxia e tratamento de cinetose. A escopolamina demonstrou ter eficácia contra náuseas relacionadas à quimioterapia citotóxica e contra vômitos e pode ter um papel como terapia adjuvante nesse contexto. Ressalta-se que esse medicamento é isento de prescrição.

Os anti-histamínicos desempenham papel terapêutico na cinetose e na labirintite e exercem sua ação antiemética por meio dos efeitos anticolinérgicos centrais (receptor M1) e anti-histamínicos (receptor H1). Agentes como a meclizina e a difenidramina não estão disponíveis para o tratamento de enjoo e vômitos sem a apresentação da prescrição. A dose de difenidramina é de 10 a 50 mg endovenosa a cada 6 horas, em dose máxima de 300 mg ao dia, ou por via oral, 50 a 100 mg a cada 6 a 8 horas. Distúrbios como enjoo, vertigem e enxaqueca, em que as náuseas e vômitos são de origem labiríntica, são controlados principalmente por anti-histamínicos H1 e antagonistas dos receptores muscarínicos M1. Em estudos clínicos, dimenidrinato, dramamine, ciclizina, cinarizina, marezina, escopolamina e meclizina, entre outros, demonstraram eficácia na prevenção e tratamento de cinetose.

A utilidade dos antagonistas de serotonina (5-HT3) no pós-operatório, no pós-quimioterapia e nas náuseas pós-radiação ou no vômito é principalmente via antagonismo central de 5-HT3 em zona quimiorreceptora e antagonismo periférico de 5-HT3 em aferentes vagais espinais e intestinais. Os medicamentos que atuam nos receptores serotoninérgicos são atualmente os mais eficazes e utilizados mundialmente para tratamento de vômitos, em particular em pacientes em quimioterapia. Esses medicamentos agem em receptores 5HT3 que atuam na região postrema do cérebro. Entre as medicações dessa classe temos ondansetrona, granisetrona e dolasetrona. Eles podem operar em locais centrais e periféricos. Dado que a maior densidade de receptores 5-HT3 está na área postrema, acredita-se que o principal local de ação desses compostos esteja na zona de gatilho quimiorreceptora. Eles são bem tolerados, e efeitos colaterais como desconforto gastrointestinal e dor de cabeça parecem ser relativamente incomuns. A dose usual da ondansetrona é de 8 a 16 mg endovenosa ou via oral a cada 8 a 12 horas, e a eficácia dos diferentes fármacos desta classe parece ser similar.

Outra opção para tratamento são os medicamentos que apresentam ação no sistema nervoso central por meio de receptores dopaminérgicos. Os agentes antidopaminérgicos mostraram benefício em enxaquecas e pós-operatório e náuseas e vômitos pós-quimioterapia por inibição não seletiva não apenas dos receptores D2 e D3 na região da área postrema, mas também muscarínicos e receptores H1. Eles demonstraram eficácia no tratamento de náuseas relacionadas à enxaqueca, movimento e vertigem, bem como no pós-operatório e no aparecimento de náuseas e vômitos pós-quimioterapia.

Os compostos fenotiazínicos, por exemplo, são reconhecidos há muito tempo como detentores de propriedades antieméticas significativas. Suas ações parecem ser mediadas principalmente por meio de um mecanismo antidopaminérgico na área postrema. Os agentes comumente usados nessa classe incluem proclorperazina, prometazina, clorpromazina, tietilperazina e perfenazina. Esses compostos apresentam várias formas farmacêuticas disponíveis, como comprimidos ou cápsulas, suspensões, supositórios e para uso injetável, e são comumente usados para episódios mais graves de náuseas e vômitos, incluindo aqueles relacionados a vertigem, enjoo e enxaqueca. Desse grupo, a proclorperazina é talvez um dos agentes mais utilizados para o tratamento de náuseas moderadas a graves e vômitos e demonstrou eficácia em NVPO e NVPQ. Sua disponibilidade em formulações adequadas para o uso oral, retal e parenteral fornece flexibilidade, particularmente para o paciente que é incapaz de tolerar compostos administrados por via oral. Efeitos colaterais desses compostos são relativamente frequentes e incluem sedação, hipotensão ortostática e sintomas extrapiramidais, incluindo distonia e discinesia tardia. Raramente, outras reações idiossincráticas, como síndrome neuroléptica maligna, discrasias sanguíneas e icterícia colestática, também foram relatadas. As doses habituais são de 10 mg a cada 6 horas.

Já as butirofenonas, como haloperidol, embora tenham uso descrito para esse fim, devido ao efeito antidopaminérgico central, são pouco eficazes e têm muitos efeitos colaterais. O droperidol, em particular, demonstrou ser útil no tratamento de náuseas e vômitos antecipatórios e agudos relacionados à quimioterapia, e também na terapia de NVPO. Sua eficácia está bem documentada no pós-operatório de náuseas e vômitos associados à quimioterapia, e, como as fenotiazinas, o mecanismo de ação é principalmente via atividade antidopaminérgica na zona quimiorreceptora. Os efeitos colaterais incluem sedação, agitação e inquietação.

Relatos anedóticos levaram à investigação de canabinoides no tratamento de náuseas e vômitos. Esses agentes parecem atuar centralmente na região da medula. Dessa classe de compostos, o dronabinol está disponível para uso nos EUA e é indicado para anorexia, resultando em perda de peso em pacientes com a síndrome da imunodeficiência adquirida (Aids) e para náuseas e vômitos refratários relacionados à quimioterapia. Possíveis efeitos adversos incluem sedação, hipotensão, ataxia, tontura e euforia.

Os benzodiazepínicos têm sido investigados como terapia adjuvante na náusea pós-operatória, e pequenos relatos mostraram que seu uso reduz a náusea antecipatória associada à quimioterapia. Fármacos como lorazepam e diazepam demonstraram ser eficazes como adjuvantes agentes no tratamento de náuseas e vômitos relacionados à quimioterapia citotóxica. Alguns ensaios clínicos randomizados mostraram a eficácia de alprazolam em baixa dose no controle da náusea antecipatória associada à quimioterapia. Além disso, benzodiazepínicos também são usados no manejo agudo de síndrome do vômito cíclico. Isso significa que se postulou que o mecanismo antiemético da ação envolve a dopamina na zona de gatilho quimiorreceptora. Seu principal modo de ação é por meio de seus sedativos, ansiolíticos e propriedades amnésicas na redução da antecipação componente de náusea. Em casos crônicos de náusea e vômitos sem alterações orgânicas detectadas, o uso de pequenas doses de antidepressivos pode ser útil.

Os corticosteroides também são usados em combinação com outros agentes para tratamento de doenças agudas e tardias, náuseas e vômitos induzidos por quimioterapia. Em particular a dexametasona é usada para vômitos em pacientes em quimioterapia, principalmente em combinação com outras medicações, por exemplo, os antagonistas de 5-HT3. Também foi demonstrado ter eficácia equivalente à ondansetrona e ao droperidol na náusea pós-operatória. A dose de dexametasona para esse propósito é de 10 a 20 mg ao dia.

Já os antagonistas de receptores NK1, como o aprepitanto (uma nova taquicinina, aprovado pelo Food and Drug Administration – FDA), são usados principalmente na náusea tardia induzida por quimioterapia e vômitos, e demonstraram potencializar os efeitos de antagonistas dos receptores 5-HT3 e corticosteroides.

Os medicamentos procinéticos são uma das classes mais utilizadas para tratamento de náuseas e vômitos, e incluem agentes que atuam principalmente apenas como procinéticos (como a eritromicina), mas há aqueles que apresentam propriedades procinéticas e antieméticas (como a metoclopramida, a bromoprida e a domperidona), fármacos com atividade antidopaminérgica previamente mencionados. Vale destacar que nenhum procinético é medicamento de venda livre.

Os agentes procinéticos são usados principalmente na doença do refluxo gastroesofágico, na gastroparesia e em outras síndromes de dismotilidade putativa. Dada a presença de muitos receptores em vários sistemas neuronais, não é surpreendente que a utilidade de vários agentes procinéticos tenha sido limitada pelos efeitos colaterais do SNC e cardiovasculares. Com muitos agentes, a tolerância tem sido um problema, e a longo prazo a eficácia muitas vezes se mostra ilusória.

Os antagonistas da dopamina também atuam como procinéticos. Vários estudos demonstraram alguma eficácia na doença do refluxo esofágico e na gastroparesia. No Brasil, o mais conhecido é a metoclopramida, porém esse fármaco apresenta efeitos extrapiramidais em até 20% dos pacientes devido a sua passagem através da barreira hematoencefálica (BHE). Um importante fator limitante no uso da metoclopramida é a frequência relativa dos efeitos adversos significativos, particularmente comuns em crianças pequenas e idosos, que incluem agitação, nervosismo, tontura, distonia, acatisia, opistótono, crises oculógiras e raramente discinesia tardia, além da indução da Hiperprolactinemia, que pode resultar em ginecomastia e galactorreia. A incidência geral de efeitos adversos com tal fármaco é de 10 a 20%. No entanto, embora seja pouco citada na literatura internacional, a experiência com a medicação em nosso país é satisfatória. Esses fármacos demonstraram eficácia na pós-quimioterapia e na gastroparesia, na dose de 30 mg ou mais a cada 6 horas. Quando usada a via endovenosa, a medicação deve ser infundida lentamente, usualmente em 15 ou mais minutos, para evitar o aparecimento dos efeitos colaterais.

Os outros medicamentos procinéticos, como a domperidona e a bromoprida, apresentam eficácia para quadros de gastroparesia comparável com a da metoclopramida, e a dose habitual de ambas as medicações é de 10 mg de 3 a 4 vezes ao dia. Em pacientes com gastroparesia, em particular diabéticos, tem sido descrito com sucesso o uso de macrolídeos, e nesse caso o mais estudado é a eritromicina. Esse fármaco age em receptores de motilidade no TGI, acelerando o esvaziamento, um efeito estimulador dose-dependente que influencia na motilidade do intestino anterior e inibe as ondas de pressão pilórica. A dose endovenosa é de 3 mg/kg a cada 8 horas seguida de dose oral de 250 mg a cada 8 horas. A pesquisa atual busca desenvolver um macrolídeo, desprovido de atividade antibiótica, que tem mais eficácia previsível quando administrado por via oral e é associado a menor incidência de efeitos adversos do que a eritromicina.

A domperidona e a metoclopramida são benzamidas substituídas que atuam principalmente como antagonistas da dopamina e parecem ter efeitos tanto centrais quanto periféricos. Ambos demonstraram exercer efeitos procinéticos no esôfago, estômago e intestino delgado superior, portanto têm ampla utilização no tratamento do refluxo gastroesofágico e da gastroparesia, em particular. Por causa de sua dupla ação como procinéticos e antieméticos, podem ser particularmente úteis no paciente com náuseas e vômitos relacionados à gastroparesia, como gastroenteropatia diabética. Em decorrência da relativa raridade de efeitos extrapiramidais da domperidona, ela se mostrou útil na terapia de náuseas e vômitos relacionados a agentes dopaminérgicos usados no tratamento da doença de Parkinson. A frequência geral de efeitos colaterais com a domperidona parece estar na faixa de 5 a 10%; embora os efeitos extrapiramidais sejam claramente incomuns, podem ocorrer efeitos relacionados à hiperprolactinemia e a dores de cabeça.

A cisaprida, assim como a domperidona e a metoclopramida, é uma benzamida substituída, e tem sido o foco de vários estudos experimentais e clínicos. Seu modo de ação envolve a facilitação da liberação de acetilcolina de neurônios mioentéricos por meio de efeito mediado por receptor 5-HT4. Entre os agentes procinéticos orais (metoclopramida, domperidona, eritromicina e cisaprida), a cisaprida parece apresentar os efeitos gastrointestinais mais difusos, mas também pareceu se beneficiar da baixa incidência de efeitos adversos (Quadro 4). Anormalidades neurológicas e hormonais são distintamente incomuns, enquanto diarreia leve e cólicas abdominais são os únicos problemas consistentemente associados a seu uso. Porém, há uma preocupação em relação ao uso da cisaprida devido a relatos de um efeito pró-arrítmico, o que ocorre geralmente dentro de um contexto de coterapia com outros agentes que prejudicam o metabolismo da cisaprida ou que prolongam o intervalo QT. Quanto ao desenvolvimento de tolerância em terapia de longo prazo, o *status* da cisaprida permanece um tanto incerto, embora estudos até o momento sugiram que esse efeito pode ser menos importante quando comparado com o uso de metoclopramida e de domperidona.

Quadro 4 Agentes procinéticos

Agentes	Doses usuais	Efeitos adversos	Vias de administração
Metoclopramida	10-20 mg a cada 6-8 horas	Sedação	Oral, IM, IV
		Ansiedade	
		Distúrbios do humor	
		Perturbação do sono	
		Reações distônicas	
		Discinesia tardia	
		Galactorreia	
		Disfunção sexual	
Domperidona	10 mg a cada 8-24 horas	Galactorreia/ginecomastia	Oral, IM, IV
		Disfunção sexual	
Eritromicina	250-500 mg a cada 8 horas.	Náusea e vômito	Oral, IM
		Diarreia	

IM: intramuscular; IV: intravascular.
Fonte: adaptado de Singh et al. (2016).

Para situações relacionadas às náuseas crônicas e vômitos, podem ser utilizados agentes diferentes daqueles indicados para o manejo de náuseas e vômitos agudos. As vias centrais da náusea crônica podem ser semelhantes às da dor neuropática crônica, abrindo, assim, outras opções terapêuticas.

As opções terapêuticas de primeira linha a serem consideradas para esses pacientes são neuromoduladores, como antidepressivos tricíclicos (ADT), olanzapina, gabapentina e possivelmente canabinoides e benzodiazepínicos. No entanto, se um paciente apresenta retardo no esvaziamento gástrico, os procinéticos ainda são amplamente úteis.

Para pacientes com náusea crônica, qualquer medicamento direcionado a seu controle deve ser iniciado com uma dose muito baixa e depois titulado para cima até encontrar a dose tolerável e segura. Isso porque muitos desses pacientes são extremamente sensíveis a qualquer tipo de gatilho externo, incluindo o uso de medicamentos.

Novas terapias médicas e não tradicionais foram estudadas, incluindo antidepressivos de baixa dose, como os antidepressivos tricíclicos. Estudos retrospectivos demonstraram redução moderada dos sintomas em pacientes com náuseas e vômitos crônicos, incluindo a síndrome do vômito cíclico, tanto na população diabética quanto na não diabética. Porém, seu uso é reservado para situações cujos sintomas são considerados graves ou refratários.

Antidepressivos tricíclicos

Os ADT demonstraram ter um benefício significativo nas pessoas com náusea crônica, como náusea funcional e síndrome do vômito cíclico. A presença de enxaqueca, distúrbios psicológicos crônicos e o uso crônico de maconha são preditores significativos de falta de resposta aos ADT nessa população.

A amitriptilina apresentou benefícios em sintomas gastrointestinais superiores funcionais, como dispepsia dolorosa em pacientes que não apresentam esvaziamento gástrico prolongado. Isso pode se estender a outros sintomas, como náusea crônica, em que os ADT são suscetíveis a beneficiar apenas os pacientes sem atraso no esvaziamento gástrico devido a seu possível efeito colateral do retardamento da motilidade.

Gabapentina

A gabapentina, um agente neuropático, tem sido usada recentemente para o manejo de náuseas e vômitos.

Além de náuseas e vômitos pós-operatórios, mostrou ter alguma eficácia nas náuseas e vômitos pós-quimioterapia, bem como na hiperêmese gravídica. Sugere-se que o mecanismo de ação envolve a mitigação decorrentes de cálcio em áreas como a área postrema. A gabapentina é uma opção terapêutica potencial tanto para náuseas agudas quanto crônicas. Os efeitos colaterais podem ser atenuados em pacientes usando formulação líquida em baixas doses, como 25 mg por dia, via oral, preferencialmente à noite.

Olanzapina

A olanzapina é um antagonista dopaminérgico e serotoninérgico. Os ensaios clínicos demonstraram a eficácia da olanzapina no controle de ambos, e em náuseas induzidas por quimioterapia tardia e vômito. Além disso, tem-se mostrado eficaz no controle de náuseas e vômitos devido à quimioterapia altamente emetogênica. Em estudos com animais, a olanzapina tem se mostrado eficaz no controle de náusea induzida por narcóticos e distúrbios do sono associada à dor crônica. No quadro 5 será apresentando algumas terapias novas e não tradicionais que podem ser utilizadas no tratamento de náusea.

Quadro 5 Terapias novas e não tradicionais para náusea

Agentes	Mecanismos de ação	Doses usuais	Efeitos adversos	Vias de administração
ADT: • Amitriptilina. • Nortriptilina. • Doxepina. • Desipramina. • Imipramina.	Atividades anti-histamínicas e anticolinérgicas.	• 10-100 mg/dia. • Margem comum para a maioria dos fármacos.	• Constipação. • Retardo no esvaziamento gástrico. • Agitação. • Sedação.	Oral
Gabapentina	Mitigação de correntes de cálcio e taquicinina em áreas como a postrema.	300-900 mg 3x/dia. Para pacientes sensíveis, considerar o início entre 12,5-25 mg/dia.	Sonolência.	Oral
Olanzapina	• Alvos dopaminérgicos • (D1, D2, D3 e D4). • Alvos serotoninérgicos (5-HT2A, 5-HT2C, 5-HT3). • Alvos muscarínicos e histamínicos.	5-10 mg/dia	• Sonolência. • Hipotensão postural. • Tontura. • Dispepsia. • Inquietação. • Ganho de peso. • Efeitos extrapiramidais (raros).	Oral

ADT: antidepressivos tricíclicos.
Fonte: adaptado de Singh et al. (2016).

Em resumo, a náusea aguda (p. ex., relacionada à quimioterapia) é mais fácil de controlar do que a náusea crônica inexplicável. Antieméticos como anti-histamínicos, antidopaminérgicos e antagonistas 5-H^{T3} são frequentemente os agentes de primeira linha usados para causas mais comuns de náusea aguda. Outros agentes, como corticosteroides e aprepitanto, são mais comumente indicados para a fase aguda e tardia de náusea induzida por quimioterapia. Já os benzodiazepínicos são mais adequados para o componente antecipatório de náusea pós-operatória ou induzida por quimioterapia.

A náusea crônica é muito mais difícil de controlar e representa um desafio terapêutico para a maioria dos prestadores de cuidados. As vias da náusea crônica estão muito próximas às da dor neuropática crônica, portanto opções terapêuticas devem ser direcionadas. As opções terapêuticas de primeira linha para esses pacientes são os neuromoduladores como ADT, olanzapina, gabapentina e possivelmente canabinoides e benzodiazepínicos. No entanto, se um paciente for diagnosticado com retardo do esvaziamento gástrico, os procinéticos são os agentes de escolha. Para pacientes com náusea crônica, recomenda-se iniciar com a dose mais baixa possível e titular lentamente, pois a maioria desses pacientes é sensível a gatilhos como alimentos e medicamentos, o que poderia piorar seus sintomas.

ESTRATÉGIAS PARA TRATAMENTO DE NÁUSEAS E VÔMITOS EM DIFERENTES SITUAÇÕES ESPECÍFICAS

Vômitos associados com gastroparesia

Os medicamentos procinéticos são as drogas de escolha nesses pacientes, em particular o uso da metoclopramida e a domperidona. Os macrolídeos, especialmente a eritromicina, podem ser utilizados.

Vômitos em paciente pós-quimioterapia

A estratégia de tratamento nesses pacientes ocorre com a utilização de medicações combinadas para o manejo adequado. Nos pacientes em esquema de quimioterapia altamente emetogênica, como nos tratamentos que associam cisplatina, ondansetrona e granisetrona, são os medicamentos de escolha. Pacientes em uso de esquemas menos emetogênicos costumam responder à metoclopramida.

Os antagonistas NK1 são usados em associação com outros antieméticos na prevenção de náuseas e vômitos agudos, mas principalmente em eventos tardios associados à quimioterapia.

O uso de dexametasona aumenta o efeito antiemético dos medicamentos que agem em receptores 5-HT3, e seu benefício é maior em pacientes com vômitos tardios após quimioterapia. Assim como o uso dos benzodiazepínicos (lorazepam e alprazolam), principalmente em pacientes com vômitos antecipatórios com quimioterapia, pode ser benéfico.

Para a prevenção da NVPQ aguda, a combinação de um antagonista de 5-HT3 e dexametasona é agora a opção preferida. Os vários antagonistas de 5-HT3 parecem ser de eficácia semelhante e ter uma incidência comparável de efeitos colaterais. Doses usadas nesse contexto são consideravelmente maiores do que em outras circunstâncias. Associações contendo altas doses metoclopramida (2 mg/kg por via intravenosa), dexametasona, anti-histamínicos e benzodiazepínicos também demonstraram ser eficazes na prevenção e tratamento do NVPQ, mas foram amplamente substituídos por regimes que incorporam um antagonista de 5-HT3. Os antagonistas 5-HT3, administrados isoladamente ou em combinação com corticosteroides, parecem ser menos eficazes na prevenção e tratamento de NVPQ tardio. Para essa situação, uma combinação de dexametasona e metoclopramida é recomendada; contudo, mesmo esse regime ainda tem uma taxa de falha de aproximadamente 40%. Há alguma evidência de eficácia para benzodiazepínicos e benzamidas substituídas.

O mais emocionante, nesse contexto, é o recente relatório da eficácia de um antagonista do receptor de neuroquinina-1 na prevenção do NVPQ. A adição de um antagonista NK1 a uma combinação de granisetrona (10 mg/kg) e dexametasona (20 mg) não só aumentou a taxa de controle completo para vômitos agudos de 67 a 93% como demonstrou uma taxa de controle completo de 80% para vômitos tardios – uma taxa não alcançada anteriormente por outros regimes. Os antagonistas de 5-HT3 também demonstraram ser mais eficazes do que outros agentes, como clorpromazina, dexametasona e proclorperazina, na prevenção de náuseas e vômitos induzidos por radioterapia.

Vômitos na gestação

Os sintomas de náuseas e vômitos durante o início da gravidez podem afetar significativamente a vida de uma mulher.

A primeira medida nessas pacientes são as mudanças na dieta, com fracionamento das refeições, com menor quantidade de alimentos em cada refeição. Deve-se ainda evitar alimentos gordurosos e realizar suplementação vitamínica, em especial vitaminas do complexo B, como piridoxina (vitamina B6), a cada 8 horas. Modificações de estilo de vida também incluem a redução da exposição a fumos nocivos e estímulos ambientais (p. ex., odores de cozinha) e aumento do descanso.

As medicações antieméticas normalmente são prescritas com maior liberalidade após a décima segunda semana de gestação, embora os sintomas sejam mais proeminentes da sétima à décima segunda gestação. A primeira escolha nesses pacientes são medicamentos com ação anti-histamínica como difenidramina, dimenidrato e meclizina. Os agentes procinéticos e fármacos que agem em receptores 5-HT3 também podem ser utilizados com eficácia; a ondansetrona, em particular, parece segura nessa população.

Em casos de náusea moderada, deve-se investigar sinais de desidratação e desequilíbrio eletrolítico. Em casos resistentes, medicamentos específicos podem ser necessários. A doxilamina é o mais bem documentado antiemético para uso na gravidez. Sua segurança e eficácia parecem ser aceitáveis.

Os comprimidos de ferro devem ser evitados preferencialmente no primeiro trimestre da gravidez, pois também podem induzir náuseas e vômitos. Estudos mostraram que o gengibre é eficaz no alívio de sintomas. Um estudo randomizado de gengibre para o tratamento de enjoo matinal mostrou que, após 4 dias de tratamento, houve uma redução significativa de náuseas e vômitos em pacientes que receberam 125 mg de gengibre a cada 6 horas.

Enjoo matinal e hiperêmese gravidarum

Convencionalmente, os antieméticos não são prescritos antes de 12 semanas de gestação; porém, devido a sua relativa segurança, a piridoxina tem sido defendida, embora faltem evidências de sua eficácia antiemética.

Para sintomas mais graves e para hiperêmese, a hospitalização, a reposição de líquidos e eletrólitos, a suplementação de tiamina e a administração de antieméticos, incluindo anti-histamínicos, como meclizina, e fenotiazinas, como prometazina, podem ser indicadas. Já para os casos mais graves da hiperêmese, tem sido muito utilizada a proclorperazina parenteral, além da clorpromazina e da metoclopramida.

Vômitos em pacientes no pós-operatório

Na NVPO, o foco tem sido a prevenção em vez de terapia. A prevenção da náusea é mais difícil do que a do vômito, e a omissão de óxido nitroso e a inclusão de propofol na indução e manutenção da anestesia reduz a prevalência de NVPO.

Os antagonistas do receptor 5-HT3 são eficazes e seguros nessa situação, assim também são descritos o uso do droperidol e dexametasona. A dose recomendada de ondansetrona para profilaxia de vômitos nesses pacientes é de 8 mg 1 a 2 horas antes do procedimento cirúrgico e 4 mg durante a anestesia. Os principais efeitos adversos foram dor de cabeça e níveis anormais de enzimas hepáticas.

RECOMENDAÇÕES FINAIS

A recomendação dietética para esses pacientes é preferencialmente dieta com líquidos, pois esta leva a esvaziamento gástrico mais rápido. Orienta-se o paciente a fazer refeições mais frequentes e em quantidade menor, evitando dieta rica em gorduras, pois estas são potentes inibidoras do esvaziamento gástrico. O controle adequado de glicemia em diabéticos melhora a disfunção autonômica e pode melhorar o quadro de náuseas e vômitos.

A manipulação dietética e os suplementos são amplamente investigados para o tratamento de náuseas e vômitos. O gengibre é um suplemento de ervas que demonstrou ter alguma eficácia em pequenos estudos para reduzir a gravidade da náusea pós-operatória e vômitos, enjoo matinal e enjoo. Seu mecanismo de ação é amplamente desconhecido, mas demonstrou melhorias na motilidade gástrica, na atividade anti-5-hidroxitriptamina e nos efeitos antieméticos.

Outras abordagens alternativas e complementares para o manejo de náuseas e vômitos incluem hipnose, acupressão e acupuntura. Em uma revisão sistemática, a estimulação do ponto de acupuntura P6 reduziu significativamente náuseas, vômitos e a necessidade de medicamentos de resgate no pós-operatório. Outro estudo controlado randomizado envolvendo 63 indivíduos com gastroparesia pós-cirúrgica mostrou que a estimulação do ponto de acupuntura P6 foi superior ao uso da metoclopramida para alcançar a taxa de recuperação completa.

O tratamento de náuseas e vômitos envolve idealmente corrigir a causa subjacente. Quando a causa exata não é conhecida ou não pode ser eliminada, os sintomas podem ser tratados com uma variedade de medicamentos disponíveis. Muitos episódios de náusea e vômitos têm uma causa óbvia e requerem apenas tratamento dos sintomas; é aqui que os farmacêuticos desempenham um papel importante.

Os farmacêuticos devem estar atentos aos sinais de outras condições, e a gravidez deve sempre ser considerada em mulheres em idade fértil. Um aspecto importante do tratamento é a anamnese cuidadosa para que os pacientes possam referir duas condições. No quadro 6 será apresentado um resumo de cada medicamento que pode ser indicado para o controle da náusea e vômito. Neste resumo dos medicamentos foi abordado aqueles que atuam como antagonistas histaminérgicos, anticolinérgicos, serotoninérgicos, dopaminérgicos, bem como os fármacos fenotiazinas, benzodiazepínico, butirofenonas, carnabinoides, corticosteroides e antagonistas de substância P.

Quadro 6 Resumo dos possíveis medicamentos que podem ser utilizados em situações de náusea e/ou vômito

Agentes anti-histamínicos	
Dimenidrinato Agente antihistaminérgico	• Posologia: 50-100 mg a cada 4-6 horas, se necessário. • Disponibilidade: prescrição médica. • Reações adversas: sonolência, confusão, visão turva, boca seca, retenção urinária. • Parâmetros de monitoramento: avaliar quanto ao alívio episódico da cinetose ou náusea/vômitos.
Dimenidrinato	Obs.: particularmente problemático no paciente idoso, risco aumentado de complicações em pacientes com HBP, glaucoma de ângulo estreito ou asma
Difenidramina	• Posologia: 25-50 mg a cada 4-6 horas, se necessário (comprimido, cápsula, líquido). • 10-50 mg a cada 4-6 horas, se necessário (IM, IV). • Disponibilidade: prescrição médica. • Reações adversas: sonolência, confusão, visão turva, boca seca, retenção urinária. • Parâmetros de monitoramento: avaliar quanto ao alívio episódico da cinetose ou náusea/vômitos. Obs.: particularmente problemático no paciente idoso, risco aumentado de complicações em pacientes com HBP, glaucoma de ângulo estreito ou asma
Hidroxizina	• Posologia: 25-100 mg a cada 4-6 horas, se necessário (IM, uso não indicado na bula); • Disponibilidade: prescrição médica; • Reações adversas: sonolência, confusão, visão turva, boca seca, retenção urinária. • Parâmetros de monitoramento: avaliar quanto ao alívio episódico da cinetose ou náusea/vômitos Obs.: particularmente problemático no paciente idoso, risco aumentado de complicações em pacientes com HBP, glaucoma de ângulo estreito ou asma.
Meclizina	• Posologia: 12,5-25mg, 1 hora antes da viagem; repetir a cada 12-24 horas, se necessário (comprimido e comprimido mastigável). • Disponibilidade: prescrição médica. • Reações adversas: sonolência, confusão, visão turva, boca seca, retenção urinária. • Parâmetros de monitoramento: avaliar quanto ao alívio episódico da cinetose ou náusea/vômitos. Obs.: particularmente problemático no paciente idoso, risco aumentado de complicações em pacientes com HBP, glaucoma de ângulo estreito ou asma.
Agente anticolinérgicos	
Escopolamina	• Posologia: 1,5 a cada 72 horas (adesivo transdérmico). • Disponibilidade: prescrição médica. • Reações adversas: sonolência, confusão, visão turva, boca seca, retenção urinária.

(continua)

Quadro 6 Resumo dos possíveis medicamentos que podem ser utilizados em situações de náusea e/ou vômito (*continuação*)

Escopolamina	• Parâmetros de monitoramento: avaliar quanto ao alívio episódico da cinetose ou náusea/vômitos. Obs.: particularmente problemático no paciente idoso, risco aumentado de complicações em pacientes com HBP, glaucoma de ângulo estreito ou asma.
Agente antagonistas dos receptores de 5-HT3	
Ondansetrona	• Posologia: 16-24 mg, 1 dose antes da quimioterapia (comprimido, líquido). • 8-12 mg, 1 dose antes da quimioterapia (IV) – dose máxima de 32 mg. • 8 mg, a cada 12 horas, diariamente (comprimido). • Disponibilidade: prescrição médica. • Reações adversas: insônia, sintomas gastrointestinais, agitação, estimulação do apetite. • Parâmetros de monitoramento: avaliar quanto à eficácia como agente profilático: episódios de náuseas/vômitos e melhora do estado de hidratação. Obs.: útil na terapia de combinação para profilaxia das NVPQ e NVPO.
Palonosetrona	• Posologia: 0,25 mg, 1 dose antes da quimioterapia (IV). • Disponibilidade: prescrição médica. • Reações adversas: insônia, sintomas gastrointestinais, agitação, estimulação do apetite. • Parâmetros de monitoramento: avaliar quanto à eficácia como agente profilático: episódios de náuseas/vômitos e melhora do estado de hidratação. Obs.: útil na terapia de combinação para profilaxia das NVPQ e NVPO.
Dolasetrona	• Posologia: 100 mg, 1 dose antes da quimioterapia (IV). • Disponibilidade: prescrição médica. • Reações adversas: insônia, sintomas gastrointestinais, agitação, estimulação do apetite. • Parâmetros de monitoramento: avaliar quanto à eficácia como agente profilático: episódios de náuseas/vômitos e melhora do estado de hidratação. Obs.: útil na terapia de combinação para profilaxia das NVPQ e NVPO.
Granisetrona	• Posologia: 2 mg, 1 dose antes da quimioterapia (comprimido). • 1 mg, 1 dose antes da quimioterapia (IV) ou 0,01 mg/kg (IV). • 34,3 mg, 1 dose antes da quimioterapia (adesivo transdérmico). • 1-2 mg, diariamente (comprimido). • Disponibilidade: prescrição médica. • Reações adversas: insônia, sintomas gastrointestinais, agitação, estimulação do apetite. • Parâmetros de monitoramento: avaliar quanto à eficácia como agente profilático: episódios de náuseas/vômitos e melhora do estado de hidratação. Obs.: útil na terapia de combinação para profilaxia das NVPQ e NVPO.

(continua)

Quadro 6 Resumo dos possíveis medicamentos que podem ser utilizados em situações de náusea e/ou vômito (*continuação*)

Agentes antagonistas dopaminérgicos	
Trimetobenzamida	• Posologia: 300 mg a cada 6-8 horas (cápsula). • 200 mg a cada 6-8 horas (IM) • Disponibilidade: prescrição médica. • Reações adversas: sonolência, confusão, visão turva, boca seca, retenção urinária. • Parâmetros de monitoramento: avaliar quanto ao alívio episódico da cinetose ou náusea/vômitos. Obs.: particularmente problemático no paciente idoso, risco aumentado de complicações em pacientes com HBP, glaucoma de ângulo estreito ou asma.
Metoclopramida	• Posologia: 10 mg a cada 6 horas (comprimido). • Disponibilidade: prescrição médica. • Reações adversas: astenia, cefaleia e sonolência. • Parâmetros de monitoramento: avaliar quanto ao alívio dos sintomas. Obs.: atividade pró-cinética útil na gastroparesia diabética.
Olanzapina	• Posologia: 2,5-5 mg a cada 12 horas (comprimido). • Disponibilidade: prescrição médica. • Reações adversas: sedação. • Parâmetros de monitoramento: avaliar quanto a uma diminuição nos episódios de náuseas/vômitos. Obs.: usar com cautela no indivíduo idoso. Pode ser útil nas NVPQ inesperadas
Agentes fenotiazinas	
Clorpromazina	• Posologia: 10-25 mg a cada 4-6 horas, quando necessário (comprimido e líquido). • 25-50 mg, a cada 4-6 horas, quando necessário (IM, IV). • Disponibilidade: prescrição médica. • Reações adversas: constipação, tontura, taquicardia, discinesia tardia. • Parâmetros de monitoramento: avaliar quanto a uma diminuição nos episódios de náuseas/vômitos. Obs.: útil para náuseas/vômitos simples.
Prometazina	• Posologia: 12,5-25 mg a cada 4-6 horas, quando necessário (comprimido líquido, IM, IV e supositórios). • Disponibilidade: prescrição médica. • Reações adversas: sonolência e sedação. • Parâmetros de monitoramento: avaliar quanto a uma diminuição nos episódios de náuseas/vômitos e melhora do estado de hidratação. Obs.: útil para náuseas/vômitos simples.
Proclorperazina	• Posologia: 5-10 mg a cada 6-8 horas, quando necessário (comprimido, líquido). • 5-10 mg a cada 3-4 horas, quando necessário (IM). • 2,5-10 mg a cada 3-4 horas, quando necessário (IV). • 25 mg a cada 12 horas, quando necessário (supositórios).

(*continua*)

Quadro 6 Resumo dos possíveis medicamentos que podem ser utilizados em situações de náusea e/ou vômito (*continuação*)

Proclorperazina	• Disponibilidade: prescrição médica • Reações adversas: intervalo QT prolongado, sedação, discinesia tardia. • Parâmetros de monitoramento: atividade pró-cinética útil na gastroparesia diabética. Obs.: útil para náuseas/vômitos simples e para as NVPQ inesperadas.
Agentes benzodiazepínicos	
Alprazolam	• Posologia: 0,5-2 mg a cada 8 horas, antes da quimioterapia (comprimido). • Disponibilidade: prescrição médica. • Reações adversas: tontura, sedação, alteração do apetite, comprometimento da memória. • Parâmetros de monitoramento: avaliar quanto aos episódios de NVA. Obs.: aplicação no tratamento: náusea e vômito antecipatório (NVA).
Lorazepam	• Posologia: 0,5-2 mg na noite anterior e pela manhã no dia da quimioterapia (comprimido). • Disponibilidade: prescrição médica. • Reações adversas: tontura, sedação, alteração do apetite, comprometimento da memória. • Parâmetros de monitoramento: avaliar quanto aos episódios de NVA. Obs.: aplicação no tratamento: NVA.
Agentes butirofenonas	
Haloperidol	• Posologia: 1-5 mg a cada 12 horas, quando necessário (comprimido, líquido, IM, IV). • Disponibilidade: prescrição médica. • Reações adversas: sedação, constipação intestinal, hipotensão • Parâmetros de monitoramento: observar a ocorrência de sedação aditiva, particularmente se for usado com analgésicos narcóticos. Obs.: aplicação no tratamento: cuidados paliativos.
Droperidol	• Posologia: 2,5 mg, pode-se administrar uma dose adicional de 1,25 mg (IM, IV). • Disponibilidade: prescrição médica. • Reações adversas: prolongamento do intervalo QT e/ou torsade de pointes. • Parâmetros de monitoramento: eletrocardiograma de 12 derivações antes da administração, seguido de monitoramento cardíaco por 2-3 horas após administração. Obs.: uso limitado fora de ensaios clínicos.

(continua)

Quadro 6 Resumo dos possíveis medicamentos que podem ser utilizados em situações de náusea e/ou vômito (*continuação*)

Agentes canabinoides	
Dronabinol	• Posologia: 5-15 mg/m2 a cada 2-4 horas, quando necessário (cápsulas). • Disponibilidade: prescrição médica. • Reações adversas: euforia, sonolência, xerostomia. • Parâmetros de monitoramento: observar a ocorrência de sedação aditiva, particularmente se for usado com analgésicos narcóticos. Obs.: pode ser útil para NVPQ refratários.
Nabilona	• Posologia: 2 a 5 mg a cada 12 horas (cápsulas). • Disponibilidade: prescrição médica. • Reações adversas: vertigem, sonolência, xerostomia. • Parâmetros de monitoramento: observar a ocorrência de sedação aditiva, particularmente se for usado com analgésicos narcóticos. Obs.: pode ser útil para NVPQ refratários.
Agentes corticosteroides	
Dexametasona	• A dose varia geralmente entre 0,75 e 8 mg por dia, divididos em 2 ou 4 doses, durante a refeição. A prescrição é de acordo com a terapia indicada e o estado do paciente • Parâmetros de monitoramento: avaliar quanto à eficácia como agente profilático: episódios de náuseas/vômitos e melhora do estado de hidratação. Obs.: útil como agente isolado ou como terapia de combinação para profilaxia das NVPQ e NVPO.
Agentes antagonistas do receptor da substância P/neurocinina 1	
Apreptitanto	• Posologia: 125 mg, 1 dose antes da quimioterapia (cápsula). • 80 mg, nos dias 2 e 3 após a quimioterapia (cápsula). • Disponibilidade: prescrição médica. • Reações adversas: insônia, sintomas gastrointestinais, agitação, estimulação do apetite • Parâmetros de monitoramento: avaliar quanto à eficácia como agente profilático: episódios de náuseas/vômitos e melhora do estado de hidratação. Obs.: útil na terapia de combinação para profilaxia das NVPQ e NVPO.

5-HT3: 5-hidroxitriptamina 3; HPB: hiperplasia prostática benigna; IM: intramuscular; IV: intravenoso; NVPO: náusea e vômito pós-operatório; NVPQ: náusea e vômito pós-quimioterapia.

BIBLIOGRAFIA

1. Aziz I, Palsson OS, Whitehead WE, Sperber AD, Simrém M, Törnblom H. Epidemiology, clinical characteristics, and associations for Rome IV functional nausea and vomiting disorders in adults. Clinical Gastroenterology and Hepatology. 2019;17(5):878-86.
2. Bouwer A. Nausea and vomiting: an approach for the pharmacist. SA Pharmaceutical Journal. 2011;78(7):28-32.
3. Hasler WL, Chey WD. Nausea and vomiting. Gastroenterology. 2003;125(6):1860-7.
4. Hesketh PJ. Chemotherapy-induced nausea and vomiting. New England Journal of Medicine. 2008;358(23):2482-94.
5. Horn CC. Measuring the nausea-to-emesis continuum in non-human animals: refocusing on gastrointestinal vagal signaling. Experimental Brain Research. 2014;232(8):2471-81.
6. Malagelada R, Malagelada C, Brandt J. Nausea and vomiting, vascular lesions of the gastrointestinal tract. In: Feldman: Sleisenger & Fordtran's gastrointestinal and liver disease. v.1. 8.ed. Saunders, an imprint of Elsevier; 2006. p.149, 774.
7. Mazzotta P, Magee LA. A risk-benefit assessment of pharmacological and nonpharmacological treatments for nausea and vomiting of pregnancy. Drugs. 2000;59(4);781-800.
8. Quigley EMM, Hasler WL, Parkman HP. AGA technical review on nausea and vomiting. Gastroenterology. 2001;120(1):263-86.
9. Santos PCJL. Livro-texto farmacologia. Brazilian Institute of Practical Pharmacology. Rio de Janeiro: Atheneu; 2021.
10. Singh P, Yoon SS, Kuo B. Nausea: a review of pathophysiology and therapeutics. Therapeutic Advances in Gastroenterology. 2016;9(1):98-112.
11. Smith TJ; Fincher TK. A Pharmacist's Review of Nausea and Vomiting. PowerPak Journal. Jan, 2021. [internet] [acesso em: 16 mar. 2023]. Disponível em: https://journalce.powerpak.com/ce/a-pharmacists-review-of-nausea.
12. Tack J, Talley NJ, Camilleri M, Holtmann G, Hu P, Malagelada J-R, et al. Functional gastroduodenal disorders. Gastroenterology. 2006;130(5):1466-79.
13. Wells B, Di Piro J, Schwinghammer T, Di Piro CV. Manual de farmacoterapia. 9.ed. Porto Alegre: Artmed/AMGH; 2016.
14. Zhong W, Shahhmaz O, Teskey G, Beever A, Kachour N, Venketaraman V, et al. Mechanisms of nausea and vomiting: current knowledge and recent advances in intracellular emetic signaling systems. International Journal of Molecular Sciences. 2021;22(11):5797.

19

Semiologia e propedêutica da dispepsia

José Vanilton de Almeida

DESTAQUE DO TEMA

1. A dispepsia faz parte do grupo de distúrbios considerados autolimitados, portanto pode ser tratada com medicamentos isentos de prescrição e/ou medidas não farmacológicas. O termo é tão abrangente que podemos afirmar, de forma simplista, assim como fazem muitos autores de artigos sobre o assunto, que dispepsia é um conjunto de sinais e sintomas gastrointestinais que podem levar a vários diagnósticos distintos.
2. Bem sabemos que o farmacêutico, e outros profissionais de saúde não médicos, não tem habilidade legal para realizar anamnese. Neste capítulo vamos destacar aspectos que possam orientar o farmacêutico sobre o raciocínio clínico necessário para se conduzir no cuidado de uma pessoa que o procura com queixas gastrointestinais.
3. Ainda levando em conta aspectos éticos e legais da atuação profissional, lembramos que os anti-inflamatórios não esteroidais (Aine) estão entre as causas (iatrogênica) dos sintomas da dispepsia funcional, especialmente no Brasil, onde o acesso à compra e o uso crônico de medicamentos são facilitados pelo comércio. Por isso é importante que o farmacêutico esteja ciente de sua responsabilidade na dispensação.

INTRODUÇÃO

A palavra "dispepsia" deriva do grego *dyspepsia*, formada com o prefixo *dys*-, que significa dificuldade, e a palavra *pepse*, digestão, significando dificuldade, disfunção ou distúrbio na digestão dos alimentos. Existem relatos que datam de milhares de anos de sensação de dor ou desconforto na parte superior do abdome, também descrita como indigestão, saciedade precoce, empachamento pós-prandial, gases, sensação de corrosão interna ou queimação.

Em 1989, um grupo de pesquisadores se reuniu em Roma para estabelecer os critérios iniciais de um consenso para auxiliar no diagnóstico dos transtornos gastrointestinais (GI) funcionais, assim chamados porque excluem enfermidades cujas causas poderiam ser anormalidades anatômicas, inflamatórias, neoplásicas e/ou bioquímicas.

Desse primeiro encontro surgiram os denominados Critérios de Roma, cuja primeira edição foi publicada em 1991 e a última, Critérios de Roma IV, em 2016. Esta serviu de base para a publicação, em 2017, de uma atualização das diretrizes sobre dispepsia do Colégio Americano de Gastroenterologia (ACG) e da Associação Canadense de Gastroenterologia (CAG), em uma diretriz conjunta ACG/CAG.

A diretriz define dispepsia como a presença de dor epigástrica com duração de pelo menos 1 mês, associada a qualquer outro sintoma GI superior, como plenitude epigástrica, distensão abdominal, náusea, vômitos ou pirose (azia, dor ou queimação), desde que a dor epigástrica seja o principal motivo de preocupação da pessoa e que não preencha critérios diagnósticos para a doença do refluxo gastroesofágico (DRGE).

Conforme as definições emanadas dos Critérios de Roma, do ponto de vista etiológico, a dispepsia pode ser dividida em duas categorias principais:

- Dispepsia orgânica, quando na sequência de investigação clínica e laboratorial é identificada patologia orgânica, sistêmica ou metabólica, com melhoria ou remissão dos sintomas dispépticos após o tratamento da patologia subjacente.
- Dispepsia funcional (DF), quando não existe patologia estrutural ou explicação identificável na avaliação clínica.

Quanto à definição, conforme os Critérios de Roma IV, a DF é o quadro das pessoas que apresentam um ou mais de quatro sintomas-chave: dor epigástrica, plenitude (ou empachamento) pós-prandial, saciedade precoce e pirose pós-prandial, quando o incômodo for de tal ordem que interfira nas atividades diárias.

Assim, do ponto de vista do quadro clínico da DF, pode-se depreender que se resume a dois subtipos: a síndrome do desconforto pós-prandial e a síndrome da dor epigástrica. Essa subdivisão não significa que um conjunto de queixas deva necessariamente ocorrer de forma isolada da outra, pois as duas síndromes podem ocorrer simultaneamente.

A Sociedade Brasileira de Motilidade Digestiva e Neurogastroenterologia (SBMDN), em artigo postado no dia 19 de março de 2019 em seu *site*, destaca que "a maioria das pessoas com queixas dispépticas crônicas que se submetem à investigação laboratorial, endoscópica e ultrassonográficas para diagnóstico diferencial são consideradas com dispepsia funcional".

EPIDEMIOLOGIA

Um estudo de metanálise de 2015 avaliou mais de 300 citações globais sobre a prevalência de dispepsia, envolvendo mais de 300 mil indivíduos. A prevalência geral combinada em todos os estudos foi de 20,8%, observando-se ligeiro aumento entre as mulheres, os tabagistas e as pessoas que utilizam rotineiramente Aine.

Mais recentemente, em 2018, um estudo avaliando 5.931 adultos da população dos EUA, Canadá e Reino Unido encontrou média com padrão semelhante de 21% de prevalência para dispepsia funcional, referendando o estudo de 2015.

O mesmo estudo de 2018, considerando a distribuição conforme as subdivisões do quadro clínico, encontrou 61% das pessoas com síndrome do desconforto pós-prandial, 18% com síndrome de dor epigástrica e 21% com ambas as síndromes coexistindo.

Apesar de as pessoas com dispepsia apresentarem expectativa de vida normal, os sintomas impactam negativamente na qualidade de vida, resultando em custo econômico significativo ao serviço de saúde e à sociedade.

Fisiopatologia

Para facilitar a compreensão tanto deste tópico quanto do seguinte em relação aos sinais e sintomas GI, a Figura 1 mostra a divisão anatômica do abdome humano com termos técnico-descritivos.

O cuidado farmacêutico para o transtorno autolimitado envolvendo dispepsia e outras queixas GI demanda o conhecimento dos transtornos não autolimitados decorrentes das mesmas queixas ou semelhantes. Assim, será abordada a seguir a fisiopatologia de dispepsias orgânicas mais prevalentes, lembrando que o farmacêutico deve saber distinguir quais são os limites de sua atuação.

Uma vez que na definição de dispepsia a dor epigástrica é um sintoma importante, e sabendo que as erosões, lesões superficiais na mucosa e úlceras são lesões mais profundas que podem atingir a camada muscular e causar dor, as doenças que podem ser ocasionadas por lesões dessa natureza devem ser descartadas como transtorno autolimitado.

Da mesma maneira, pelo critério de definição de dispepsia, a doença do refluxo gastroesofágico, quando ocorre o refluxo do conteúdo do estômago para o esôfago por distúrbio no funcionamento da válvula do esfíncter esofágico inferior (EEI), tem como uma de suas causas o uso de certas categorias de medicamentos,

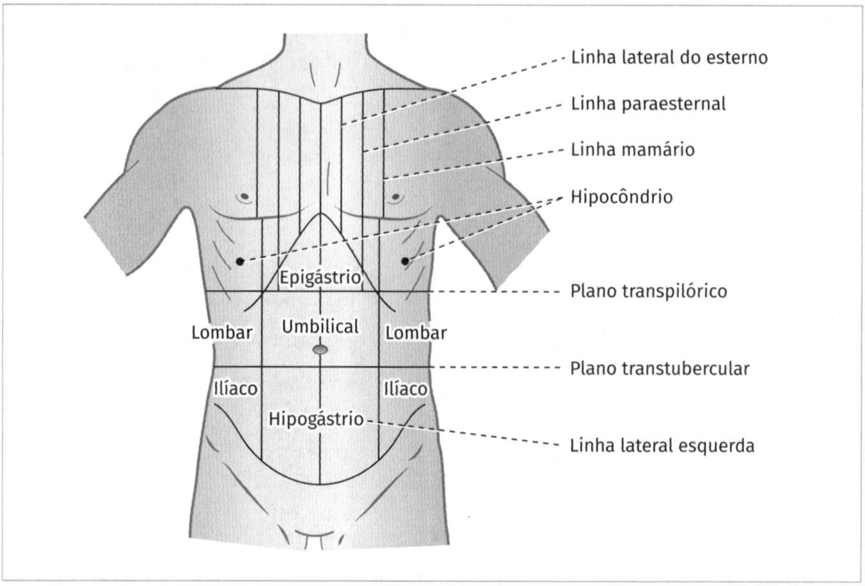

Figura 1 Abdome humano.
Fonte: disponível em: https://commons.wikimedia.org/wiki/File:Gray1220_-_abdome_humano-pt.svg. Acesso em: 22 set. 2022.

dentre elas anticolinérgicos, anti-histamínicos, antidepressivos tricíclicos, bloqueadores do canal de cálcio, progesterona e nitratos.

Também no processo de anamnese, além da DRGE, a investigação para doenças como esofagite, gastrite, úlcera gástrica e úlcera duodenal, dentre outras que são de causas orgânicas, é muito relevante para o cuidado farmacêutico quando se sabe que diversos medicamentos utilizados podem ser causa dessas lesões, portanto causas de dor epigástrica.

A dificuldade dos especialistas em definir a dispepsia funcional explica a ausência de uma descrição clássica de fisiopatologia que explique a causa dos sintomas para esse distúrbio. No entanto, alguns estudos do decorrer da década de 1990 identificaram fatores que parecem ser os mais relevantes:

- Anormalidades da motilidade GI.
- Aumento da sensibilidade a estímulos provenientes do lúmen do tubo digestivo.
- Anormalidades psicológicas e emocionais.

Para cada um desses fatores, inúmeros outros mecanismos são elencados na tentativa de elucidar a causa dos sintomas, sendo mesmo muito provável que cada pessoa, apresentando anormalidades psicológicas e emocionais próprias, desenvolva sua fisiopatologia característica.

As alterações da motilidade GI envolvem anormalidades da atividade mioelétrica gástrica, redução da contratilidade antral, incoordenação antro-piloro-duodenal e anormalidades da atividade motora duodenojejunal, que resultam em retardo do esvaziamento gástrico, relatado pelas pessoas como plenitude epigástrica e distensão abdominal, e que ocorre em cerca de metade dos casos de DF.

A hipersensibilidade a estímulos provenientes do lúmen do tubo digestivo, em especial no duodeno, inclui o suco ácido, sendo forte evidência causal, mesmo sem se saber ao certo qual o mecanismo de sensibilização.

A microbiota intestinal, em número de microrganismos, é contada na casa dos trilhões, e eles desempenham um papel importante na biologia em geral e nas doenças em particular. No entanto, embora muito tenha sido feito nas últimas décadas para explorar sua diversidade, uma compreensão completa de nossos microbiomas exige a análise sob uma perspectiva evolutiva.

Powell et al., em artigo publicado em janeiro de 2017, evidenciaram que a comunicação entre o cérebro e o intestino é uma via bidirecional e que a microbiota intestinal desempenha importante papel no binômio saúde-doença. Esse artigo já contou mais de 185 citações, o que demonstra interesse crescente da comunidade científica no tema.

Para corroborar a importância da microbiota intestinal na dispepsia, em reunião ocorrida em 2017 para o estabelecimento do IV Consenso Brasileiro sobre a infecção por *Helicobacter pylori*, o tema dispepsia foi agrupado com a microbiota intestinal e outras desordens e discutido por um grupo de gastroenterologistas, endoscopistas e patologistas e em 2019.

Evidências crescentes mostram que a ativação imunológica causada pelo desequilíbrio na microbiota intestinal afeta o comportamento e o humor e pode ter interações patológicas na dispepsia funcional, apontando novas direções no tratamento dessa e de outras doenças GI.

SINAIS E SINTOMAS

Como visto no tópico anterior, os sinais e sintomas são decorrentes da fisiopatologia. Este tópico é, portanto, imprescindível para que o farmacêutico, ou outro profissional de saúde não médico, não cometa um erro de avaliação do quadro clínico da pessoa que o procura, estando apto a distinguir as situações de **alerta para o encaminhamento**.

Cabe ao profissional saber discernir entre a pessoa que ele pode acompanhar e aquela em que é indeclinável o encaminhamento ao médico para que se realize um diagnóstico adequado. À vista disso, o tradicional quadro de sinais e sintomas será apresentado mais à frente, após descrição detalhada de como se manifestam e a exposição de motivos fisiopatológicos que possam indicar qual raciocínio clínico e conduta devem ser empregados na condução de cada caso.

Da lista de sinais e sintomas, destacando-se dois sintomas muito recorrentes, dor e queimação na região superior do abdome, cabe ressaltar que, de acordo com a segunda edição da Classificação Internacional de Atenção Primária (CIAP 2), publicada em 2009 no Brasil – um documento que não pretende ser adverso ao Código Internacional de Doenças (CID), pois trata de classificar aspectos relacionados à pessoa e não à doença –, o sintoma abrange também acidez e pirose, enquanto a dispepsia é apresentada como sinônimo de indigestão.

A edição publicada em 2016 dos Critérios de Roma IV segue a mesma linha, afirmando que, apesar de poder ocorrer simultaneamente, a pirose não deve ser considerada um sintoma dispéptico na ausência de dor epigástrica com pelo menos 1 mês de duração.

Note-se que a pirose acomete a região esofágica, a garganta e a boca, podendo ser considerada um alerta para o encaminhamento, enquanto a dispepsia afeta as regiões epigástrica e gastroduodenal. Entende-se por região epigástrica a área da parede abdominal delimitada entre a parte inferior do esterno e a linha do umbigo.

O termo pirose é o mais encontrado na maioria dos artigos técnico-científicos como sinônimo para azia, queimação e acidez, menções mais comuns nos relatos das pessoas acometidas por esses sintomas.

O empachamento pós-prandial é a sensação desagradável da persistência prolongada do alimento no estômago após a refeição, e a saciedade precoce se manifesta como a sensação de que o estômago está bem cheio logo após o início da ingestão do alimento, de modo desproporcional à quantidade ingerida. Esse desconforto, que constitui um distúrbio de motilidade, pode ser acompanhado por dor epigástrica.

Se empachamento pós-prandial e saciedade precoce aparecem na anamnese e **não** são acompanhados de dor epigástrica, cabe investigar gastroparesia, principalmente em pessoas com diabetes diagnosticada há mais de 10 anos, por risco de neuropatia.

Eructações e distensão abdominal superior devido aos gases decorrentes da dispepsia funcional serão tratados no capitulo específico sobre flatulência. O Quadro 1 apresenta os sintomas com alguns termos populares e regionais

Quadro 1 Sintomas descritos na região superior do abdome

Acidez	*Fisgada* no estômago
Ânsia	Gosto azedo ou amargo na boca
Azia	Gastura
Distensão abdominal	Golfada/gofada
Dor	Indigestão
Empachado	Náuseas
Empachamento pós-prandial	Pirose
Empazinamento	Queimação
Enjoo	Quentura
Entojo	Refluxo
Eructações (arroto)	Regurgitamento/regurgitação
Fastio	Saciedade precoce
Fermentação	Traques em excesso
Flatulência (gases)	Vômitos

Antes de encerrarmos este tópico, cabe expor um antigo problema de saúde que vem ganhando evidência em todas as áreas da medicina e para o qual, na aplicabilidade do cuidado farmacêutico, não podemos fechar os olhos. Trata-se do letramento em saúde (LS), que basicamente definimos como a habilidade da pessoa que solicita um serviço de saúde para a leitura das orientações que recebe, sendo capaz, assim, de entender, participar e se responsabilizar pelo plano de cuidado no processo específico de autocuidado.

Para refletir: qual a sua habilidade em escutar e entender o que a pessoa relata durante a anamnese?

SINAIS DE ALERTA PARA O ENCAMINHAMENTO

Quaisquer dos sintomas citados, ou mesmo outros que apareçam na anamnese de uma pessoa com queixas GI, podem servir de sinais de alerta para o encaminhamento ao médico. Este, por sua vez, deverá solicitar exames complementares, por exemplo, endoscopia digestiva alta (EDA), para um diagnóstico adequado que inclua tratamento exclusivo sob responsabilidade médica.

Este livro traz um capítulo específico sobre a semiologia da náusea e do vômito, no qual são explanadas exaustivamente suas causas. E aqui lembramos que náuseas (enjoo) e vômito podem acometer pessoas com DF; entretanto, principalmente o vômito não deve ser predominante e deve ter a causa investigada.

Como já salientado na definição da DF, "que não preenche critérios diagnósticos para a doença do refluxo gastroesofágico (DRGE)", as pessoas que apresentam sintomas de DRGE, a começar por pirose isolada acompanhada por regurgitação ácida, dor ou desconforto no peito, tosse crônica, garganta inflamada e/ou rouquidão, distúrbios do sono e sintomas noturnos, eructação, náuseas e intolerância, dentre outros, devem ser encaminhados ao médico.

Sintomas simples, descritos como indigestão, gases e "dor no peito" quando relacionados com o esforço físico, por exemplo, após subir escada, caminhada etc., podem ser fator de risco cardíaco.

Dor epigástrica em queimação ou corrosão que acorda a pessoa durante o sono e pode ser aliviada por alimentos ou antiácidos é sugestiva de doença ulcerosa péptica, e o diagnóstico dever ser realizado por meio de endoscopia e teste para *Helicobacter pylori*. Além do *H. pylori*, outra provável causa é o uso crônico dos Aine.

Queixas dos sintomas GI clássicos de DF, quando concomitantes com anorexia, náuseas, vômitos, hematêmese, perda ponderal e fezes com sangue ou negras, podem ser sugestivas para câncer em algum segmento GI.

Dor epigástrica, dor torácica, vômitos ou disfagia (dificuldade para engolir alimentos), acompanhados de descrição de sensação de bolo na parte alta do abdome, são sugestivos para doenças do esôfago e dependem de exames específicos para diagnóstico; o tratamento é de responsabilidade médica.

Saber distinguir entre dor epigástrica e dor nos hipocôndrios (ver Figura 1) é importante nas queixas GI, pois relatos de sintomas dispépticos vagos, com ênfase na dor abdominal de difícil localização – uma vez que irradia do hipocôndrio direito para região epigástrica e espaços intercostais –, podem ser sinais de colelitíase, colecistite crônica ou persistência de sintomas abdominais após a colecistectomia.

Intervenção dispensada para pessoas de grupos específicos

Esta seção destaca os casos de pessoas com queixas GI que fazem parte dos grupos de risco para tratamento dessas queixas como um simples transtorno autolimitado. No quadro 2 é apresenrado quais são as intervenções que devem ser realizadas para pessoas de grupos específicos.

Quadro 2 Intervenção dispensada para pessoas de grupos específicos

Crianças	As crianças, do nascimento até por volta dos 2 anos, têm valores de pH gástricos variáveis, e, com o processo de comunicação próprio da idade, a obtenção de informações dos sinais e sintomas é dificultada. A azia é pouco comum na infância, porém, se ela chora no período pós-prandial e apresenta piora quando se deita, podem ser sinais de que, mesmo ao especialista, seja difícil distinguir entre DF, DRGE, azia e muitas outras afecções próprias da idade.
Crianças menores de 12 anos, com queixa gastrointestinal, devem ser encaminhadas ao médico.	
Grávidas	Sintomas dispépticos, incluindo pirose, são comuns na gravidez. Entre 30-80% das mulheres sofrem de dispepsia em algum período da gravidez, com sintomas iniciando em qualquer fase da gestação. O tratamento não farmacológico é o mais recomendável, e o tratamento farmacológico tem arsenal restrito devido aos riscos para o feto.
Grávidas podem ser tratadas, mas com anuência do médico responsável.	
Idosos	Pessoas acima de 60 anos com sinais e sintomas dispépticos, incluindo pirose, de aparecimento recente ou recorrente, ou associados aos sinais de alerta relatados no tópico anterior, devem ser encaminhadas ao médico rapidamente para avaliação endoscópica, devido à **alta prevalência de malignidade nessa faixa etária.**
Idosos	Outros fatores relacionados com a faixa etária dificultam a digestão e são fatores predisponentes para dispepsia e pirose, entre eles: estilo de vida pouco sadio, com refeições inadequadas, fumo, álcool, sedentarismo etc.; uso de polifarmácia sob prescrição ou automedicação irracional; diminuição da salivação, do suco gástrico, das enzimas digestivas etc.; e problemas relacionado à mastigação por perda dos dentes naturais e próteses inadequadas.
Idosos sempre devem ser considerados grupo de risco, e neste tópico ressaltamos o cuidado e a responsabilidade que o farmacêutico deve ter no uso indevido dos IBP por essa população.	
Pessoas diagnosticadas com hipertensão arterial sistêmica, diabetes *mellitus* ou dislipidemia na presença de doença renal devem ter cautela no uso de antiácidos à base de magnésio, sob risco de agravar o problema renal.	

IBP: inibidores de bomba de prótons.
Fonte: elaborado pelo autor.

TRATAMENTO

O tratamento de qualquer pessoa com problemas de saúde inicia quando ela escolhe o profissional de saúde. Assim, por redundante que seja utilizarmos o termo “humanizado” em medicina humana, o acolhimento humanizado em si já é um tratamento; veja com mais detalhe no Capítulo 2 deste livro.

Após uma anamnese bem-feita e tendo sido descartada a exigência de encaminhamento ao médico, a postura do farmacêutico deve ser no sentido de tranquilizar a pessoa, reforçando a necessidade de adotar medidas de autocuidado e a mudança de certos comportamentos.

Você deve conhecer o máximo possível sobre a doença. Ainda assim, lembre-se de que é um profissional que deve promover educação em saúde, tema que foi incluído neste livro porque a maior parte dos sinais e sintomas cursa como um transtorno de saúde autolimitado, isto é, tem evolução benigna.

Tratamento não farmacológico

Para os casos de pirose/azia pós-prandial por refluxo, elevar a cabeceira da cama colocando calços de madeira em torno de 15 cm.

Para todas as pessoas tabagistas, em particular aquelas com lesões orgânicas nos tecidos, a cessação do tabagismo é imperiosa.

É fundamental que a pessoa saiba que, tal qual certos medicamentos, muitos alimentos também podem agravar os sintomas da dispepsia, em especial causando azia. Por conseguinte, cabe ao farmacêutico reforçar para ela a necessidade de adotar certos hábitos para uma alimentação saudável em que se evitem aqueles alimentos.

Existem muitas referências a alimentos, mas não há uma lista fechada, pois algumas pessoas são mais suscetíveis a certos alimentos do que outras. Sabendo disso, elaboramos no Quadro 1 deste capítulo uma lista dos alimentos mais citados.

Sugere-se que essa lista seja apresentada à pessoa, incentivando-a a anotar quais são os que agravam seus sintomas para que, se possível, sejam evitados, criando assim o hábito de escolhas saudáveis com o que faz parte do seu dia a dia e contribuindo para a melhoria da qualidade de vida.

Os alimentos que compõem nossas refeições mantêm interação direta muito grande com a microbiota intestinal, agravando ou melhorando os sintomas GI. Nessa temática, três palavras necessitam fazer parte de nosso vocabulário:

1. **Probióticos** são os microrganismos vivos que ingerimos em alimentos ou suplementos, que interferem no binômio saúde-doença.
2. **"Prebióticos"** foi um termo utilizado em 1995 para as fibras da alimentação que são digeridas apenas pela nossa microbiota intestinal.
3. **Simbióticos** são alimentos ou suplementos compostos de probióticos e prebióticos.

Algumas observações em relação aos hábitos alimentares:

- Bebidas com alto teor alcoólico, como os destilados, cachaça, uísque, gim etc., são irritantes naturais da mucosa gástrica e agravam os sintomas quando ingeridos com o estômago vazio.

- Bebidas alcoólicas fermentadas, nomeadamente vinho e cerveja, quando tomadas em demasia acompanhando a refeição.
- Bebidas gaseificadas, também em grandes volumes, distendem o estômago e atrapalham a digestão, agravando o sintoma de empachamento e saciedade precoce.
- É recomendável fazer várias pequenas refeições ao longo do dia, preferindo alimentos leves e com pouco molho.
- Quanto à recomendação anterior, pessoas que estão acima do peso serão beneficiadas se fizerem escolhas adequadas, evitando as refeições abundantes.
- Alimentos ricos em fibras prebióticas devem ter a quantidade ingerida modulada conforme cada pessoa. Há aqueles que melhoram com seu consumo e outros têm piora no quadro clínico.
- Alimentos como feijão, ervilha, lentilha e diversos outros grãos integrais liberam gases no processo digestivo, o que poderá provocar sintomas de distensão abdominal, empachamento e flatulência, mas muitos têm esse agravamento diminuído ao deixar os grãos imersos em quantidade abundante de água, em um recipiente aberto, entre 2 e 4 horas antes do cozimento.
- Alimentos ricos em gordura, como queijos, abacate etc., atrasam o processo digestivo, podendo dar a sensação de empachamento.
- Hortelã e chocolate relaxam o esfíncter esofágico inferior.
- Muitas pessoas, especialmente após a infância, têm deficiência na produção de lactase, apresentando a clássica intolerância ao leite, com um quadro amplo de sintomas GI.
- Lembrar de que necessitamos do suco gástrico para a digestão de todos os alimentos. Assim, o leite, que traz alívio momentâneo na pirose, acaba por estimular a gastrina, que aumentará a acidez.
- Para pessoas que apresentam mais queixas GI durante a noite, orientar para que evitem refeições no período de 2 horas antes de dormir.

Levando em conta características pessoas, familiares e sociais obtidas na anamnese, em especial se o quadro clínico for associado a fatores psicológicos, e se a pessoa for refratária ao tratamento farmacológico habitual, orientar para a busca de aconselhamento psicossocial. Alguns estudos de baixa evidência incluem terapia cognitivo-comportamental, psicoterapia e hipnose.

A já citada diretriz conjunta ACG/CAG cita 12 estudos clínicos randomizados que utilizaram a psicoterapia no tratamento da DF, e em todos foi observada melhora da sintomatologia em relação ao grupo controle, apesar da baixa qualidade de evidências devida à grande heterogeneidade e ao elevado risco de viés.

A mesma diretriz menciona que em torno de 20% da população em geral utiliza os tratamentos oferecidos pelas práticas integrativas e complementares em saúde (PICS), mas ressalta a necessidade de estudos cientificamente mais robustos.

Tratamento farmacológico

Muitas das queixas GI não são decorrentes de transtornos autolimitados, em particular aquelas relacionadas à dispepsia de causa orgânica, em que o tratamento farmacológico é feito com medicamentos de "venda sob prescrição médica". Todavia, o artigo 6º da Resolução n. 586 do Conselho Federal de Farmácia (CFF) autoriza a prescrição de medicamentos cuja dispensação exija prescrição médica, desde que sob determinadas exigências, já expostas neste livro, no Capítulo 7.

Reforça-se a necessidade de leitura e estudo cuidadoso dessa resolução, sobretudo do artigo 6º e seus parágrafos, para a obtenção de condições moldadas ao exercício profissional sem risco de penalidades éticas e legais.

Como regra geral para o tratamento farmacológico da dispepsia, as queixas que levam à suspeita de causas orgânicas devem ter o tratamento dirigido para a doença específica, e essas pessoas, caso seja possível, devem ser acompanhadas rotineiramente em paralelo com o médico responsável.

Seguindo a tendência das inúmeras diretrizes emanadas pelas associações médicas de especialistas que estabelecem uma relação causal entre a etiologia e as opções farmacológicas, a diretriz conjunta ACG/CAG propõe, por ordem de importância de evidência, as seguintes categorias de medicamentos:

- Inibidores de bomba de prótons (IBP).
- Antidepressivos tricíclicos.
- Terapia com procinéticos.

Algumas recomendações são importantes para a conduta terapêutica das queixas GI que trazem a hipótese de dispepsia funcional e corroboram as categorias farmacológicas citadas, começando-se por aquelas elencadas no Quadro 2.

A diretriz conjunta é explícita nas recomendações, e aqui serão reproduzidas algumas, ressaltando que todas se referem aos adultos com menos de 60 anos:

- Pessoas com menos de 60 anos devem ser submetidas a um teste não invasivo para *H. pylori*. Se positivo, é uma recomendação forte e com evidência de alta qualidade que se faça a terapia para erradicar a infecção.
- A terapia empírica, ou seja, baseada na experiência com os IBP, tem forte recomendação e evidência de alta qualidade, indicada às pessoas com menos

de 60 anos que tenham sido submetidas a terapia de erradicação do *H. pylori* e que permaneçam sintomáticas.

- Também para pessoas com menos de 60 anos que não respondam à terapia de erradicação de IBP, o tratamento com medicamentos antidepressivos tricíclicos é sugerido, sendo uma recomendação condicional e de evidência de baixa qualidade.
- Para pessoas com dispepsia com menos de 60 anos que não respondam à terapia com IBP ou de erradicação de *H. pylori*, o tratamento com medicamentos procinéticos é sugerido, apesar da recomendação condicional e de evidências de qualidade muito baixa.
- Por fim, sem esgotar todas as recomendações, para as pessoas com DF que não respondam à terapia medicamentosa é sugerido que recebam psicoterapias, a despeito da evidência de qualidade muito baixa.

Percebe-se claramente, por essa resumida lista de recomendações quanto ao tratamento, que as pessoas são díspares e não respondem igualmente ao tratamento de "primeira linha", evidenciando que os fatores etiológicos são individuais e que ainda necessitamos de estudos mais aprofundados, livres do viés de confirmação.

As Figuras 2 e 3 apresentam os dois algoritmos propostos pela diretriz conjunta ACG/CAG.

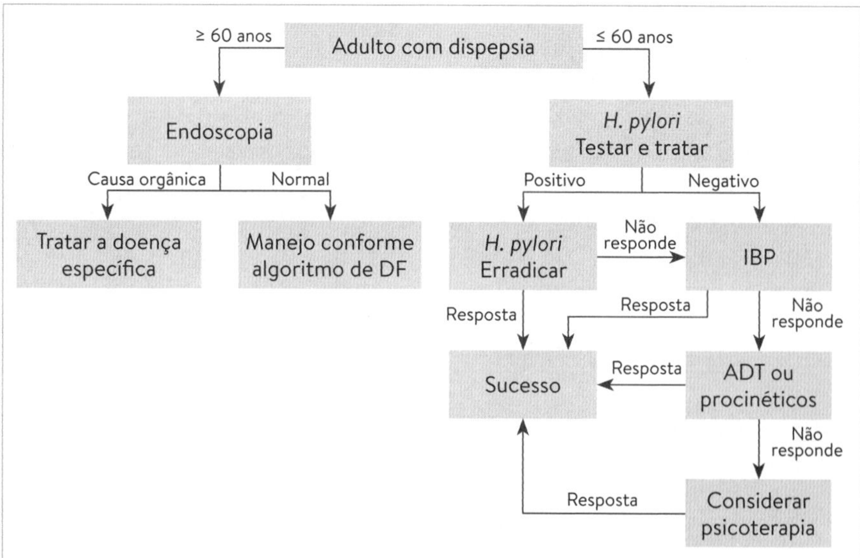

Figura 2 Algoritmo para o tratamento da dispepsia não diagnosticada.
ADT: antidepressivo tricíclico; DF: dispepsia funcional; IBP: inibidores da bomba de prótons.
Fonte: adaptado de Moayyedi et al. (2017).

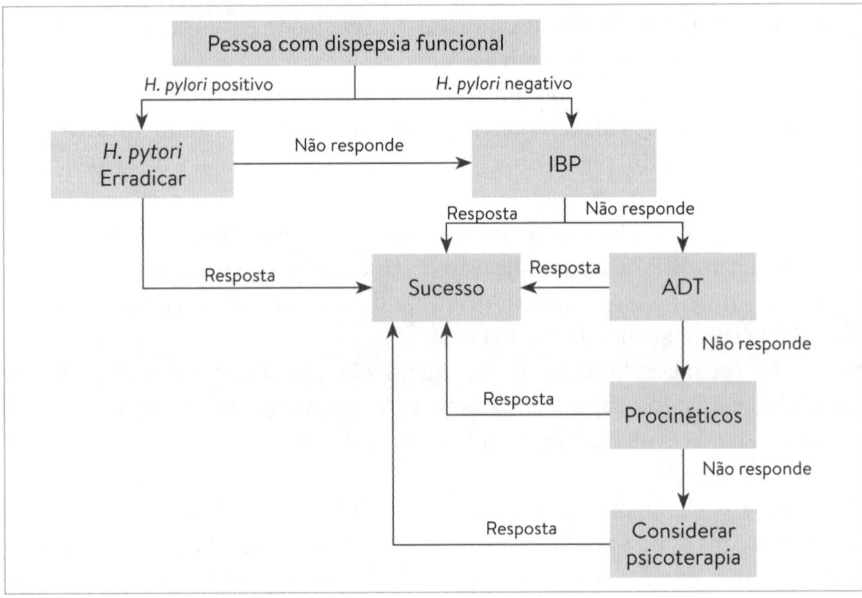

Figura 3 Algoritmo para o tratamento da dispepsia funcional.
ADT: antidepressivo tricíclico; IBP: inibidores de bomba de prótons.
Fonte: adaptado de Moayyedi et al. (2017).

Quanto às recomendações das diretrizes e algoritmos apresentados, todas evidenciando a eficácia dos IBP sobre as outras categorias, vamos expandir um pouco mais este tópico, não sem antes salientar um conceito e uma orientação muito importantes, relativos a uma contraindicação presente em todas as bulas de medicamentos.

Conceito de alergia: alergia ou reação de **hipersensibilidade** é uma resposta imunológica exagerada, que se desenvolve **após a exposição a determinado antígeno** e que ocorre em indivíduos suscetíveis e **previamente** sensibilizados.

Orientação no cuidado farmacêutico:

- Do conceito de alergia, pode-se deduzir que ela pode se desenvolver mesmo quando a pessoa toma um medicamento há muito tempo.

À vista disso, é imperativo alertar as pessoas que fazem uso constante de medicamentos de que, em caso de sintomas ou sinais de alergia (prurido, eritema etc.), a qualquer tempo, devem procurar o médico ou o farmacêutico para investigar possível alergia.

Inibidores da secreção ácida

A supressão da secreção ácida foi percebida há muito tempo como benéfica no tratamento de queixas GI, e até 1970 o arsenal terapêutico era limitado ao uso de antiácidos – hidróxidos de metais alcalinos que também apresentam outras aplicações terapêuticas que não abordaremos aqui –, que apresentavam alívio temporário e não alteravam o curso de doenças orgânicas responsáveis por prognóstico desfavorável.

Esses antiácidos – bicarbonato de sódio, bicarbonato de cálcio, hidróxido de magnésico e hidróxido de alumínio – ainda estão disponíveis no mercado e são a única classe de medicamento isento de prescrição média (MIP) disponível para o tratamento. As limitações terapêuticas e a automedicação desmedida requerem atenção redobrada do profissional no cuidado farmacêutico nas queixas GI. Os principais antiácidos usado no Brasil são apresentados no Quadro 3.

Quadro 3 Alguns antiácidos mais utilizados no Brasil e características relevantes para o cuidado farmacêutico

Hidróxido de magnésio	• Lembrar que sais de magnésio podem causar diarreia. • Pessoas sob risco de hipermagnesemia devem ter cautela em caso de dieta restrita de magnésio, doenças neuromusculares (p. ex., miastenia grave), função renal comprometida, dentre outras.
Hidróxido de alumínio	• Lembrar que pode causar constipação intestinal. Assim, a associação com hidróxido de magnésio pode ser mais benéfica. • Contraindicado para pessoas com obstrução intestinal orgânica ou funcional.
Carbonato de cálcio	• Alertar que pode provocar eructação e flatulência e explicar que, em caso de aparecimento de dor na região lombar associada com poliúria, pode haver formação de cálculo renal, necessitando de atendimento imediato por profissional de saúde. • Contraindicado para pessoas com hipercalcemia ou com antecedentes de nefrolitíase.

Os antiácidos aumentam o pH do suco gástrico, isto é, agem neutralizando o ácido já formado. Assim, devem ser administrados por via oral em diversas tomadas ao longo do dia. Por esse mecanismo de ação e posologia é fácil deduzir que tais medicamentos apresentam uma lista enorme de interações medicamentosas que carecem de redobrados cuidados da parte do farmacêutico.

Sistematicamente, quando se fala de tratamento farmacológico, somos lembrados de dois termos distintos, "efeitos colaterais" e "reações adversas", muitas vezes empregados como sinônimos. Neste capítulo seguiremos a tendência observada nas últimas atualizações de bulas oficiais junto à Anvisa, referindo-nos a "reações adversas" como o conjunto de reações – sinais e sintomas – indesejados ou prejudiciais à pessoa.

Recorde seus conceitos de fisiologia e poderá concluir rapidamente que muitas das reações adversas são, na verdade, uma resposta do organismo no esforço de retomar a homeostasia.

A partir de 1970, com o lançamento da cimetidina, protótipo dos antagonistas do receptor H2 de histamina, o quadro de queixas GI começou a mudar favoravelmente, no entanto se notou que muitas pessoas com hipersensibilidade do lúmen ao suco ácido são refratárias à ação dessa categoria.

Em 2020 a Anvisa, e autoridades regulatórias de outros países, determinaram o recolhimento de todos os produtos à base de ranitidina, por apresentar, mesmo que em alguns lotes do insumo, a presença de N-nitrosodimetilamina (NDMA), que poderia ser causa de câncer e de outros problemas de saúde.

Sucintamente, pode-se dizer que os antagonistas do receptor H2 de histamina têm sua ação inibindo reversivamente a ligação da histamina a seu receptor tipo H2, presentes nas células parietais do estômago, reduzindo assim a secreção de ácido gástrico. Os antagonistas do receptor de H2 estão descritos no Quadro 4.

Essa categoria não deve ser confundida com os anti-histamínicos clássicos, que atuam no receptor H1, responsáveis pela alergia.

Por fim, a última categoria de medicamentos que suprimem a secreção ácida, os IBP, que tiveram como seu protótipo o omeprazol, lançado em 1982, tornando-se uma terapia revolucionária na gastroenterologia. Desde então, o IBP foi

Quadro 4 Antagonistas do receptor H2 de histamina (AH2) e características relevantes para o cuidado farmacêutico

Reações adversas	Em sua maioria são decorrentes da inibição, em muito menor escala, dos outros três receptores (H1, H3 e H4) presentes em praticamente todos os tecidos do nosso corpo, e são: cefaleia, diarreia, constipação, tontura, palpitações, bradicardia e/ou bradiarritmias, neutropenia e/ou trombocitopenia, hiperprolactinemia e/ou galactorreia, boca seca, náuseas e/ou vômitos, exantema, desconforto ou distensão abdominal, anorexia e/ou fadiga. Ainda as alterações laboratoriais incluem: elevações de bilirrubinas e fosfatase alcalina, hepatomegalia e/ou icterícia colestática.
Orientações posológicas	Em conformidade com as bulas oficiais de produtos encontrados no mercado hoje, aconselha-se uma tomada diária à noite.

responsável por evitar incontáveis cirurgias, que iam de uma gastrectomia parcial a uma vagotomia, e mesmo assim o prognóstico era muito desfavorável.

Na prática, são pró-fármacos inativos que, ao entrar em contato com o meio ácido do estômago, são convertidos em sua forma ativa e inibem irreversivelmente a bomba de prótons H^+K^+-ATPase, uma enzima importante na fase final do processo de formação do ácido clorídrico.

A inibição confere aos fármacos dessa categoria uma duração de efeito que se prolonga por 12 a pouco mais de 24 horas, tempo muito superior à sua meia-vida, que é de aproximadamente 1 a 2 horas, permitindo assim a administração por via oral 1 vez ao dia, preferencialmente pela manhã, 30 minutos antes do desjejum.

O período indicado para o tratamento dos sintomas da DF é de 4 a 8 semanas e deve ser descontinuado se não houver melhora, com reencaminhando ao médico para novas investigações. Muitas pessoas que se beneficiam do tratamento não o interrompem, pois experimentam agravamento após a retirada, e devem ser alertadas para os riscos da terapêutica com IBP a longo prazo.

Nesses casos deve ser tentada a retirada, mesmo que provisória, a cada 6 a 12 meses, na tentativa de minorar os sintomas de rebote. Sugerem-se as seguintes estratégias:

- Reduzir 50% da dose durante 1 a 2 semanas, e suspender depois de 1 semana de manutenção, na dose mais baixa de IBP.
- Aumentar o intervalo entre as doses para a cada 2 a 3 dias;
- Interromper o uso de IBP e utilizá-lo sob demanda se reaparecerem os sinais/sintomas (diariamente, até a resolução).

Observe que as diretrizes e consensos nessa área são amplamente favoráveis ao tratamento com IBP, particularmente quando utilizados pelo tempo correto, em pessoas certamente elegíveis e com acompanhamento de um profissional de saúde atento ao conjunto de advertências, precauções e reações adversas.

Nessas condições apropriadas, o tratamento com IBP é de primeira linha, reforçando que cabe ao profissional de saúde o estudo mais acurado sobre o que foi encontrado na anamnese.

Em função do grande número de dados recolhidos nos estudos clínicos e de farmacovigilância para essa categoria, teríamos um texto demasiado longo para descrever todas as reações adversas dos IBP, por isso apresentaremos no Quadro 5 apenas as mais notadas para a média dos fármacos.

Quadro 5 IBP e características relevantes para o cuidado farmacêutico

Precauções	A maior parte dos estudos sobre complicações do uso dos IBP foi observacional, no entanto é uma associação plausível o aumento do pH estomacal com o risco de infecção por *Clostridium difficile* e outras infecções entéricas bacterianas; também o aumento de fraturas ósseas.
Reações adversas	Cefaleia, diarreia, náusea, vômito, dor abdominal, flatulência e uma longa lista de distúrbios gastrointestinais (ver observação abaixo); infecção no trato respiratório superior, angina, arritmia, bradicardia, dor torácica, edema, infarto do miocárdio, palpitações, taquicardia, otalgia, zumbido, vertigem.

IBP: inibidores de bomba de prótons.
Obs.: as reações adversas citadas foram retiradas das bulas oficiais dos medicamentos de referência registrados na Anvisa e atualizadas após 2021. É significativo o fato de que muitas das reações se confundem com o próprio quadro de sintomas da dispepsia funcional.

Você já sabe, mas não custa lembrar: a qualquer tempo, o indivíduo pode desenvolver alergia e hipersensibilidade aos componentes da formulação. Dentre as reações adversas destacam-se urticária, prurido, edema facial e reação anafilática.

Essa categoria de medicamentos está há muitos anos entre os mais vendidos no mundo, inclusive com prescrição médica inaceitável. A utilização em uso contínuo pode gerar efeitos deletérios por interferir na homeostasia da digestão, uma função complexa e primordial à vida. Esse fato tem originado diversos alertas emitidos por órgãos de farmacovigilância pelo mundo todo, obrigando-nos à atualização constante.

A Anvisa detém o poder regulatório para instituir as Listas de Medicamentos Isentos de Prescrição (LMIP), que sofrem atualizações periódicas às quais o profissional de saúde, em especial o farmacêutico, deve ficar atento. Salientamos que atualmente nenhum dos IBP está contemplado na última atualização da LMIP, de 9 de março de 2022, diferentemente de outros países.

Os medicamentos IBP disponíveis atualmente no Brasil estão apresentados no Quadro 6.

Já citamos, mas não custa lembrar, que o termo dispepsia ainda é utilizado para se referir a qualquer sintoma do trato GI, no entanto as diretrizes para dispepsia se esforçam no sentido de excluir doenças para as quais já existam diretrizes próprias, como esofagite, DRGE, úlceras pépticas, dentre outras.

No capítulo 6, "Atendimento clínico em consultório farmacêutico", é encontrada a identificação dos problemas relacionados à farmacoterapia na prática clínica. O exemplo 1 apresenta um problema por uso (indevido) de omeprazol classificado na categoria "necessidade".

Quadro 6 IBP disponíveis no Brasil

Insumo ativo	Referência
Dexlansoprazol	Dexilant®
Esomeprazol	Nexium®
Lansoprazol	Ogastro® encontra-se com registro vencido na Anvisa
Omeprazol	Losec®
Pantoprazol	Pantozol®
Rabeprazol	Pariet®

Anvisa: Agência Nacional de Vigilância Sanitária; IBP: inibidores de bomba de prótons.

Essa categoria de problema relacionado à farmacoterapia tem sido cada vez mais frequente, a ponto de ter derivado um movimento mundial para a desprescrição de numerosos medicamentos; os IBP, por suas reações adversas, estão entre eles.

Assim, no processo de anamnese deve-se evidenciar pontos que podem justificar a implantação de um protocolo de desprescrição. Considere, por exemplo, se o uso foi por prescrição médica ou por automedicação, por quanto tempo a pessoa já faz uso de IBP etc.

Antidepressivos tricíclicos

O algoritmo da diretriz conjunta ACG/CAG recomenda o tratamento com antidepressivos tricíclicos (ADT) para as pessoas com DF que não obtiveram resposta à terapêutica com IBP.

Essa categoria de medicamentos tem relação causal com anormalidades psicológicas e emocionais muito prevalentes na DF, além de seus múltiplos efeitos nos neurotransmissores envolvidos na fisiologia da secreção gástrica, sobretudo nos receptores pré-sinápticos antimuscarínicos e anti-histaminérgicos que estão atuando.

Os fármacos mais indicados na DF, amitriptilina e imipramina, têm seus efeitos antidepressivos atuando na inibição da recaptação de serotonina e noradrenalina, e seu efeito colateral de sonolência costuma ser bem-aceito nas pessoas com DF que relatam tendência a noites maldormidas.

Os ADT são produtos controlados pela Portaria n. 344/1998 da Anvisa, ainda mais restritiva em relação à prescrição que só é aceita dos médicos, além dos dentistas e veterinários, estes no âmbito de sua atuação profissional.

Terapia com procinético

Atualmente no Brasil o único fármaco dessa categoria mais indicado na DF propriamente dita é a domperidona, pois a metoclopramida, que também é considerada um procinético, atua mais como antiemético.

O termo procinético se relaciona com a dismotilidade do trato GI, ou seja, a domperidona age em especial nos distúrbios pós-prandiais do esôfago, estômago e duodeno.

A domperidona está associada a risco aumentado de arritmias ou mesmo a morte súbita, mais acentuado em pessoas acima dos 60 anos. Esse risco ocorre da mesma maneira nas pessoas com hipocalemia, hipercalemia, hipomagnesemia ou bradicardia, ou ainda em pessoas com doenças cardíacas subjacentes, tais como insuficiência cardíaca congestiva.

Com esse quadro, novamente voltamos ao tema "responsabilidade ética – e moral" no cuidado farmacêutico, e o fazemos em particular na dispensação da maneira como se dá no Brasil, onde, apesar de ser medicamento de "venda sob prescrição médica", observa-se uso indiscriminado, inclusive entre os idosos já polimedicados.

CONSIDERAÇÕES

Seja muito criterioso na avaliação das pessoas com queixas GI. Aja sempre conscientemente no processo de acolhimento das pessoas. Seja empático e o mais compassivo que puder dentro de seus limites éticos e legais, sem atribuir a si mesmo poderes indevidos. Você está ali para **ajudar** a pessoa no processo de busca da saúde e de qualidade de vida.

Não estude pelo viés de confirmação, renove-se todos os dias e deixe de lado velhas crenças.

> "Uma vez adotada uma opinião, o entendimento humano busca tudo à sua volta para concordar com ela e apoiá-la. Mesmo que haja mais evidências em contrário, ele as ignora ou despreza de maneira que, com grande e perniciosa predeterminação, a autoridade das suas velhas conclusões permaneça inviolada."
>
> Francis Bacon (1620)

Quadro 7 Alimentos que podem agravar os sintomas de indigestão, azia e gases

Abóbora		Lactose (em certos adoçantes)	
Alho		Leite	
Alcachofra		Lentilha	
Alimentos gordurosos		Molho de tomate	
Alimentos industrializados		Melancia	
Alimentos ultraprocessados		Pepino	
Batatas		Picles e conservas ácidas**	
Bebidas alcoólicas		Pimenta	
Bebidas gaseificadas*		Pimentão	
Brócolis		Produtos derivados do trigo	
Café (ou bebidas com cafeína)		Queijos	
Cebola		Quiabo	
Chocolate		Rabanete	
Comidas condimentadas		Repolho	
Couve-flor		Salmão	
Enlatados		Sardinha	
Ervilha		Soja em grão	
Feijão		Sorbitol (em certos adoçantes)	
Fritura		Suco de frutas ácidas***	
Frutas verdes (p. ex., bananas)		Tabaco	
Frutose (em certos adoçantes)		Tomate	
Grão-de-bico		Vinagre	
Hortelã			

Obs.:
* Exemplos de bebidas gaseificadas: água com gás, cerveja, refrigerantes, vinhos espumantes etc.
** Conservas ácidas normalmente são imersas em vinagre.
*** Exemplos de frutas ácidas: abacaxi, acerola, ameixa, amora, caju, cupuaçu, jabuticaba, laranja, limão, morango, pêssego, tamarindo, tangerina, tomate, uva etc.

REFERÊNCIAS BIBLIOGRÁFICAS

1. Aziz I, Palsson OS, Törnblom H, Sperber AD, Whitehead WE, Simrém M. Epidemiology, clinical characteristics, and associations for symptom-based Rome IV functional dyspepsia in adults in the USA, Canada, and the UK: a cross-sectional population-based study. The Lancet Gastroenterology & Hepatology. 2018;3(4):252-62.
2. Barbuti RC, Schiavon LL, Oliveira CP, Alvares-da-Silva MR, Sassaki LY, Passos MCF, et al. Gut microbiota, prebiotics, probiotics, and synbiotics in gastrointestinal and liver diseases: proceedings of a joint meeting of the Brazilian Society of Hepatology (SBH), Brazilian Nucleus for the Study of Helicobacter pylori and Microbiota (NBEHPM), and Brazilian Federation of Gastroenterology (FBG). Arq Gastroenterol. 2020 Oct/Dec;57(04). https://doi.org/10.1590/S0004-2803.202000000-72.
3. Brasil. Agência Nacional de Vigilância Sanitária (Anvisa). Consultas. Bulário Eletrônico. Disponível em: https://consultas.anvisa.gov.br/#/bulario/. Acesso em: 29 dez. 2022.
4. Coelho LGV, Marinho JR, Genta R, Ribeiro LT, Passos MCF, Zaterka S, et al. IVth Brazilian consensus conference on helicobacter pylori infection. Arquivos de Gastroenterologia. 2018;55(2):97-121. http://dx.doi.org/10.1590/s0004-2803.201800000-20. Acesso em: 26 ago. 2022.
5. Conselho Federal de Farmácia (CFF). Guia de prática clínica: sinais e sintomas do trato gastrointestinal – azia (acidez/pirose) e dispepsia. 2020. Disponível em: https://www.cff.org.br/userfiles/Guia%20-%20AZIA(1).pdf. Acesso em: 17 jun. 2022.
6. Davenport ER, Sanders JG, Song SJ, Amato KR, Clark AG, Knight R. The human microbiome in evolution. BMC Biol. 2017;15:127. https://doi.org/10.1186/s12915-017-0454-7. Acesso em: 6 out. 2022.
7. Drossman DA. Functional Gastrointestinal disorders: history, pathophysiology, clinical features and Rome IV. Gastroenterology. 2016 Feb 19:S0016-5085(16)00223-7. doi:10.1053/j.gastro.2016.02.032. Epub ahead of print. PMID: 27144617. Acesso em: 17 jul. 2022.
8. Farrell B, Pottie K, Thompson W, Boghossian T, Pizzola L, Rashid FJ, et al. Deprescribing proton pump inhibitors: evidence-based clinical practice guideline. Can Fam Physician. 2017 May;63(5):354-64. PMID: 28500192; PMCID: PMC5429051. Acesso em: 6 jan. 2023.
9. Ford AC, Mahadeva S, Carbone MF, Lacy BE, Talley NJ. Functional dyspepsia. Lancet. 2020 Nov 21;396(10263):1689-702. doi:10.1016/S0140-6736(20)30469-4. Epub 2020 Oct 10. PMID: 33049222.
10. Ford AC, Manvaha A, Sood R, Moayyedi P. Global prevalence of, and risk factors for, uninvestigated dyspepsia: a meta-analysis. Gut. 2015 Jul;64(7):1049-57. doi:10.1136/gutjnl-2014-307843. Epub 2014 Aug 21. PMID: 25147201.
11. Gismondi R. Você sabe conduzir um paciente com dispepsia? Veja recomendações da nova diretriz do ACG. 2017. Portal PEBMED. Disponível em: https://pebmed.com.br/voce-sabe-conduzir-um-paciente-com-dispepsia-veja-recomendacoes-da-nova-diretriz-do-acg/?utm_source=artigoportal&utm_medium=copytext. Acesso em: 17 jul. 2022.
12. Gotfried J. Queixas relacionadas a gases. Manual MSD, versão para profissionais de saúde. Avaliado clinicamente em janeiro de 2022. Disponível em: https://www.msdmanuals.com/pt-br/profissional/dist%C3%BArbios-gastrointestinais/sintomas-dos-dist%C3%BArbios-gastrointestinais/queixas-relacionadas-a-gases?query=flatul%C3%AAncia. Acesso em: 29 dez. 2022.

13. Graciano AR, Squeff FA. Perfil epidemiológico da colelitíase no Brasil: análise de 10 anos. Rev Educ Saúde. 2019;7(2):111-7. Disponível em: http://periodicos.unievangelica.edu.br/index.php/educacaoemsaude/article/download/3951/2838/. Acesso em: 24 dez. 2022
14. Maragno CAD, Mengue SS, Moraes CG, Rebelo MVD, Guimarães AMM, Dal Pizzol TS. Teste de letramento em saúde em português para adultos. Rev Bras Epidemiol. 2019;22:E190025. doi:10.1590/1980-549720190025. Acesso em: 26 dez. 2022.
15. Mathias AMB. Indicação farmacêutica de medicamentos isentos de prescrição destinados a problemas de saúde autolimitados do trato gastrointestinal: algumas evidências científicas. 2021. Disponível em: https://www.lume.ufrgs.br/handle/10183/240013. Acesso em: 10 jan. 2023.
16. Moayyedi P, Lacy BE, Andrews CN, Enns RA, Howden CW, Vakil N. ACG and CAG clinical guideline: management of dyspepsia. Am J Gastroenterol. 2017 Jul;112(7):988-1013. doi:10.1038/ajg.2017.154. Epub 2017 Jun 20. Erratum in: Am J Gastroenterol. 2017 Sep;112(9):1484. PMID: 28631728. Acesso em: 17 jul. 2022.
17. Oshima T, Okugawa T, Tomita T, Sakurai J, Toyoshima F, Watari J, et al. Generation of dyspeptic symptoms by direct acid and water infusion into the stomachs of functional dyspepsia patients and healthy subjects. Alimentary Pharmacology & Therapeutics. 2012;35(1):175-82.
18. Powell N, Walker MM, Talley NJ. The mucosal immune system: master regulator of bidirectional gut-brain communications. Nature Reviews Gastroenterology & Hepatology. 2017;14(3):143-59.
19. Reis JICF. Dispepsia: artigo de revisão bibliográfica. 2022. Disponível em: https://repositorio-aberto.up.pt/bitstream/10216/142382/2/570062.pdf. Acesso em: 17 jun. 2022.
20. Silva WS, Carvalho GPS, Fonseca AML, Sales KMS, Silva GPO, Viaggi TC, et al. Dispepsia funcional: um estudo epidemiológico e clínico. Research, Society and Development. 2021;10(13). http://dx.doi.org/10.33448/rsd-v10i13.21618. Acesso em: 17 jun. 2022.
21. Troncon LEA. New drugs for the treatment of functional dyspepsia. Arq Gastroenterol. 2001;38(3):207-12. https://doi.org/10.1590/S0004-28032001000300012. Acesso em: 17 jun. 2022.
22. Wannmacher L. Inibidores da bomba de prótons: indicações racionais. Uso Racion Medicam Temas Selecionados. 2004;2:1-6.

20

Semiologia e propedêutica da flatulência e outras queixas relacionadas aos gases

José Vanilton de Almeida

DESTAQUE DO TEMA

1. Como todos os sintomas do nosso organismo, a flatulência e outras formas de expulsão dos gases são um mecanismo de defesa. De maneira geral, as queixas relacionadas aos gases são de três tipos: eructações excessivas, distensão abdominal e flatulência excessiva. Os gases são produzidos naturalmente no processo de digestão dos alimentos e, quando excessivos, não conseguem se dissipar no bolo fecal, causando as queixas supracitadas.
2. O farmacêutico deve desenvolver o raciocínio clínico necessário para se conduzir no cuidado da pessoa e orientar na utilização dos medicamentos para o tratamento da flatulência.

INTRODUÇÃO

O processo digestivo normal de fermentação produz nos intestinos pouco menos de 200 mL de gás que se mistura ao bolo fecal. Quando esse volume chega a valores como 600 a 700 mL, após uma refeição com 200 g de feijão cozido, por exemplo, terá o excesso eliminado.

O acúmulo excessivo de gases nas alças intestinais promove distensão abdominal e um mal-estar intestinal denominado meteorismo. Os movimentos peristálticos ficam ligeiramente alterados, causando sons abdominais (borborigmos) na medida em que impulsionam o bolo fecal.

O ar deglutido (aerofagia) devido à mastigação inadequada ou pelo hábito de mascar chiclete ou fumo em algumas culturas, e o gás das bebidas gaseificadas, aprisionam-se no estômago e podem ser eliminados por eructações (arroto).

FISIOPATOLOGIA – ETIOLOGIA

Cerca de 75% dos flatos são derivados da fermentação das bactérias que habitam a região dos cólons no intestino grosso, e o odor se correlaciona com a concentração de sulfeto de hidrogênio.

O ar deglutido pela mastigação que não foi expulso pelas eructações será transportado para os intestinos, agravando o quadro de flatulência. A difusão do sangue para a luz intestinal também contribui para a formação dos gases intestinais.

Considerando as três queixas principais relacionadas aos gases que aparecem na anamnese (eructações, meteorismo e flatulência), veja no Quadro 1 um resumo dos achados sugestivos de suas causas, frisando-se que muitas delas devem ser motivo de encaminhamento ao médico para continuidade do diagnóstico e tratamento conveniente.

Quadro 1 Algumas causas e achados sugestivos de queixas relacionadas a gases

Eructação	
Aerofagia (deglutição de ar)	• Com ou sem consciência da deglutição de ar. • Às vezes em pessoas que fumam ou mascam chiclete. excessivamente. • Às vezes em pessoas que têm refluxo esofágico ou dentadura mal ajustada.
Gás de bebidas com gás	Consumo de bebidas, normalmente óbvio com base na história.
Voluntário	A pessoa geralmente admite quando questionada.
Distensão ou meteorismo	
Aerofagia	Ver o item "Eructações" neste quadro.
Síndrome do intestino irritável	• Distensão abdominal ou meteorismo crônico ou recorrente associado a mudança na frequência das evacuações ou da consistência das fezes. • Nenhum sinal de alerta. • Normalmente começa durante a adolescência e 20 e poucos anos.
Gastroparesia	• Náuseas, dor abdominal, às vezes vômitos. • Saciedade precoce. • Às vezes em pessoas nas quais se sabe que há um distúrbio causador.
Transtornos alimentares	• Sintomas de longa duração. • Em pessoas magras, mas ainda muito preocupadas com o excesso de peso corporal, em especial mulheres jovens.
Constipação se crônica	Uma longa história de evacuações raras e envolvendo fezes ressecadas.

(continua)

Quadro 1 Algumas causas e achados sugestivos de queixas relacionadas a gases (*continuação*)

Doenças não gastrointestinal (p. ex., câncer de ovário ou câncer de cólon)	• Distensão abdominal persistente e de surgimento recente em pessoas de meia-idade ou mais velhas. • No caso de câncer de colo intestinal, às vezes sangue nas fezes (o sangue pode ser visível ou detectado durante um exame médico).
Flatulência	
Sintomas que se desenvolvem, principalmente, após a ingestão de alimentos que podem provocar gases	Sintomas que se desenvolvem principalmente após consumir alimentos que podem causar gases.
Deficiência de dissacaridases	Distensão abdominal, cólicas e diarreia após o consumo de derivados lácteos.
Doença celíaca, espru tropical (doença adquirida rara, provavelmente de etiologia infecciosa)	• Sintomas de anemia, esteatorreia, perda de apetite, diarreia. • No caso de doença celíaca, fraqueza, sintomas que muitas vezes começam na infância. • No caso de espru tropical, náuseas, cólicas abdominais, perda ponderal.
Insuficiência pancreática	• Diarreia, esteatorreia. • Geralmente sem história conhecida de doença pancreática.

Fonte: adaptado de Gotfried (2022).

Alguns grupos de alimentos são mais fermentáveis e, consequentemente, estão relacionados ao aumento da produção de gases no trato gastrointestinal, como:

- Leguminosas (feijão, grão-de-bico, lentilha).
- Vegetais crucíferos (repolho, couve-flor, brócolis, alcachofra).
- Lactose, que é o açúcar do leite.
- Amido (batata, cereais, trigo).
- Sorbitol e frutose, que são carboidratos contidos naturalmente em diversos alimentos e muito usados como adoçantes em produtos industrializados.
- Fibras, que são carboidratos não digeríveis e também podem sofrer fermentação pelas bactérias intestinais.

SINAIS E SINTOMAS

São os já mencionados flatos, eructações, distensão abdominal, meteorismo e dor abdominal mencionada como cólicas com pontadas.

Como a maior parte dos gases é produzida nos cólons, a dor que acomete as dobras de transição do cólon ascendente para o transverso e depois para o cólon descendente irradiam para o tórax e podem simular um evento cardíaco.

Ensaio sobre a flatulência (publicado pela primeira vez na 14ª *edição do Manual MSD*):
A flatulência, que pode causar angústia psicossocial significativa, é extraoficialmente descrita de acordo com suas características marcantes:

1. O tipo "deslizante" (que ocorre em um elevador cheio de pessoas), que é liberado lenta e silenciosamente, às vezes com um efeito devastador.
2. O esfíncter aberto, ou tipo "pooo", que se diz ser de maior temperatura e mais aromático.
3. O *staccato* (notas musicais separadas) ou em "barulho de tambor", eliminado privadamente e com prazer.
4. O tipo "latido" (descrito em comunicado pessoal) é caracterizado por eliminação rápida e fina que interrompe eficazmente (e em geral termina) uma conversa (o odor não é uma característica proeminente).

Raramente, esse sintoma, geralmente perturbador, tem ganhado aspecto positivo, como no caso de um francês chamado "Le Petomane" que se tornou famoso nos palcos do Moulin Rouge por meio de canções tocadas com os gases eliminados pelo reto.

SINAIS DE ALERTA PARA O ENCAMINHAMENTO

Uma pessoa com queixa de flatulência para a qual a anamnese levanta achados como pesa ponderal, sangue oculto ou vivo nas fezes e sensação de "gás" no tórax é sempre um imperioso sinal de alerta para encaminhamento.

Além disso, a presença de distensão abdominal de forma recorrente, acompanhada de borborigmos e fezes amolecidas, mesmo com medidas de adequação no estilo de vida, pode ser sintoma de outros distúrbios gastrointestinais, como a própria dispepsia, hipocloridria, disbiose, parasitoses e síndrome do intestino irritável.

PREVENÇÃO E TRATAMENTO NÃO FARMACOLÓGICO

Devemos enfatizar para as pessoas com queixas relacionadas aos gases o quanto é essencial a mudança de estilo de vida relacionada à alimentação, e já comentamos sobre alimentos mais fermentáveis relacionados ao aumento da produção de gases no trato GI.

Consulte também essa mesma abordagem no capítulo 19, sobre dispepsia.

TRATAMENTO FARMACOLÓGICO

O único fármaco aprovado e disponível para o tratamento das queixas relacionadas aos gases é a simeticona, uma forma ativada da dimetinona. Ambas são pertencentes ao grupo de organosilicones poliméricos, simplesmente chamados de silicones, e apresentam propriedade antiespumante.

A dimetinona também é utilizada pela indústria farmacêutica e cosmética na fabricação de produtos com características protetoras da pele e repelência à água, e por isso faz parte de numerosas formulações.

A simeticona tem sua propriedade antiespumante ampliada pela presença de dióxido de silicone finamente dividido, e, quando administrada por via oral, atua no estômago e nos intestinos, diminuindo a tensão superficial dos líquidos digestivos que compõem agora o quimo – resultado da ação do suco gástrico sobre o bolo alimentar.

A diminuição da tensão superficial dos líquidos provoca o rompimento das bolhas e dificulta a formação de novas bolhas – antiespumante. Em um processo em cascata, com a absorção da maior parte dos líquidos do quimo no intestino grosso, os gases são expulsos mais facilmente junto ao bolo fecal, aliviando os sintomas, o que justifica se tratar de um fármaco antifisético (anti + *phýsesis,* do grego, que significa inchaço).

Com essa característica de ação apenas por meio da física, é um fármaco considerado inerte quimicamente, de boa tolerância e de uso simples, além da não toxicidade,

A simeticona está contemplada na Lista de Medicamento Isentos de Prescrição (LMIP), no entanto, quando associada a outro fármaco que não seja da LMIP, o medicamento passa a ser classificado como "venda sob prescrição médica".

O mercado brasileiro oferece várias marcas comerciais desse tipo de associação, e uma delas, muito utilizada na pediatria e até mesmo prescrita por alguns médicos, é a simeticona com metilbrometo de homatropina, um fármaco que promove o relaxamento muscular do trato gastrointestinal, apresentando efeito antiespasmódico.

> Pratique seu raciocínio e responda: se desejamos expulsar os gases presentes no trato gastrointestinal, o relaxamento muscular irá facilitar ou dificultar?

Muitos pediatras condenam essa prática voltada apenas à medicalização, que, como sabemos, trará outras consequências à criança, e as medidas não farmacológicas são então preconizadas, incluindo massagens suaves.

REFERÊNCIAS BIBLIOGRÁFICAS

1. Aziz I, Palsson OS, Törnblom H, Sperber AD, Whitehead WE, Simrém M. Epidemiology, clinical characteristics, and associations for symptom-based Rome IV functional dyspepsia in adults in the USA, Canada, and the UK: a cross-sectional population-based study. The Lancet Gastroenterology & Hepatology. 2018;3(4):252-62
2. Barbuti RC, Schiavon LL, Oliveira CP, Alvares-da-Silva MR, Sassaki LY, Passos MCF, et al. Gut microbiota, prebiotics, probiotics, and synbiotics in gastrointestinal and liver diseases: proceedings of a joint meeting of the Brazilian Society of Hepatology (SBH), Brazilian Nucleus for the Study of Helicobacter pylori and Microbiota (NBEHPM), and Brazilian Federation of Gastroenterology (FBG). Arq Gastroenterol. 2020 Oct/Dec;57(04). https://doi.org/10.1590/S0004-2803.202000000-72.

3. Brasil. Agência Nacional de Vigilância Sanitária (Anvisa). Consultas. Bulário Eletrônico. Disponível em: https://consultas.anvisa.gov.br/#/bulario/. Acesso em: 29 dez. 2022.
4. Coelho LGV, Marinho JR, Genta R, Ribeiro LT, Passos MCF, Zaterka S, et al. IVth Brazilian consensus conference on helicobacter pylori infection. Arquivos de Gastroenterologia. 2018;55(2):97-121. http://dx.doi.org/10.1590/s0004-2803.201800000-20. Acesso em: 26 ago. 2022.
5. Conselho Federal de Farmácia (CFF). Guia de prática clínica: sinais e sintomas do trato gastrointestinal – azia (acidez/pirose) e dispepsia. 2020. Disponível em: https://www.cff.org.br/userfiles/Guia%20-%20AZIA(1).pdf. Acesso em: 17 jun. 2022.
6. Davenport ER, Sanders JG, Song SJ, Amato KR, Clark AG, Knight R. The human microbiome in evolution. BMC Biol. 2017;15:127. https://doi.org/10.1186/s12915-017-0454-7. Acesso em: 6 out. 2022.
7. Drossman DA. Functional gastrointestinal disorders: history, pathophysiology, clinical features and Rome IV. Gastroenterology. 2016 Feb 19:S0016-5085(16)00223-7. doi:10.1053/j.gastro.2016.02.032. Epub ahead of print. PMID: 27144617. Acesso em: 17 jun. 2022.
8. Farrell B, Pottie K, Thompson W, Boghossian T, Pizzola L, Rashid FJ, et al. Deprescribing proton pump inhibitors: evidence-based clinical practice guideline. Can Fam Physician. 2017 May;63(5):354-64. PMID: 28500192; PMCID: PMC5429051. Acesso em: 6 jan. 2023.
9. Ford AC, Mahadeva S, Carbone MF, Lacy BE, Talley NJ. Functional dyspepsia. Lancet. 2020 Nov 21;396(10263):1689-702. doi:10.1016/S0140-6736(20)30469-4. Epub 2020 Oct 10. PMID: 33049222.
10. Ford AC, Manvaha A, Sood R, Moayyedi P. Global prevalence of, and risk factors for, uninvestigated dyspepsia: a meta-analysis. Gut. 2015 Jul;64(7):1049-57. doi:10.1136/gutjnl-2014-307843. Epub 2014 Aug 21. PMID: 25147201.
11. Gismondi R. Você sabe conduzir um paciente com dispepsia? Veja recomendações da nova diretriz do ACG. 2017. Portal PEBMED. Disponível em: https://pebmed.com.br/voce-sabe-conduzir-um-paciente-com-dispepsia-veja-recomendacoes-da-nova-diretriz-do-acg/?utm_source=artigoportal&utm_medium=copytext. Acesso em: 17 jun. 2022.
12. Gotfried J. Queixas relacionadas a gases. Manual MSD, versão para profissionais de saúde. Avaliado clinicamente em janeiro de 2022. Disponível em: https://www.msdmanuals.com/pt-br/profissional/dist%C3%BArbios-gastrointestinais/sintomas-dos-dist%C3%BArbios-gastrointestinais/queixas-relacionadas-a-gases?query=flatul%C3%AAncia. Acesso em: 29 dez. 2022.
13. Graciano AR, Squeff FA. Perfil epidemiológico da colelitíase no Brasil: análise de 10 anos. Rev Educ Saúde. 2019;7(2):111-7. Disponível em: http://periodicos.unievangelica.edu.br/index.php/educacaoemsaude/article/download/3951/2838/. Acesso em: 24 dez. 2022.
14. Maragno CAD, Mengue SS, Moraes CG, Rebelo MVD, Guimarães AMM, Dal Pizzol TS. Teste de letramento em saúde em português para adultos. Rev Bras Epidemiol. 2019;22:E190025. doi:10.1590/1980-549720190025. Acesso em: 26 dez. 2022.
15. Mathias AMB. Indicação farmacêutica de medicamentos isentos de prescrição destinados a problemas de saúde autolimitados do trato gastrointestinal: algumas evidências científicas. 2021. Disponível em: https://www.lume.ufrgs.br/handle/10183/240013. Acesso em: 10 jan. 2023.
16. Moayyedi P, Lacy BE, Andrews CN, Enns RA, Howden CW, Vakil N. ACG and CAG clinical guideline: management of dyspepsia. Am J Gastroenterol. 2017 Jul;112(7):988-1013. doi:10.1038/ajg.2017.154. Epub 2017 Jun 20. Erratum in: Am J Gastroenterol. 2017 Sep;112(9):1484. PMID: 28631728. Acesso em: 17 jun. 2022.

17. Oshima T, Okugawa T, Tomita T, Sakurai J, Toyoshima F, Watari J, et al. Generation of dyspeptic symptoms by direct acid and water infusion into the stomachs of functional dyspepsia patients and healthy subjects. Alimentary Pharmacology & Therapeutics. 2012;35(1):175-82.
18. Powell N, Walker MM, Talley NJ. The mucosal immune system: master regulator of bidirectional gut-brain communications. Nature Reviews Gastroenterology & Hepatology. 2017;14(3):143-59.
19. Reis JICF. Dispepsia: artigo de revisão bibliográfica. 2022. Disponível em: https://repositorio-aberto.up.pt/bitstream/10216/142382/2/570062.pdf. Acesso em: 17 jun. 2022.
20. Silva WS, Carvalho GPS, Fonseca AML, Sales KMS, Silva GPO, Viaggi TC, et al. Dispepsia funcional: um estudo epidemiológico e clínico. Research, Society and Development. 2021;10(13). doi:http://dx.doi.org/10.33448/rsd-v10i13.21618. Acesso em: 17 jun. 2022.
21. Troncon LEA. New drugs for the treatment of functional dyspepsia. Arq Gastroenterol. 2001;38(3):207-12. https://doi.org/10.1590/S0004-28032001000300012. Acesso em: 17 jun. 2022.
22. Wannmacher L. Inibidores da bomba de prótons: indicações racionais. Uso Racion Medicam Temas Selecionados. 2004;2:1-6.

Semiologia e propedêutica das hemorroidas

Camila Stéfani Estancial Fernandes

DESTAQUE DO TEMA

1. O relato de desconforto anal na presença de sangue e dor costuma ser atribuído a alterações do plexo hemorroidário, por isso conhecer as características clínicas da doença hemorroidária possibilitará o cuidado farmacêutico mais direcionado, levando ao melhor prognóstico.
2. Neste capítulo serão retratados os aspectos clínicos gerais da doença hemorroidária – doença aguda, por vezes autolimitante, que, quando apresentada com sinais e sintomas leves, pode ser manejada com orientações e medicamentos isentos de prescrição (MIP).

VAMOS PENSAR

Mulher de 45 anos, nuligesta, procura atendimento na farmácia queixando-se de dor anal intensa, de início súbito há 2 dias, associada a inchaço localizado na região anal. Relata esforço evacuatório no dia anterior, ao início dos sintomas. Ao farmacêutico, a mulher revela hábito intestinal irregular, baixa ingestão de fibras e água, além de tabagismo. Nega febre e relata discreto alívio da dor após pequena hemorragia local espontânea. Disse que já apresentou quadros de doença hemorroidária previamente.

PARA REFLETIR: COMO O FARMACÊUTICO PODERIA PROCEDER NESSE CASO?

Diante do caso acima, o farmacêutico poderia suspeitar de doença hemorroidária? A resposta é sim! O relato de dor anal, de rápida progressão, com inchaço localizado e precedida de esforço evacuatório, é condizente com um quadro de doença hemorroidária. No entanto, uma anamnese correta, assim como o exame físico completo (que não compete ao farmacêutico), são necessários para o correto diagnóstico. A intervenção farmacêutica para esse caso será mais bem compreendida no decorrer deste capítulo.

Devido à recorrência de casos como esse em farmácias, este capítulo tem como objetivo ampliar o conhecimento do farmacêutico no que se refere às classificações, às manifestações clínicas, ao diagnóstico e às possíveis formas de manejo da doença hemorroidária.

INTRODUÇÃO

As hemorroidas são estruturas vasculares anatômicas normais do canal anal, consistindo em uma rede de arteríolas e vênulas que se comunicam formando os plexos hemorroidários internos e externos. Sua função é proteger os esfíncteres anais subjacentes e contribuir para a continência fecal. Neste capítulo, o termo "doença hemorroidária" será utilizado para designar sinais e sintomas relacionados a sua presença.

Os sinais e sintomas comumente atribuídos à doença hemorroidária incluem dor, sangramento, prurido anal e, em alguns casos, prolapso. Geralmente esse quadro se apresenta após evacuação forçada, esforço físico acentuado ou irritação do plexo hemorroidário (diarreia intensa, por exemplo), amenizando-se com o passar dos dias e com os cuidados locais.

Doenças hemorroidárias são comuns, contudo a prevalência exata é desconhecida porque a maioria dos indivíduos apresenta um quadro assintomático e não há procura de atendimento médico. Poucos estudos foram realizados no Brasil para avaliar a prevalência da doença hemorroidária. Um estudo longitudinal realizado em um consultório de coloproctologia identificou prevalência de 27,3% de doença hemorroidária, sendo superior nas mulheres (53,9%) e nas idades entre 21 e 50 anos, com média de idade de 39 anos.

A doença hemorroidária apresenta vários fatores de risco apontados na literatura, incluindo envelhecimento, obesidade, obesidade abdominal, depressão e gravidez. Outros fatores também foram descritos, tais como aumento da pressão intra-abdominal, como constipação intestinal e esforço prolongado, que resultam no comprometimento da drenagem venosa do plexo hemorroidário. Alguns tipos de alimentos e estilos de vida, incluindo dieta pobre em fibras, alimentos ultraprocessados e ingestão de álcool, também foram fatores relacionados ao desenvolvimento e agravamento dos sintomas agudos da doença hemorroidária. Conhecer os fatores de risco modificáveis é necessário para o farmacêutico intervir da melhor forma possível, prestando orientações farmacêuticas direcionadas ao paciente.

Desse modo, o cuidado farmacêutico nessa enfermidade está relacionado a orientações preventivas e de manejo das condições agudas, incluindo uma adequada anamnese farmacêutica, com a obtenção do histórico de doenças intestinais pregressas, instruções quanto à adequação dos hábitos alimentares, como a ingestão de água e fibras, e a prescrição farmacêutica de medicamentos isentos de prescrição para o alívio dos sintomas. No entanto, em determinadas situações mais graves, poderá ser necessário o encaminhamento ao cuidado especializado para intervenções mais complexas.

FISIOPATOLOGIA

A fisiopatologia exata da doença hemorroidária ainda é pouco compreendida, porém acredita-se que seja multifatorial. As principais teorias que explicam sua fisiopatologia incluem o deslocamento sintomático e anormal da hemorroida abaixo da linha pactínea anal, que ocorre como resultado de mudanças destrutivas no tecido conjuntivo de suporte e hiperperfusão do plexo hemorroidário, envolvendo dilatação anormal e distorção do plexo, sugerindo a desregulação do tônus vascular nesse tecido. Além disso, existe um componente inflamatório envolvido, ao serem identificadas células inflamatórias no local.

CLASSIFICAÇÃO DAS HEMORROIDAS

A doença hemorroidária pode ser classificada de duas formas: anatomicamente, ou seja, em função de sua relação com a linha pectínea; e de acordo com a existência ou não de prolapso.

De acordo com sua relação com a linha pectínea, a doença hemorroidária poderá ser classificada em interna, externa ou mista (Figura 1).

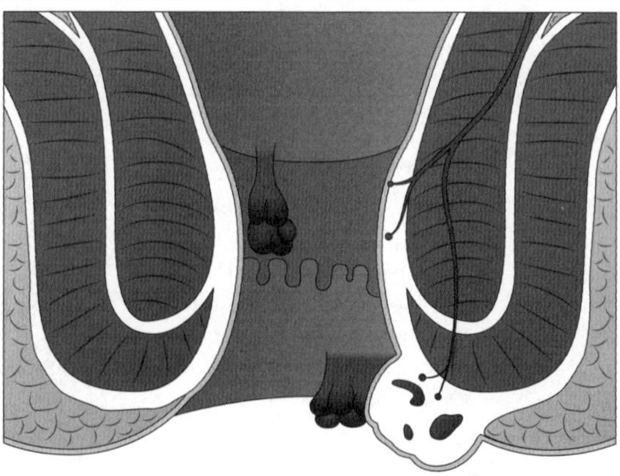

Figura 1 Representação de hemorroidas internas e externa.
Fonte: Telessaúde RS-UFRGS (2018); adaptada de Bleday e Breen (2022).

Interna: localizada acima ou próxima da linha pectínea, porém pode se exteriorizar. Os tecidos acima da linha pectínea possuem inervação visceral menos sensível à dor e irritação, por isso as doenças hemorroidárias internas são passíveis de procedimentos sem a necessidade de anestesias.

Externa: localizada na extremidade inferior do canal anal, abaixo da linha pectínea, onde os tecidos são inervados por fibras somáticas e, portanto, são mais sensíveis à dor e irritação. Dessa forma, quando o tratamento conservador não é suficiente, geralmente é tratada cirurgicamente sob anestesia. Os casos agudos podem evoluir para trombose hemorroidária e crise hemorroidária.

Mista: apresenta tanto o componente interno como o externo.

A doença hemorroidária interna é classificada em quatro graus, dependendo do tipo de manifestação do prolapso, conforme ilustrado na Figura 2.

Grau	Sintomas	Exame físico	Ilustração
1	Sangramento sem dor	Hemorroidas com ingurgitação vascular abaulada no canal anal, sem prolapso.	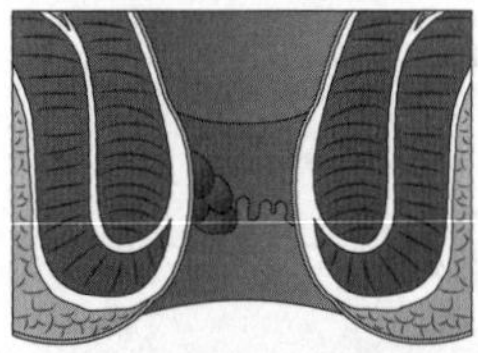
2	Sangramento sem dor, prurido perianal	Prolapso das hemorroidas ao esforço, mas com redução espontânea.	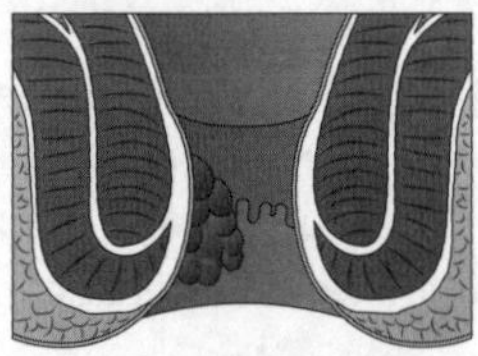
3	Sangramento sem dor, prurido anal, sujidade perianal (muco/fezes)	Prolapso das hemorroidas ao esforço, apenas redutível por pressão manual.	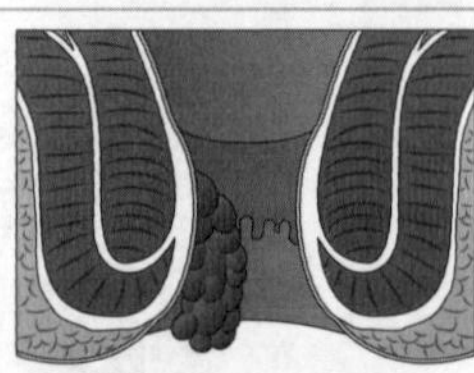
4	Dor, sangramento, inchaço, sujidade perianal (muco/fezes)	Evidente prolapso hemorroidário que não é redutível. Apresenta alterações inflamatórias crônicas (atrofia da mucosa, friabilidade, maceração e ulceração).	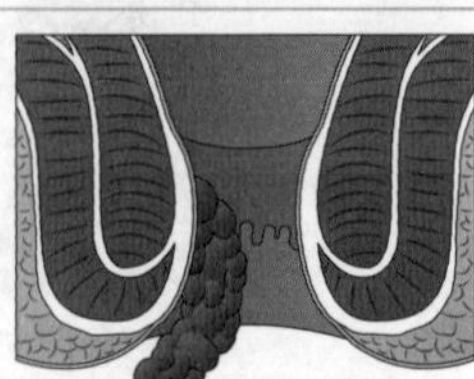

Figura 2 Características das hemorroidas internas.
Fonte: Telessaúde RS-UFRGS (2018); adaptada de Bleday e Breen (2022).

SINAIS E SINTOMAS

O sinal mais comum da doença hemorroidária é o sangramento retal indolor durante a defecação, com ou sem prolapso do tecido anal. Geralmente o sangue não é misturado nas fezes, mas sim revestido na superfície externa destas, ou é visto durante a limpeza após a evacuação. Tipicamente, o sangue é vermelho vivo, uma vez que o plexo hemorroidário possui comunicação arteriovenosa direta. Nos casos de doença hemorroidária complicada, como a externa agudamente trombosada, pode apresentar dor anal e nódulo na borda anal. A pele sobre a hemorroida trombosada pode necrosar e ulcerar, causando sangramento ou saída de secreção. Quando não há drenagem espontânea, o trombo pode demorar algumas semanas para sumir completamente. Pode haver casos assintomáticos, nos quais a alteração é percebida pelo paciente durante a higiene.

Na doença hemorroidária não complicada a dor anal intensa é mais provável devido a fissura anal e a abscesso perianal. Geralmente a maior intensidade da dor ocorre nas primeiras 72 horas, podendo regredir, causando a involução espontânea dentro de 7 a 10 dias.

Além do sangramento e da dor anal, outros sinais e sintomas comuns da doença hemorroidária incluem desconforto anal, prolapso e prurido. A intensidade e a combinação variam de acordo com o subtipo de doença hemorroidária presente. Também pode haver queixa de sujidade em região perianal, pela dificuldade na higiene.

CONDIÇÕES CLÍNICAS QUE NECESSITAM DE ENCAMINHAMENTO AO ATENDIMENTO ESPECIALIZADO

Se durante a anamnese farmacêutica for identificado qualquer um dos itens descritos no Quadro 1, deve-se encaminhar o paciente a outro profissional de saúde especializado.

Quadro 1 Condições clínicas que requerem encaminhamento especializado

Sinais de alerta
Tempo de manifestação dos sinais e sintomas superior a 10 dias.
• Sangramento abundante. • Incontinência fecal leve e com secreção de muco. • Prolapso importante, que necessita de manejo clínico ou manobras manuais para o retorno.
• Dor intensa. • Sangramento agravado por esforço. • Sangramento vermelho escuro. • O sinal/sintoma compromete a realização de atividades diárias.

(continua)

Quadro 1 Condições clínicas que requerem encaminhamento especializado (*continbuação*)

Sinais de alerta
• Sintomas sugestivos de malignidade, como sintomas constitucionais (mal-estar, febre, hipotensão postural e/ou cansaço persistente). • Anemia ou alteração na frequência. • Calibre ou consistência das fezes.
• Pacientes > 40 anos com sangramento colorretal, sem diagnóstico prévio de hemorroidas. • Crianças ≤ 12 anos. • Gestantes, imunocomprometidos, pacientes com hipertensão portal ou doença inflamatória intestinal.
• Anemia por deficiência de ferro, com sintomas associados de fraqueza, dor de cabeça, irritabilidade e vários graus de fadiga e intolerância ao exercício. • Sangramento atípico de hemorroidas. • Alteração concomitante do padrão intestinal. • História pessoal de pólipos colorretais. • Histórico de melena. • História familiar de doença inflamatória intestinal ou câncer colorretal em um parente de primeiro grau. • Outras alterações pélvicas patológicas suspeitas que podem contribuir para o sinal/sintoma do paciente.
Pacientes em uso de anticoagulantes e/ou antiagregantes plaquetários, com sangramento volumoso e persistente.

Fonte: adaptado de Conselho Federal de Farmácia (2021).

DIAGNÓSTICO

O diagnóstico da doença hemorroidária deve ocorrer por profissionais de saúde habilitados para tal fim, como médicos gastroenterologistas ou outros profissionais, devendo ser considerados a história clínica e o exame físico.

O exame físico inclui a inspeção visual do ânus, tanto em repouso quanto durante esforço e toque retal. As doenças hemorroidárias internas podem receber um grau funcional com base em sua história: as de primeiro grau não prolapsam; as de segundo grau prolapsam, mas se autorreduzem; as de terceiro grau se projetam e requerem redução manual; e as de quarto grau se projetam e não podem ser reduzidas. Nesses casos, testes de laboratório quase nunca são úteis.

O diagnóstico clínico da doença hemorroidária geralmente inclui sangramento de padrão hemorroidário, com ou sem dor, exigindo pelo menos sigmoidoscopia (exame usado para avaliar a parte inferior do intestino grosso – cólon) para descartar outras fontes de sangramento. Demais sinais e sintomas relatados pelo indivíduo devem ser considerados. Em pacientes com idade superior a 50 anos ou com história familiar sugestiva, pode ser necessária a indicação de avaliação de todo o cólon, geralmente por colonoscopia.

Além dos sinais e sintomas, é importante questionar o paciente sobre o funcionamento intestinal (presença de diarreia ou constipação), a ingesta de fibras na dieta e os hábitos de higiene anal.

A doença hemorroidária externa trombosada é facilmente reconhecida no exame físico como um nódulo azul geralmente sensível na borda anal, e nenhuma outra investigação ou classificação é necessária. As únicas dúvidas são se é identificado precocemente ou tardiamente e se os sintomas estão aumentando ou diminuindo.

TRATAMENTO

Recomendações para tratamento de doença hemorroidária interna

As opções de tratamento dependem principalmente do tipo e gravidade da doença hemorroidária. Geralmente, nas doenças hemorroidárias internas sintomáticas sem complicações, o tratamento inicial indicado está relacionado a mudanças na dieta e no estilo de vida. É sabido que o esforço evacuatório prolongado pode piorar os sintomas, por isso modificações na dieta visando à resolução desse problema devem ser orientadas. O aumento no consumo diário de fibras (20 a 30 g) e de líquido (1,5 a 2 litros ao dia) é fundamental. Pode levar até 6 semanas para a percepção do efeito benéfico dessas medidas.

Manejo conservador

Orientações quanto a modificações na dieta e no estilo de vida (nos casos de constipação intestinal)

- Praticar atividade física regularmente.
- Incluir na dieta o consumo de alimentos laxativos, como abacaxi, ameixa, maçã com casca, mamão, manga, melancia, cajá, acerola, cacau, aveia, farelo de trigo, milho, laranja com bagaço, feijão, lentilha, soja, grão-de-bico, semente de linhaça, abóbora, abobrinha, verduras cruas, arroz integral, pão integral, vagem, pepino, figo, folhas (alface, agrião, repolho).
- Reduzir o consumo de alimentos constipantes, como farinhas refinadas, macarrão, pão branco, arroz branco, batata, mandioca, tapioca, batata-doce, mandioquinha, biscoitos refinados, bolachas, cuscuz.
- Nos casos em que a modificação na alimentação não for suficiente, pode-se indicar a suplementação de fibras, como farelo de linhaça (2 a4 colheres de sopa dissolvidas em água, suco ou iogurte). A suplementação de fibras diminui o risco de sangramento.
- Além disso, os seguintes cuidados devem ser observados:
- Evitar esforço evacuatório.

- Higiene anal: desestimular o uso de papel higiênico; deve-se orientar proceder à higiene com água e sabão neutro.
- Banhos de assento: realizar ao menos 2 a 3 vezes no dia após as evacuações. Os banhos devem ser feitos colocando-se água morna em uma bacia e sentando-se nu dentro dela, de modo a permitir o contato da água com a lesão, por pelo menos 15 minutos ou até a água esfriar.

Tratamento medicamentoso

Agentes tópicos (anestésicos, anti-inflamatórios e adstringentes)

Esses agentes tópicos podem ser indicados para alívio da dor decorrente da doença hemorroidária não complicada (casos em que não se necessita de tratamento especializado). No entanto, a literatura publicada carece de fortes evidências que apoiem a verdadeira eficácia do tratamento tópico para doenças hemorroidárias sintomáticas.

Existem diversas formas farmacêuticas de medicamentos tópicos que podem ser aplicados, incluindo pomadas, cremes e supositórios; estes últimos devem ser evitados nos casos de doença hemorroidária externa. Em situações com recurso limitado, lidocaína gel isolada pode ser utilizada (3 a 4 vezes ao dia, conforme a necessidade). O Quadro 2 relaciona alguns dos principais agentes de uso tópico disponíveis em farmácias. Vale ressaltar que apenas os três primeiros são medicamentos isentos de prescrição.

Quadro 2 Principais agentes tópicos para o tratamento de doença hemorroidária disponíveis em farmácias

Agentes tópicos	Forma farmacêutica e classe terapêutica	Modo de uso
Policresuleno + cloridrato de cinchocaína	Pomadas/ supositórios anestésicos e adstringentes.	Aplicar o conteúdo da pomada na área afetada, massageando o local, 2 ou 3 vezes ao dia, até a melhora dos sintomas.
Acetato de hidrocortisona + lidocaína + subgalato de bismuto + óxido de zinco	Pomadas/ supositórios analgésicos, anti-inflamatórios e antipruriginosos.	Aplicar o conteúdo na área afetada 2 vezes ao dia (de manhã e ao deitar). Recomenda-se a aplicação após evacuação e higiene local.
Pivalato de fluocortolona + cloridrato de lidocaína	Pomadas/ supositórios analgésicos, anti-inflamatórios e antipruriginosos.	Aplicar o conteúdo na área afetada 2 vezes ao dia (de manhã e ao deitar). O uso não deve ultrapassar 2 semanas de tratamento.

(continua)

Quadro 2 Principais agentes tópicos para o tratamento de doença hemorroidária disponíveis em farmácias (*continuação*)

Agentes tópicos	Forma farmacêutica e classe terapêutica	Modo de uso
Acetato de hidrocortisona + cloridrato de lidocaína	Pomadas/supositórios analgésicos, anti-inflamatórios e antipruriginosos.	• Aplicar uma fina camada de pomada várias vezes ao dia na área afetada. • O uso não deve ultrapassar 2 semanas de tratamento.
Hamamelis virginiana L. + Davilla rugosa P. + Atropa belladonna L. + mentol + cloridrato de lidocaína	Pomadas anestésica e vasoconstritora.	Aplicar uma fina camada de pomada várias vezes ao dia na área afetada.

Fonte: adaptado de Conselho Federal de Farmácia (2021).

Para todos os agentes apresentados no Quadro 2, recomenda-se a aplicação após evacuação e higiene local.

Agentes formadores de bolo fecal

Estes agentes agem absorvendo água e aumentando a massa fecal. Podem ser utilizados sozinhos ou associados a dieta rica em fibras (Quadro 3).

Quadro 3 Agentes formadores de bolo fecal

Formador de bolo fecal	Posologia para adultos	Reações adversas	Início de ação
Psyllium (Metamucil®)	1 sachê ou 1 colher de sobremesa em 240 mL de água 1-3x/dia.	Gases, cólicas e distensão abdominal.	12-72 horas
Metilcelulose (Citrucel®)	• 2 g (1 colher das de sopa ou 4 cápsulas de 500 mg), até 3 vezes ao dia. • Não ultrapassar 6 g por dia.		
Dextrina de trigo (Benefiber®)	• 3,5 g (2 colheres das de chá ou um sachê), 2 vezes ao dia. • Não ultrapassar 14 g por dia.		24-48 horas
Goma guar (Fibermais®)	• 5 g (1 colher de sopa ou um sachê) por dia. • Não ultrapassar 15 g por dia.		

Agentes analgésicos e anti-inflamatórios de uso oral

Nos casos em que há dor aguda, o uso de analgésicos e anti-inflamatórios pode auxiliar na recuperação e na minimização do desconforto, exceto nos casos que há alguma contraindicação, seja pela presença de comorbidades ou por interações com outros medicamentos em uso. Os medicamentos que poderão auxiliar nesses casos estão descritos no Quadro 4.

Quadro 4 Agentes analgésicos e anti-inflamatórios de uso oral

Medicamento	Posologia para adultos	Modo de uso
Ibuprofeno	• Comprimidos ou cápsulas moles (200-400 mg), de 4/4 horas ou de 6/6h, conforme necessário. • Suspensão oral gotas (100 mg/mL): 20-40 gotas, de 4/4 horas ou de 6/6 horas. • Dose máxima: 2.400 mg/dia.	Tomar preferencialmente após as refeições.
Ácido acetilsalicílico	• Comprimido (500 mg), de 4/4 horas ou de 6/6 horas, conforme necessário. • Dose máxima: 4.000 mg/dia.	Tomar preferencialmente após as refeições.
Naproxeno	• Comprimido (275 mg), de 24/24 horas ou de 12/12 horas, conforme necessário, ou comprimido (550 mg), de 24/24 horas. • Dose máxima diária: 550 mg.	Tomar com ou sem alimentos. Não recomendado exceder 10 dias de tratamento.
Paracetamol	• Comprimido (500-1.000 mg), de 4/4 horas ou de 6/6 horas, conforme necessário. • Solução oral (200 mg/mL): 38-75 gotas, de 4/4 horas ou de 6/6 horas. • Dose máxima: 4.000 mg/dia.	Tomar com ou sem alimentos.
Dipirona monoidratada	• Comprimido (500-1.000 mg), de 6/6 horas. • Solução oral (500 mg/mL): 20-40 gotas, de 6/6 horas. • Solução oral (50 mg/mL): 10-20 mL, de 6/6 horas.	Tomar com ou sem a presença de alimentos. Não recomendado exceder 3-5 dias de tratamento.

Fonte: adaptado de Conselho Federal de Farmácia (2021).

Agentes venoativos

Podem melhorar o tônus venoso e diminuir sintomas agudos e sua recorrência. Pequeno estudo realizado com 66 pacientes portadores de doença hemorroidária interna de variados graus revelou que os agentes diosmina e hesperidina podem trazer benefícios em relação a dor e sangramento logo na primeira semana de uso.

MANEJO DA DOENÇA

Manejo nos casos de doença hemorroidária interna de primeiro a terceiro grau que permanecem sintomáticos após modificações dietéticas

Nestes casos, deve-se considerar procedimentos de consultório, como bandagem, escleroterapia, coagulação infravermelha e ligadura. A ligadura elástica (*banding*) é o tratamento de consultório de primeira linha para casos de doença hemorroidária interna.

Todos esses procedimentos realizados em consultório visam reduzir a redundância, a vascularização e aumentar a fixação do coxim anal ao músculo subjacente. Geralmente são bem tolerados, porém podem apresentar algumas contraindicações, devido ao risco de sangramento significativo, devendo ser evitados em indivíduos com trombocitopenia ou em uso de varfarina, heparina e agentes antiplaquetários, como o clopidogrel.

Manejo nos casos de doença hemorroidária interna que são refratários ou não toleram procedimentos de consultório

Nestes casos, os gastroenterologistas e outros profissionais de saúde devem encaminhar para operações cirúrgicas (hemorroidectomia, hemorroidopexia com grampeamento e ligadura da artéria hemorroidária assistida por Doppler).

RECOMENDAÇÃO PARA TRATAMENTO

Recomendações para tratamento de doença hemorroidária externa trombosada

A maioria dos pacientes que se apresentam urgentemente (dentro de aproximadamente 3 dias após o início) com uma doença hemorroidária externa trombosada se beneficia da excisão. A maior parte das excisões pode ser realizada com segurança no consultório ou na sala de emergência, com injeção de anestésico local. Hemorroidas externas trombosadas observadas tardiamente, com melhora dos sintomas e coágulo já reabsorvido, podem ser resolvidas sem excisão.

Embora as doenças hemorroidárias externas trombosadas tratadas sem excisão eventualmente resolvam seus sintomas, sua excisão proporciona uma resolução mais rápida dos sintomas, menor incidência de recorrência e intervalos de remissão mais longos.

Recomendações para tratamento de doença hemorroidária durante a gestação

A doença hemorroidária pode ser muito comum durante a gestação, principalmente no terceiro trimestre. Geralmente os sinais e sintomas desaparecem após o parto; dessa forma, o objetivo principal do tratamento é aliviar os sintomas agudos (dor, sangramento e prolapso), principalmente por meio de modificações na dieta e no estilo de vida, para evitar a constipação intestinal. Medicação tópica ou flebotônicos orais podem ser usados com cautela especial, pois faltam fortes evidências de sua segurança e eficácia na gravidez. Em caso de sangramento maciço, o tamponamento anal pode ser uma manobra simples e útil.

CONSIDERAÇÕES FINAIS

A despeito do caso clínico apresentado no início deste capítulo, o cuidado farmacêutico deve ser relacionado ao manejo conservador, incluindo orientações relativas a mudanças no estilo de vida, dieta adequada, hábitos de higiene e aplicação de banhos de assento. A prescrição farmacêutica de MIP tópicos para alívio dos quadros agudos poderá ser uma alternativa diante dos casos de doença hemorroidária não complicada.

BIBLIOGRAFIA

1. Bleday R, Breen E. Hemorrhoids: clinical manifestations and diagnosis. UpToDate. 2022. [internet] [acesso em: 16 mar. 2023]. Disponível em: https://www.uptodate.com/contents/hemorrhoids-clinical-manifestations-and-diagnosis#H10.
2. Conselho Federal de Farmácia (CFF). Algoritmos de prática clínica: grupo de trabalho de educação permanente. Brasília: Conselho Federal de Farmácia; 2021.
3. Cruz GMG, Ferreira RMRS, Neves PM. Doença hemorroidária: aspectos epidemiológicos e diagnósticos de 9.289 pacientes portadores de doença hemorroidária. Revista Brasileira de Coloproctologia. 2006;26:6-23.
4. Diana G, Catanzaro M, Ferrara A, Ferrari P. Activity of purified diosmin in the treatment of hemorrhoids. La Clinica Terapeutica. 2000;151(5):341-4.
5. Lohsiriwat V. Treatment of hemorrhoids: a coloproctologist's view. World Journal of Gastroenterology: WJG. 2015;21(31):9245-52.
6. Mott T, Latimer K, Edwards C. Hemorrhoids: diagnosis and treatment options. American Family Physician. 2018;97(3):172-9.
7. Sandler RS, Peery AF. Rethinking what we know about hemorrhoids. Clinical Gastroenterology and Hepatology. 2019;17(1):8-15.
8. Telessaúde-UFRGS. Telecondutas: hemorroidas. Universidade Federal do Rio Grande do Sul. Faculdade de Medicina – Programa de Pós-Graduação em Epidemiologia. Porto Alegre: TelessaúdeRS; 2018. [internet] [acesso em: 16 mar. 2023]. Disponível em: https://www.ufrgs.br/telessauders/documentos/telecondutas/tc_hemorroidas.pdf.
9. Wald A, Bharucha AE, Bard C, Whitehead WE. ACG clinical guideline: management of benign anorectal disorders. Official Journal of the American College of Gastroenterology| ACG. 2014;109(8):1141-57.

Semiologia e propedêutica da obesidade

Ketylin Fernanda Migliato
Vinicius Fernando de Lima

DESTAQUE DO TEMA

1. Atualmente existem diversas causas para a obesidade, sendo a principal delas o consumo exagerado de calorias provenientes de alimentos. O acúmulo de gordura acontece quando há um desequilíbrio entre o valor calórico inserido no corpo por meio das refeições e o valor calórico gasto pelo corpo nas atividades do dia a dia.
2. É evidente o aumento dos casos de obesidade nos últimos anos. A facilidade de aquisição e consumo de alimentos, quando em desequilíbrio, gera déficit no balanço energético.
3. Neste capítulo serão apresentados tratamentos farmacológicos e não farmacológicos que podem ser utilizados em diversas situações. O farmacêutico pode colaborar na prescrição para o controle da obesidade, uma vez que é permitida a prescrição de fitoterápicos, suplementos alimentares e a orientação, bem como trabalho conjunto com nutricionistas e educadores físicos.

INTRODUÇÃO

Com a modernização da sociedade, melhorias no desenvolvimento do modo de vida foram requeridas. Por consequência, passou a haver maior oferta e consumo de alimentos, proporcionando maior acessibilidade alimentar. Esse fato marcou uma importante transição nutricional.

Nessa transição, são evidentes a relação e o impacto na ascendência dos casos de obesidade, pois as facilidades de aquisição e consumo, quando em desequilíbrio, geram déficits no balanço energético.

É notória a redução dos casos de doenças ligadas ao subdesenvolvimento e o aumento das doenças vinculadas à modernidade, o que significa que está ocorrendo uma transição da desnutrição para a obesidade. Com isso, pode-se considerar a obesidade a mais importante desordem nutricional, seja nas nações desenvolvidas ou em subdesenvolvimento.

De forma genérica e simplificada, a obesidade é definida como o acúmulo excessivo de gordura corporal em extensão, que leva a prejuízos na saúde das pessoas acometidas. Além de ocasionar inúmeros malefícios intrínsecos, induz o surgimento secundário de outras doenças potencialmente letais. Entretanto, o grau de excesso de gordura, sua distribuição no corpo humano e as consequências na saúde como um todo apresentam variâncias entre os obesos.

DIAGNÓSTICO

Para a avaliação da obesidade é de suma importância a análise de uma variedade de fatores, como etnia, idade, gênero, hereditariedade, ambiente psicossocial e familiar, sempre aliada a uma avaliação clínica coerente e completa.

Em um contexto de avaliação minuciosa da positivação ou não da obesidade, é necessário considerar a medição do valor da massa corporal, representada de 20 a 35% nas mulheres e de 10 a 25% do peso nos homens de gordura corporal.

Não obstante, os métodos com resultados mais precisos utilizados nessas avaliações são onerosos e complexos. São exemplos: densidade corporal, tomodensitometria, ressonância nuclear magnética e avaliação do potássio corporal total. Na prática clínica é propício o uso da bioimpedância corporal, com o intuito de avaliar a percentagem de massa gorda, atentando às condicionais.

Para diagnósticos que buscam estudos mais práticos no que tange ao excesso de peso e à obesidade e quando se procura facilidade de aferição, não invasibilidade de mensuração, custos reduzidos e reprodutividade dos resultados das proporções, tamanho e composição corporal, existe a oportunidade de usufruir das medidas antropométricas, como altura, peso, perímetro cefálico, perímetro braquial, circunferência abdominal e a mensuração das pregas cutâneas.

Nos dias atuais, o índice mais largamente utilizado para as aferições de obesidade consiste na fórmula sintetizada pelo antropólogo belga Quetelet denominada índice de massa corporal (IMC), que consiste na razão entre o peso (kg) e a altura ao quadrado (m).

$$IMC = \frac{\text{Peso}}{\text{Massa}^2}$$

Apesar de ser um método aplicado no mundo todo, e de baixo custo, um método não invasivo, de manejo simples e que garante uma boa medida para avaliação do excesso de peso e obesidade para resultados clínicos e epidemiológicos, demonstra um aspecto negativo ao não ter a capacidade de distinguir a variabilidade na distribuição da gordura corporal. Além disso, em alguns casos, como entre os atletas, os pacientes com edema e com ascite (barriga-d'água), não se mostra fidedigna, por não diferenciar a causa do excesso de peso.

Entre o IMC e a massa gorda existe uma relação, com coeficiente de 0,943 para homens e 0,955 para mulheres. Aliado à medida do perímetro da cintura, esse coeficiente gera um dado de notória importância na análise de risco de saúde, levando em consideração que o perímetro da cintura constitui um importante marco para riscos de comorbidades cardíacas.

A classificação para obesidade no nível individual e populacional tem por objetivo apontar pacientes em riscos clínicos e permite também o estudo de muitas populações entre si e possíveis intervenções no nível público.

Já no período da infância e adolescência é encontrada abrangente variância entre etnias e gêneros. O IMC aumenta de forma gradual na infância e vai diminuindo na idade pré-escolar, depois tem um aumento nos adolescentes novamente, justificando assim a não utilização dos mesmos critérios que são usados para adultos nas crianças e adolescentes.

Em idosos (≥ 60 anos) o IMC normal fica entre 22 e 27 kg/m^2, o que é justificado pelo risco da diminuição de massa, força e desempenho muscular e também pelos casos de incapacidade física (sarcopenia).

Para melhor elucidação, o Quadro 1 e a Figura 1 apresentam os valores de referência de IMC em relação aos níveis de obesidade e risco de comorbidade.

Pacientes adultos com IMC superior a 30 kg/m^2 já são considerados obesos, com risco aumentado de comorbidades; pacientes com IMC de 40 kg/m^2 ou superior têm risco muito grave de comorbidades.

Quadro 1 Classificação da obesidade pelo IMC

Classificação	IMC (kg/M^2)	Risco de comorbidade
Baixo peso	< 18,5	Baixo (risco aumentado por outros quadros clínicos)
Normal	18,5-24,9	Médio
Excesso de peso	≥ 25	Pouco elevado
Pré-obesidade	25-29,9	Aumentado
Obesidade grau I	30-34,9	Moderado
Obesidade grau II	35-39,9	Grave
Obesidade grau III	≥ 40	Muito grave

IMC: índice de massa corporal.
Fonte: Brasil (2022a).

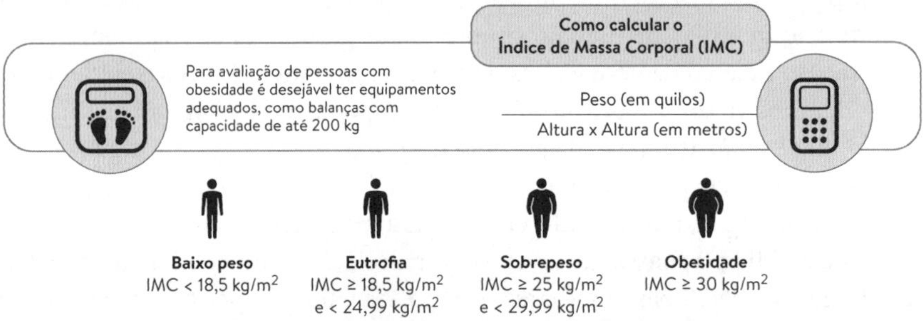

Figura 1 Cálculo do índice de massa corporal.
IMC: índice de massa corporal.
Fonte: Brasil (2022a).

TIPOS MORFOLÓGICOS

A classificação da obesidade não está associada somente com o grau, mas também com o tipo morfológico da distribuição do tecido adiposo, e divide-se em dois subgrupos:

- Obesidade ginoide (tipo pera).
- Obesidade androide (tipo maçã).

Na obesidade ginoide, predominante no sexo feminino, a gordura se distribui principalmente na região das coxas, ancas e nádegas.

Já na obesidade androide, mais presente no sexo masculino, a distribuição de gordura é predominante no abdome e está relacionada, sobretudo, com alterações circulatórias e hormonais. Ainda nessa subclassificação, pode-se citar a obesidade visceral ou abdominal, que pode ser mensurada de forma indireta com base no perímetro da cintura. Essa é a que mais acarreta risco de morbimortalidade, ligada a múltiplos distúrbios metabólicos, tais como dislipidemia, hipertensão arterial, doença cardíaca, intolerância à glicose e problemas pulmonares.

Com base em observações é relatado que o perímetro da cintura abrange a gordura subcutânea e a gordura intra-abdominal. Não há possibilidade de separação dessas duas medidas em questão, mas a segunda apresenta função patogênica.

Para alcançar uma avaliação precisa da gordura intra-abdominal é necessário o recurso de tomografia axial computorizada ou ressonância magnética, abordagens que, devido ao custo alto, acabam sendo inelegíveis para grande parte da população.

CONSEQUÊNCIAS

São inúmeras e de exacerbante importância as consequências proporcionadas pela obesidade na sociedade moderna, constituindo a segunda causa de morte, atrás apenas das mortes por tabagismo.

O Quadro 2 apresenta a relevância dos riscos e consequências da obesidade, que está relacionada aos casos de diabetes *mellitus* tipo 2, doenças da vesícula biliar, hipertensão arterial, doença coronariana alterações degenerativas osteoarticulares, câncer de mama, de cólon e de útero.

Na abordagem psicossocial a obesidade apresenta resultados negativos significativos. Nesse cenário, sentimentos de desvalorização pessoal, depressão, perturbação da personalidade, alteração da imagem corporal e comportamento bulímico, dentre outros fatores, contribuem fortemente para o declínio da saúde e da qualidade de vida das pessoas.

Quadro 2 Consequências da obesidade

Cardiovasculares: • Hipertensão arterial • Insuficiência cardíaca congestiva • Cor pulmonale • Veias varicosas • Embolismo pulmonar	**Cutâneas:** • Estrias por distensão • Linfedema • Celulite • Intertrigo/ carbúnculo • Acantose nigricans	**Gastrointestinais:** • Doença do refluxo gastrointestinal • Doença do fígado gordo não alcoólico • Litíase biliar • Hérnia • Cancro do cólon
Endócrinas: • Síndrome metabólica • Diabetes mellitus tipo II • Dislipidemia • Síndrome do ovário policístico • Hiperandrogenismo • Amenorreia/infertilidade • Irregularidades menstruais	**Músculoesqueléticas:** • Hiperuricemia/ gota • Artrose • Imobilidade • Lombalgia	**Psicossociais:** • Depressão • Baixa autoestima • Distúrbios da imagem corporal • Estigmatização social
Respiratórias: • Dispneia • Apneia obstrutiva do sono • Síndrome de hipoventilação • Síndrome de Pickwick • Asma	**Neurológicas:** • Hipertensão intracraniana idiopática • Meralgia parestésica	**Geniturinárias:** • Incontinência urinária e esforço • Glomerulopatia • Hipogonadismo • Cancro da próstata • Cancro da mama/útero/ovário • Complicação na gravidez

FISIOPATOLOGIA

No contexto da obesidade, a etiologia é abundantemente complexa e multifatorial, estando ligada a fatores genéticos, psicológicos e ambientais.

Fatores genéticos

Quanto à suscetibilidade genética, a obesidade é derivada de múltiplos genes, tendo um papel mais evidente nos quadros graves relacionados ao histórico familiar.

Os fatores genéticos estimulam moléculas sinalizadoras e receptores no trato gastrointestinal e no hipotálamo, cuja função é a regulação da ingestão de alimentos. Nessa linha etiológica, os fatores genéticos mensuram a taxa de energia, incluindo a taxa metabólica (TMR), a termogênese induzida pela dieta e a atividade involuntária de termogênese de uma atividade associada, o que também tem importância, portanto, na determinação da distribuição da gordura corporal, em especial na gordura abdominal.

Fatores ambientais

Neste quesito, é relevante salientar que, quando o consumo de calorias excede o gasto destas, ganha-se peso. Dietas ricas em frutas frescas, verduras, fibras e água como principal líquido proporcionam menor probabilidade de ganho de peso, diferentemente de dietas ricas em gordura e carboidratos refinados, que, associada a estilos de vida sedentários, aumentam em grandes porcentagens o ganho de peso. Portanto, neste tópico, o tamanho das porções e da densidade energética, associados ao estilo de vida, colaboram para a regulação do peso corpóreo e da potencialização ou prevenção da obesidade.

Fatores reguladores

A regulação do peso pode ser afetada por alguns determinantes reguladores, como sono insuficiente, tabagismo, obesidade materna e outros fatores.

Fatores como uso de corticoides, lítio, benzodiazepínicos, antidepressivos tricíclicos, tetracíclicos e inibidores da monoaminoxidase e antipsicóticos também levam ao aumento de peso.

Fatores relacionados aos transtornos alimentares

Beers (2014) sugere dois padrões patológicos de alimentação vinculados à obesidade: distúrbio da compulsividade alimentar e síndrome da alimentação à noite.

- **Distúrbio da compulsividade alimentar:** este distúrbio é definido como o consumo de abundante quantidade de alimentos rapidamente, com senso subjetivo da perda do controle durante a compulsão e angústia depois dela, contribuindo para o consumo calórico excessivo, diferenciado dos processos de bulimia. Não está relacionado a comportamentos compensatórios como vômitos ou abuso de laxantes, e há problemas psicológicos pronunciados.

- **Síndrome da alimentação à noite:** esta síndrome é designada com uma anorexia matinal e excessiva ingestão (hiperfagia) de alimentos no período noturno, acompanhada de episódios de insônia. Raramente está associada ao uso de hipnóticos como o hemitartarato de zolpidem.

Existem outros padrões similares, porém menos extremos, enquadrados como transtornos alimentares não especificados, que também contribuem para o ganho de peso excessivo.

Ante a imersão em aspectos da etiologia e fisiopatologia da obesidade, é necessária a elucidação das relações entre o balanço energético, a ingestão energética e o gasto energético.

O balanço energético é a razão entre o gasto energético (energia consumida) e a quantidade de calorias adquirida (energia consumida), resultando em um índice positivo quando o consumo de calorias é maior que o gasto energético, e negativo quando o gasto energético é superior à quantidade de calorias consumida.

A ingestão energética total é o resultado da metabolização dos macronutrientes, provenientes de carboidratos, gorduras e proteínas, do álcool e de fibras, sendo essa digestão quantificada pelo valor energético total (VET), explanada em quilojoules (kJ) ou em quilocalorias (kcal).

A gordura gera mais energia por grama de peso (9 kcal/g) que os carboidratos (4 kcal/g), as proteínas (4 kcal/g) e o álcool (7 kcal/g). As fibras têm a participação de 1,5 kcal/g, por meio da degradação bacteriana.

O gasto energético é constituído por três bases:

- Energia necessária para manutenção das funções vitais do corpo (taxa metabólica basal).
- Gasto energético para metabolizar e armazenar o alimento.
- Gasto energético essencial às atividades físicas.

Seguindo esse raciocínio, pode-se citar a termogênese adaptativa, que apresenta resposta relativa com a ingestão energética crônica (aumenta proporcionalmente com o aumento da ingestão energética).

Agora, com os conceitos bem estabelecidos, é correto afirmar, que de a forma geral, a maioria dos casos de obesidade está ligada ao prolongamento do balanço energético positivo, também denominado obesidade exógena, ocasionando a hipertrofia do tecido adiposo.

Diferentemente do que a maioria da população leiga idealiza como principal etiologia da obesidade, as alterações hormonais ou de endocrinopatias, também chamadas de obesidade endógena, não são a principal etiologia da obesidade.

O sistema complexo compreendido pelo hipotálamo, pelo trato gastrointestinal e pelo tecido adiposo é responsável pela regulação do peso corporal, logo tem grande impacto na fisiopatologia da obesidade.

Inicialmente os sinais humorais provenientes do tecido adiposo (leptina), do estômago (grelina) e do pâncreas (insulina) fundamentam a via aferente, que por sua vez estimula os núcleos hipotalâmicos a realizar a regulação da fome e do processo relacionado ao gasto energético basal.

Nesse mesmo contexto encontra-se o tecido adiposo, com a funcionalidade de armazenar energia na forma de triglicerídeos e de secretar as substâncias endócrinas leptina e adiponectina. A leptina é uma terminologia do grego *leptos*, com o significado de "magro", que tem participação tanto na estimulação de ingestão alimentar quanto no gasto de energia. Portanto, combinada aos receptores do hipotálamo, ocasiona a diminuição do apetite e o consumo de energia, constituindo, assim, junto à insulina, as principais moléculas indicadoras de estoque de energia. Em obesos essa molécula apresenta-se em alta quantidade, possivelmente devido ao mecanismo de resistência do hipotálamo à leptina.

Já a adiponectina é secretada pelas células adiposas, de forma não proporcional ao percentual de gordura no corpo. Pessoas obesas apresentam níveis séricos baixos, o que está relacionado à resistência à insulina e ao diabetes *mellitus* tipo 2. A perda de peso pode ser associada aos níveis elevados desta e à melhora da sensibilidade à insulina.

Portanto, quanto maior a quantidade de células adiposas, maior será o nível sérico de leptina e menores serão os níveis de adiponectina.

As células adiposas também liberam citocinas, como a interlecina-6 (IL-6), a resistina e o fator de necrose tumoral alfa (TNF-alfa), entre outras citocinas que contribuem para os quadros de obesidade.

Outro agente nesse complexo é o trato gastrointestinal, responsável pela gênese de várias substâncias que participam da regulação do peso corporal. No jejum, as células da mucosa do fundo gástrico secretam a grelina, que por sua vez estimula o hipotálamo, que consequentemente ativa o apetite e a procura por alimentos. Posteriormente às refeições, a quantidade de grelina decresce rapidamente, e o nível de insulina, peptídeo YY e colecistocinina aumenta, ocasionando a diminuição do apetite e do esvaziamento gástrico.

EPIDEMIOLOGIA

Nos últimos 30 anos ocorreu um aumento expressivo da obesidade, que engloba mais de 650 milhões de pessoas no mundo, sendo considerada a mais prevalente desordem nutricional nos países desenvolvidos e em desenvolvimento no que tange a sua prevalência.

Analisando os dados epidemiológicos ao longo do mundo, verifica-se que na América esse distúrbio alimentar cresce em ambos os gêneros, seja nas nações desenvolvidas ou naquelas em desenvolvimento. Os índices de obesidade nos continentes da África e Ásia são mais notáveis nas populações urbanas do que nas rurais, e é condizente que a prevalência desses índices esteja presente em regiões onde a economia é mais ascendente, tendo um impacto tão alto quanto em países desenvolvidos.

Na Europa, averiguou-se uma crescente entre 10 e 40% da obesidade na maioria dos países em um intervalo de 10 anos. A China e o Japão, não obstante a ampliação dos casos de obesidade, demonstram menores dados de prevalência mundiais em analogia com outros países desenvolvidos.

No Brasil foram realizados três estudos de base populacional que proporcionaram uma base teórica capaz de elucidar o decréscimo da desnutrição em crianças e adultos, enquanto o sobrepeso e a obesidade aumentaram na população do país, principalmente nos adultos.

- Estudo Nacional sobre Despesas Familiares (Endef).
- Pesquisa Nacional sobre Saúde e Nutrição (PNSN).
- Pesquisa de Orçamentos Familiares (POF).

Ainda no Brasil, o maior percentual de casos de obesidade está entre as mulheres (21%), aumentando com o passar da idade: para os jovens de 18 a 24 anos é de 8,7%, e entre os adultos com 65 anos e mais alcança o índice de 20,9%. A obesidade é maior para cidadãos com até 8 anos de escolaridade (24,2%) e de 17,2% para aqueles com 12 anos ou mais.

SINAIS E SINTOMAS

Os sinais e sintomas da obesidade não são determinados de forma muito clara e específica na literatura, porém pode-se citar alguns exemplos (Quadro 3).

PREVENÇÃO DA OBESIDADE

A abordagem do tema obesidade é uma das principais preocupações em termos de saúde pública no mundo. A mudança de comportamento das pessoas

Quadro 3 Sinais e sintomas da obesidade

- Problemas relacionados a baixa autoestima, ansiedade e depressão.
- Artrites degenerativas, com enfoque nas artrites que sustentam o peso do corpo, provenientes dos efeitos da obesidade.
- Presença de desordens cutâneas, como a presença de infecções bacterianas e fúngicas, provenientes da maior probabilidade do suor e secreções nas pregas cutâneas.
- Ronco alto e sonolência excessiva durante o dia, devido a episódios de apneia obstrutiva do sono (a passagem do ar é comprimida pelo excesso de gordura no pescoço), não satisfazendo, assim, as necessidades de recuperação do sono.
- Início de hipertensão, dislipidemia e resistência à insulina, devido ao excesso de peso, que automaticamente contribui para distúrbios metabólicos.
- Distúrbios sexuais como baixa concentração de testosterona em homens e a presença de ovário policístico em mulheres.
- Surgimento de distúrbios vasculares venosos. A redução na mobilidade das articulações e o efeito mecânico do tecido adiposo do abdome aumentam consideravelmente a resistência e a pressão visceral nos pacientes obesos.
- Presença de hipoventilação alveolar (síndrome de Pickwick), descrita pela insuficiência do sistema respiratório em eliminar gás carbônico na mesma proporção em que o gás chega aos pulmões. Esse fato é decorrente do excesso de tecido adiposo localizado no tórax e no abdome, dificultando o trabalho respiratório efetuado pelo diafragma e outros músculos da respiração.

tem ocasionado um aumento no número de casos de obesidade, associado ao crescimento da venda e do consumo de alimentos ultraprocessados em diversas regiões, incluindo a América Latina.

Pode-se ressaltar que o Brasil foi o primeiro país a adotar, em suas diretrizes oficiais, o nível de processamento dos alimentos como forma de fazer recomendações de alimentação saudável. Um grande passo para nosso país foi a elaboração do *Guia alimentar para a população brasileira* e, mais recentemente, do *Guia alimentar para crianças brasileiras menores de dois anos.* Esses instrumentos tornaram-se ferramentas importantes para incentivar práticas alimentares saudáveis em âmbito individual e coletivo, pois se trata de guias indutores de políticas públicas que visam fomentar, apoiar e proteger a saúde e a segurança alimentar e nutricional de nossa população.

Ao falar sobre obesidade é preciso pensar primeiramente em hábitos alimentares que podem levar ao ganho de peso, estando portanto relacionados à quantidade e à qualidade dos alimentos consumidos. Nas últimas décadas os padrões alimentares mudaram muito, o que explica parcialmente o aumento nas taxas de obesidade. Entre essas mudanças houve um grande aumento do consumo de bebidas açucaradas, de alimentos de alta densidade energética e também pobres em micronutrientes, e uma diminuição de consumo de leguminosas, verduras, vegetais e frutas.

Deve-se ressaltar algumas doenças crônicas não transmissíveis, como as cardiovasculares, seus fatores de risco metabólicos (diabetes *mellitus*, hipertensão arterial sistêmica e dislipidemias) e sua incapacidade funcional, sendo importantes causas de morbidade e mortalidade entre adultos e idosos.

Não se pode deixar de abordar a herança genética como fator de grande relevância na determinação da suscetibilidade à doença, uma vez que o desenvolvimento dessas morbidades ocorre, primordialmente, por fatores ambientais e do estilo de vida das pessoas. Um levantamento realizado demonstra que 75% dos casos novos de doenças não transmissíveis poderiam ser evitados por dieta e atividade física. O baixo condicionamento cardiorrespiratório, a pouca força muscular e o sedentarismo são alguns exemplos, do aumento em três a quatro vezes a prevalência da síndrome metabólica (SM).

O primeiro passo seria a realização de atividade física, que pode atuar na atenção primária, secundária e terciária da saúde da população. No entanto, embora a maioria dos mecanismos biológicos associados à redução alimentar, tanto da morbimortalidade por agravos não transmissíveis como da incapacidade funcional, pela prática de exercícios físicos, ainda não esteja completamente entendia, os já estabelecidos tornam evidente o benefício da associação da atividade física com a promoção e a recuperação da saúde.

Outro ponto importante é a prevalência da obesidade e suas graves consequências, sendo de extrema importância a implementação de medidas de prevenção e promoção de saúde ainda na infância, como a ampliação de políticas de saúde com educação nutricional, o desenvolvimento de infraestrutura apropriada para práticas recreativas e de exercícios físicos, legislação específica sobre a rotulagem, publicidade e propaganda de alimentos. Além disso, é fundamental a atuação do profissional da saúde, entre eles pediatras, nutricionistas e farmacêuticos, por meio de atendimento individualizado, especialmente se a criança ou adolescente já apresenta excesso de peso.

No *Guia alimentar para crianças brasileiras menores de dois anos* foram acrescentadas, assim como no desenvolvimento do *Guia alimentar* de 2014, novas etapas de escuta envolvendo diferentes atores estratégicos (diversos setores do governo, pesquisadores, profissionais de saúde, representantes da sociedade civil, organizações internacionais, representantes de categorias de profissionais de saúde, mães, pais e cuidadores), bem como uma estratégia de acompanhamento, monitoramento e elaboração do documento. Os passos do desenvolvimento estão descritos no Quadro 4.

A Organização Mundial da Saúde (OMS) classifica a obesidade de acordo com as faixas de IMC. O cálculo deve ser realizado pela divisão do peso em quilogramas pela altura ao quadrado (em metros). Lembrando que a obesidade pode estar relacionada com as alterações fisiológicas e/ou outras patologias, e dentre elas se destacam o diabetes *mellitus* tipo 2, as dislipidemias, a apneia do sono, as doenças cardiovasculares e a hipertensão arterial. Portanto, quanto maior o grau

Quadro 4 Classificação do alimento de acordo com o nível de processamento

Grau de processamento/definição	Exemplos
Alimentos *in natura* ou minimamente processados: Obtidos diretamente de plantas ou de animais. Não sofrem qualquer alteração após deixar a natureza, podendo ser submetidos apenas a processos como limpeza, remoção de partes não comestíveis ou indesejáveis, fracionamento, moagem, secagem, fermentação, pasteurização, refrigeração, congelamento e processos similares que não envolvam agregação de sal, açúcar, óleos, gorduras ou outras substâncias ao alimento original.	Hortaliças, frutas, raízes e tubérculos, cereais, leguminosas, carnes, ovos, leite e água.
Óleos, gorduras, açúcar e sal: Extraídos de alimentos in natura e geralmente não consumidos isoladamente, mas usados para temperar e cozinhar alimentos e para criar preparações culinárias.	Óleos vegetais, manteiga, banha de porco, açúcar e sal.
Alimentos processados: Alimentos in natura manipulados industrialmente com adição de sal ou açúcar ou outra substância de uso culinário que aumenta a durabilidade e torna esses alimentos mais agradáveis ao paladar.	• Vegetais preservados em salmoura ou solução de sal e vinagre. • Extrato ou concentrados de tomate com adição de sal ou açúcar. • Frutas em calda e cristalizadas. • Carne seca e toucinho, sardinha e atum enlatados. • Queijos. • Pães feitos de farinha de trigo, leveduras, água e sal.
Alimentos ultraprocessados: Formulações industriais feitas inteiramente ou majoritariamente com substâncias extraídas de alimentos (óleos, gorduras, açúcar, amido e proteínas), derivadas de constituintes de alimentos (gorduras hidrogenadas e amido modificado) ou sintetizadas em laboratório com base em matérias orgânicas como petróleo e carvão (corantes, aromatizantes, realçadores de sabor e vários tipos de aditivos usados para dotar os produtos de propriedades sensoriais atraentes). Envolvem, geralmente, técnicas de manufatura e aditivos de uso exclusivamente industrial.	• Biscoitos, sorvetes, balas e guloseimas em geral. • Cereais açucarados. • Misturas para bolo. • Barras de cereal. • Macarrão e temperos instantâneos, salgadinhos de pacote. • Refrescos e refrigerantes, iogurtes e bebidas lácteas adoçados e aromatizados, bebidas energéticas. • Produtos congelados e prontos para aquecimento. como pratos de massas, pizzas, hambúrgueres, empanados do tipo nuggets, salsichas e outros embutidos. • Pães e produtos panificados cujos ingredientes incluem substâncias como gordura vegetal hidrogenada, açúcar, amido, soro de leite, emulsificantes e outros aditivos

Fonte: Brasil, 2008.

da obesidade, maior será a gravidade da doença. Nos dias atuais, a preocupação com a imagem e a estética tem destaque cada vez maior, devido à valorização do corpo esbelto, o que torna essa visão aceita por uma grande maioria.

Devido a essa visão e perspectiva, os índices de morbidez psicológica estão aumentando, favorecendo o surgimento de problemas depressivos que afetam a autoestima e o relacionamento social. A alimentação e a atividade física exercem grande influência sobre o balanço energético, podendo ser considerados fatores determinantes para as modificações do estilo de vida e tratamento da obesidade. Ao contrário, as dietas com alta densidade energética associadas ao sedentarismo são os principais fatores do aumento da prevalência da obesidade no mundo.

O tratamento atual da obesidade deve se basear na modificação do estilo de vida, conciliando a prática de atividade física para o aumento do gasto calórico com orientações nutricionais para que se atinja o objetivo de diminuir o consumo de calorias e, principalmente, de gordura. O tratamento farmacológico é considerado uma terapia adicional no manejo da obesidade, apesar de ser um recurso, na grande maioria das vezes.

Quanto à etiologia da obesidade, é importante ressaltar que sua causa exata ainda não é bem clara, embora haja relação multifatorial complexa para esse assunto. Alguns fatores podem estar envolvidos: culturais, biológicos, psicossociais, comportamentais, genéticos, socioeconômicos.

Outro aspecto importante são as comorbidades e seus tratamentos que podem ter influência no aparecimento da obesidade. Atualmente, o tratamento e a prevenção têm se concentrado no aspecto psicológico e social da doença. Os melhores resultados seriam os não invasivos associados à mudança nos hábitos alimentares e comportamentais e à maior efetividade. Pode-se citar a cirurgia bariátrica, que apresenta baixo risco de mortalidade

O melhor resultado para a redução no ganho de peso em tratamentos de transtornos mentais seria a adoção de terapias não medicamentosas. Porém, dada a impossibilidade da adoção de tratamentos não farmacológicos para transtornos mentais em grande parte dos casos, sugere-se que seja feita uma intervenção medicamentosa conjunta com estratégias para controle do ganho de peso.

Suplemento alimentar tem por denominação, o produto de ingestão oral, apresentado sob formas farmacêuticas, endereçados a suplementar a alimentação de pessoas consideradas saudáveis, com nutrientes, substâncias bioativas, enzimas ou probióticos, isolados ou combinados. São incluídos como suplementos alimentares, os suplementos vitamínicos e minerais, suplementos para atletas e complementos alimentares para gestantes e nutrizes. Essa categoria foi criada com o intuito de proporcionar o acesso a produtos seguros e de qualidade às pessoas.

Os suplementos alimentares diferindo-se dos medicamentos não tem propriedades para tratar, prevenir ou curar doenças.

CUIDADOS E ORIENTAÇÕES NA OBESIDADE

Em relação aos cuidados aos pacientes obesos, é de extrema necessidade a presença de uma equipe multiprofissional, devido ao grande impacto das orientações e condutas alimentares

Por meio do formulário ilustrado na Figura 3, integrante do Protocolo de Uso do guia Alimentar para a População Brasileira de 2002, é possível coletar informações de grande impacto nas orientações aos pacientes.

Com base nas respostas concedidas pelos pacientes nesse formulário é possível obter orientações de resultado impactante no acompanhamento dos pacientes obesos. Para tanto, os fluxogramas apresentados a seguir constituem ferramentas norteadoras.

O ato de realizar as refeições em frente à televisão, computador, celular ou qualquer outro distrator influencia diretamente na importância do processo de mastigação adequado, o que impacta na qualidade do processo de digestão dos alimentos e na percepção do corpo sobre a sinalização de fome e saciedade. Os

Crianças com 2 anos ou mais, adolescentes, adultos, gestantes e idosos		
	Você tem o costume de realizar refeições assistindo à TV, mexendo no computador e/ou celular?	○ Sim ○ Não ○ Não sabe
	Quais refeições você faz ao longo do dia? ☐ Café da manhã ☐ Lanche da manhã ☐ Almoço ☐ Lanche da tarde ☐ Jantar ☐ Ceia	
	Ontem, você consumiu:	
	Feijão	○ Sim ○ Não ○ Não sabe
	Sim Não Não sabe	○ Sim ○ Não ○ Não sabe
	Frutas frescas (não considerar suco de frutas)	○ Sim ○ Não ○ Não sabe
	Verduras e/ou legumes (não considerar batata, mandioca, aipim, macaxeira, cará e inhame)	○ Sim ○ Não ○ Não sabe
	Hambúrguer e/ou embutidos (presunto, mortadela, salame, linguiça, salsicha	○ Sim ○ Não ○ Não sabe
	Bebidas adoçadas (refrigerante, suco de caixinha, suco em pó, água de coco de caixinha, xaropes de guaraná/groselha, suco de fruta com adição de açúcar)	○ Sim ○ Não ○ Não sabe
	Macarrão instantâneo, salgadinhos de pacote ou biscoitos salgados	○ Sim ○ Não ○ Não sabe
	Biscoito recheado, doces ou guloseimas (balas, pirulitos, chicletes, caramelo, gelatina)	○ Sim ○ Não ○ Não sabe

Figura 2 Formulário de orientações alimentares.
Fonte: Brasil (2022c).

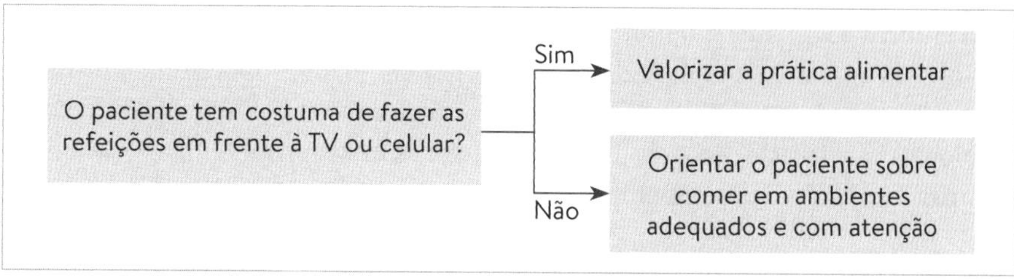

Figura 3 Fluxograma: a pessoa tem costume de fazer as refeições em frente à TV ou celular?
Fonte: Brasil (2022c).

mecanismos biológicos responsáveis pelo nosso apetite são complexos e demandam determinado período de tempo até sinalizarem saciedade.

As frutas constituem abundante fonte de fibras, vitaminas, minerais e componentes como antioxidantes, imprescindíveis na prevenção de muitas doenças. As fibras contidas nos alimentos proporcionam um funcionamento saudável do intestino, auxiliando na prevenção da constipação intestinal.

As frutas consistem em uma substituição valiosa na dieta das pessoas que têm preferência por alimentos ultraprocessados de sabor doce.

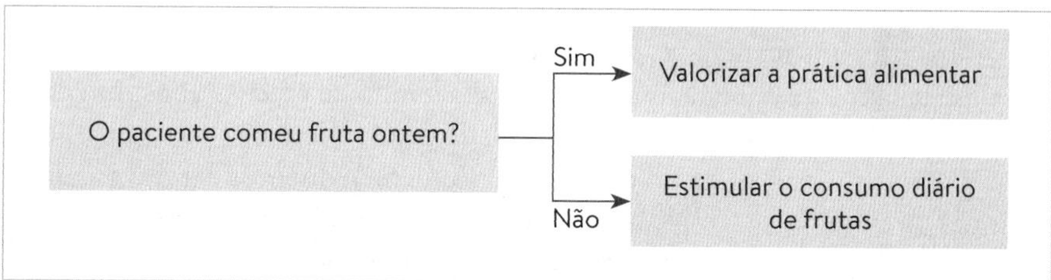

Figura 4 Fluxograma: a pessoa comeu fruta ontem?
Fonte: Brasil (2022c).

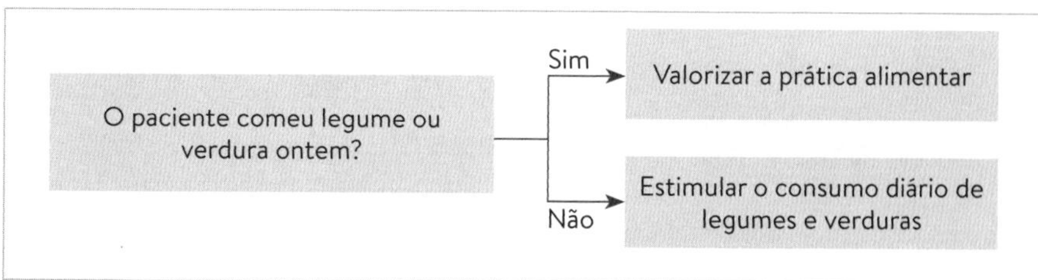

Figura 5 Fluxograma: a pessoa comeu legume ou verdura ontem?
Fonte: Brasil (2022c).

Verduras e legumes são fontes relevantes de vitaminas, minerais, fibras, antioxidantes e contêm baixa quantidade de calorias. Também proporcionam proteção contra obesidade e outras doenças crônicas não transmissíveis associadas, como patologias cardíacas e diabetes. Nesse contexto, as fibras proporcionam saciedade e contribuem para o desempenho saudável do intestino, evitando a constipação.

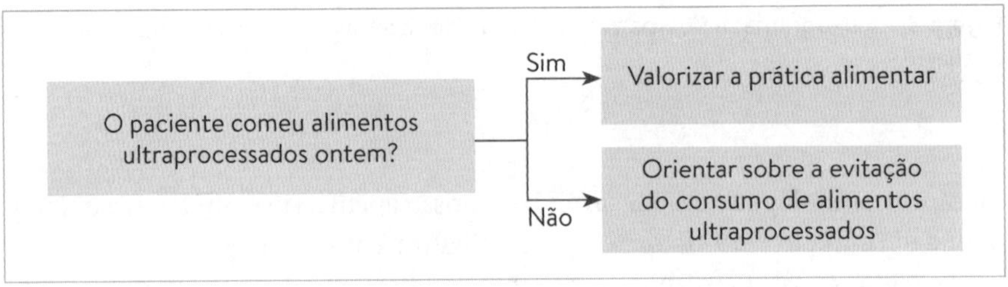

Figura 6 Fluxograma: a pessoa comeu alimentos ultraprocessados ontem?
Fonte: Brasil (2022c)

Os alimentos considerados ultraprocessados apresentam índice nutricional desbalanceado, contendo grande proporção de gorduras, sódio e açúcares. Em contrapartida, têm pouca quantidade de fibras, vitaminas e minerais. Por múltiplos fatores, esses alimentos afetam de forma negativa a regulação da fome e da saciedade, induzindo ao seu consumo excessivo. A elevada proporção de calorias por grama presente na maioria dos alimentos ultraprocessados é um fator prejudicial no balanço de energia, que proporciona ganho de peso. O consumo dessa modalidade de alimento eleva a possibilidade de manifestação de doenças crônicas não transmissíveis, como diabetes, dislipidemia, doenças cardiovasculares e câncer. A evitação ou redução do consumo desses alimentos proporciona a diminuição do consumo energético por meio de melhorias qualitativas na dieta.

O intercâmbio de alimentos ultraprocessados por alimentos *in natura* ou minimamente processados proporciona redução de calorias, diminuindo assim o ganho de peso.

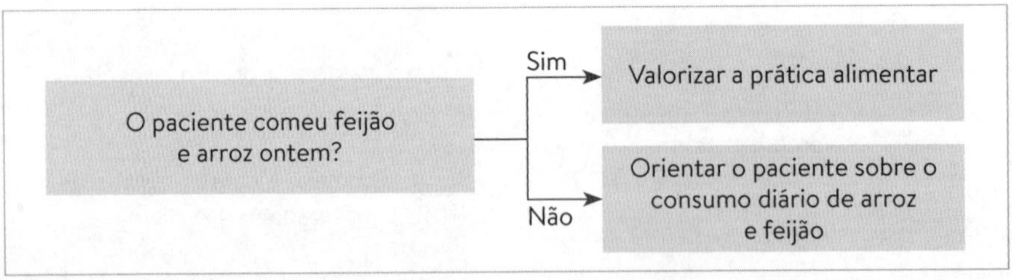

Figura 7 Fluxograma: a pessoa comeu feijão e arroz ontem?
Fonte: Brasil (2022c).

O consumo da combinação de arroz e feijão proporciona grande teor de saciedade, e o feijão contribui para a integração de proteínas, fibras e diversas vitaminas e minerais, como o ferro. A união do arroz com o feijão, ao contrário do que o senso comum aponta, apresenta menor probabilidade de casos de obesidade e doenças crônicas não transmissíveis e também não prejudica o processo de perda de peso.

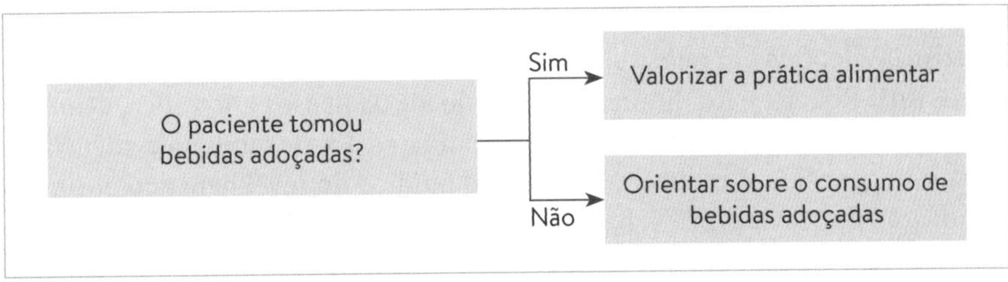

Figura 8 Fluxograma: a pessoa tomou bebidas adoçadas?
Fonte: Brasil (2022c).

O consumo de bebidas adoçadas não é recomendado, devido à interferência na ingestão dos alimentos, aumentando a probabilidade de cáries; ao aumento de peso e à elevação do risco de doenças crônicas (doenças cardiovasculares e diabetes *mellitus*), dada a alta praticidade de consumo e o alto teor de aromatizantes, açúcares e corantes.

Ainda neste tópico, a adição de adoçante ultraprocessado (artificial) em bebidas preparadas não gera benefício na intercambialidade do açúcar por adoçante no processo de perda de peso.

Os adoçantes naturais (frutose, manitol, estévia e sorbitol) ou artificiais (sacarina, ciclamato, aspartame, sucralose e acessulfame-K) proporcionam probabilidade de intolerância à glicose e modificam a microbiota do intestino, sendo viável sua utilização com indicação clínica, proveniente de prescrição dietética de forma individual.

TERAPIA NÃO FARMACOLÓGICA

Existe um número de suplementos alimentares disponíveis no mercado bastante vasto. Uma vez que a preocupação com a saúde tem aumentando significativamente, a procura por suplementos cresce na mesma proporção. Outras características influenciaram o aumento crescente dessa procura, tais como a crença de que esses produtos (fitoterápicos e suplementos), por terem origem natural, são seguros, o que não é verdade; quem precisa prescrever é um profissional da saúde habilitado.

A seguir serão citados alguns produtos de fitoterapia e suplementos utilizados para o tratamento não farmacológico para a obesidade (o farmacêutico pode prescrever todos):

Panax ginseng (Ginseng)

Diversos estudos revelaram que os gingenosídeos, provenientes de *Panax ginseng* reduziam os níveis de leptina e do NPY, além de diminuírem também a resistência à leptina em ratos sujeitos a uma dieta rica em lipídios. Já os gingenosídeos Rb1, Rb2, Rc e Rd diminuíram a atividade da lipase pancreática, demonstrando aumento do teor lipídico das fezes em ratos. Existe também evidência de que os gingenosídeos reduzem o conteúdo lipídico do nível hepático por meio da ativação da via da AMPK, baixando a formação de ácidos graxos e triacilgliceróis. Foram realizados outros estudos em humanos que evidenciaram também uma diminuição na concentração de colesterol total e triacilgliceróis e um aumento na lipoproteína de alta densidade (HDL), ao longo de 8 semanas.

- Posologia do ginseng:
- Decocção: 1 g de raiz em 250 mL. Servir em 3 minutos. Uma xícara ao dia pela manhã
- Extrato fluido (1:1): 15 a 30 gotas, 1 ou 2 vezes ao dia (PR, 1998).
- Tintura (1:5): 50 a 100 gotas, 1 ou 2 vezes ao dia (PR, 1998).
- Extrato seco (5:1): 200 mg/dia. Tomar pela manhã (PR, 1998).

Cafeína e chá verde

O chá verde tem sido associado a propriedades termogênicas, bem como a um aumento na oxidação de lipídios por meio da inibição da fosfodiesterase, uma enzima que degrada o AMPc. Os resultados relatados são devidos à presença de cafeína nos extratos de chá verde. Conforme estudos publicados, foi observado um aumento dos níveis de saciedade em indivíduos que tomavam cafeína regularmente (> 300 mg/dia) relativamente ao grupo que não tomava. Também se deve relatar que a cafeína estimula o sistema nervoso simpático, o que resulta na diminuição da liberação de leptina. Assim, a cafeína pode ser utilizada como um auxiliar no controle de peso, em indivíduos que habitualmente tomem doses baixas dela.

A posologia para a cafeína, em preparados para uso oral, pode variar de 50 a 250 mg, administrada em intervalos superiores a 3 horas, conforme a necessidade. A concentração usual, em preparados cosméticos e dermatológicos, pode variar de 0,1 a 8%.

As procianidinas são comercializadas na forma de cápsulas ou comprimidos contendo extrato que variam de 80 a 97% de polifenóis. As recomendações de dosagem variam grandemente de 100 a 500 mg/dia no início para a 50 a 100 mg/dia para propósitos de manutenção.

Garcinia cambogia

O marcador principal desta planta é o ácido hidroxicítrico, que auxilia na manutenção do peso pela indução da saciedade, mas também pode exercer outros efeitos no manejo da obesidade, já que aumenta a oxidação de ácidos gordos e diminui a lipogênese. Além disso, diversos estudos demonstraram um aumento no gasto energético em animais, com a consequente redução de massa gorda.

A dose diária é de 1 g, 3 vezes ao dia, na primeira semana, e 500 mg, 3 vezes ao dia, nas semanas subsequentes, 30 minutos a 1 hora antes das refeições.

Cromo

Os minerais estão presentes em diversos alimentos de uma dieta normal, por exemplo, na carne, nos cereais e nas frutas secas, e o cromo é um oligoelemento com uma extensão de absorção de apenas 1 a 2% vinda da dieta. O mecanismo de ação desse mineral não é totalmente conhecido, mas parece estar relacionado com uma alteração da sensibilidade à insulina. Deve-se mencionar que o cromo tem a capacidade de inibir o apetite e estimular a termogênese. O ácido picolínico aumentar sua absorção, promovendo, assim, uma ação sob o metabolismo dos hidratos de carbono, lipídios e proteínas. Existem estudos em que o cromo é usado também para melhor controle dos níveis normais de glicose no sangue. A dose do cromo recomendada é de 50 a 1.000 mcg ao dia, por via oral.

TERAPIA FARMACOLÓGICA

A terapia farmacológica da obesidade deve observar a necessidade de uma prevenção secundária na progressão da doença, sendo também importante, de forma conjunta, a modificação dos hábitos de vida, para evitar complicações e a possível recuperação do peso. Não há medida farmacológica a longo prazo que não necessite de mudança do estilo de vida, e a terapia não deve ser utilizada apenas em casos de ausências de medidas não farmacológicas. Vale destacar que esses medicamentos não são de venda livre e precisam da receita do prescritor.

Fármacos serotoninérgicos

A serotonina (5-hidroxitriptamina ou 5-HT) é relacionada ao controle do peso devido a seu mecanismo de ação como moduladora da ingestão de alimentos. A modulação dos fármacos contidos no grupo serotoninérgico tem ação em variadas patologias, como a dependência de substâncias, a esquizofrenia e a obesidade.

No campo da obesidade, esses fármacos têm notável importância em abordagens anorexígenas e de saciedade. A utilização dessa classe de fármacos pertencentes ao grupo dos inibidores seletivos da recaptação de serotonina (ISRS) tem seu mecanismo de ação efetivado por meio do transportador de serotonina (SERT), no qual é evidenciado, portanto, o desempenho no controle do peso corporal e na regulação do metabolismo da glicose. São exemplos dessa classe a fluoxetina e a sertralina (Quadros 5 e 6).

Quadro 5 Elucidação do medicamento fluoxetina

Ação	Inibidor seletivo da recaptação de serotonina nos terminais pré-sinápticos, diminuindo, neste caso, o apetite.
Posologia	A dose usual recomendada da fluoxetina é de 20-60 mg/dia.
Efeitos indesejáveis	Convulsões, risco aumentado de quedas, sangramento gastrointestinal, distúrbios em relação ao manejo da diabetes, distúrbios do sono, redução da libido, amnésia, xerostomia e sudorese, cefaleia, dificuldade na coordenação motora e tremores
Contraindicação	• Contraindicada na gravidez, lactação e hipersensibilidade ao fármaco. • Pacientes com risco de suicídio devem ser monitorados durante o tratamento com o fármaco, pelo risco de exacerbação dos sintomas. • Indivíduos diabéticos devem utilizar a fluoxetina com cautela, uma vez que o medicamento pode alterar o controle glicêmico. • Em associação com inibidores da monoaminoxidase, pode causar síndrome neuroléptica maligna.

Quadro 6 Elucidação do medicamento sertralina

Ação	Inibidores seletivos da recaptação de serotonina, inibidor específico no nível da terminação nervosa pré-sináptica, potencializando a transmissão serotoninérgica e favorecendo a perda de peso
Posologia	A dose diária recomendada do uso da sertralina é de 50-200 mg.
Efeitos indesejáveis	• Sudorese, inquietação, ansiedade, náuseas, dor epigástrica, vômitos, diarreia, diminuição do apetite, diminuição da libido, insônia, tonturas e tremores. • As células do trato gastrointestinal utilizam mais serotonina do que outros órgãos, acarretando maiores efeitos adversos nessa região.
Contraindicação	• Gravidez, lactação e hipersensibilidade ao fármaco. • É necessário o monitoramento do paciente com risco de suicídio durante o tratamento, como também cautela no uso do fármaco em pacientes diabéticos pelo risco de alteração do controle glicêmico

Fármacos catecolaminérgicos

As substâncias situadas no grupo dos fármacos catecolaminérgicos agem tanto na serotonina quanto nas catecolaminas, com foco na noradrenalina. Um exemplo desse grupo é a sibutramina, fármaco de grande destaque no tratamento da obesidade. Para melhor elucidação das características da sibutramina, observe-se o Quadro 7.

Quadro 7 Elucidação do medicamento sibutramina

Ação	Inibição da recaptação da serotonina e noradrenalina nos centros hipotalâmicos, ocasionando a diminuição da ingestão de alimentos; em alguns indivíduos pode aumentar a termogênese.
Posologia	• A dose inicial recomendada no tratamento com sibutramina é de 10 mg/dia. • Em casos em que a perda de peso seja alcançada com essa posologia em 4 semanas, a dose geralmente é aumentada para 15 mg/dia.
Efeitos indesejáveis	• Xerostomia, hipertensão, constipação, taquicardia, fadiga, dor de cabeça, anorexia e insônia. • Aumento do risco de complicações cardiovasculares em pacientes que têm risco ou histórico, por exemplo, infarto do miocárdio. • Sintomas como delírios, depressão, atraso psicomotor acentuado, distúrbios do comportamento e paranoia são relatados na literatura.
Contraindicação	• O risco cardiovascular se torna um fator de preocupação. Estudos indicam que uma dose de 10-15 mg/dia deste fármaco pode aumentar a pressão arterial em 2-4 mmHg e também o aumento entre 4-6 batimentos por minuto, em relação à frequência cardíaca. • É contraindicada quando os pacientes que têm doença arterial coronariana ou periférica, acidente vascular cerebral e hipertensão arterial descontrolada. • Não é indicada aos pacientes com doenças relacionadas ao SNC.

SNC: sistema nervoso central.

Fármacos termogênicos

O processo responsável pela conversão de calorias em energia térmica para preservar o equilíbrio do organismo é denominado termogênese, e a obesidade é fruto também de defeitos em relação à termogênese e à regulação. Para tanto são utilizadas algumas substâncias na ação estimulante.

A ação desses fármacos no sistema nervoso simpático exerce grande importância na regulação do gasto e consumo energético, por meio da estimulação dos subtipos de receptores beta-adrenérgicos-1, 2 e 3; o beta-3 é o mediador do efeito farmacológico no tratamento crônico, em função da baixa regulação dos receptores beta-1 e beta-2. A efedrina (Quadro 8) e a cafeína (Quadro 9) são exemplos de destaque dessa classe medicamentosa. Ressalta-se que o farmacêutico não pode prescrever a efedrina.

Quadro 8 Elucidação do medicamento efedrina

Ação	• Estimula a liberação de norepinefrina e epinefrina, com ação direta em receptores adrenérgicos. • Por meio do efeito indireto, a norepinefrina e a epinefrina agem em receptores beta adrenérgicos, beta-1 e beta-2, com o objetivo de promover efeitos cardiovasculares e interagindo com receptores beta-3-adrenérgicos para favorecer a termogênese
Posologia	• A dose diária recomendada da efedrina é de 75 mg/dia. Já doses diárias de 60 mg de efedrina administradas em um estudo com obesas, durante 12 semanas, resultam no aumento da taxa metabólica, porém em taxas mais altas de 150 mg/dia por 30 dias resultaram em perda de peso significativa nesse grupo.
Efeitos indesejáveis	• Efeitos no sistema cardiovascular e no SNC. • Pode causar também dores de cabeça, insônia, ansiedade, tonturas, sudorese, xerostomia, sede e tremores.
Contraindicação	• Devido à possibilidade de promover taquicardia e alterações na pressão arterial, é um fármaco que exige cautela no uso. Em razão disso, a efedrina deve ser evitada e não é recomendada a pacientes com risco de acidente vascular cerebral, pois seu uso pode acarretar esse tipo de enfermidade na forma hemorrágica

SNC: sistema nervoso central.

Quadro 9 Elucidação do medicamento cafeína

Ação	• Ligação e inibição dos receptores da adenosina A1 e A2. A inibição de A1 favorece a ativação da adenilato ciclase, levando a aumento do 3'5' monofosfato de adenosina (AMPc) e da atividade da proteína quinase A e resultando na estimulação do sistema nervoso central. • Ocorre também a estimulação da liberação de epinefrina pela cafeína, que atua como antagonista dos adenina-receptores nos adipócitos, aumentando os níveis intracelulares de AMPc, ativando a lipase, favorecendo a lipólise e a liberação de ácidos graxos livres na circulação.
Posologia	A dose recomendada para a cafeína é de 100-300 mg ao dia.
Efeitos indesejáveis	• Insônia, agitação, sudorese, náuseas e irritabilidade. • Quadros de euforia, ansiedade e desconforto gastrointestinal, depressão e irritação da mucosa gástrica também são descritos na literatura.
Contraindicação	• Pacientes com hipertensão arterial devem ter cautela no uso da cafeína, pelo risco de elevação da pressão, como também indivíduos com arritmias cardíacas, em função de possível elevação dos batimentos cardíacos. • Suplementos à base de cafeína não devem ser consumidos por gestantes, crianças e idosos

Fármacos inibidores da ação de gorduras

Neste grupo, o fármaco que mais se destaca é o orlistate (Quadro 10), cujo mecanismo de ação é a inibição das lipases gástricas e pancreáticas que atua no lúmen intestinal, portanto sua atividade ocorre pela inibição da lipase pancreática, enzima responsável pela lise de triglicerídeos no intestino. Por decorrência dessa inibição, os triglicerídeos são excretados sem serem digeridos anteriormente.

Quadro 10	Elucidação do medicamento orlistate
Ação	• Sua ação ocorre nas lipases gastrointestinais e pancreáticas, agindo como um potente inibidor. • As lipases são catalisadoras das reações hidrolíticas em ácidos graxos dos triglicerídeos, resultando em ácidos graxos livres e monoglicerídeos. • O orlistate se liga através de uma ligação covalente, irreversível aos sítios ativos das lipases, proporcionando que um terço dos triglicerídeos seja excretado sem sofrer digestão, não sendo submetido a absorção no intestino delgado e sendo eliminado nas fezes.
Posologia	A posologia recomendada para o orlistate é de 120 mg/dia, justamente com as refeições.
Efeitos indesejáveis	Esteatorreia (fezes oleosas), aumento de evacuações, flatulências, urgência fecal, dor abdominal e diminuição na absorção de vitaminas, em destaque as lipossolúveis (A, D, E, K).
Contraindicação	• O orlistate é contraindicado em pacientes que são portadores de insuficiência hepática, síndrome da má absorção crônica, colestases e doenças pancreáticas. • Os pacientes que utilizam esse medicamento devem ter monitoramento profissional caso estejam fazendo uso concomitante de ciclosporinas, anticoagulantes orais, levotiroxina, antiepiléticos e amiodarona, em razão do fato de o orlistate interferir nos níveis plasmáticos desses fármacos, sendo recomendado maior espaço de tempo entre as tomadas.

O uso dos fármacos antagonistas seletivos de CB-1

A descoberta de receptores canabinoides específicos proporcionou a introdução de antagonistas seletivos, relacionando-os com o receptor CB1. Nesse contexto, abriram-se portas para que estudos mais detalhados apontassem a atividade do receptor CB-1 como fundamental no controle do apetite, do metabolismo periférico e na regulação do peso.

O sistema endocanabinoide é considerado um modulador de grande importância na ingestão energética, devido à regulação exercida na ação de mediadores anorexígenos em diversas áreas do hipotálamo. Sua ação é executada no tecido adiposo, que controla a lipogênese, tendo importante impacto no controle do peso corporal e na regulação das alterações metabólicas, onde os receptores CB-1, localizados no tecido adiposo branco e sob efeito de estimulação, elevam a ação da lipase lipoproteica e reduzem a da adiponectina.

BIBLIOGRAFIA

1. Almeida SS, Zanatta DP, Rezende FF. Imagem corporal, ansiedade e depressão em pacientes obesos submetidos à cirurgia bariátrica. Estudos da Psicologia. 2012;17(1):153-60.
2. Anjos LA. Obesidade e saúde pública. Rio de Janeiro: Fiocruz; 2006. Temas em Saúde Coletiva. [internet] [acesso em: 16 mar. 2023]. Disponível em: https://www.scielo.br/j/csp/a/9JcNWcTcfyzYwLZNTzsHz8p/?format=pdf&lang=pt.
3. Associação Brasileira para o Estudo da Obesidade e da Síndrome Metabólica (Abeso). Diretrizes brasileiras de obesidade. 4.ed. São Paulo: Abeso; 2016.
4. Batista Filho M, Rissin A. Nutritional transition in Brazil: geographic and temporal trends. Cad Saude Publica. 2003;19(1):181-91.
5. Beers MH. Manual Merck: diagnóstico e tratamento. São Paulo: Roca; 2014. p.63-8.
6. Belczak CE, Godoy JM, Belzack SQ, Ramos RN, Caffaro RA. Obesity and worsening of chronic venous disease and joint mobility. Phlebology. 2014;29(8):500-4.
7. Bolsoni-Lopes A, Furieri LB, Alonso-Vale MIC. Obesity and covid-19: a reflection on the relationship between pandemics. Revista Gaúcha de Enfermagem. 2021; 42(n. especial).
8. Bortolini GA, Moura ALP, Lima AMC, Moreira HOM, Medeiros O, Diefenthaler ICM, et al. Guias alimentares: estratégia para redução do consumo de alimentos ultraprocessados e prevenção da obesidade. Rev Panam Salud Publica. 2019;43:e59.
9. Brasil. Instituto Brasileiro de Geografia e Estatística (IBGE). Pesquisa de orçamentos familiares 2002-2003: análise da disponibilidade domiciliar de alimentos e do estado nutricional no Brasil. Rio de Janeiro: IBGE; 2004.
10. Brasil. Ministério da Saúde. Obesidade no adulto. 2022a. [internet] [acesso em: 16 mar. 2023]. Disponível em: https://linhasdecuid ado.saude.govbr/portal/obesidade-no-adulto/unidade-de-pronto-atendimento/definicao-obesidade-no-adulto/.
11. Brasil. Ministério da Saúde. Protocolo de uso do guia alimentar para a população brasileira na orientação alimentar de pessoas adultas com obesidade. Universidade de Brasília, 2022b. [internet] [acesso em: 16 mar. 2023]. Disponível em: http://189.28.128.100/dab/docs/portaldab/publicacoes/protocolos_guia_obesidade_fasciculo2.pdf.
12. Brasil. Ministério da Saúde. Secretaria de Atenção à Saúde. Departamento de Atenção Básica. Obesidade. Cadernos de Atenção Básica. Brasília: Ministério da Saúde; 2006.
13. Brasil. Ministério da Saúde. Secretaria de Atenção à Saúde. Guia alimentar para a população brasileira: promovendo a alimentação saudável. Brasília: Ministério da Saúde; 2008.
14. Brasil. UNA-SUS. Diabetes, hipertensão e obesidade avançam entre os brasileiros. 2022c. [internet] [acesso em: 16 mar. 2023]. Disponível em: https://www.unasus.gov.br/noticia/diabetes-hipertensao-e-obesidade-avancam-entre-os-brasileiros.
15. BRASIL. Agência Nacional de Vigilância Sanitária. Resolução RDC nº 243, de 26 de julho de 2018. Dispõe sobre requisitos sanitários dos suplementos alimentares. Diário Oficial da União. Brasília, 27 jul. 2018.

16. Carvalho EAA, Simão MTJ, Fonseca MC, Andrade RG, Ferreira MSG, Silva AF, et al. Obesidade: aspectos epidemiológicos e prevenção. Rev Med Minas Gerais. 2013;23(1):74-82.
17. Casselli DDN, Silva ESM, Figueira GM, Demarchi ME, Souza JC. Comorbidade entre depressão, ansiedade e obesidade e complicações no tratamento. Research, Society and Development. 2021;10(1):e16210111489.
18. Cherniack RM, Cherniack L. Pulmonary ventilation, blood flow and gas exchange. In: Respiration in health and disease. 2.ed. Philadelphia: WB Saunders; 1983. p.48-75.
19. Clarindo MF, Gelsi MDM, Bertequini C, Costa LAO, Espinha HQ, Teixeira AKH, et al. Obesidade, índice de massa corpórea e insuficiência venosa crônica: revisão de literatura. Revista Corpus Hippocraticum. 2020;2(1).
20. Claudino PA, Balbino MLCO. O papel do farmacêutico para o melhor enquadramento da segurança de sibutramina para o controle de obesidade de infantojuvenil. Scientia Generalis. 2012;2(2):60-74.
21. Coelho CF, Burini RC. Atividade física para prevenção e tratamento das doenças crônicas não transmissíveis e da incapacidade funcional. Revista de Nutrição. Pontifícia Universidade Católica de Campinas. 2009;22(6);937-46.
22. Cole TJ, Bellizzi MC, Flegal KM, Dietz WH. Establishing a standard definition for child overweight and obesity worldwide: international survey. BMJ. 2000;320:1-6.
23. Do Carmo I, Santos OCJ, Vieira J. Obesidade em Portugal e no mundo. Faculdade de Medicina da Universidade de Lisboa, 2008.
24. Franco M, Montenegro MR, De Brito T, Bacchi CE, Cardoso De Almeida P. Patologia: processos gerais. 5.ed. São Paulo, Atheneu; 2010.
25. Garcia SF. Terapêutica para controle da obesidade: uma abordagem farmacológica e não farmacológica. Universidade de Coimbra, julho de 2021. [internet] [acesso em: 16 mar. 2023]. Disponível em: https://eg.uc.pt/bitstrea m/10316/93098/1/Silvana%20Garcia%20 Documento%20Unico.pdf.
26. Godinho MJP. Tratamento não farmacológico da obesidade. 2011. Faculdade de Medicina da Universidade de Coimbra, 2011. [internet] [acesso em: 16 mar. 2023]. Disponível em: https://core.ac.uk/downl oad/pdf/43585807pdF.
27. Goldberg JH, King AC. Physical activity and weight management across the lifespan. Annu Rev Public Health. 2007;28:145-70.
28. Harpaz E, Tamir S, Weinstein AE, Weinstein Y. The effect of caffeine on energy balance. Journal of Basic and Clinical Physiology and Pharmacology. 2017;28(1):1-10.
29. Kac G, Velásquez-Meléndez G. A transição nutricional e a epidemiologia da obesidade na América Latina. Cad Saude Publica. 2003;19(1):4-5.
30. Li Z, Ji GE. Ginseng and obesity. Journal of Ginseng Research. 2017;42(1):1-8.
31. Marques DO, Quintilio MSV. Farmacologia da obesidade e riscos das drogas para emagrecer. Revista Coleta Científica. 2021;5(9):38-49.
32. Martins ELM, Amaral MPH, Ferreira MBC, Mendonça ME, Pereira MCS, Pereira DC, et al. Dispensação de psicotrópicos anorexígenos no município de Juiz de Fora, Minas Gerais, Brasil. Ciência & Saúde Coletiva. 2012;17(12):3331-42.
33. Mazzanti G, Vitalone A, Cas R. E Menniti-Ippolito F. Suspected adverse reactions associated with herbal products used for weight loss: spontaneous reports from the Italian Phytovigilance System. European Journal of Clinical Pharmacology. 2019;75(11):1599-615.
34. National Task Force on the Prevention and treatment of Obesity. Overweight, obesity, and health risk. Arch Intern Med. 2000;160:898-904.

35. Onis M, Habitch JP. Anthropometric reference data for international use: recommendations from a World Health Organization Expert Committee. Am J Clin Nutr. 1996;64:650-8.
36. Organização Mundial da Saúde (OMS). Obesidade: prevenindo e controlando a epidemia global. Relatório da Consultadoria da OMS. Genebra, 2000.
37. Organização Mundial da Saúde (OMS). Obesidade: prevenindo e controlando a epidemia global. Relatório da Consultadoria da OMS, Genebra, 2004.
38. Pinheiro ARO, Freitas SFT, Corso ACT. Uma abordagem epidemiológica da obesidade. Revista de Nutrição. 2004;17(4).
39. Pi-Sunyer FX. Obesity: criteria and classification. Proc Nutr Soc. 2002;59:505-9.
40. Rang HP, Dale MM. Farmacologia clínica. 8.ed. Elsevier, 2016.
41. Rochester DF, Enson Y. Current concepts in the pathogenesis of the obesity-hypoventilation syndrome. Am J Med. 1974;57:402-20.
42. Silva GA. Síndrome obesidade-hipoventilação alveolar. Medicina (Ribeirão Preto). 2006 Jun 30;39(2):195-204.
43. Tardido AP, Falcão MC. O impacto da modernização na transição nutricional e obesidade. Revista Brasileira de Nutrição Clínica. 2006;21(2):117-24.
44. Tavares TB, Nunes SM, Santos MO. Obesidade e qualidade de vida: revisão de literatura. Rev Med Minas Gerais. 2010.
45. Teles GA, Reis JPL, Dias T, et al. Obesidade: prevenção e terapêutica. Editorial Presença, 2008.
46. Tomar M, Rao RP, Dorairaj P, Koshta A, Suresh S, Rafig M, et al. A clinical and computational study on anti-obesity effects of hydroxycitric acid. Royal Society of Chemistry. 2019;9(32):18578-88.
47. Tsang C, Taghizadeh M, Aghabagheri E, Asemi ZE, Jafarnejad S. A meta-analysis of the effect of chromium supplementation on anthropometric indices of subjects with overweight or obesity. Clinical Obesity. 2019;9(4):1-16.
48. Wanderley EN, Ferreira VA. Obesidade: uma perspectiva plural. Ciência & Saúde Coletiva. 2010;15(1):185-94.
49. Westerterp-Plantenga MS, Lejeune MP, Kovacs EM. Body weight loss and Weight Maintenance in Relation to Habitual Caffeine Intake and Green Tea Supplementation. Obesity Research. 2005;13:1195-204.
50. Willoughby D, Hewling S, Kalman D. Body composition changes in weight loss: strategies and supplementation for maintaining lean body mass, a brief review. Nutrients. 2018;10(12):1-10.
51. Wolf AM, Golditz GA. Current estimates of the economic cost of obesity in the United States. Obes Res. 1998;6:97-106.
52. World Health Organization (WHO). Obesity: preventing and managing the global epidemic. Report of a WHO Consultation on Obesity Geneva: WHO; 1998.

23

Semiologia e propedêutica da dismenorreia

Sandra Milena Bonilla Becerra

DESTAQUE DO TEMA

1. A dismenorreia é um dos problemas de saúde que mais afetam as mulheres durante a idade fértil, e tem como sintomatologia um quadro de dor na região suprapúbica que se estende à região lombar.
2. O farmacêutico recebe inúmeros casos de mulheres que solicitam atendimento em decorrência do quadro de dor, e para tanto é de extrema importância que o profissional estabeleça um quadro de anamnese correto para a devida prescrição de medicamentos que possam aliviar o quadro de dor.

INTRODUÇÃO

A dismenorreia, conhecida como menstruação dolorosa, acontece comumente entre 6 ou 24 meses após a menarca. Considerada a patologia ginecológica que mais afeta mulheres em idade reprodutiva, tem uma prevalência de 50 a 90% aproximadamente. A doença se caracteriza por apresentar dores abdominais recorrentes durante a menstruação, além de dor na região suprapúbica que se estende à região lombar.

A dismenorreia pode ser classificada de duas maneiras: primária e secundária. Considera-se dismenorreia primária a menstruação dolorosa sem nenhuma patologia pélvica de base aparente. Já na dismenorreia secundária, a dor menstrual atribui-se a patologias pélvicas, tais como endometriose, adenomiose, fibrose, anomalias anatômicas congênitas, entre outras.

Adicionalmente, deve-se consideras causas não ginecológicas, como causas gastrointestinais (doença inflamatória intestinal, constipação crônica, irritabilidade intestinal), geniturinárias (cistite intersticial, litíase renal), psicogênicas (transtornos ou histórico de abuso sexual), entre outras. O aparecimento dos sintomas na dismenorreia secundária, em comparação com a dismenorreia primária, acontece de forma tardia, experimentando-se somente após 2 anos do início da menarca.

Apesar da alta porcentagem de mulheres que apresentam essa doença, ela é subnotificada, normalizando-se e aceitando-se a dor menstrual, um convívio que afeta a qualidade de vida, as atividades diárias e causador de estresse psicológico.

EPIDEMIOLOGIA

A dismenorreia primária é considerada a doença mais comum em mulheres na segunda e terceira década na etapa reprodutiva, sendo mais acentuada na adolescência e diminuindo sua intensidade conforme o avanço da idade

Segundo a Organização Mundial da Saúde (OMS), a prevalência de mulheres com dismenorreia primária está entre 17 e 81%, sendo identificada a forma grave da doença apenas em 12 a 14% dos casos, e podendo variar conforme a localização geográfica.

Uma de cada três mulheres reporta sintomas moderados a severos, tendo como consequência muitas vezes o absenteísmo escolar de adolescentes, a ausência do trabalho e outras atividades, afetando a *performance* em termos de concentração, esporte, socialização e desempenho escolar. Essa doença é subestimada, já que as mulheres consideram a dor antes da menstruação algo normal dentro do ciclo menstrual; dessa maneira, não se reporta ou não há rápida procura de atendimento médico.

FISIOPATOLOGIA

O aparecimento da dismenorreia primária acontece no começo do ciclo ovulatório, durante a adolescência. Em termos gerais, os sintomas aparecem 6 meses após a menarca. Entre os sintomas mais comuns estão: náusea, vômito, diarreia, dor na região lombar, tontura, enxaqueca, fadiga, insônia, e raramente se apresenta síncope e hipertermia.

Destaca-se o fato de que os sintomas podem ser reproduzíveis entre cada ciclo menstrual. Uma vez estabelecida a doença, a duração, temporalidade e localização da dor serão consistentes ciclo a ciclo sem piora do quadro ao longo do tempo. Caso se apresente piora progressiva ou duração da dor além do período menstrual, trata-se possivelmente de outras causas, tais como a endometriose.

Mecanismos fisiopatológicos da dismenorreia primária

O ciclo menstrual é um processo fisiológico no qual existe uma coordenação perfeita entre o sistema nervoso central (hipotálamo e hipófise) e órgãos do sistema reprodutor feminino (ovários e útero) através de estímulos aferentes e eferentes que permitem a liberação de hormônios femininos importantes tais como o estrogênio e a progesterona.

Durante a fase proliferativa do ciclo menstrual, o aumento das concentrações séricas de estrógeno permite a regeneração do endométrio, camada tecidual que se encontra no interior uterino, reveste o miométrio e é muito importante para a implantação do ovócito. Acredita-se que durante a dismenorreia primária a descamação endometrial leve a uma liberação excessiva de prostaglandinas, e os altos níveis destas podem levar a hipercontratilidade miometrial, resultando em hipóxia e isquemia do músculo uterino e promovendo a percepção de dor e outros sintomas, como náuseas e diarreia.

As prostaglandinas são sintetizadas por meio de ácidos graxos poli-insaturados de cadeia longa, como o ácido araquidônico, um componente comum da membrana celular fosfolipídica. Sua síntese é regulada pelo monofosfato de adenosina (AMPc). Assim, a produção de prostaglandinas pode ser estimulada por adrenalina, peptídeos e hormônios esteroides, da mesma forma que por estímulos mecânicos e trauma tecidual.

O ácido araquidônico é derivado através da enzima lisossomal fosfolipase A2, que tem sua atividade estabilizada pelas altas concentrações de progesterona. No final da fase lútea do ciclo menstrual, quando há redução das concentrações séricas de progesterona, há diminuição desse efeito estabilizador nos lisossomos endometriais, levando à liberação de fosfolipase A2 e à hidrólise de fosfolipídios da membrana celular para a síntese do ácido araquidônico e do ácido eicosatetraenoico. Esses compostos servem como precursores das vias cicloxigenase (COX) e lipoxigenase. Assim, durante a menstruação, com maior disponibilidade de ácido araquidônico, há destruição e trauma tecidual, que favorecem a produção de prostaglandinas, principalmente a prostaglandina F(2-alfa), que é mais importante na dismenorreia primária, já que causa vasoconstrição uterina e contração do miométrio.

DIAGNÓSTICO

O diagnóstico da dismenorreia primária não precisa de um profissional especialista em saúde da mulher, entretanto o profissional de saúde precisa descartar outras patologias.

Para um diagnóstico adequado, deve-se considerar os seguintes pontos: anamnese geral, histórico psicossocial e ginecológico da paciente. No momento da avaliação da história clínica deve incluir-se dados correspondentes ao histórico familiar de dismenorreia, seja primária ou secundária, histórico relacionado à saúde sexual e reprodutiva, histórico menstrual, ou seja, idade da menarca, avaliação do fluxo menstrual, quantidade do fluxo, intervalos e duração dos ciclos, tempo entre a menarca e o início da dismenorreia, entre outros. Por outro lado, avaliar o histórico e a caracterização da dor é extremamente importante: localização, tipo de dor, irradiação, cronologia, sintomas associados, gravidade e efeitos nas atividades diárias, entre outros,

A revisão dos sistemas gastrointestinal, geniturinário e musculoesquelético pode ser importante devido à relação direta com a localização da dor e achados físicos tais como aumento uterino, aumento da massa pélvica, desvio do colo do útero, lesões vesicais, sensibilidade cervical, entre outros, que sugerem causas secundárias por trás da dismenorreia.

O diagnóstico de dismenorreia primária difere de acordo com o histórico ginecológico e sexual da paciente. No caso de adolescentes que apresentam dor pela primeira vez relacionada com dismenorreia, recomenda-se exame pélvico, entretanto existe uma diferença quanto ao fato de se tratar de uma mulher sexualmente ativa ou não. Em mulheres não sexualmente ativas, utiliza-se como ferramenta diagnóstica a ultrassonografia transabdominal pélvica, já que se trata de um exame não invasivo, permitindo o conforto da paciente. Adicionalmente, o exame abdominal complementa os parâmetros de diagnóstico. Isso inclui: inspeção dos genitais externos, exame especular, que permite avaliar doenças e/ou alterações anatômicas que contribuam para dor causada pela dismenorreia, e exame que permita a avaliação uterina quanto a sua mobilidade, tamanho, textura e possíveis massas e/ou nódulos que possam sugerir a presença de endometriose. Por outro lado, para o diagnóstico de mulheres sexualmente ativas, o método recomendado é a ultrassonografia transvaginal, que permite a avaliação dos órgãos pélvicos internos.

Quadro 1 Verificação do histórico de dismenorreia

Histórico menstrual.
• Relação entre a menarca e o início da dismenorreia. • Momento da dor em relação à menstruação e quantidade do fluxo menstrual. • Caracterização, gravidade, cronologia e incapacidade resultante. • História sexual, incluindo inquérito sobre abuso sexual. • Consulta sobre síndromes de dor crônicas e condições médicas. • Presença de sintomas de depressão, ansiedade ou outras doenças psiquiátricas. • Tratamento prévio, incluindo a dose, duração de uso, efeitos colaterais e resposta.

Fonte: adaptado de Burnett (2017).

TRATAMENTOS PARA A DISMENORREIA PRIMÁRIA

O tratamento da dismenorreia é direcionado ao alívio dos sintomas apresentados pelas pacientes. O diagnóstico inicial é importante para determinar a gravidade e estabelecer as orientações. O tratamento de primeira linha da dismenorreia é constituído por terapia hormonal e não hormonal.

Como tratamento de primeira linha da terapia não hormonal estão os anti-inflamatórios não esteroides (Aine). Baseados no mecanismo fisiopatológico da doença, no qual se sugere uma superprodução de prostaglandinas como causa da dor na dismenorreia primária, os Aine produzem uma diminuição periférica destas por meio da inibição da enzima COX.

Medicamentos como ibuprofeno e/ou naproxeno são mais acessíveis às pessoas. Se o tratamento é instaurado de maneira eficaz com o início do sangramento ou sintomas associados, acredita-se que o uso dos Aine não seja necessário por mais de 2 a 3 dias.

No entanto, em pacientes que possam apresentar dor moderada a severa, a terapia deve ser iniciada 3 a 4 dias antes do sangramento. A dosagem recomendada inclui começar com uma dose de ataque seguida de doses regulares até atingir a dose máxima recomendada.

O paracetamol (acetaminofeno) é um analgésico com atuação fraca sobre a COX, entretanto sua atuação no nível do sistema nervoso central permite o aumento do limiar da dor. Estudos já relataram o uso de acetaminofeno em conjunto com cafeína para tratamento dos sintomas da dismenorreia, e sua combinação com pamabrom, diurético de curta duração, alivia os sintomas da doença e ajuda na diminuição da retenção de líquido.

A terapia hormonal é constituída principalmente por contraceptivos orais.

Entre as ferramentas utilizadas encontram-se:

- Contraceptivos combinados.
- Anéis vaginais.
- *Patches* transdérmicos.

Contraceptivos reversíveis de longa duração (dispositivos intrauterinos como o levonogestrel e hastes de liberação implantados como o etonogestrel).

A dismenorreia responde de forma benéfica à utilização desses medicamentos, já que os hormônios impossibilitam a ovulação e posteriormente inibem o crescimento do endométrio. Com isso, tem-se a diminuição do volume de sangue menstrual, com a redução da secreção de prostaglandinas. Contudo, haverá redução da pressão e cólicas intrauterinas, traduzindo-se no alívio da dor e dos sintomas.

Estudos randomizados têm mostrado que combinações de estrógeno com progestinas inibem de maneira efetiva a proliferação endometrial, reduzindo também a secreção de prostaglandinas dentro do útero.

Por outro lado, temos o regime de progestinas, entre as quais estão a progesterona e o acetato de medroxiprogesterona. O acetato de medroxiprogesterona atua diretamente inibindo a ovulação e induzindo atrofia endometrial; por conseguinte, leva ao desenvolvimento de amenorreia (55% aos 12 meses e 68% aos 24 meses), permitindo a melhora na sintomatologia da dismenorreia primária. Por sua vez, a utilização de progesterona leva à redução do fluxo menstrual em 10%, sendo uma boa alternativa para o alívio da dor e de outros sintomas.

O dienogeste é uma progestina muito mais eficiente para o tratamento da dismenorreia secundária decorrente de endometriose, causando amenorreia após 6 meses de uso contínuo do medicamento.

A terapia hormonal de primeira linha é indicada com um tempo de duração entre 3 e 6 meses, com o objetivo de reduzir a severidade e de ter o manejo dos sintomas associados. Entretanto, no caso de piora progressiva e se o alívio dos sintomas não for atingido, recomenda-se avaliação de possíveis causas secundárias, incluindo a endometriose.

Existem tratamentos complementares e/ou alternativos que são realizados em pessoas que têm risco baixo ou com controle da sintomatologia. São recomendados exercícios físicos, estimulação elétrica transcutânea de alta frequência, calor tópico na localização da dor, modificações na qualidade de vida, suplementação na dieta, acupuntura, acupressão, entre outros tratamentos que são considerados também quando os tratamentos farmacológicos de primeira linha são contraindicados.

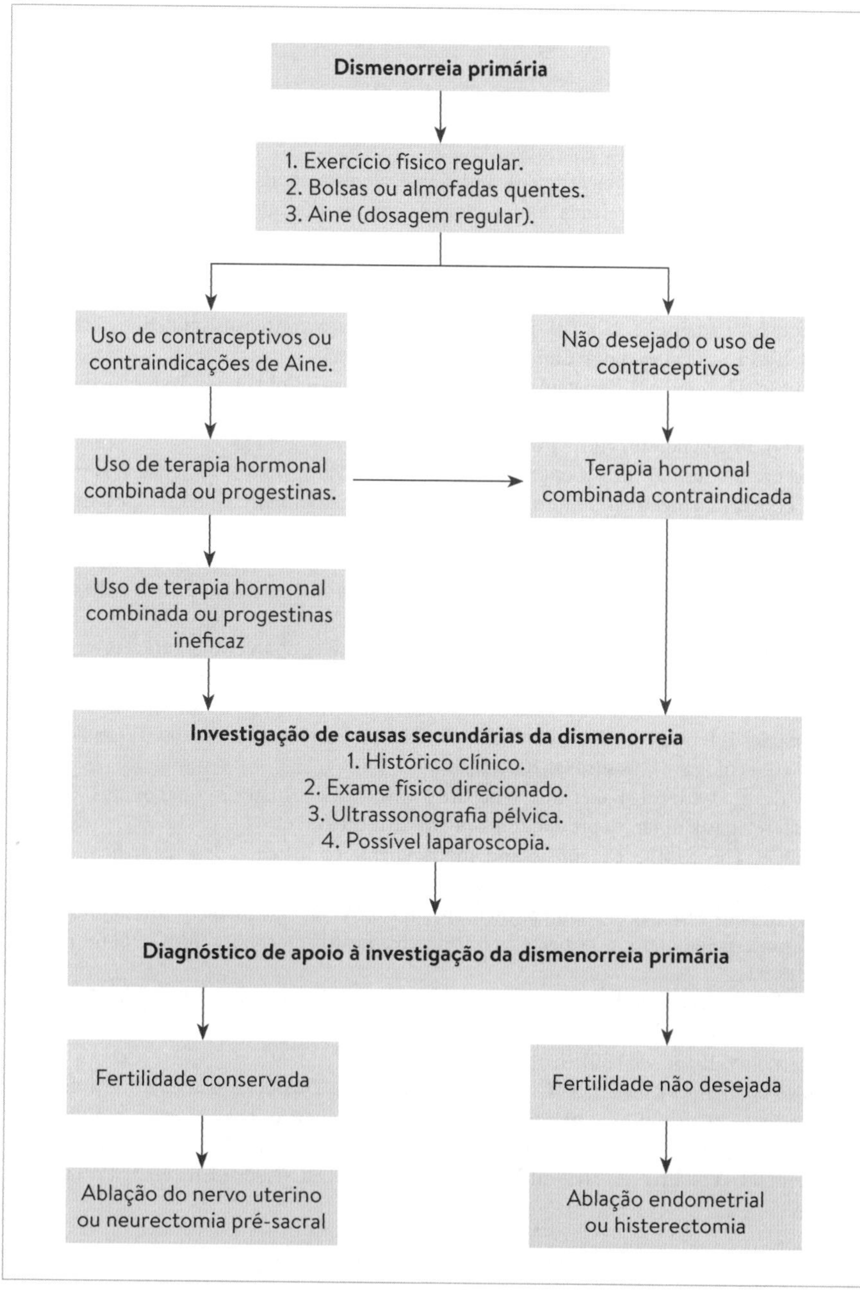

Figura 1 Algoritmo do tratamento da dismenorreia primária.

Aine: anti-inflamatórios não esteroidais.

Fonte: adaptada de Burnett (2017).

REFERÊNCIAS BIBLIOGRÁFICAS

1. Ali Z, et al. Efficacy of a paracetamol and caffeine combination in the treatment of the key symptoms of primary dysmenorrhoea. Current Medical Research Opinion. 2007;23(4):841-51.
2. American College of Obstetricians and Gynecologists et al. ACOG Committee Opinion No. 760: dysmenorrhea and endometriosis in the adolescent. Obstet Gynecol. 2018;132(6):e249-58.
3. Bernardi M, Lazzeri L, Perelli F, Reis FM, Petraglia F. Dysmenorrhea and related disorders. F1000Research. 2017;6:1645-7. 2017.
4. Burnett M, Lemyre M. No. 345-primary dysmenorrhea consensus guideline. Journal of Obstetrics and Gynaecology Canada. 2017;39(7):585-95.
5. Chan WY, Dawood MY. Prostaglandin levels in menstrual fluid of nondysmenorrheic and of dysmenorrheic subjects with and without oral contraceptive or ibuprofen therapy. Advances in Prostaglandin and Thromboxane Research. 1980;8:1443-7.
6. Clemenza S, Vannuccini S, Capezzuoli T, Meleca CI, Pampaloni F, Petraglia F. Is primary dysmenorrhea a precursor of future endometriosis development?. Gynecological Endocrinology. 2021;37(4):287-93.
7. Di Girolamo G, Sánchez AJ, De Los Santos AR, Gonzáles CD. Is acetaminophen, and its combination with pamabrom, an effective therapeutic option in primary dysmenorrhoea?. Expert Opinion on Pharmacotherapy. 2004;5(3):561-70.
8. Ekström P, Juchnicka E, Laudanski T, Akerlund M. Effect of an oral contraceptive in primary dysmenorrhea: changes in uterine activity and reactivity to agonists. Contraception. 1989;40(1):39-47.
9. Guimarães I, Póvoa AM. Dismenorreia primária: avaliação e tratamento. Revista Brasileira de Ginecologia e Obstetrícia. 2020;42:501-7.
10. Iacovides S, Avidon I, Baker FC. What we know about primary dysmenorrhea today: a critical review. Human Reproduction Update. 2015;21(6):762-78.
11. Kho KA, Shields JK. Diagnosis and management of primary dysmenorrhea. JAMA. 2020;323(3):268-9.
12. Latthe P, Latthe M, Say L, Gülmezoglu M, Khan KS. WHO systematic review of prevalence of chronic pelvic pain: a neglected reproductive health morbidity. BMC Public Health. 2006;6(1):1-7.
13. Schwallie PC, Assenzo J. Robert. Contraceptive use: efficacy study utilizing medroxyprogesterone acetate administered as an intramuscular injection once every 90 days. Fertility and Sterility. 1973;24(5):331-9.
14. Strowitzki T, Marr J, Gerlinger C, Faustmann T, Seitz C. Dienogest is as effective as leuprolide acetate in treating the painful symptoms of endometriosis: a 24-week, randomized, multicentre, open-label trial. Human Reproduction. 2010;25(3):633-41.
15. Tortora GJ, et al. Principios de anatomía y fisiología. 14.ed. Oxford University Press, 2002.

Semiologia e propedêutica da alergia das vias áreas

Juliana Sprani

DESTAQUE DO TEMA

1. O quadro de alergia das vias áreas, conhecida como rinite alérgica, afeta diretamente a vida produtiva, bem como a qualidade de vida das pessoas. No processo de anamnese é importante resgatar o histórico clínico do paciente, seus antecedentes pessoais e familiares de alergia.
2. Quanto à prescrição farmacêutica, neste capítulo serão apresentados diversos medicamentos que podem ser utilizados no quadro de rinite alérgica, contudo o farmacêutico tem pouca autonomia legal no processo de prescrição de medicamentos para esse cenário além de alguns anti-histamínicos de segunda geração e descongestionantes nasais.

ALERGIA DAS VIAS AÉREAS

A rinite alérgica (RA) é uma doença sintomática do nariz caracterizada por espirros, congestão nasal, prurido nasal e rinorreia (também conhecida como "corrimento nasal"). É causada por uma reação inflamatória mediada pela imunoglobulina E (IgE) em resposta a alérgenos inalados, sendo uma possível consequência de exposições ambientais associadas a condições genéticas prévias.

Discute-se que a RA é um problema de saúde global com importante contribuição para o absenteísmo, como tempo perdido ou improdutivo no trabalho e na escola, diminuição das atividades ao ar livre e problemas com o sono. Seus efeitos econômicos podem ser subestimados devido à dificuldade em mensurar os custos indiretos, porém há uma estimativa de que os efeitos da RA na produtividade do trabalho possam atingir entre 30 e 50 bilhões de euros por ano na Europa. No Brasil, essa estimativa ainda é desconhecida.

O diagnóstico médico geralmente é feito pela história clínica do paciente, antecedentes pessoais e familiares de alergia, exame físico e, em alguns casos, exames complementares como o teste cutâneo de hipersensibilidade imediata ou IgE específica. O tratamento inclui desde a redução do contato com alérgenos até o uso de medicamentos direcionados como os anti-histamínicos, os quais, em sua maioria, não necessitam de prescrição médica.

Muitos pacientes com RA procuram as farmácias comunitárias para resolução de seus sintomas, incluindo aqueles que nunca foram diagnosticados por um profissional especialista, sendo o farmacêutico, na maioria das vezes, o profissional de saúde de contato inicial para o manejo da RA. Nos próximos tópicos serão detalhados os principais aspectos da RA, sistematizando um processo de atendimento que possibilite ao farmacêutico realizar o reconhecimento da RA; a avaliação do risco e necessidade de encaminhamento ao médico especialista; a indicação de tratamento não farmacológico e farmacológico (dentre os medicamentos isentos de prescrição médica); a reavaliação contínua; e a educação ao paciente e familiares sobre a doença, adesão ao tratamento e técnica de utilização de medicamentos nasais

EPIDEMIOLOGIA

Para estimar a prevalência da RA é necessário diferenciá-la de outros tipos de rinites, como as rinites infecciosas e as rinites não alérgicas. Para tanto, os estudos de perfil epidemiológico da RA devem ter metodologias adequadas para uma fidedigna identificação. Poucas evidências foram publicadas com esses dados, especialmente quando nos referimos à população adulta brasileira. Em nível mundial, dois grandes estudos foram realizados entre 1990 e 2010 em crianças e adultos, o *International study of asthma and allergy in childhood* (*Isaac*) e *European Community Health Survey* (*ECRHS*), respectivamente.

O *Isaac* identificou um aumento na prevalência da RA em 8,5% em crianças de 6 a 7 anos e de 14,6% em adolescentes entre 13 e 14 anos. Um achado interessante nesse mesmo estudo demonstrou que a RA foi mais prevalente em países de alta renda, porém a prevalência de sintomas mais severos foi maior em países de média ou baixa renda. O *ECRHS* mostrou uma variação de prevalência entre indivíduos adultos na faixa etária de 20 a 44 anos entre 11,8 e 46%, sendo mais comum no sexo masculino antes da puberdade e mais frequente no sexo feminino após esse período, especialmente nos casos de RA e asma, concomitantemente.

No Brasil, os estudos realizados que utilizaram o protocolo *Isaac* são limitados a crianças e adolescentes. Em 1996, em uma primeira avaliação, verificou-se que a prevalência de RA em crianças de 6 a 7 anos foi de 12,8% e para a faixa de 13 a

14 anos foi de 18%. Nas reavaliações subsequentes houve uma tendência geral de elevação nas taxas de prevalência. Com relação à sazonalidade, as maiores prevalências de sintomas ocorreram nos meses mais frios do ano, nas cidades das regiões Sul e Sudeste. Já no Nordeste não houve diferença na prevalência relacionada ao período do ano.

De forma geral, desde o ano de 1960, a prevalência de RA vem aumentando no mundo todo em paralelo ao aumento da prevalência de atopia, á relacionada com a tendência na produção de anticorpos IgE devido a fatores genéticos ou ambientais. As mudanças climáticas, o crescimento populacional e a urbanização parecem contribuir consistentemente com esse aumento. Diversos estudos vêm demonstrando uma associação significativa entre a poluição ambiental e o aumento na incidência e de exacerbações de rinite, sugerindo-se que a predisposição genética isolada não parece ser suficiente para justificar esse aumento.

FATORES DE RISCO

Os alérgenos associados à RA incluem polens, fungos e alérgenos de ambientes internos, como ácaros provenientes da poeira doméstica e alérgenos animais, podendo ocorrer uma grande variabilidade geográfica entre diferentes países, e muitas vezes dentro de um mesmo território. Os fatores de risco para RA, são, em sua maioria, compartilhados com outras enfermidades alérgicas, como dermatite atópica e asma, sendo os mais conhecidos:

- Uso de antibióticos.
- Exposição à poluição do ar.
- Exposição a animais de fazenda ou animais domésticos, como cães e gatos.
- Tabagismo materno ou paterno.
- Atividade física rigorosa em adolescentes.

Alguns desses fatores parecem não estar totalmente relacionados com o desenvolvimento da RA, mas associados a sua gravidade. Um exemplo disso é a poluição ambiental e o tabagismo passivo, que não estão diretamente envolvidos no desenvolvimento da enfermidade, porém têm potencial para aumentar sua gravidade.

FISIOPATOLOGIA

Epitélio nasal

A mucosa nasal é o principal condicionador de ar do trato respiratório, sendo considerada a primeira linha de defesa contra agentes infecciosos. Para garantir essas funções, manter e restaurar a integridade epitelial e a capacidade de iniciar respostas imunes são essenciais. Na presença de condições ou fatores que prejudiquem a integridade da mucosa, o epitélio responde liberando alarminas (grupo de moléculas atuantes na ativação da imunidade inata) e outras moléculas com o objetivo de iniciar o mecanismo de reparação, porém tal mecanismo também pode induzir resposta inflamatória protetora.

Na RA, esse mesmo processo pode estar ativo na indução da doença. Por exemplo, alguns dos alérgenos encontrados em ácaros de poeira doméstica podem apresentar atividades de protease, comprometendo diretamente a barreira epitelial; outros podem ativar os receptores de reconhecimento padrão (grupo de receptores envolvidos no sistema de defesa). Em ambos os casos o epitélio pode iniciar respostas imunes por meio da liberação de alarminas, como a interleucina (IL) 33, a linfopoietina estromal tímica (TSLP) ou a IL-25, que também podem ativar a produção de outras citocinas, levando à comutação de classe da imunoglobulina E (IgE) e à inflamação da mucosa. Adicionalmente, embora ainda não totalmente elucidado, fatores ambientais externos também podem estar envolvidos na fisiopatologia da RA por meio de seus efeitos no epitélio nasal, como agentes poluentes, irritantes e infecciosos.

Apresentação do antígeno e sensibilização

A resposta alérgica imune se inicia com a fase de sensibilização, que ocorre quando o paciente é exposto pela primeira vez a um alérgeno, sem apresentar sintomas clínicos. Durante essa fase, células dendríticas da mucosa nasal captam o alérgeno, processando e transportando-o ao linfonodo de drenagem, o qual o apresentará aos linfócitos T CD4+ virgens (LTCD4+v). Após essa etapa, os LTCD4+v são ativados e se diferenciam em células T auxiliares do tipo 2 (células Th2) alérgeno-específicas, que induzem a ativação de células B e a comutação de classe da IgE, desencadeando a diferenciação de células B em células plasmáticas produtoras de IgE específicas para alérgenos. A IgE entra na circulação e liga-se à superfície de células efetoras, como mastócitos e basófilos. Esse processo induz a formação de um grupo de células Th2 de memória alérgeno-específicas e células B. Apesar de esse processo ser o primeiro passo para o desenvolvimento da alergia, também se trata de um processo contínuo devido ao fato de a mucosa nasal permanecer exposta a diversos alérgenos de forma crônica, sazonal ou episódica.

Geração de sintomas e inflamação

Os sintomas da RA são causados por mediadores químicos inflamatórios liberados na mucosa nasal durante a reação alérgica. Isso ocorre quando um paciente que foi sensibilizado por exposição prévia a um alérgeno específico reencontra esse mesmo alérgeno, o qual se liga à IgE alérgeno-específica presente em células mastócitas da mucosa nasal, resultando em ativação desta e em sua degranulação, levando então à liberação desses mediadores, incluindo histamina, leucotrienos, prostaglandinas, entre outros. Tais mediadores também interagem com os nervos sensoriais, vasculatura e glândula nasal, ocasionando os sintomas agudos da RA.

As células Th2 alérgeno-específicas também produzem grande quantidade de IL-4, IL-5 e IL-13, que contribuem para a permeabilidade vascular, a infiltração de eosinófilos e outras células inflamatórias na mucosa nasal, a produção de IgE local, aumento na produção de muco, extravasamento vascular e ativação e diferenciação de subconjuntos de células Th2.

Ainda que os pacientes com RA apresentem sintomas agudos na exposição a um alérgeno conhecido, o estado sintomático natural pode ser crônico, com flutuações relativamente baixas e frequentemente incluindo gatilhos não alérgenos, como irritantes e mudanças nas condições ambientais.

Testes experimentais de provocação com alérgenos mostram que os sintomas agudos são reduzidos em minutos, mas podem persistir em níveis mais baixos por horas após a exposição, ou podem reaparecer de maneira exacerbada em um fenômeno conhecido como reação de "fase tardia". Essa reação explica o motivo de, após uma exposição aguda a uma grande quantidade de um alérgeno, os pacientes com RA poderem permanecer sintomáticos por um período prolongado.

A exposição repetitiva ao alérgeno pode levar a outro fenômeno, chamado "*priming*", no qual quantidades progressivamente menores do alérgeno são necessárias para desencadear os sintomas. Um terceiro fenômeno é a indução de hiper-responsividade nasal (caracterizada por espirros, rinorreia, entre outros), na qual a resposta nasal a um estímulo que não é um alérgeno pode ser aumentada devido a estímulo alérgeno prévio, efeito que pode explicar a alta sensibilidade dos pacientes aos irritantes e às mudanças ambientais.

Função dos nervos nasais

A mucosa nasal é densamente inervada por fibras nervosas adrenérgicas e colinérgicas, e o epitélio, por terminações nervosas sensoriais, em grande parte nociceptoras. As fibras nervosas colinérgicas e adrenérgicas são ativadas através de reflexos centrais iniciados na mucosa nasal, por meio dos nervos sensoriais. Algumas fibras nervosas e nervos sensoriais expressam receptores para alguns mediadores de resposta alérgica, como histamina e bradicinina, além de também expressarem diversos canais iônicos receptores de potencial transitório que são ativados por estímulo nocivo físico ou químico, como pH baixo, altas ou baixas temperaturas, CO_2 e hipertonicidade.

SINAIS E SINTOMAS

Dentre os sintomas mais característicos da RA destacam-se os espirros em salva, o prurido nasal intenso, a coriza clara e abundante e a obstrução nasal. O diagnóstico médico é essencialmente feito a partir do quadro clínico, com a presença desses sintomas, acrescido da identificação do possível alérgeno desencadeador por meio do teste cutâneo de hipersensibilidade imediata ou IgE específica. Outros sintomas também podem estar presentes na RA, como o prurido ocular, o lacrimejamento, o prurido no conduto auditivo externo, no palato e na faringe.

O sintoma mais frequente é a obstrução nasal, podendo esta ser intermitente ou persistente, bilateral ou unilateral, alternando com o ciclo nasal e mais acentuada à noite. O agravamento do quadro pode resultar em cefaleia e otalgia, com relatos de diminuição da acuidade auditiva. Respiração oral, roncos, voz "anasalada" e alterações olfativas também podem estar presentes.

Clinicamente, a rinite é definida quando há presença de dois ou mais dos sintomas característicos (espirros, prurido, coriza e congestão nasal) por mais de 1 hora por dia. O guideline *Allergic rhinitis and its impact on asthma* (*Aria*) propõe ainda classificar a RA como intermitente ou persistente, sendo a persistente caracterizada pela presença dos sintomas por mais de 4 dias na semana e por mais de 4 semanas consecutivas ao ano; e quanto à sua intensidade como leve ou moderada a grave, a depender do impacto dos sintomas no sono e nas atividades diárias, bem como quanto ao nível de incômodo gerado por eles.

FATORES DESENCADEANTES

A RA pode ser causada ou agravada pela exposição a aeroalérgenos, elementos proteicos solúveis de baixo peso molecular que se dispersam facilmente no ar e penetram no epitélio respiratório. Os alérgenos de maior relevância clínica são provenientes de ácaros da poeira, de baratas, fungos e outras fontes alergênicas, especialmente dentro dos domicílios, como pelos, saliva e urina de animais domésticos, restos de insetos e alimentos.

Outros fatores, além dos aeroalérgenos, também atuam como agentes desencadeantes dos sintomas da RA, como:

- Mudanças bruscas de clima.
- Inalação de irritantes inespecíficos (como odores fortes, gás de cozinha, fumaça de cigarro, poluentes atmosféricos e ocupacionais).
- Inalação de ar frio e seco.
- A ingestão de alguns medicamentos, como anti-inflamatórios não esteroidais (Aine) em indivíduos predispostos.

MANEJO DA RINITE ALÉRGICA

Prevenção

Diferentes tentativas para reduzir os riscos de doenças alérgicas já foram realizadas, porém boa parte delas não obteve sucesso. O controle ambiental ainda parece ser uma das medidas mais efetivas na prevenção de crises, especialmente quando se conhecem os principais alérgenos desencadeadores para o indivíduo, tornando-se uma ação preventiva dirigida.

Medidas não farmacológicas

Trata-se das medidas de controle ambiental que auxiliam na diminuição da carga de alérgenos. Quando mantidas por um período mínimo de pelo menos 3 a 6 meses, possibilitam benefício clínico ao paciente. Dentre as principais medidas, destacam-se no Quadro 1 aquelas que auxiliam especialmente na redução dos ácaros, baratas, umidade e alérgenos animais.

Quadro 1 Medidas de controle ambiental para manejo da rinite alérgica

Aspecto	Medidas de controle
Quarto de dormir	• Local: deve ser ventilado e ensolarado. • Travesseiros e colchões: evitar os produzidos com paina ou pena; dar preferência aos de espuma, fibra ou látex e, sempre que possível, envoltos em material de plástico ou capas impermeáveis aos ácaros. • Cama/berço: o estrado deve ser higienizado 2 vezes por mês; as roupas de cama e cobertores devem ser trocadas e lavadas regularmente com detergente, se possível a altas temperaturas (> 55°C), e secadas ao sol ou secadora. A aspiração da superfície do colchão também é recomendada. Evitar posicionar a cama ou berço de maneira justaposta à parede e, no caso de impossibilidade, optar por posicionar na parede sem marcas de umidade ou na mais ensolarada. • Evitar objetos que acumulam poeira (v. tópico "Evitar objetos que acumulam poeira").
Pisos, cortinas e tapetes	• Evitar tapetes, carpetes, cortinas e almofadões. • Dar preferência a pisos laváveis, como cerâmica, vinil e madeira. • Dar preferência a cortinas do tipo persiana ou de material que possa ser limpo com pano úmido. • No caso de carpetes ou tapetes muito pesados, quando não é possível removê-los, aspirá-los, preferencialmente, 2 vezes por semana, e mantê-los ventilados.
Evitar objetos que acumulam poeira	• Bicho de pelúcia: substituir por brinquedos de tecidos que possam ser lavados com maior frequência. • Estante de livros. • Revistas. • Caixas de papelão, entre outros.

(continua)

Quadro 1 Medidas de controle ambiental para manejo da rinite alérgica *(continuação)*

Aspecto	Medidas de controle
Mofo e umidade	• Identificar e eliminá-los, especialmente do quarto de dormir. • Reduzir a umidade em torno de 50%. • Verificar, periodicamente, as áreas úmidas da casa, como banheiro (cortina plástica e gabinete) – aplicar soluções diluídas de água sanitária nos locais mofados, até sua resolução. Cautela na quantidade, pois pode irritar o sistema respiratório. • Investigar outras fontes de exposição fora do domicílio, como creche, escola ou local de trabalho.
Higienização de ambientes	• Evite usar vassouras, espanadores e aspiradores de pó comuns. • Passe pano úmido diariamente na casa ou use aspiradores de pó com filtros especiais, 2 vezes por semana. • Dê preferência às pastas e sabões em pó para limpeza de banheiro e cozinha. Evite produtos perfumados e na forma de *sprays*. • Afaste o paciente alérgico do ambiente enquanto se faz a limpeza.
Animais de estimação	• Evitar animais de pelo e pena, especialmente no quarto e na cama do paciente. • Manter a porta do quarto do paciente sempre fechada; no caso de impossibilidade, restringir o animal a uma única área da moradia. • Os animais mais indicados para crianças alérgicas são peixes e tartarugas.
Controle de pragas	• Exterminar baratas e roedores pode ser necessário. • Evite usar inseticidas e produtos de limpeza forte, dando prioridade ao método de iscas. • Avalie a necessidade de intervenção profissional para o controle de pragas, sempre integrado aos cuidados de limpeza da moradia.
Outros cuidados	• Não fumar ou permitir que terceiros fumem dentro de casa ou do automóvel. • Evitar banhos extremamente quentes e oscilações bruscas de temperatura. • Manter filtros de aparelho de ar condicionado sempre limpos, evitando exposição prolongada, visto que o ar condicionado é seco e pode ser irritante. Ambientes fechados por muito tempo (casa de praia, campo) devem ser arejados e limpos pelo menos 24 horas antes da entrada de indivíduos com alergia respiratória. • Dê preferência a atividades ao ar livre, evitando dias com alta exposição aos polens ou poluentes, em determinadas regiões. • Aos pacientes alérgicos ao pólen, recomenda-se que durante a estação de polinização se mantenham as janelas de casa fechadas durante a noite; manter as janelas do carro fechadas; utilizar máscaras e óculos de proteção; e evitar secar as roupas ao ar livre, se possível utilizando secadora automática.

Fonte: Sakano (2017).

Medidas farmacológicas

Muitas opções farmacológicas estão disponíveis para o manejo da RA. Dentre elas, consideram-se como primeira linha de tratamento, a depender da severidade e frequências dos sintomas, as seguintes opções:

- Anti-histamínicos orais e/ou intranasais.
- Corticosteroides intranasais.
- Combinações fixas de anti-histamínicos com corticosteroides intranasais.

A Tabela 1 apresenta as opções farmacológicas para o tratamento da RA e seu potencial no controle de cada sintoma. A seguir serão detalhadas as opções farmacológicas de forma geral, para conhecimento, destacando-se aquelas que são isentas de prescrição médica, sendo alternativas para o profissional farmacêutico para o manejo da RA em farmácias comunitárias.

Tabela 1 Principais opções de tratamento para rinite alérgica

Classe terapêutica	Rinorreia	Espirros	Coceira nasal	Obstrução nasal	Sintomas oculares
Anti-histamínicos H1 (oral)	++	++	+	+	+
Anti-histamínico H1 (intranasal)	++	++	+	+	0
Corticosteroide (intranasal)	+++	+++	+++	+++	++
Corticosteroide (intranasal) associado a anti-histamínico H1 (intranasal)	++++	++++	++++	++++	+++
Descongestionante nasal	0	0	0	+++	0
Cromoglicato dissódico (intranasal)	+	+	+	+	0
Antagonista de receptor de leucotrieno	+	+	+	+	0

Fonte: Bousquet et al. (2020).

Anti-histamínicos H1 (anti-H1)

Indicação

Primeira escolha para pacientes com sintomas leves ou que não toleram o tratamento com corticosteroides intranasais.

Características farmacológicas gerais

São inibidores competitivos reversíveis da interação da histamina com os receptores H1. Os fármacos representantes dessa classe apresentam diferenças na estrutura química, na farmacocinética, bem como no potencial para interação com outros fármacos e/ou alimentos.

Por atuarem sobre os receptores H1, interferem na ação da histamina sobre as terminações nervosas sensoriais, na estimulação reflexa parassimpática das secreções glandulares e na vasodilatação e aumento da permeabilidade pós-capilar. Por consequência, aliviam de forma eficaz os sintomas agudos da RA, como espirros e rinorreia, e, de forma intermediária, o prurido nasal, a obstrução e os sintomas oculares associados.

Classificam-se em agentes "sedativos" (1ª geração) ou "não sedativos" (2ª geração), de acordo com sua capacidade de ligação aos receptores H1 cerebrais e, por conseguinte, o potencial em causar sedação. O Quadro 2 apresenta os principais representantes da classe, de acordo com sua classificação.

Quadro 2 Principais anti-histamínicos H1 para tratamento da rinite alérgica

Classificação	Fármaco
1ª geração: sedativos	Cetotifeno
	Dexclorfeniramina
	Hidrozixina
	Prometazina
2ª geração: baixa ou nenhuma ação sedativa	Cetirizina
	Levocetirizina
	Loratadina
	Desloratadina
	Ebastina
	Epinastina
	Fexofenadina
	Rupatadina
	Bilastina
Tópico	Azelastina

Fonte: Sakano (2017).

Para tratamento da RA, os fármacos não sedativos, ou com baixo efeito sedativo, são bem tolerados, seguros e efetivos. Já os fármacos com propriedades sedativas devem ser evitados, dado o potencial risco relacionado ao efeito adverso de sedação e a baixa evidência de sua eficácia relativa para RA.

O Quadro 3 apresenta os fármacos anti-H1, isentos de prescrição médica, descrevendo sua classificação, apresentação e posologia para crianças e adultos.

Reações adversas

As reações adversas mais comuns dos anti-H1 estão relacionadas com os fármacos da classe de 1ª geração, devido a seu potencial efeito sedativo, podendo

Quadro 3 Anti-histamínicos H1 isentos de prescrição médica para tratamento da rinite alérgica

Fármaco	Classificação	Apresentações principais	Posologia	
			Crianças	>12 anos e adultos
Dexclorfeniramina (maleato)	1ª geração[1]	Solução oral 0,4 mg/mL[2]	• 2-6 anos: 0,5 mg (1,25 mL) 8/8 horas.[1] • 6-12 anos: 1 mg (2,5 mL) 8/8 horas.[1]	–
		Solução gotas 2,8 mg/mL[2]	• 2-6 anos: 0,5 mg (5 gotas) 8/8 horas.[1] • 6-12 anos: 1 mg (10 gotas) 8/8 horas.[1]	–
		Comprimido revestido 2 mg[2]	NA	2 mg (1 cp) 8/8 horas[1]
		Drágea liberação especial[2]	NA	6 mg (1 dg) 1x ao dia.[1]
Levocetirizina (dicloridrato)	2ª geração[1]	Solução gotas 5 mg/mL[3]	• 2-6 anos: 1,25 mg (5 gotas) 12/12 horas.[1] • 6-12 anos: 5 mg (20 gotas) 1x ao dia.[1]	–
		Comprimido 5 mg[3]	• 6-12 anos: 5 mg (1 cp) 1x ao dia.[1]	5 mg (1 cp) 1x ao dia[1]
Loratadina	2ª geração[1]	Xarope 1 mg/mL[4]	> 2 anos: • Até 30 kg: 5 mg (5 mL) 1x ao dia.[1] • Acima de 30 kg: 10 mg (10 mL) 1x ao dia.[1]	–
		Comprimido 10 mg[4]	NA	10 mg (1 cp) 1x ao dia[1]

(continua)

Quadro 3 Anti-histamínicos H1 isentos de prescrição médica para tratamento da rinite alérgica (*continuação*)

Fármaco	Classificação	Apresentações principais	Posologia	
			Crianças	>12 anos e adultos
Desloratadina	2ª geração[1]	Xarope 0,5 mg/mL[5]	• 2-6 anos: 1,25 mg (2,5 mL) 1x ao dia.[1] • 6-12 anos: 2,5 mg (5 mL) 1x ao dia.[1]	–
		Solução gotas 1,25 mg/mL[6]	• 2-6 anos: 1,25 mg (20 gotas) 1x ao dia.[1] • 6-12 anos: 2,5 mg (40 gotas) 1x ao dia.[1]	–
		Comprimidos 5 mg[5]	NA	5 mg (1 cp) 1x ao dia[1]
Ebastina	2ª geração[1]	Solução oral 1 mg/mL[7]	• 2-6 anos: 2,5 mg (2,5 mL) 1x ao dia.[1] • 6-12 anos: 5 mg (5 mL) 1x ao dia.[1]	10 mg (10 mL) 1x ao dia[7]
		Comprimidos 10 mg[7]	NA	10 mg (1 cp) 1x ao dia[1] (em casos mais intensos, 20 mg (2 cp) 1x ao dia) [7]
Epinastina (cloridrato)	2ª geração[1]	Xarope 10 mg/5mL[9]	• 6-12 anos: 5 mg (2,5 mL) a 10 mg (5 mL) 1x ao dia.[1]	10 mg (5 mL) a 20 mg (10 mL) 1x ao dia[1]
		Comprimidos 10 ou 20 mg[8]	NA	10 mg (1 cp 10 mg) a 20 mg (1 cp 20 mg) 1x ao dia[1]
Fexofenadina (cloridrato)	2ª geração[1]	Suspensão oral 6 mg/mL[10]	2-11 anos: 30 mg (5 mL) 12/12 horas.[1]	–
		Comprimidos 60, 120 ou 180 mg[10]	NA	60 mg 12/12 horas; ou 120 mg 1x ao dia; ou 180 mg 1x ao dia[1,10]
Azelastina (cloridrato)	Tópico[1]	Solução spray nasal 1 mg/mL[11]	> 6 anos: 1 jato em cada narina 12/12 horas.[1]	1-2 jatos em cada narina de 12/12 horas[1,11]

cp: comprimido; dg: drágea; NA: não aplicável.
Fonte: 1. Sakano (2017); 2. Polaramine – bula (2021); 3. Zyxem – bula (2020); 4. Claritin – bula (2015); 5. Desalex – bula (2014); 6. Esalerg – bula (2021); 7. Ebastel – bula (2021); 8. Talerc – bula (2021); 9. Talerc – bula (2014); 10. Allegra – bula (2021); 11. Rino-Lastin – bula (2018).

interferir nas atividades diárias do paciente. Outras reações relacionadas a sua ação no sistema nervoso central (SNC) são tontura, zumbido, fadiga, incoordenação, turvação da visão, diplopia, euforia, nervosismo, insônia e tremores. Algumas reações podem ocorrer no trato gastrointestinal (TGI), como perda de apetite, náuseas, vômitos, desconforto epigástrico, constipação ou diarreia. Reações relacionadas a seus efeitos antimuscarínicos são ressecamento da boca, de vias respiratórias, retenção ou aumento da frequência urinária e disúria. Reações alérgicas são menos comuns aos fármacos administrados por via oral, sendo mais comuns com aplicações tópicas.

Cuidados e contraindicações

A administração dessa classe de fármaco junto às refeições pode minimizar as reações do TGI. Gestantes ou mulheres em planejamento para engravidar devem utilizá-los com cautela, dada sua capacidade de atravessar a placenta e o potencial teratogênico que alguns fármacos dessa classe apresentaram nos testes pré-clínicos, com animais. Os fármacos de 1ª geração podem ser excretados em pequenas quantidades no leite materno e desencadear reações aos lactentes, por isso se deve avaliar sua utilização por lactantes de forma individualizada.

Interações medicamentosas

Alguns anti-H1 são metabolizados pelas enzimas do citocromo P450 (CYP), podendo ter seus níveis séricos aumentados e causar efeitos tóxicos com o uso simultâneo de fármacos inibidores das atividades dessas enzimas, como os antibacterianos macrolídeos (p. ex., a eritromicina) ou antifúngicos imidazólicos (como o cetoconazol). No caso da loratadina, que é transformada em um metabólito ativo pelas enzimas do CYP, pode ocorrer diminuição de seu efeito por outros fármacos que competem pelo metabolismo por essas enzimas. A administração concomitante dos anti-H1 com álcool e outros depressores do SNC pode desencadear efeitos aditivos que comprometem as habilidades motoras.

Corticosteroides intranasais

Indicação

Os corticoides intranasais (CN) são o tratamento de primeira escolha para pacientes com sintomas persistentes, ou de intensidade moderada a grave. Controlam efetivamente os quatro principais sintomas da RA (rinorreia, espirros, coceira e obstrução nasal), e alguns fármacos representantes desta classe também podem reduzir os sintomas oculares.

Com relação aos corticosteroides sistêmicos, sua utilização é restrita aos casos mais graves e por curtos períodos de tempo. Seu uso rotineiro no controle dos sintomas da RA não é recomendado.

Características farmacológicas gerais

O mecanismo de ação do CN está relacionado a seu efeito anti-inflamatório local, nas células da mucosa nasal. De forma geral, múltiplos mecanismos estão envolvidos na supressão da inflamação, observando-se menor liberação de fatores vasoativos e quimioatrativos, menor secreção de enzimas lipolíticas e proteolíticas, menor extravasamento de leucócitos para as áreas de lesão e redução da expressão de enzimas pró-inflamatórias.

O início de ação dos CN ocorre entre 7 e 12 horas após sua administração. Seu efeito terapêutico não depende apenas da efetividade da substância ativa, mas também da deposição do produto na cavidade nasal. Tal condição está relacionada a diversos fatores, como o perfil lipofílico do fármaco e sua disponibilidade sistêmica, bem como o desempenho correto do paciente ao realizar a técnica de administração do dispositivo nasal.

Para conhecimento, o Quadro 4 apresenta os principais CN disponíveis, porém, vale ressaltar, que até o momento, essa classe terapêutica exige prescrição médica para sua utilização.

Quadro 4 Corticosteroides nasais para tratamento da rinite alérgica.

Corticosteroides nasais
• Beclometasona. • Budesonida. • Mometasona. • Ciclesonida. • Fluticasona (furoato). • Fluticasona (propionato).

Fonte: Sakano (2017); Bousquet et al. (2020).

Reações adversas

Em geral, os CN não apresentam absorção sistêmica, o que lhes confere maior segurança em sua utilização. Dessa forma, a maioria das reações adversas está relacionada a seu efeito local, incluindo irritação nasal, ardência e epistaxe, podendo ser prevenidas ou minimizadas por meio da adequação da técnica de utilização nasal. Embora menos frequentes, reações adversas sistêmicas podem ocorrer, dependendo da dose, formulação e técnica de administração, como reações relacionadas a interferência no eixo hipotálamo-hipófise-adrenal, interferência sobre o crescimento e reabsorção óssea.

Cuidados e contraindicações

Recomenda-se que o paciente seja reavaliado no máximo após 8 semanas do início do tratamento com CN, devendo-se manter a menor dose possível do fármaco uma vez que os sintomas estejam controlados. O tempo de uso pode variar, a depender da resposta clínica individual, relacionada à gravidade da RA, comorbidades associadas e adesão ao tratamento. A recomendação atual é sua utilização periódica ao longo do ano, visando ao controle dos sintomas

O efeito do CN em crianças e gestantes é similar ao observado em pacientes adultos, porém recomenda-se maior cuidado com essas populações, considerando questões relacionadas à embriogênese e as reações sistêmicas, que, embora sejam menos comuns, como visto no tópico anterior, podem afetar o crescimento e o desenvolvimento, tendo um impacto importante para crianças.

Interações medicamentosas

Os CN são metabolizados pelo complexo do CYP, mais especificamente pela isoenzima CYP3A4. A utilização simultânea com inibidores do CYP (como cetoconazol, claritromicina e ritonavir) pode promover o aumento da concentração sérica dos CN, levando a maior risco de reações adversas sistêmicas. Embora o impacto dessas interações não seja clinicamente significante, recomenda-se um acompanhamento mais cuidadoso quanto aos efeitos sistêmicos.

Associação anti-histamínicos H1 e corticosteroides

Indicação

A associação de anti-H1 tópico e CN em um mesmo dispositivo foi incluída recentemente nas opções terapêuticas para tratamento da RA. Sua eficácia é potente para o controle de todos os sintomas da RA, incluindo os oculares, e a junção dos dois componentes em um único dispositivo tem sido mais eficaz do que os componentes administrados separadamente.

Tem como indicação principal a utilização em pacientes com sintomas persistentes, de intensidade moderada a grave e que não se beneficiaram de tratamentos prévios com CN isolado. Também está indicada para pacientes não aderentes, que tratam seus sintomas de maneira intermitente.

Características farmacológicas gerais

Até o momento, a associação de anti-H1 tópico e CN disponível no Brasil é o cloridrato de azelastina + propionato de fluticasona. Embora a azelastina isolada seja isenta de prescrição médica, essa associação com o propionato de fluticasona só pode ser utilizada mediante prescrição de um profissional médico.

O início do alívio dos sintomas é rápido, cerca de 5 a 15 minutos após a aplicação do composto. De forma similar à administração isolada de CN, a absorção sistêmica dessa associação pela cavidade nasal e oral é insignificante, apresentando também baixo risco para reações sistêmicas.

Reações adversas

Entre as reações adversas mais comuns da associação entre o cloridrato de azelastina e o propionato de fluticasona estão dor de cabeça, alteração de paladar, epistaxe e odor desagradável. A alteração de paladar está frequentemente associada ao uso incorreto do dispositivo.

Cuidados e contraindicações

Essa associação não é indicada para crianças com menos de 6 anos e mulheres grávidas. Devido à ausência de dados sobre a passagem dos componentes da associação e seus metabólitos no leite materno, recomenda-se que os lactantes utilizem com cautela e acompanhamento médico.

Interações medicamentosas

De maneira similar aos CN, a associação contendo propionato de fluticasona pode apresentar interações com inibidores do complexo CYP 3A4, com consequente aumento de concentração plasmática desse corticosteroide. Dentre esses inibidores, o que apresentou maior significância clínica para a interação foi o ritonavir, recomendando-se evitar a utilização concomitante, ou então monitorar reações adversas oriundas de aumento do nível sérico. Quanto ao cloridrato de azelastina, não há informações específicas sobre interações após sua administração nasal.

Antagonista de receptor de leucotrieno

Indicação

Os antagonistas de receptores de leucotrieno (AL) não são a primeira escolha para o tratamento da RA devido ao fato de sua eficácia ser inferior quando comparada à dos anti-H1 e à dos CN. Entretanto, essa classe terapêutica, mais especificamente seu representante principal, o montelucaste, tem sido apontada como uma alternativa terapêutica aos pacientes com asma e rinite alérgica concomitante e aos pacientes com dificuldade para adesão ao tratamento com medicamentos de aplicação nasal.

Características farmacológicas gerais

O montelucaste é um antagonista competitivo de alta afinidade e seletivo para o receptor cisteinil-leucotrieno1, que está diretamente envolvido na resposta inflamatória desencadeada pelo leucotrieno. Sua utilização deve ser realizada mediante prescrição médica.

Reações adversas / cuidados e contraindicações

Dentre as reações adversas do montelucaste, destacam-se dor abdominal, cefaleia, sonolência e agitação. Em 2020, a agência reguladora americana de alimentos e medicamentos emitiu um alerta sobre os riscos de eventos psiquiátricos relacionados ao uso do montelucaste, como depressão, agressividade, insônia e pensamentos e comportamentos suicidas. Dessa forma, a recomendação atual para sua utilização deve ser restrita aos casos de falhas terapêuticas com as opções de primeira linha, avaliando-se os riscos e benefícios de forma individualizada e cautelosa.

Interações medicamentosas

O uso simultâneo do montelucaste com genfibrozila pode aumentar o nível sérico e os efeitos desse AL, por inibição de seu metabolismo. Dessa forma, se necessária a utilização concomitante, recomenda-se monitorar possíveis reações adversas e a toxicidade de forma contínua.

Descongestionantes nasais e associações

Indicação

Os descongestionantes nasais, embora largamente utilizados, não são indicados para o controle rotineiro da RA. Seu uso isolado ou associado a um anti-H1 se restringe aos casos de RA com obstrução nasal grave e não devem ser utilizados por longos períodos de tempo.

Características farmacológicas gerais

São fármacos agonistas adrenérgicos, cuja ação principal é a vasoconstrição, que promove alívio rápido da congestão nasal na RA.

Dividem-se em dois grupos, de acordo com sua via de administração: sistêmicos (uso oral) ou tópicos (uso nasal). De forma geral, os descongestionantes nasais podem estar disponíveis em formulações isoladas ou associados a um anti-H1. O Quadro 5 apresenta os principais representantes dessa classe.

Quadro 5 Descongestionantes nasais para tratamento da rinite alérgica

Tópicos (uso nasal)	Nafazolina
	Oximetazolina
	Fenoxazolina
	Xilometazolina
Sistêmicos em associação com anti-H1 (uso oral)	Fenilefrina + bronfeniramina
	Pseudoefedrina + fexofenadina
	Pseudoefedrina + loratadina
	Pseudoefedrina + desloratadina

Fonte: Sakano (2017).

A maioria dos descongestionantes destinados ao alívio de sintomas da RA, sejam orais ou de uso nasal, necessita de prescrição médica para sua utilização.

Até o momento, o único descongestionante isento de prescrição médica, com indicação para RA, é a fenilefrina na apresentação oral associada ao anti-H1, bronfeniramina. O Quadro 6 detalha as apresentações disponíveis e a posologia recomendada para crianças e adultos.

Quadro 6 Posologia da bronfeniramina associada a fenilefrina para tratamento da rinite alérgica

	Apresentações principais	Posologia	
		Crianças (> 2 anos)	Adultos
Bronfeniramina (maleato) + fenilefrina (cloridrato)	Solução oral (gotas) 2 mg/mL + 2,5 mg/mL[2]	2 gotas por kg ao dia (total), divididas em 3 doses diárias[2]	–
	Xarope 2 mg/5 mL + 5 mg/5 mL[2]	2,5-5 mL de 6/6 horas[1,2]	10-15 mL de 8/8 horas ou 6/6 horas[1,2]
	Comprimidos revestidos de liberação prolongada 12 mg + 15 mg[2]	NA	1 comprimido de 12/12 horas[1,2]

NA: não aplicável.
Fonte: 1. Sakano (2017); 2. Decongex Plus – bula (2022).

Reações adversas / cuidados e contraindicações

As reações adversas dos descongestionantes compreendem efeitos cardiovasculares, como a hipertensão arterial, e efeitos oriundos de sua estimulação ao SNC, como agitação e insônia. Por essa razão, sua utilização é contraindicada a pacientes com doenças cardiovasculares de base, pois podem apresentar piora da condição. Além do risco de hipertensão, idosos também devem evitar a terapia devido à tendência à retenção urinária.

A utilização dos descongestionantes nasais tópicos deve ser restrita a no máximo 7 dias, dado o risco de apresentar o famoso "efeito rebote", condição na qual há uma piora do quadro de inflamação e congestão nasal, caracterizado como rinite medicamentosa. Embora os descongestionantes orais apresentem menor risco para esse efeito, sua utilização implica maior risco para reações adversas sistêmicas.

Interações medicamentosas

De forma geral, por sinergismo farmacodinâmico, o uso concomitante de descongestionantes nasais e fármacos da classe dos inibidores da monoamina oxidase (Imao) pode desencadear crise hipertensiva. A utilização simultânea é contraindicada.

Solução salina

Indicação

A lavagem nasal com solução salina é uma prática bastante difundida como terapia auxiliar no tratamento da RA. Essa medida abrange tanto a utilização de soluções salinas isotônicas como hipertônicas, variando também no volume a ser administrado.

De forma geral, embora as evidências sobre sua utilização ainda sejam limitadas, muitos estudos mostram que sua aplicação como adjuvante no tratamento da RA, associada ao tratamento de primeira linha, pode auxiliar na redução dos sintomas, na diminuição da dose dos medicamentos de controle, na melhora da depuração mucociliar e na qualidade de vida.

Características farmacológicas gerais

As salinas são soluções isotônicas ou hipertônicas à base de cloreto de sódio. O principal mecanismo de ação é a limpeza das cavidades nasais, com remoção de secreções patológicas e consequente alívio à pessoa. Nesse processo, os mediadores inflamatórios e alérgenos presentes no muco nasal também são removidos, o que pode auxiliar tanto no alívio dos sintomas quanto na redução do estímulo alérgico. A solução hipertônica, adicionalmente, parece aumentar a depuração mucociliar e a frequência de movimentação dos cílios, auxiliando nos casos de sinusite crônica simultânea. Quanto à relevância clínica, soluções isotônicas parecem promover maiores benefícios aos adultos com RA, enquanto as soluções hipertônicas são mais efetivas para crianças.

As soluções isotônicas (0,9%) não necessitam de prescrição médica e podem ser administradas por meio de uma seringa para lavagem nasal, ou utilizando uma das diferentes apresentações de uso tópico nasal disponíveis, como:

- Gotas nasais (frasco com conta-gotas ou gotejador).
- Bomba de *spray* nasal.
- *Spray* nasal de jato contínuo.

É essencial ensinar a técnica de uso e higienização desses dispositivos aos pacientes e/ou cuidadores para evitar uso incorreto e acidentes. A posologia recomendada como adjuvante da RA é de no mínimo 2 aplicações ao dia, preferencialmente antes da administração do medicamento de controle de uso tópico nasal, podendo ser utilizada também conforme necessidade adicional do paciente.

As soluções hipertônicas a 3% também não necessitam de prescrição médica. Para adultos, recomenda-se a aplicação de 1 a 2 jatos em cada narina, sem limite diário de aplicações, especialmente antes de deitar. Contudo, salienta-se que sua utilização deve ser realizada de forma racional, a fim de evitar possíveis irritações locais. Para crianças acima de 3 anos, recomenda-se a aplicação de 2 jatos em cada narina a cada 8 horas.

Reações adversas / cuidados e contraindicações

Embora as reações adversas na utilização de irrigação salina sejam mínimas, pode ocorrer irritação nasal, dor de cabeça e dor de ouvido.

A salina hipertônica não deve ser utilizada por crianças menores de 3 anos e sua utilização em mulheres grávidas é limitada, recomendando-se supervisão médica. Demais contraindicações específicas sobre a utilização das soluções salinas não são conhecidas.

Interações medicamentosas

Não são conhecidas interações medicamentosas específicas na utilização simultânea das soluções salinas com outros medicamentos e/ou alimentos.

Outras terapias farmacológicas

Cromoglicato dissódico

Trata-se de um estabilizador de membrana dos mastócitos que impede a liberação de mediadores durante a reação alérgica. Sua utilização é profilática e limitada, sendo menos eficaz no controle dos sintomas quando comparado às opções de primeira linha (anti-H1 e CN). Uma vantagem é seu satisfatório perfil de segurança, que o torna uma alternativa terapêutica tolerável para lactentes. Sua utilização só pode ser realizada mediante prescrição médica.

Imunoterapia alérgeno-específica (IAE)

Terapia que visa à indução de tolerância ao alérgeno de sensibilidade e, por conseguinte, à redução dos sintomas de alergia. Para RA sua indicação se aplica a casos persistentes e não controlados mesmo após as medidas de prevenção e farmacoterapia adequada em pacientes com boa adesão. Sua utilização é dependente de prescrição médica, sendo fundamental a comprovação de sensibilização ao alérgeno específico, bem como sua relevância no desencadeamento dos sintomas e impossibilidade de evitar exposição ao alérgeno.

Terapia alternativas

Terapias alternativas como fitoterápicos, homeopáticas e acupuntura são utilizadas de forma considerável para RA, porém as evidências quanto aos benefícios clínicos no controle dos sintomas ainda são escassas.

Serviços farmacêuticos para avaliação e manejo

Neste tópico recomenda-se uma sistemática para avaliação e manejo de pacientes com RA em farmácias comunitárias, adaptado da experiência de Bosnic-Anticevich et. al (2019).

A sistemática baseia-se em três pilares de cuidado:

1. Reconhecimento e classificação dos sintomas de RA.
2. Recomendação ou otimização de tratamento farmacológico, com medicamentos isentos de prescrição médica.
3. Educação e monitoramento do paciente.

Reconhecimento e classificação dos sintomas de rinite alérgica

Embora não haja um questionário capaz de realizar um diagnóstico definitivo de RA, algumas ferramentas podem auxiliar o farmacêutico na identificação dos sintomas característicos e na avaliação de sinais de alarme que necessitem de investigação e encaminhamento a um profissional especialista. A RA pode apresentar sintomas similares a diversas enfermidades induzidas por causas não alérgicas, incluindo infecções virais, como o resfriado comum. O Quadro 7 apresenta as principais diferenças entre as características dos sintomas do resfriado comum e da RA.

Quadro 7 Sintomas de resfriado *versus* rinite alérgica

Sintomas de resfriado *versus* rinite alérgica	Sintomas de resfriado *versus* rinite alérgica	Sintomas de resfriado *versus* rinite alérgica
Duração	5-10 dias.	Variável, mas pode durar meses ou apresentar episódios recorrentes.
Estação do ano	Mais frequente no inverno, porém pode ocorrer em qualquer estação.	Qualquer estação do ano, porém mais comum durante a estação do pólen, que ocorre no final do inverno e início da primavera.
Curso da doença	Os sintomas demoram cerca de algumas horas ou dias para se intensificar.	Os sintomas podem se intensificar em questão de minutos.
Sintomas nasais e oculares	• Obstrução nasal intensa. • Rinorreia. • Espirros. • Ausência de coceira nasal e ocular. • Sintomas oculares são raros. • Perda de olfato é frequente.	• Rinorreia aquosa intensa. • Episódios de espirros sucessivos. • Coceira nasal. • Congestão nasal variável. • Sintomas oculares são frequentes (lacrimejamento, prurido e vermelhidão). • Perda parcial do olfato em casos mais graves.

(continua)

Quadro 7 Sintomas de resfriado *versus* rinite alérgica *(continuação)*

Sintomas de resfriado *versus* rinite alérgica	Sintomas de resfriado *versus* rinite alérgica	Sintomas de resfriado *versus* rinite alérgica
Dor de garganta	Comum.	Ocasional.
Tosse	Comum.	Ocasional.
Desconforto torácico	• Leve a moderado. • Pode exacerbar a asma.	Raro, exceto para os pacientes com asma.

Fonte: adaptado de Bosnic-Anticevich et al. (2019).

Um aspecto-chave da RA é que os sintomas nunca são unilaterais. Outro aspecto é que, embora a obstrução nasal, a diminuição do olfato, a dor facial ou o gotejamento pós-nasal sejam sintomas característicos, quando ocorrem como sintomas isolados dificilmente são de origem alérgica. A Figura 1 resume uma lista de sintomas que, caso ocorram de forma isolada, podem ser sugestivos de uma condição diferente de RA.

Uma das propostas de classificação da RA é baseada em aspectos como o controle dos sintomas, o impacto na qualidade de vida, o impacto nas atividades diárias e o tempo de duração. Embora todos eles sejam importantes, o controle dos sintomas deve ser considerado o principal desfecho para o farmacêutico, visto ser o alvo do tratamento farmacológico.

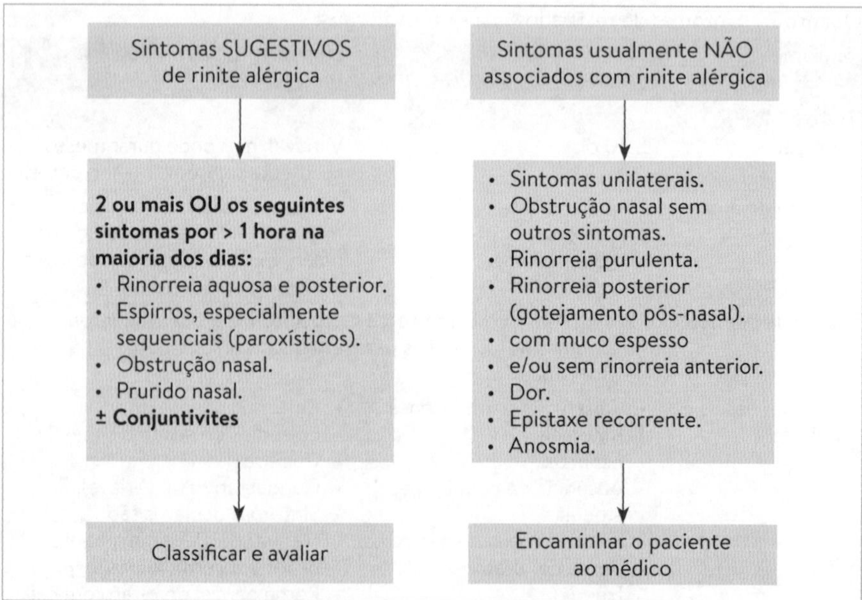

Figura 1 Sintomas sugestivos de rinite alérgica e sintomas não associados.

Fonte: adaptada de Bosnic-Anticevich (2019).

Dentre as ferramentas disponíveis para avaliar o controle dos sintomas, a Escala Visual Analógica (EVA) apresenta-se como um instrumento de simples aplicação, validado em diversas línguas e responsivo ao longo do tempo, à medida que o manejo da RA se modifica. Pode ser aplicada antes de iniciar ou otimizar o tratamento e após alguns dias para avaliação dos resultados.

A EVA consiste em um instrumento contendo uma pergunta título descrita como "Quanto os seus sintomas do nariz estão te incomodando hoje?". Abaixo da questão há uma linha horizontal, com amplitude de 0 mm (ponto inicial) a 100 mm (ponto final), sendo "0" caracterizado como "nada incômodo" e "100" como "extremamente incômodo". O paciente então deve escolher em qual local dessa linha está o grau do seu incômodo, podendo marcar qualquer local do início ao final da linha, conforme sua percepção. Com uma régua, mede-se qual o valor em milímetros equivalente à posição escolhida pelo paciente, e interpreta-se da seguinte forma:

- 0 a 19 mm: controlado.
- 20 a 49 mm: parcialmente controlado.
- 50 mm ou mais: não controlado.

Esse instrumento pode ser aplicado utilizando-se outras questões, por exemplo, a percepção do paciente quanto aos sintomas alérgicos oculares, aos sintomas da asma (quando concomitante) ou aos sintomas alérgicos de forma geral. Para essa proposta, escolhemos a questão relacionada aos sintomas nasais (Figura 2).

Recomendação ou otimização de tratamento farmacológico, com medicamentos isentos de prescrição médica

Considera-se atingir um manejo razoável da RA em decorrência do tratamento farmacológico e não farmacológico quando as seguintes metas são alcançadas:

- Sono normal.

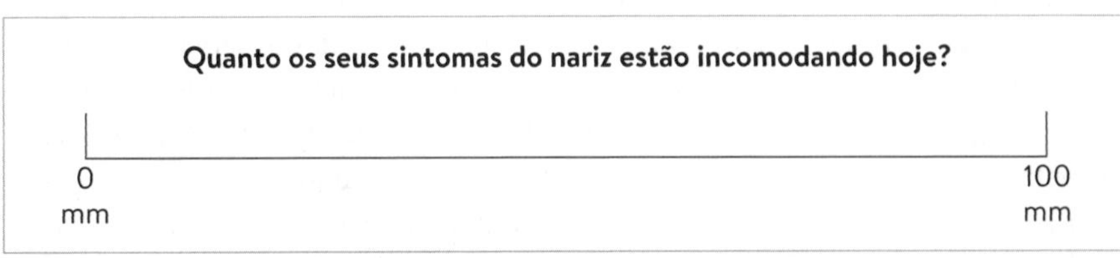

Figura 2 Escala visual analógica para sintomas nasais da rinite alérgica.
Fonte: Klimek et al. (2017).

- Capacidade de realizar atividades diárias normais, incluindo trabalho e frequência escolar, sem limitação ou impedimentos, e capacidade do paciente de participar de atividades esportivas e de lazer.
- Ausência de sintomas incômodos.
- Nenhuma ou mínimas reações adversas ao tratamento da RA, especialmente considerando a tendência de medicamentos anti-H1 a produzir sedação, por exemplo.

Foram apresentadas nas seções anteriores as diversas opções farmacológicas para tratamento da RA, bem como as medidas não farmacológicas que também são essenciais para o adequado manejo. Diante disso, ao identificar um paciente com RA e avaliar o nível de seu controle, o farmacêutico deve analisar quais medidas farmacológicas podem ser otimizadas (no caso de pacientes que já estão em tratamento) ou quais podem ser iniciadas, dentre as opções isentas de prescrição médica e com nível razoável de evidência para o manejo da RA.

Dentre a terapia farmacológica, os anti-H1 de 2ª geração isentos de prescrição médica são a primeira escolha para início de tratamento, dando-se preferência a apresentação de uso tópico nasal, quando possível. O fármaco de escolha dessa classe deve ser avaliado quanto a sua indicação para a faixa etária e contraindicações a populações específicas, como pacientes com insuficiência hepática ou renal, gestantes e lactantes. O uso de anti-H1 associado a um descongestionante nasal oral deve ser restrito a pacientes com obstrução nasal importante e por tempo limitado, considerando as contraindicações já comentadas.

Para pacientes que já estão em tratamento corrente para RA, prescrito por um especialista, deve-se avaliar a terapia prescrita quanto à dose, frequência e tempo de tratamento. A adesão à terapia e a técnica de utilização nasal, no caso de medicamentos de uso tópico, devem ser avaliadas antes de qualquer conduta. No caso de inconsistências no tratamento prescrito, o farmacêutico deve contatar o médico prescritor, conforme possível, ou reencaminhar o paciente com carta de recomendação farmacêutica para ajuste da terapia. Nessa circunstância, o farmacêutico pode associar a prática de lavagem nasal com solução salina enquanto aguarda resolução. Caso o paciente esteja em uso de CN, pode-se também associar um anti-H1 tópico (preferencial) ou oral para auxiliar no manejo.

A associação de lavagem nasal com solução salina como terapia adjuvante é indicada para todos os pacientes, conforme discutido anteriormente. Recomenda-se adequar a concentração da solução (isotônica ou hipertônica) conforme sintomas do paciente e a forma de administração (seringa, gotas nasais, *spray* nasal) de acordo com a habilidade e a preferência do paciente em administrar.

As Figuras 3 e 4 apresentam um fluxograma para escolha do tratamento farmacológico mais apropriado, de acordo com o controle do paciente avaliado pela

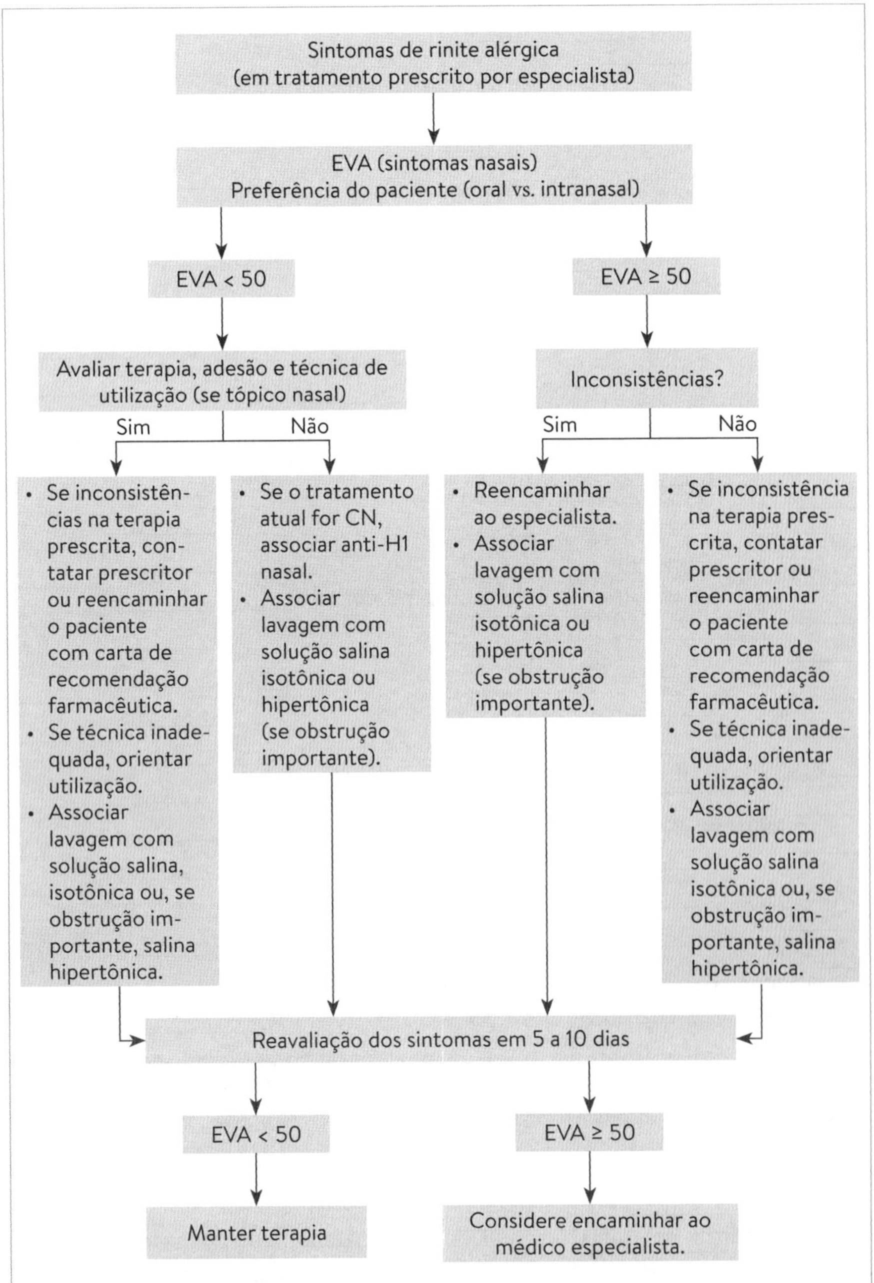

Figura 3 Fluxograma para manejo da rinite alérgica em pacientes cursando tratamento prescrito por especialista.
anti-H1: anti-histamínico H1; CN: corticosteroide intranasal; EVA: Escala Visual Analógica.
Fonte: adaptada de Bosnic-Anticevich et al. (2019).

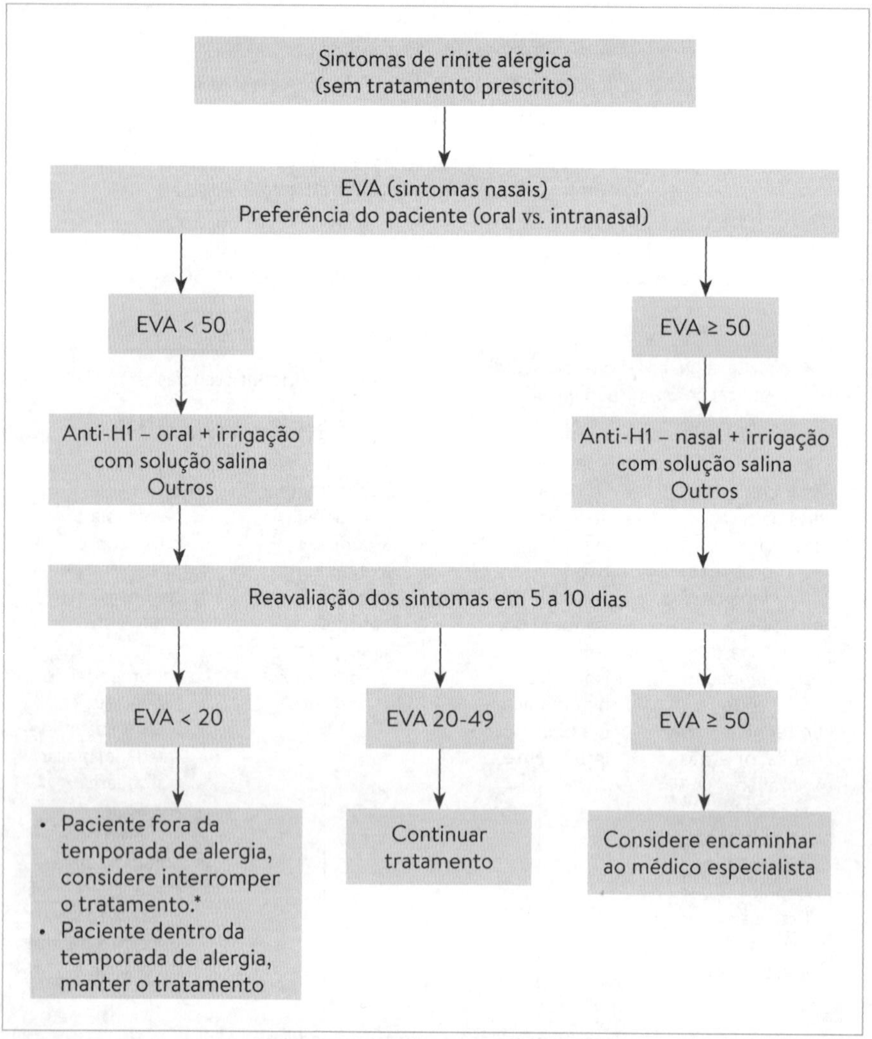

Figura 4 Fluxograma para manejo da rinite alérgica em pacientes sem tratamento prescrito.

anti-H1: anti-histamínico H1; EVA: Escala Visual Analógica.

Fonte: adaptada de Bosnic-Anticevich et al. (2019).

EVA e a condição de utilização atual, ou não, de tratamento farmacológico prescrito por um especialista, respectivamente. A preferência do paciente quanto à utilização de apresentações orais ou de uso tópico nasal deve ser sempre considerada, bem como a capacidade econômica de adquirir o tratamento, no caso de farmácias comunitárias de acesso particular.

Educação e monitoramento do paciente

A educação do paciente referente aos aspectos gerais da RA é fundamental para reconhecer sintomas de alarme e realizar seu automanejo. O entendimento sobre o que é a enfermidade, como ela é desencadeada, bem como medidas gerais de controle de ambiente são essenciais, porém considera-se que a adesão ao tratamento farmacológico, não farmacológico e a utilização correta de medicamentos intranasais sejam pontos críticos para o manejo adequado da RA.

Medir a adesão ao tratamento farmacológico na RA é um tanto quanto desafiador, visto que alguns regimes terapêuticos são administrados sazonalmente, conforme necessário. Diante disso, a compreensão de como o tratamento farmacológico "trabalha" para auxiliar no controle e prevenção dos sintomas, bem como sua utilização de forma regular, é crucial.

A forma como o dispositivo intranasal é utilizado impacta diretamente na efetividade do tratamento, influenciando na adesão do fármaco na cavidade nasal, bem como na ocorrência de reações adversas. De maneira similar à utilização de dispositivos inalatórios em enfermidades como asma e doença pulmonar obstrutiva crônica (DPOC), a técnica de administração de medicamentos intranasais deve ser ensinada, avaliada e reavaliada de maneira periódica. Para mais informações sobre técnica de administração de medicamentos intranasais, recomenda-se como referência o *Guia de prática clínica: sinais e sintomas respiratórios - espirro e congestão nasal* do Conselho Federal de Farmácia (CFF) (2016).

Algumas ferramentas podem auxiliar o farmacêutico no monitoramento da evolução dos sintomas, como a utilização de aplicativos de celular que utilizam a EVA como instrumento de avaliação de controle, ou alternativas que se adaptem à sistemática do atendimento clínico. De maneira geral, implementar um programa de acompanhamento farmacêutico de pacientes com RA, com visitas periódicas para avaliação e monitoramento, realizando ajustes da terapia farmacológica e encaminhamento ao profissional especialista quando necessário, contribui para um manejo adequado e seguro da RA e no alcance do controle dos sintomas e melhora da qualidade de vida. A Figura 5 apresenta um fluxograma que sistematiza o atendimento de pacientes com suspeita de RA, podendo ser aplicado em farmácias comunitárias públicas ou privadas.

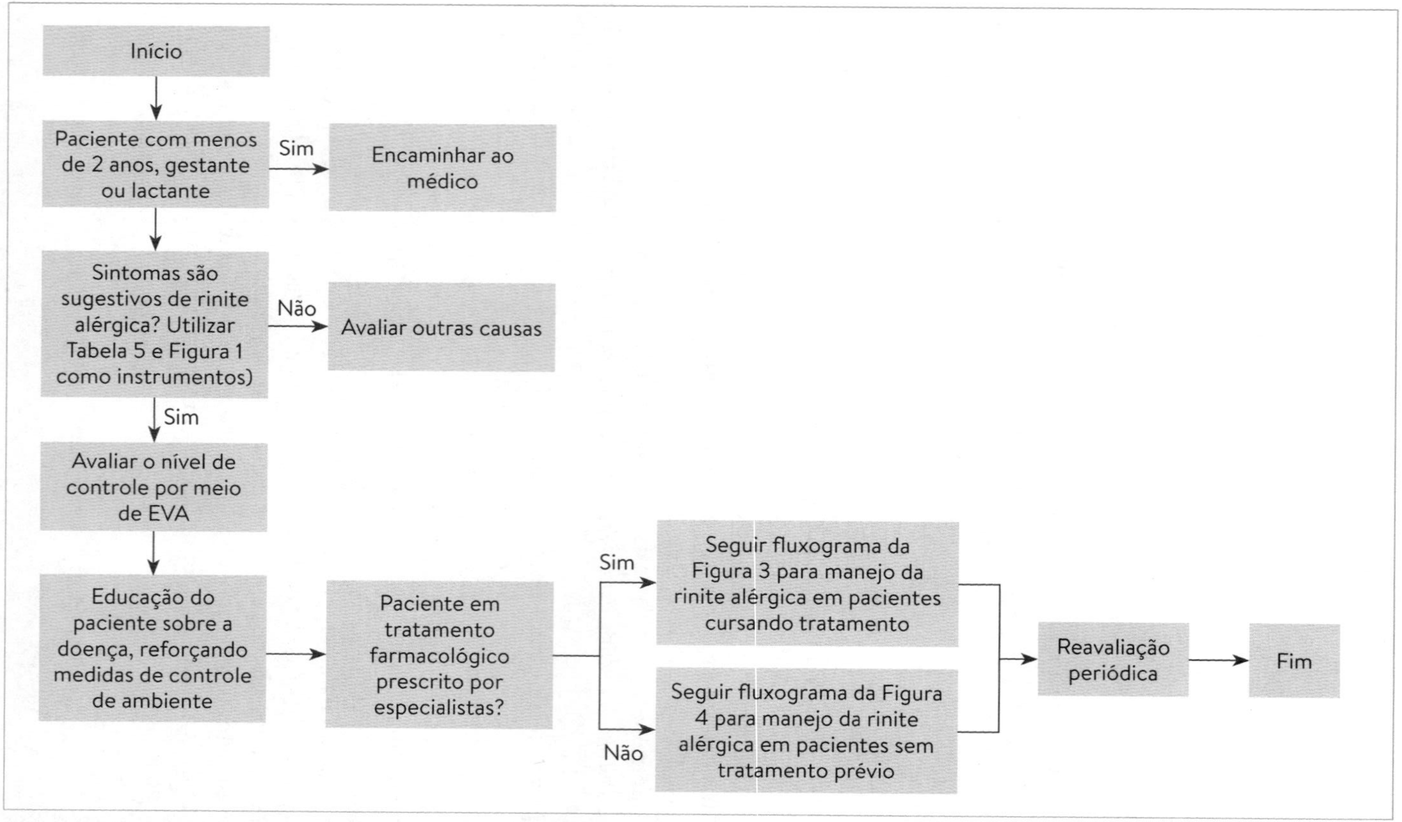

Figura 5 Fluxograma de atendimento de pacientes com suspeita de rinite alérgica.

EVA: Escala Visual Analógica.

Fonte: adaptada de CRFSP (2010).

REFERÊNCIAS BIBLIOGRÁFICAS

1. Aït-Khaled N, Pearce N, Anderson HR, Ellwood P, Montefort S, Shah J; Isaac Phase Three Study Group. Global map of the prevalence of symptoms of rhinoconjunctivitis in children: The International Study of Asthma and Allergies in Childhood (Isaac) Phase Three. Allergy. 2008;64:123-48.
2. Allegra: comprimidos revestidos e suspensão oral. Responsável técnico Ricardo Jonsson. Suzano: Sanofi Medley Farmacêutica Ltda.; 2021. Bula de medicamento. [internet] [acesso em: 16 mar. 2023]. Disponível em: https://consultas.anvisa.gov.br/#/bulario/q/?nomeProduto=ALLEGRA.
3. Asher MI, Montefort S, Bjorksten B, Lai CKW, Strachan DP, Weiland SK, et al.; Isaac Phase Three Study Group. Worldwide time trends in the prevalence of symptoms of asthma, allergic rhinoconjunctivitis, and eczema in childhood: Isaac Phases One and Three repeat multicountry cross-sectional surveys. The Lancet. 2006;368:733-43.
4. Bosnic-Anticevich S, Costa E, Menditto E, Lourenço O, Novellino E, Bialek S, et al. Aria pharmacy 2018. "Allergic rhinitis care pathways for community pharmacy". Allergy. 2019;74:1219-36.
5. Bousquet J, Anto JM, Bachert C, et al. Allergic rhinitis. Nature Reviews Disease Primers. 2020;6(95):2020.
6. Bousquet J, Leynaert B, Neukirch F, Sunyer J, Janson CM, Anto J, et al. Geographical distribution of atopic rhinitis in the European Community Respiratory Health Survey I. Allergy. 2008;63:1031-309.
7. Brasil. Instrução Normativa n. 86, de 12 de março de 2021. Define a Lista de Medicamentos Isentos de Prescrição. Revoga a IN n. 11 de 29 set. 2016. Diário Oficial da União, Brasília, 17 de março de 2021. [internet] [acesso em: 16 mar. 2023]. Disponível em: https://www.in.gov.br/web/dou/-/instrucao-normativa-in-n-86-de-12-de-marco-de-2021-309013946.
8. Brunton LL, et al. Goodman & Gilman: manual de farmacologia e terapêutica. Porto Alegre: AMGH; 2010.
9. Busonid: suspensão aquosa. Responsável técnico Gabriela Mallmann. São Paulo: Aché Laboratórios Farmacêuticos S.A.; 2021. Bula de medicamento. [internet] [acesso em: 16 mar. 2023]. Disponível em: https://consultas.anvisa.gov.br/#/bulario/q/?nomeProduto=busoni.
10. Claritin: comprimido e xarope. Responsável técnico Dirce Eiko Mimura. São Paulo: Bayer S.A.; 2015. Bula de medicamento. Disponível em: https://consultas.anvisa.gov.br/#/bulario/q/?nomeProduto=CLARITIN.
11. Conselho Federal de Farmácia (CFF). Guia de prática clínica: sinais e sintomas – espirro e congestão nasal. Portal Regional da BVS. 2016. p.169. [internet] [acesso em: 16 mar. 2023]. Disponível em: https://pesquisa.bvsalud.org/portal/resource/pt/biblio-1023662.
12. Conselho Regional de Farmácia do Estado de São Paulo (CRFSP). Organização Pan-Americana da Saúde (Opas). Fascículo II: Medicamentos Isentos de Prescrição. Projeto Farmácia Estabelecimento de Saúde / CRF-SP. Brasília, 2010. [internet] [acesso em: 16 mar. 2023]. Disponível em: http://www.crfsp.org.br/documentos/materiaistecnicos/fasciculo_2.pdf.
13. Decongex Plus: solução oral, xarope e comprimidos. Responsável técnico Gabriela Mallmann. São Paulo: Aché Laboratórios Farmacêuticos S.A.; 2022. Bula de medicamento. [internet] [acesso em: 16 mar. 2023]. Disponível em: https://consultas.anvisa.gov.br/#/bulario/q/?nomeProduto=DECONGEX%20PLUS.

14. Desalex: comprimido revestido e xarope. Responsável técnico Marcos C. Borgheti. Campinas: Organon Farmacêutica Ltda.; 2014. Bula de medicamento. [internet] [acesso em: 16 mar. 2023]. Disponível em: https://consultas.anvisa.gov.br/#/bulario/q/?nomeProduto=DESALEX.
15. Dymista: suspensão spray inalatória nasal. Responsável técnico Marcia Yoshie Hacimoto. Campos dos Goytacazes: Mylan Laboratórios Ltda.; 2021. [internet] [acesso em: 16 mar. 2023]. Disponível em: https://consultas.anvisa.gov.br/#/bulario/q/?nomeProduto=dymista.
16. Ebastel: solução oral e comprimido. Responsável técnico Ivanete A. Dias Assi. Itapevi: Eurofarma Laboratórios S.A.; 2021. Bula de medicamento. [internet] [acesso em: 16 mar. 2023]. Disponível em: https://consultas.anvisa.gov.br/#/bulario/q/?nomeProduto=EBASTEL.
17. Esalerg: gotas. Responsável técnico Gabriela Mallman. Guarulhos: Aché Laboratórios Farmacêuticos S.A.; 2021. Bula de medicamento. [internet] [acesso em: 16 mar. 2023]. Disponível em: https://consultas.anvisa.gov.br/#/bulario/q/?nomeProduto=ESALERG%20GOTAS.
18. Food & Drug Administration (FDA). FDA requires boxed warning about serious mental health side effects for asthma and allergy drug montelukast (Singulair); advises restricting use for allergic rhinitis. U.S., 2020. [internet] [acesso em: 16 mar. 2023]. Disponível em: https://www.fda.gov/drugs/drug-safety-and-availability/fda-requires-boxed-warning-about-serious-mental-health-side-effects-asthma-and-allergy-drug.
19. Klimek L, Bergmann K-C, Biedermann T, Bousquet J, Hellings P, Jung K, et al. Visual analogue scales (VAS): measuring instruments for the documentation of symptoms and therapy monitoring in cases of allergic rhinitis in everyday health care. Allergo J Int. 2017;26(1):16-24.
20. Medscape. Drug & diseases: drug interaction checker. [internet] [acesso em: 16 mar. 2023]. Disponível em: https://reference.medscape.com/drug-interactionchecker.
21. Nasonex: suspensão nasal. Responsável técnico Marcos C. Borgheti. São Paulo: Schering Plough Indústria Farmacêutica Ltda.; 2014. Bula de medicamento. [internet] [acesso em: 16 mar. 2023].Disponível em: https://consultas.anvisa.gov.br/#/bulario/q/?nomeProduto=nasonex.
22. Paramesh H. Air pollution and allergic airway diseases: social determinants and sustainability in the control and prevention. Indian Journal of Pediatrics. 2018;85(4):284-94.
23. Polaramine: comprimido revestido, drágeas repetabs, solução, solução gotas e creme. Responsável técnico Luciana Lopes da Costa. Anápolis: Mantecorp Farmasa, 2021. Bula de medicamento. [internet] [acesso em: 16 mar. 2023]. Disponível em: https://consultas.anvisa.gov.br/#/bulario/q/?nomeProduto=POLARAMINE
24. Rino-Lastin: solução spray nasal. Responsável técnico Marcia Yoshie Hacimoto. Guarulhos: Aché Laboratórios Farmacêuticos S.A.; 2018. Bula de medicamento. [internet] [acesso em: 16 mar. 2023]. Disponível em: https://consultas.anvisa.gov.br/#/bulario/q/?nomeProduto=RINO-LASTIN.
25. Rinosoro SIC 3%: solução spray. Responsável técnico Luciana Lopes da Costa. Anápolis: Brainfarma Indústria Química e Farmacêutica S.A.; 2018. Bula de medicamento. [internet] [acesso em: 16 mar. 2023]. Disponível em: https://consultas.anvisa.gov.br/#/bulario/q/?nomeProduto=RINOSORO%20SIC.
26. Sakano E, et al. IV Consenso Brasileiro sobre Rinites – 2017. Documento conjunto da Associação Brasileira de Alergia e Imunologia, Associação Brasileira de Otorrinolaringologia e Cirurgia Cérvico-Facial e Sociedade Brasileira de Pediatria, 28 de novembro de 2017.

[internet] [acesso em: 16 mar. 2023]. Disponível em: https://asbai.org.br/iv-consenso-brasileiro-sobre-rinites-2017/.

27. Santos UP, Arbex MA, Braga ALF, Mizutani RF, Cançado JED, Terra-Filho M, et al. Poluição do ar ambiental: efeitos respiratórios. Jornal Brasileiro de Pneumologia. 2021;47(1).

28. Talerc: comprimidos revestidos. Responsável técnico Gabriela Mallmann. Guarulhos: Aché Laboratórios Farmacêuticos S.A.; 2021. Bula de medicamento. [internet] [acesso em: 16 mar. 2023]. Disponível em: https://consultas.anvisa.gov.br/#/bulario/q/?nomeProduto=TALERC.

29. Talerc: xarope. Responsável técnico Gabriela Mallmann. Guarulhos: Aché Laboratórios Farmacêuticos S.A.; 2017. Bula de medicamento. [internet] [acesso em: 16 mar. 2023]. Disponível em: https://www.ache.com.br/arquivos/Talerc-xarope-21-03-2017.pdf.

30. Wikstén J, Toppila-Salmi S, Mäkelä M. Primary prevention of airway allergy. Current Treatment Options in Allergy. 2018;5(4):347-55.

31. Wise SK, Lin SY, Toskala E, Orlandi RR, Akdis CA, Alt JA, et al. International Consensus Statement on Allergy and Rhinology: Allergic Rhinits. International Forum of Allergy & Rhinology. 2018;8(2).

32. Zyxem: comprimido revestido e solução oral. Responsável técnico Silvio Luiz Tiezzi Cardoso. São Paulo: UCB Biopharma Ltda.; 2020. Bula de medicamento. [internet] [acesso em: 16 mar. 2023]. Disponível em: https://consultas.anvisa.gov.br/#/bulario/q/?nomeProduto=ZYXEM.

Semiologia e propedêutica do espirro, congestão nasal e gripe

André Luiz de Moura

DESTAQUE DO TEMA

1. A gripe é uma infecção respiratória provocada pelos vírus influenza que circulam em todo o mundo. É uma doença de ocorrência universal e com periodicidade anual, porém com maior expressão no outono e no inverno. As manifestações clínicas podem variar de leve a grave, podendo provocar a morte de pessoas mais debilitadas. Na maioria dos casos, pessoas acometidas pela gripe se recuperam da febre e de outros sintomas em 1 semana sem precisar de atenção médica.
2. Neste capítulo serão abordados assuntos referentes às características clínicas, diagnóstico, epidemiologia, prevenção e tratamento da influenza em crianças e adultos.

INTRODUÇÃO

Todos os anos, com a chegada do outono e do inverno, iniciam no mundo todo as preocupações com o aumento dos índices de infecções das vias aéreas superiores (Ivas). Entre muitas, as mais comuns são a pneumonia, a exacerbação das crises de asma e DPOC (doença pulmonar obstrutiva crônica) e a tuberculose, mas, sem dúvida alguma, o resfriado e a gripe, principalmente, são o que mais preocupa as autoridades sanitárias e médicas.

Popularmente o termo "gripe" é utilizado pela maioria das pessoas no mundo todo. Apesar de utilizarmos esse termo de forma genérica para indicar sintomas como nariz "entupido", espirros, mal-estar geral, dor de cabeça e no corpo, a gripe e o resfriado são causados por vírus diferentes e apresentam algumas características que permitem sua diferenciação.

A maioria dos casos de resfriados é provocada pelos vírus das famílias Rinovírus e Coronavírus; por outro lado, a gripe é provocada por vírus pertencente à família ortomixovirus da influenza dos tipos A, B ou C; os tipos A e B são os responsáveis por promover infecções em humanos.

As duas condições serão descritas a seguir.

RESFRIADO

O termo resfriado refere-se a uma síndrome de sintomas respiratórios superiores que pode ser causada por uma variedade de patógenos virais (Quadro 1). Foram encontradas referências a essas doenças em escritos antigos, que atestam a longa associação de resfriados à saúde humana.

No caso de adultos saudáveis, há uma estimativa segundo a qual aqueles mais suscetíveis podem apresentar uma frequência de contaminação que varia de 2 a 4 vezes ao ano; já em pacientes infantis, esse número sobe para 6 vezes ao ano. Com a exposição ao agente, a infecção pode ser facilitada por distúrbios emocionais, fadiga excessiva e processos alérgicos. Também é importante destacar que o frio por si só não causa resfriado; ele apenas facilita a propagação do vírus. Ao contrário da gripe, o resfriado se caracteriza por sintomatologia mais branda, e dificilmente pode provocar a morte.

A proporção relativa das diferentes cepas virais e a causa da gripe varia dependendo de vários fatores, que podem ser organizados em idade, estação, amostragem e métodos de detecção viral.

Apesar de haverem muitas cepas virais responsáveis por provocar resfriado, o rinovírus é sem dúvida alguma considerado o principal agente etiológico e a causa mais comum em todas as faixas etárias (Quadro 1).

Anualmente, o rinovírus é responsável por cerca de 30 a 50% de todas as doenças respiratórias, e em períodos de outono-inverno os valores podem chegar até 80% de todas as infecções das vias respiratórias superiores. Mais de 100 diferentes sorotipos do vírus têm sido identificados (Quadro 1), e a prevalência relativa destes parece variar entre as diferentes áreas geográficas e ao longo do tempo.

Embora ainda escassos, estão disponíveis dados sobre o papel do coronavírus como uma das causas da constipação comum. Esses vírus são encontrados em 7 a 18% dos adultos com infecções das vias respiratórias superiores.

As manifestações clínicas mais comuns são presença de exsudato nasal (coriza) acompanhado de obstrução nasal. Podem ainda ocorrer irritação e hiperemia das narinas (tanto em crianças quanto em adultos).

Quadro 1 Principais tipos de vírus responsáveis por promover resfriado, distribuição em número de tipos de antígenos virais e distribuição em porcentagem de casos relacionados a cada tipo de vírus

Grupo viral	Quantidade de tipos de antígenos	% de casos
Rinovírus	> 100 tipos	40-50
Coronavírus	5 tipos	10-15
Parainfluenza vírus	5 tipos	5
Vírus sincicial respiratório	2 tipos	5
Influenza vírus	3 tipos	25-30
Adenovírus	57 tipos	5-10
Metapneumovirus	2 tipos	5

Fonte: adaptado de: Turner (2015).

GRIPE

Gripe é o termo utilizado para se referir a uma doença respiratória contagiosa causada principalmente por vírus da família influenza, e que infectam o nariz, a garganta e os pulmões. Pacientes idosos, crianças pequenas e pessoas em condições de saúde debilitada apresentam maior risco de complicações graves provocadas pela gripe, podendo necessitar de internação. Em condições mais severas pode ocorrer óbito.

Historicamente a gripe é conhecida desde a época de Hipócrates (século V a.C.), Cheng e Leung (2007) descrevem que, em 412 a.C., Hipócrates mencionou a primeira epidemia de gripe, e que na Idade Média os inúmeros eventos ocorridos com relação a essa doença foram tabulados em 1173 por Hirsch. A gripe está relacionada com surtos de grande potência a cada 2 a 3 anos, e pandemias são incertas.

De acordo com a Organização Mundial da Saúde (OMS), a doença pode afetar em média 5 a 30% da população mundial a cada ano. Bridges et al. (2000) realizaram uma revisão que demonstrou que entre 1 e 26% das pessoas entre 18 e 64 anos podem ser infectadas pela gripe anualmente.

Os surtos epidêmicos e pandêmicos de gripe contribuem em muito para o aumento do absenteísmo de trabalhadores em seus postos, elevando de forma significativa os custos com as licenças médicas para as empresas. Dados epidemiológicos de vigilância sanitária mostram que os principais picos de surtos de gripe geralmente ocorrem entre dezembro e março para países europeus e entre junho e agosto para o Brasil, e que a gripe é responsável por cerca de 10% das ausências no trabalho ao longo do ano.

No Brasil, com a chegada dos períodos de inverno, a Vigilância Sanitária e o Ministério da Saúde alertam a população a adotar medidas de prevenção contra as Ivas, que tendem a se tornar comuns nessa época do ano, especialmente nas regiões Sul, Sudeste e Centro-Oeste. Os dados epidemiológicos revelam que, nesse período epidêmico, aglomerações de pessoas em ambientes fechados como ônibus, metrôs e até no ambiente de trabalho favorecem a circulação de diversos tipos de vírus respiratórios, incluindo o vírus influenza.

Dessa forma, é de extrema importância adotar hábitos simples de higiene (maior frequência de lavagem das mãos, uso de álcool em gel ou outro antisséptico, uso de máscaras, por exemplo) para prevenção, já que o vírus permanece ativo no ambiente por até 72 horas e, em superfícies como corrimões, maçanetas e torneiras, por até 10 horas.

Os cuidados de higiene devem ser redobrados com crianças e idosos. No caso das crianças, é recomendável (especialmente no ambiente escolar) que, além das mãos, os brinquedos e objetos de uso comum sejam lavados com água e sabão ou higienizados com álcool 70%. Creches, berçários e escolas também devem adotar fluxos que reduzam a transmissibilidade entre as crianças, por exemplo, na hora do "soninho" é importante aumentar o distanciamento entre as crianças (o distanciamento ideal entre elas é de 1 m); os pais devem se imediatamente alertados sobre sinais e sintomas que seus filhos possam apresentar; realizar com maior frequência orientações que promovam educação sanitária.

No caso de pessoas idosas, o maior risco está nas complicações advindas com a gripe. A condição clínica desses pacientes pode ser agravada pelo surgimento de pneumonia e pelo agravamento de doenças crônicas, entre elas a hipertensão e o diabetes.

O vírus da influenza é encontrado na natureza em quatro formas: A, B, C e D. Porém, apenas as três primeiras (A, B e C) são capazes de infectar o homem, e as duas primeiras são as principais responsáveis por provocar as epidemias sazonais.

Os vírus da gripe A podem ser divididos em subtipos, e essa divisão é dependente do tipo de proteína de superfície. Dessa forma, ao combinar 2 proteínas diferentes, a hemaglutinina (HA ou H) e a neuraminidase (NA ou N) (Figura 1), podemos diferenciar os tipos e subtipos de vírus influenza A. Atualmente os subtipos A(H1N1)pdm09 e A(H3N2) infectam seres humanos em períodos sazonais relacionados ao inverno. No entanto, apenas o vírus influenza A foi responsável por provocar pandemias. Sua denominação pdm (pandemia) 09 está relacionada à pandemia da gripe suína em 2009.

Além destes, o vírus influenza A de origem animal também pode infectar humanos, causando doença grave. Os principais tipos são os vírus A(H5N1), A(H7N9), A(H10N8), A(H3N2v), A(H1N2v), entre outros. Outro importante exemplo de epidemias graves envolvendo seres humanos é o influenza A(H5N1), que foi responsável pela epidemia de gripe aviária.

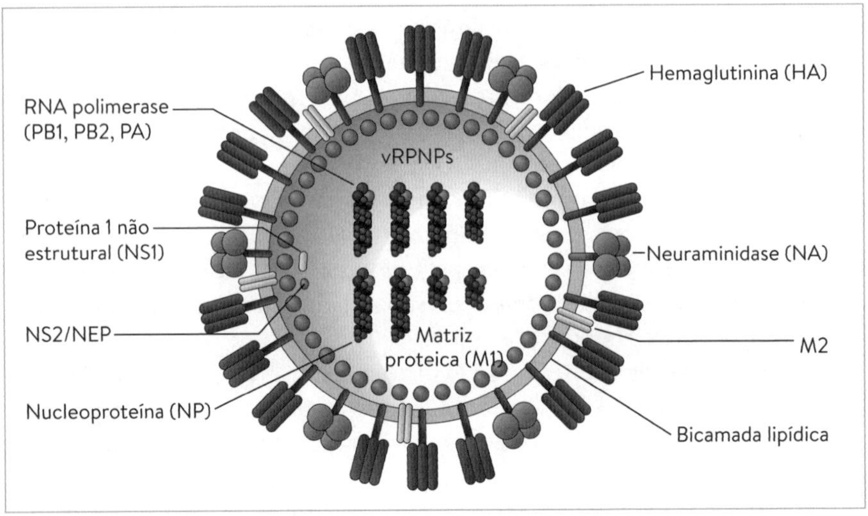

Figura 1 Representação da estrutura geral do vírus Influenza A.
Fonte: adaptada de Jung e Lee (2020).

Ao contrário dos vírus da gripe A, os vírus pertencentes ao tipo B não possuem subtipos, mas são divididos em linhagens, e as variantes circulantes pertencem às linhagens B/Yamagata ou B/Victoria.

O vírus influenza C é encontrado com menor frequência e geralmente é responsável por provocar infecções leves (resfriados), por isso não apresenta importância para a saúde pública. Os vírus da gripe D afetam principalmente bovinos e aparentemente não infectam ou provocam doenças em humanos.

TRANSMISSIBILIDADE DA GRIPE

A gripe geralmente é transmitida pelo ar ou por contato direto entre uma pessoa saudável e uma contaminada. Indivíduos gripados podem espalhá-la para outras pessoas próximas até 1,8 m de distância. O vírus da gripe pode se espalhar principalmente por gotículas produzidas quando pessoas infectadas com gripe tossem, espirram ou falam. Essas gotículas podem entrar em contato com boca, nariz ou ser inaladas por pessoas próximas. Menos frequentemente, mas não menos importante, uma pessoa pode contrair o vírus da gripe ao tocar uma superfície ou objeto que contenha o vírus e depois tocando sua própria boca, nariz ou possivelmente seus olhos.

A probabilidade de contrair gripe de pessoas que estejam contaminadas é maior quando o indivíduo sadio entra em contato com o doente entre os primeiros 3 e 4 dias após o início das manifestações clínicas. Os sintomas podem surgir dentro de 1 a 3 dias após o paciente entrar em contato com o vírus. Isso significa que o infectado pode transmitir a gripe para outra pessoa antes de saber que está doente e ao longo de todo o curso da infecção. Em algumas situações, a pessoa infectada com o vírus da gripe pode ser assintomática, e durante esse período pode espalhar o vírus para muitas outras pessoas.

SINAIS E SINTOMAS RELACIONADOS AO RESFRIADO E À GRIPE

Os sintomas mais comuns do resfriado e da gripe são bem semelhantes, e possivelmente é seja o fator primordial para que as pessoas confundam o resfriado com a gripe.

A sintomatologia do resfriado inicia entre o primeiro e terceiro dia após a infecção, normalmente com irritação e inflamação da garganta, que pode estar acompanhada de mal-estar e desconforto nasal (prurido, rinorreia e congestão). Em seguida iniciam as crises de espirro, aumento da coriza nasal (com aspecto claro e aquoso), podendo evoluir para uma secreção mais densa ou mucoide, de coloração opaca até amarelada. Menos comumente, os pacientes apresentam hipertermia ou febre leve no início do contágio. A tosse surge em aproximadamente 30% dos casos e geralmente começa após o início dos sintomas nasais.

Ao contrário do resfriado, um paciente infectado pelo influenza A desenvolve a sintomatologia de forma repentina (principalmente em adultos) e com intensidade e agravamento bem mais consideráveis (crianças e idosos).

Os principais sintomas relacionados à gripe são: febre elevada (> 38,5°C, 1 a 3 dias após a infecção), tosse (geralmente seca), cefaleia, mialgia e dor articular, intenso mal-estar com grande indisposição ao longo do dia e insônia no período noturno, dor de garganta e coriza nasal. A tosse pode ser grave e apresentar periodicidade de 2 ou mais semanas.

No caso de crianças, a excreção de vírus pode ocorrer mais rápida e prolongadamente em comparação aos adultos. Além de encefalite ou miocardite, outros desfechos graves são morte peraguda em poucas horas e pneumonia primária por influenza.

As complicações ocorrem particularmente em pacientes idosos com doença primária (doença cardíaca ou pulmonar crônica, distúrbios metabólicos como diabetes, distúrbios imunológicos, entre outros). Tais casos, sobretudo, podem envolver pneumonia por superinfecção bacteriana (p. ex., *Streptococcus pneumoniae, Haemophilus influenzae, Staphylococcus aureus*).

Resumidamente, os principais sinais e sintomas a serem observados e determinantes para o quadro de síndrome gripal envolvem os apresentados no Quadro 2.

Quadro 2 Sinais e sintomas da síndrome gripal

- Em caso de infecção aguda das vias aéreas, o quadro evolui junto a um quadro febril elevado (37,9-39,6°C), que tende a diminuir após 2-3 dias, normalizando no sexto dia de evolução.
- Desenvolvimento súbito de calafrios, mal-estar, cefaleia, mialgia, dor de garganta, artralgias, prostração, rinorreia e tosse seca.
- Podem estar presentes: diarreia, vômitos, fadiga, rouquidão, vermelhidão da conjuntiva palpebral, tosse e fraqueza persistentes.
- As queixas respiratórias tornam-se mais evidentes com a progressão do quadro e mantêm-se, em geral, por 3-4 dias após o desaparecimento da febre.
- Rouquidão e linfoadenopatia cervical podem ocorrer mais comumente em crianças.
- Tosse, lassidão e mal-estar podem persistir por 1-2 semanas ou até por mais de 6 semanas.
- Período de incubação pode variar de 1-4 dias.

COMPLICAÇÕES RELACIONADAS À GRIPE

Tem-se a seguir um resumo das complicações relacionadas à gripe, ordenadas em conformidade com o grau de incidência e da mais comum para a mais rara:

- Bronquite e bonquiolite agudas: comuns em idosos (portadores de comorbidades) e crianças, respectivamente.
- Otite média: comum, especialmente em crianças.
- Pneumonia viral aguda: 2 a8%, início em até 48 horas após o início da febre.
- Pneumonia bacteriana: comum, inicia em 4 a 5 dias após o início do quadro gripal.
- Exacerbação das crises de DPOC: comum em idosos portadores de disfunção respiratória prévia.
- Alterações de eletrocardiograma (ECG): comuns, podendo ocorrer de forma inespecífica (ritmo, alterações de ondas T ou ST), sem associação com manifestações cardíacas.
- Miocardite e pericardite: raras.
- Miosite: rara.
- Miglubinúria / insuficiência renal aguda: raras.
- Toxemia/septicemia: raras.
- Encefalite/encefalopatia: raras; ocorrem na primeira semana de gripe.
- Mielite transversa: muito rara.
- Parotidite: muito rara.
- Guillain-Barré: muito rara.

FORMAS DE PREVENÇÃO

Para prevenção do resfriado e da gripe, podem ser adotadas medidas simples e com grande eficácia contra as cepas virais envolvidas. As medidas gerais podem ser transmitidas em Unidades Básicas de Saúde, escolas, creches e outros meios de comunicação.

Como medidas de prevenção e de redução significativa da transmissibilidade, destacam-se a higienização das mãos, uso de equipamentos de proteção individual (EPI – luvas, máscaras, óculos de segurança, aventais, principalmente por profissionais de saúde), uso de sanitizantes em superfícies (álcool 70º, álcool 70º em gel, desinfetantes como água sanitária). Sempre que for espirrar ou tossir, cobrir o nariz e a boca com o braço, evitar o uso das mãos.

Evitar tocar a superfície de móveis, corrimãos ou outros objetos quando estiver utilizando luvas. Essas medidas devem ser utilizadas independentemente de diagnóstico ou suspeita de infecção.

Em caso de pacientes contaminados ou com suspeita de contaminação, devem ser isolados em ambiente privativo ou em quarto compartilhado por indivíduos que estejam contaminados com o mesmo tipo de vírus, nesse caso, da gripe. Ao adentrar esses ambientes, deve-se utilizar máscaras e aventais descartáveis, os quais devem ser retirados antes mesmo de se retirar do ambiente, descartando-os em lixo contaminado. Ao deixar completamente o ambiente, as mãos devem ser imediatamente higienizadas.

O isolamento de pacientes contaminados (crianças, adultos e idosos) em ambiente privativo deverá ser mantido por 7 dias após o início dos sintomas ou até 24 horas após a resolução da febre e sintomas respiratórios, na ausência de medicamentos antitérmicos. Atenção aos menores de 12 anos, que podem eliminar o vírus da influenza por até 14 dias.

Como método de prevenção em massa, a vacinação é sem dúvida a melhor medida de prevenção. De acordo com a OMS, em decorrência do fato de o vírus da influenza ter capacidade de se mutar rapidamente, a vacinação deverá ocorrer anualmente, levando em consideração que as vacinas disponibilizadas sempre trarão atualizações em face das variantes mais recentes.

No Brasil e em muitos outros países do mundo, a vacina contra a gripe é normalmente ofertada em campanhas de vacinação (geralmente em períodos que antecedem o inverno). O Ministério da Saúde brasileiro recomenda que os grupos mais vulneráveis, como idosos, membros de equipes de saúde e órgãos públicos, professores, gestantes e crianças (a critério médico), devem receber a vacina imediatamente no início da campanha.

VACINA

O vírus da influenza tem elevada capacidade de mutagenicidade quando se replica nas células hospedeiras. Por ocorrerem de forma independente, as mutações estão implicadas no desenvolvimento de inúmeras variantes, que ainda não entraram em contato com futuros hospedeiros, o que facilita o processo de disseminação da doença, uma vez que estes ainda não possuem imunogenicidade à nova cepa.

Por essa razão, as vacinas disponíveis no mercado mundial protegem o indivíduo por um prazo que pode variar de 6 a 10 meses, e essa é uma das razões que levam à necessidade de se vacinar anualmente.

Para que a vacina seja atualizada periodicamente e possa cumprir seu papel de proteção, a OMS mantém uma rede integrada com vários países do mundo, incluindo o Brasil. Dessa forma, cada país coleta, analisa o sequenciamento genético e alimenta um sistema internacional integrado de dados. São essas informações que determinarão a composição das cepas do vírus influenza A e B a serem incluídas na atualização da vacina a ser disponibilizada na próxima campanha vacinal. Um exemplo desse processo é a cepa A/Sydney/5/97 (H3N2), que é uma variante do vírus influenza tipo A, de origem humana, isolada na cidade de Sydney em 1997, com antígenos de superfície H3 e N2.

A vacina contra o vírus da influenza tem eficácia de 50 a 85%, podendo alcançar 90% quando o vacinado entrar em contato com uma variante que faça parte da constituição da vacina recebida. A capacidade de produção de anticorpos induzida pela vacina depende de fatores como idade, contato prévio e/ou subsequente ao agente antigênico e condições que possam influenciar a atividade do sistema imunológico. Para que os vacinados apresentem tempo suficiente para a produção de anticorpos, que se inicia após 2 ou 3 semanas da vacinação, é recomendado que as campanhas de vacinação sejam realizadas em período pré-endemia (outono/inverno), assim o processo de vacinação anual da população deve ocorrer no mais tardar no início do outono.

Tipos de vacinas disponíveis no Brasil

O Brasil utiliza vacinas a partir de vírus inativado (morto), o que impede que a vacina provoque a doença (gripe).

Até 2014, o país utilizava apenas a vacina tríplice, composta pelas cepas A/H1N1, A/H3N2 e B (linhagem Yamagata ou Victoria). Em 2015 foram licenciadas pela Agência Nacional de Vigilância Sanitária (Anvisa) a vacina quadrivalente, que passou a incluir uma segunda cepa B, passando a ser composta pelas duas linhagens: Yamagata e Victoria.

No Quadro 3 estão relacionadas as diferenças entre as vacinas fornecidas nos anos de 2021 e 2022.

Quadro 3 Diferença na composição das vacinas contra Influenza distribuídas nos anos 2021 e 2022 no Hemisfério Sul

Hemisfério Sul: cepas recomendadas para a vacina trivalente	
2021	2022
A/Victoria/2570/2019 (H1N1)pdm09	A/Victoria/2570/2019 (H1N1)pdm09
A/Hong Kong/2671/2019 (H3N2)	A/ Darwin/9/2021 (H3N2)
B/Washington/02/2019 (linhagem B/Victoria)	B/Áustria/02/1359417/2021(linhagem B/Victoria)
Hemisfério Sul: cepas B adicional da vacina quadrivalente	
B/Phuket/3073/2013 (linhagem B/Yamagata)	B/Phuket/3073/2013 (linhagem B/Yamagata)

Fonte: adaptado de Sbim (2022).

Reações adversas e complicações com a vacina

A vacina da gripe possui excelente tolerabilidade, embora em alguns casos, indevidamente, pessoas vacinadas descrevam que desenvolveram gripe após a vacinação. Essa descrição é indevida, uma vez que a vacina é produzida a partir de vírus inativado (tipo celular) ou de fragmentos de vírus (tipo acelular). Independentemente do tipo de vacina utilizado, não há possibilidade de desenvolver gripe. Mas, caso o vacinado tenha entrado em contato com uma pessoa contaminada, assintomática ou não, ou tenha tido contato com algum objeto ou superfície contaminada com o vírus e tenha passado a mão na boca, olhos ou nariz, e receba a vacina no mesmo período, poderá desenvolver a gripe. Essas mesmas situações podem ocorrer logo depois de ser vacinado, e o resultado será o mesmo. Como descrito anteriormente, é necessário um período de 2 a 3 semanas para que o indivíduo vacinado desenvolva resistência imunológica. Dentro dessa janela, ele poderá desenvolver um quadro gripal com maior facilidade.

Assim, as reações adversas e os efeitos colaterais mais comuns relacionados à vacinação são:

- **Muito comuns:** cefaleia, artralgia, mialgia e fadiga.
- **Comuns:** náusea, diarreia, sudorese, tremores e hiperemia e edema no local da aplicação da vacina. Estes dois últimos ocorrem devido à presença de timerosal na formulação, e está aconselhado o uso de gelo no local.
- **Raros:** linfadenopatia, insônia, tontura, parestesia, vertigem, dispneia, vômitos, prurido, dispepsia, desconforto gástrico, erupção cutânea, dor (abdominal, dorsal, cervical, nas extremidades e no tórax), rigidez musculoesquelética, espasmos musculares, reações no local de injeção (hematoma, edema, prurido, aumento da temperatura corpórea), astenia, mal-estar e a síndrome de Guillain-Barré (SGB).
- **Síndrome óculo-respiratória:** muito raramente pode ocorrer essa síndrome, notificada pela primeira vez no Canadá, após pacientes receberem imunização

contra gripe. É uma síndrome com mecanismo fisiopatológico desconhecido e que se caracteriza por olhos hiperemiados, sintomas respiratórios, tais como tosse, sibilos, aperto no peito, dificuldade em respirar, dificuldade em engolir, rouquidão, dor de garganta e/ou edema facial. Surge cerca de 24 horas após a administração da vacina, e os sintomas podem regredir em 24 a 48 horas após seu início.

TRATAMENTO DA GRIPE

A maioria dos pacientes infectados pelo vírus da influenza é tratada principalmente em conformidade com os sintomas, devendo receber medicação antitérmica para controle da febre, analgésicos para dor muscular, descongestionantes nasais e podendo ser requeridos s medicamentos mucolíticos/fluidificantes.

O uso de quimioterápicos como antivirais específicos para combater o influenza pode ser necessário em algumas situações, e, em caso de ocorrer infecção bacteriana oportunista, os antimicrobianos devem ser administrados.

O mais importante, porém, é que o paciente infectado com o influenza se hidrate, descanse, se alimente bem e respeite o período de isolamento.

Analgésicos/antitérmicos

Pacientes gripados apresentam quadro febril significativo que deve ser controlado, principalmente em crianças e idosos. O mal-estar e a dor no corpo também são uma característica da síndrome gripal. Nessas situações o uso de analgésico/antitérmico é de grande importância e proporciona bom conforto. A recomendação para essas situações é principalmente o uso de anti-inflamatórios não esteroidais (Aine) como dipirona, paracetamol e ibuprofeno. A prescrição desses medicamentos deve respeitar situações como histórico de reações adversas, interações medicamentos e histórico de hipersensibilidade.

Para o controle dos sintomas gripais, não está indicado o uso de ácido acetilsalicílico (AAS) em pacientes com idade inferior a 18 anos, pois o uso desse medicamento nesses pacientes pode elevar a probabilidade de desenvolvimento de síndrome de Reye.

Descongestionantes nasais

Os descongestionantes são medicamentos muito úteis para aliviar o desconforto da coriza e congestão nasal, que são sinais comuns tanto para resfriado como gripe. Esses fármacos são potentes agonistas com forte afinidade aos receptores alfa-1-adrenérgicos, produzindo excelente efeito vasoconstritor. A resposta gerada por essa ação provoca uma redução significativa do fluxo sanguíneo na mucosa nasal, e consequentemente alivia de forma rápida, mas pouco duradoura, principalmente quando utilizado topicamente. Os descongestionantes de uso oral promovem bom alívio dos sintomas obstrutivos, mas necessitam de maior tempo para que a resposta se inicie, porém o efeito é consideravelmente mais prolongado em comparação aos medicamentos de uso tópico.

Cloridrato de fenilefrina

É um fármaco de classe amina simpatomimética de ação direta, mas também com ações indiretas, pois induz a liberação de noradrenalina das terminações simpáticas. Seu efeito vasoconstritor é derivado de sua ligação e excitação dos receptores alfa-1-adrenérgicos, proporcionando constrição das arteríolas dilatadas na mucosa e reduzindo o fluxo sanguíneo da área edemaciada. Em doses terapêuticas, causa pouco ou nenhum efeito no sistema nervoso central.

Após a administração oral de uma dose, cerca de 38% alcançam a corrente sanguínea sistêmica, ou seja, é um medicamento de baixa biodisponibilidade oral. Isso se deve ao extenso metabolismo intestinal e moderado no tecido hepático. Seu volume de distribuição é superior a 40 litros, e seus metabólitos são excretados pelo sistema renal (80 a 86%), a meia-vida de eliminação é de 2 a 3 horas e sua ação farmacológica é de 1 a 3 horas; os efeitos promovidos são relativamente curtos.

As principais reações adversas promovidas pela fenilefrina são: tremores, insônia, nervosismo, hipersensibilidade, elevação da pressão arterial e tolerância. É um medicamento contraindicado para hipertensos, asmáticos e diabéticos.

Cloridrato de oximetazolina

Oximetazolina é uma droga imidazolina simpatomimética, agonista de receptores alfa-1-adrenérgicos, usada para aliviar o desconforto nasal causado por resfriados, gripe, alergias, rinite e sinusite. Seu uso deve ser evitado por crianças menores de 6 anos, a menos que seja recomendado por um médico. Crianças de 6 a 12 anos devem usar a solução nasal de oximetazolina com cautela e sob supervisão de um adulto.

Um cuidado muito importante com o uso desse medicamento, tanto para crianças como para adultos, é que se deve evitar sua deglutição. Isso é bem difícil de conseguir, uma vez que os usuários normalmente inclinam a cabeça para trás ao instilar as gotas nas narinas, o que faz com que o medicamento escoe para a faringe, atingindo o esôfago e permitindo sua deglutição. Com isso, o medicamento será absorvido pelo sistema digestório e promoverá efeitos sistêmicos.

O medicamento não deve ser compartilhado com outras pessoas, o que poderia facilitar a disseminação de microrganismos e de doenças de forma cruzada.

Os efeitos farmacológicos iniciam entre 3 e 10 minutos após sua administração, e a duração da resposta é de aproximadamente 5 horas. Por essa razão, em caso de não resolução da congestão, não é recomendada a reaplicação do medicamento em intervalos menores que 10 a 12 horas entre as administrações.

Quanto aos principais efeitos colaterais, o uso prolongado pode induzir o efeito de congestão rebote (tolerância), dependência física e, em algumas situações psíquicas, ardência (pode ocorrer em função da forte isquemia sanguínea), cefaleia, insônia, palpitações, espirros e dor aguda.

Cloridrato de nafazolina

A nafazolina é uma substância agonista de receptores alfa-1-adrenérgicos, com boa atividade vasoconstritora e bom resultado em promover a redução da congestão nasal. É recomendado que o medicamento não seja utilizado por mais de 3 dias consecutivos, pois isso pode precipitar congestão de rebote, dessensibilização de receptores e significativa tolerância.

Posologicamente, a nafazolina não deve ser administrada mais que 4 vezes ao dia, e não deve ser administrada de forma que facilite sua deglutição. Os cuidados com o uso e efeitos colaterais são semelhantes aos descritos anteriormente para a oximetazolina.

Fitoterápicos indicados para estados gripais

Dentre os fitoterápicos utilizados para tratamento da gripe, o extrato EPs 7630 (Quadro 4), obtido a partir das raízes de *Pelargonium sidoides* (Kaloba®, Imunoflan®, Imunotrat®), apresenta atividade imunomoduladora ou imunorrestauradora, além de regular de forma não específica a resposta imune. Ainda, possui pequena atividade antimicrobiana sobre alguns microrganismos Gram-positivos e Gram-negativos. Outro efeito benéfico do extrato é seu efeito protetor contra lesões teciduais, dentro do contexto de defesa contra infecções, o que caracteriza uma ação positiva no processo de cura.

Essa planta medicinal tem uma longa tradição de uso no tratamento de infecções do trato respiratório, incluindo doenças como a tuberculose. Tradicionalmente seu uso é significativo e tem aumentado consideravelmente, já que possui atividade antituberculose e ação contra problemas de ouvido, nariz e garganta, além de infecções do trato respiratório, tonsilite, bronquite, sinusite e faringite.

Tratamento para gripe

Por se tratar de uma doença de origem viral, não está aconselhado o uso de antibióticos ou antimicrobianos que não sejam os antivirais para o tratamento.

Quadro 4 Extrato EPs 7630, obtido a partir das raízes de Pelargonium sidoides (Kaloba®, Imunoflan®, Imunotrat®)

Posologia	• Extrato concentrado (10:1): administrar por via oral 1 dose de 100 mg do extrato concentrado de *Pelargonium sidoides*, 1-3 vezes ao dia. Extrato seco (5% polifenóis – expressos em epicatequina): administrar por via oral 1 dose de 100 mg do extrato seco de *Pelargonium sidoides*, 1-3 vezes ao dia.
Modo de usar	Uso oral (gotas) – 50 mg/mL: • Crianças de 1-6 anos: 10 gotas, 1-3 vezes ao dia. • Crianças de 6-12 anos: 20 gotas, 1-3 vezes ao dia. • Crianças maiores de 12 anos: 30 gotas, 1-3 vezes ao dia.
Reações adversas	Quando utilizado nas doses recomendadas, o extrato de *Pelargonium sidoides* é bem tolerado, contudo, em decorrência do elevado teor de taninos, podem ocorrer reações como distúrbios gastrointestinais, por exemplo, diarreia e epigastralgia.

O uso desses medicamentos somente deve ocorrer em situações que envolvam infecções bacterianas secundárias, como em caso de pneumonias, sinusite, otite, entre outras que estejam associadas a casos gripais, complicados ou não.

Em casos em que a vacinação não foi eficaz para a prevenção, os antivirais podem ser utilizados em casos de gripe simples ou em situações complicadas, mas sempre a critério médico, pois, como o acervo terapêutico para tratamento da gripe é restrito, deve-se limitar o uso desse s medicamentos para reduzir os riscos de resistência. Quando administrados no início (1 a 2 dias após o início dos sintomas), os medicamentos antivirais reduzem a periodicidade da febre e a gravidade dos sintomas gripais, o que permite ao paciente retornar às atividades normais.

Atualmente na Europa e nos EUA estão licenciados os antivirais clássicos inibidores de canais protônicos (H^+) tipo M2 amantadina e rimantidina, e os antivirais de segunda geração inibidores de neuraminidase oseltamivir e zanamivir. No Brasil estão aprovados pela Anvisa os dois últimos desde 2000.

Na Europa e EUA, foi aprovado o uso de um novo antiviral para tratamento de infectados pelo Influenza, o baloxavir marboxil (nome comercial Xofluza®). Trata-se de um inibidor de endonuclease que interfere na replicação do vírus influenza bloqueando a transcrição do RNA viral. É ativo contra influenza A e B e pode ser uma opção terapêutica importante em situações de resistência aos inibidores da neuraminidase.

No Brasil, o Ministério da Saúde (Protocolo de Tratamento de Influenza 2017) recomenda o fosfato de oseltamivir (Tamiflu®) e zanamivir (Relenza®) para o tratamento de pacientes infectados por influenza; o último é aprovado para utilização por nebulização. De acordo com o protocolo apresentado nesse material, o tratamento com os antivirais pode reduzir a duração dos sintomas e, principalmente, a redução da ocorrência de complicações da infecção pelo vírus influenza.

Ainda em conformidade com o mesmo protocolo descrito acima, o tratamento com oseltamivir demonstrou ser um recurso terapêutico de maior impacto na redução da gravidade da gripe e de óbitos relacionados a essa doença. O medicamento está indicado para todos os casos de síndrome gripal e para todas as situações específicas descritas no Protocolo de Tratamento da Influenza 2017. Nos Quadros 5 e 6 estão indicadas as recomendações de doses e posologias em conformidade com a faixa etária.

Quadro 5 Apresentação das doses, posologias relacionadas ao uso de oseltamivir para o tratamento da gripe

Droga	Faixa etária		Posologia
Fosfato de oseltamivir (Tamiflu®)	Adulto	75 mg, 12/12 horas, 5 dias	
	Criança < 1 ano	≤ 15 kg	30 mg, 12/12 horas, 5 dias
	> 15 a 23 kg		
	> 23 a 40 kg	45 mg, 12/12 horas, 5 dias	
	> 40 kg	60 mg, 12/12 horas, 5 dias	
		75 mg, 12/12 horas, 5 dias	
	Criança < 1 ano	0-8 meses	3 mg/kg, 12/12 horas, 5 dias
	9-11 meses	3,5 mg/kg, 12/12 horas, 5 dias	

Fonte: adaptado de Brasil (2017).

Dose e posologia para tratamento em recém-nascidos (terapia indicada para 5 dias):

- 1 mg/kg/dose 12/12 horas em prematuros.
- 1 mg/kg/dose 12/12 horas de 37 a 38 semanas de idade gestacional.
- 1,5 mg/kg/dose 12/12 horas de 38 a 40 semanas de idade gestacional.
- 3 mg/kg/dose de 12/12 horas em recém-nascidos com idade gestacional maior de 40 semanas.

Quadro 6 Apresentação das doses, posologias relacionadas ao uso de zanamivir para o tratamento da gripe

Droga	Faixa etária		Posologia
Zanamivir	Adulto		10 mg: 2 inalações de 5 mg, 12/12 horas, 5 dias
	Criança	≥ 7 anos	10 mg: 2 inalações de 5 mg, 12/12 horas, 5 dias

Fonte: Brasil (2017).

Estudos relatam que, quando o oseltamivir é administrado nos 2 primeiros dias (melhor administração até as 36 horas iniciais) do início das manifestações da gripe, pode reduzir de 25 a 30% a duração do quadro gripal, e em aproximadamente 40% a gravidade dos sintomas de infecções não complicadas.

Uma observação importante para esse medicamento está relacionada a seu uso como quimioprofilático. Não é recomendado o uso de oseltamivir em massa para quimioprofilaxia, pois o vírus influenza possui elevada capacidade de mutação. Portanto, o uso desse medicamento para profilaxia está indicado apenas nas seguintes situações:

- Os profissionais, não vacinados, de laboratório que tenham manipulado amostras clínicas que contenham o vírus influenza pandêmica (H1N1) 2009 sem o uso de EPI ou que o utilizaram de maneira inadequada.
- Os trabalhadores de saúde, não vacinados, que estiveram envolvidos na realização de procedimentos invasivos (geradores de aerossóis) ou na manipulação de secreções de um caso suspeito ou confirmado de infecção por influenza pandêmica (H1N1) 2009 sem o uso de EPI ou que usaram EPI de maneira inadequada.
- Em comunicantes, não vacinados, portadores de doença crônica ou provenientes de instituições fechadas.

O zanamivir deve ser utilizado somente em casos de intolerância gastrointestinal grave, alergia e resistência ao fosfato de oseltamivir. O zanamivir é contraindicado em menores de 5 anos para tratamento ou para quimioprofilaxia e para todo paciente com doença respiratória crônica pelo risco de broncoespasmo severo. O zanamivir não pode ser administrado em pacientes em ventilação mecânica, porque essa medicação pode obstruir os circuitos do ventilador.

As principais reações adversas do oseltamivir são náuseas, vômitos, dispepsia, dor abdominal e diarreia associada ao sorbitol (veículo) em pacientes com intolerância à frutose; reações alérgicas (erupção cutânea, edema da face ou da língua, anafilaxia); distúrbios neuropsiquiátricos transitórios (automutilação, delírio); provável precipitação de convulsões, delírios e alucinações; cefaleia; insônia; fadiga; conjuntivite; epistaxe.

Em relação às reações adversas do zanamivir, são: náuseas, vômitos, dispepsia, obstrução dos circuitos de nebulizadores ou do ventilador mecânico associados à lactose (componente da fórmula). reações alérgicas (erupções cutâneas, edema da face ou da língua e anafilaxia), distúrbios neuropsiquiátricos transitórios (automutilação ou delírio), provável precipitação de convulsões, delírios e alucinações. Não deve ser usada em portadores de pneumopatias devido ao risco de provocarem broncoespasmo.

REFERÊNCIAS BIBLIOGRÁFICAS

1. Agbabiaka TB, Guo R, Ernst E. Pelargonium sidoides for acute bronchitis: a systematic review and meta-analysis. Phytomedicine. 2008;15(5):378-85.
2. Baylor College of Medicine. Department of Molecular Virology and Microbiology. Emerging infections and biodefense specific agents influenza virus (flu). [internet] [Acesso em: 10 jul. 2022]. Disponível em: https://www.bcm.edu/departments/molecular-virology-and-microbiology/emerging-infections-and-biodefense/specific-agents/influenza-virus-flu.
3. Behrouzi B, Campoverde MVA, Liang K, Talbot HK, Bogoch II, McGeer A, et al. Influenza vaccination to reduce cardiovascular morbidity and mortality in patients with covid-19: JACC state-of-the-art review. Journal of the American College of Cardiology. 2020;76(15):1777-94.
4. Brasil. Ministério da Saúde. Secretaria de Vigilância em Saúde. Departamento de Vigilância das Doenças Transmissíveis. Guia para a Rede Laboratorial de Vigilância de Influenza no Brasil. Brasília, 2016. [internet] [Acesso em: 6 mai. 2022]. Disponível em: http://bvsms.saude.gov.br/bvs/publicacoes/guia_laboratorial_influenza_vigilancia_influenza_brasil.pdf.
5. Brasil. Ministério da Saúde. Secretaria de Vigilância em Saúde. Departamento de Vigilância das Doenças Transmissíveis. Protocolo de tratamento de influenza – 2017. [internet] [Acesso em: 8 mai. 2022]. Disponível em: https://bvsms.saude.gov.br/bvs/publicacoes/protocolo_tratamento_influenza_2017.pdf.
6. Brasil. Ministério da Saúde. Vademecum ampliado. Influenza: aprender e cuidar. Brasília, 2009. [internet] [Acesso em: 10 jul. 2022]. Disponível em: http://www.fmt.am.gov.br/layout2011/dam/h1n1/vademecum/Vademecum_Ampliado.pdf.
7. Bridges CB, Thompson WW, Meltzer MI, Reeve GR, Talamonti WJ, Cox NJ, et. al. Effectiveness and cost-benefit of influenza vaccination of healthy working adults: A randomized controlled trial. JAMA. 2000 Oct 4;284(13):1655-63.
8. Centers for Disease Control and Prevention, National Center for Immunization and Respiratory Diseases (NCIRD). About flu. [internet] [Acesso em: 10 jul. 2022]. Disponível em: https://www.cdc.gov/flu/about/index.html.
9. Cheng KF, Leung PC. What happened in China during the 1918 influenza pandemic?. International Journal of Infectious Diseases. 2007;11(4):360-4.
10. Content and services guide. Drugs.com. [internet] [Acesso em: 10 jul. 2022]. Disponível em: https://www.drugs.com/support/citations.html.
11. Costa LMC, Merchan-Hamann E. Pandemias de influenza e a estrutura sanitária brasileira: breve histórico e caracterização dos cenários. Rev Pan-Amaz Saude (Ananindeua). 2016 Mar;7(1):11-25.
12. Forleo-Neto E, Halker E, Santos VJ, Paiva TM, Toniolo-Neto J. Influenza. Rev. Soc. Bras. Med. Trop. 2003. 36 (2).
13. JUNG, Hi Eun; LEE, Heung Kyu. Host protective immune responses against influenza A virus infection. Viruses, v. 12, n. 5, p. 504, 2020.
14. Mazzuco B, Bristot SF, DalBó S, Amaral PA, Citadini-Zanette V, Rossato AE. Pelargonium sidoides DC (Umckaloabo): histórico do uso, aspectos taxonômicos, ecológicos, fotoquímicos, farmacológicos e toxicológicos. Revista Tecnologia e Ambiente (Criciúma). 2014;21.
15. Organização Panamericana da Saúde (Opas). Influenza and other respiratory viruses. [internet] [Acesso em: 17 mar. 2022]. Disponível em: https://www.paho.org/en/topics/influenza-and-other-respiratory-viruses.

16. Programa Nacional de Imunizações. Informe técnico: 19ª Campanha Nacional de Vacinação contra a Influenza. 2017. [internet] [Acesso em: 10 jul. 2022]. Disponível em: http://pni.datasus.gov.br/sipni/03%2003%202017%20Informe_Cp_Influenza%20_%20final.pdf.
17. Reis PO, Iser BPM, Souza LRO, Yokota RTC, Almeida WAF, Bernal RTI, et al. Monitoramento da síndrome gripal em adultos nas capitais do Brasil e no Distrito Federal por meio de inquérito telefônico. Revista Brasileira de Epidemiologia. 2011;14(Suppl 1):115-24.
18. Ribeiro JF, et al. Influenza (gripe). In: Molin RSD. Saúde em foco: doenças emergentes e reemergentes. v.1. Guarujá: Editora Científica Digital; 2020. p. 245-70.
19. Secretaria de Estado da Saúde do Ceará. Protocolo de tratamento – influenza: protocolo de tratamento de síndrome gripal (SG) e síndrome respiratória aguda grave (SRAG). [internet] [Acesso em: 3 jun. 2022]. Disponível em: https://www.saude.ce.gov.br/wp-content/uploads/sites/9/2018/06/protocolo_tratamento_influenza_15_01_13.pdf.
20. Secretaria de Estado da Saúde do Paraná. Coordenadoria de Vigilância Epidemiológica da Diretoria de Atenção e Vigilância em Saúde. Alerta sobre a epidemia do vírus influenza A (H3N2) no Paraná: Deliberação CIB/PR 347 - 20/12/2021. [internet] [Acesso em: 3 jun. 2022]. Disponível em: https://www.saude.pr.gov.br/sites/default/arquivos_restritos/files/documento/2022-01/h3n2.pdf.
21. Sociedade Brasileira de Imunização (Sbim). Nota técnica – 1/4/2022: Vacinas Influenza no Brasil em 2022. [internet] [Acesso em: 10 jun. 2022]. Disponível em: https://sbim.org.br/images/files/notas-tecnicas/nt-sbim-vacinacao-influenza-220401-v3.pdf.
22. Souza GMS, Rodrigues MP, Santos MMS, Bento LMA, Sales A. As campanhas contra o influenza e seu caráter educacional: análise do material produzido em 2016. Revista Eletrônica de Comunicação, Informação e Inovação em Saúde. 2021;15(1).
23. Turner RB. The Common Cold. Mandell, Douglas, and Bennett's Principles and Practice of Infectious Diseases. 2015:748–752.e2. doi: 10.1016/B978-1-4557-4801-3.00058-8. Epub 2014 Oct 31. PMCID: PMC7151789.
24. Wang H, Paulson KR, Pease SA, Watson S, Comfort H, Zheng P, et al. Estimating excess mortality due to the covid-19 pandemic: a systematic analysis of covid-19-related mortality, 2020–21. The Lancet. 2022;399(10334):1513-36.

Semiologia e propedêutica da tosse

André Luiz de Moura

DESTAQUE DO TEMA

1. A tosse é uma das maiores queixas encontradas no âmbito da saúde e um dos principais motivos da busca de assistência médica na pediatria e adultos. Pode estar relacionada a uma variedade de doenças pulmonares e extrapulmonares. Popularmente encontramos um grande número de receitas caseiras e recomendações de autocuidado. Muitos acreditam que deve ser tratada com medicamentos antitussígenos, e se esquecem ou mesmo desconhecem o fato de que a tosse é um mecanismo de defesa, e que nem sempre pode ser suprimida de imediato.
2. Neste capitulo serão abordados os aspectos fisiopatológicos e do arco reflexo e farmacoterapêutico da tosse, além de cuidados não medicamentosos.

INTRODUÇÃO

A tosse é o problema respiratório mais comumente encontrado em crianças e adultos. É considerada um mecanismo de defesa do sistema respiratório, proveniente de um reflexo fisiológico a uma diversidade de estímulos naturais ou patológicos, um fenômeno fundamental para promover a eliminação de secreções e agentes inalados pelo aparelho respiratório.

O fenômeno se inicia com a ativação de nervos periféricos localizados no tecido respiratório e interligados com o centro da tosse. Essa inervação é constituída pelas vias aferentes parassimpáticas (nervo vago) presentes nas vias aéreas, o centro medular da tosse e os nervos eferentes. Estes últimos normalmente são ativados por estímulos como presença de secreção mucoide, processo inflamatório, estímulos mecânicos (endoscópio, cateteres, alimentos, entre outros), agentes químicos irritantes (fumaça, poeira, sanitizantes e odores em geral). Por esse motivo, a tosse ocorre tipicamente em casos de asma, enfisema pulmonar, doença pulmonar obstrutiva crônica (DPOC), sinusite, rinite, infecções do sistema respiratório, refluxo gastresofágico, tuberculose, entre outras doenças relacionadas ao aparelho respiratório. Além dessas condições, pode-se desenvolver tosse por diferenças de temperatura ambiente, umidade do ar ou por uso de medicamentos, por exemplo, inibidores da enzima conversora da angiotensina (iECA) (captopril, enalapril), betabloqueadores, entre outros.

CLASSIFICAÇÃO DA TOSSE

A tosse é classificada de acordo com a periodicidade do quadro clínico, podendo ser aguda, subaguda e crônica. Essa classificação está pautada não apenas no tempo de duração das crises de tosse, mas também em diferentes causas, como apresentado no Quadro 1.

Quadro 1 Classificação, duração e causas mais comuns relacionadas à tosse

Classificação da tosse	Duração em semanas	Causas mais comuns
Aguda	Até 3 semanas	• Resfriado comum • Rinite alérgica • Bronquite aguda • Pneumonia adquirida na comunidade
Subaguda	3-8 semanas	• Coqueluche
Crônica	Mais de 8 semanas	• Síndrome da tosse de vias aéreas superiores • Asma • Bronquite eosinofílica não asmática • Doença do refluxo gastroesofágico • Bronquite crônica • Doença pulmonar obstrutiva crônica (DPOC) • Bronquiectasia • Aspiração de corpo estranho • Problemas cardíacos

Fonte: adaptado de Conselho Federal de Farmácia (2016).

Há situações em que, mesmo após o início da terapia farmacológica, a tosse não cessa com facilidade, e nesses casos é denominada de tosse persistente ou refratária. A tosse crônica pode afetar até 20% da população adulta, e pode ser refratária ao tratamento clínico em até 46% dos casos. A tosse crônica refratária é mais comum em mulheres, principalmente quando estão no início na meia-

-idade. Um quadro de tosse refratária pode se prolongar, tornando-se um "círculo vicioso", já que pode induzir irritação e inflamação das vias aéreas e tornar-se um estímulo persistente.

Independentemente da situação desencadeadora da tosse, o paciente deve ser sempre alertado a procurar ajuda médica, pois esse reflexo é um mecanismo de defesa do organismo e pode indicar uma condição patológica ainda não diagnosticada, conforme apresentado no Quadro 2.

Quadro 2 Prováveis causas relacionadas ao quadro de tosse crônica

Congênitas: • Laringotraqueomalacia, broncomalacia • Fístula traqueoesofágica • Refluxo gastroesofágico, com ou sem aspiração • Aspiração recorrente por incompetência faríngea, fenda traqueolaringoesofágica • Quistos mediastínicos • Anomalias vasculares
Infecções: • *B. pertussis e parapertussi, Mycoplasmapneumoniae, Clamydiatrachomatis* • Vírus sincicial respiratório (VSR), adenovirus, parainfluenza, Citomegalovírus (CMV), SARS-CoV-2 • Tuberculose • Sinusite crônica • Infecções recorrentes das vias respiratórias altas e baixas
Reação alérgica: • Asma/rinite
Doença sistêmica: • Fibrose cística • Discinesia ciliar • Hemossiderose pulmonar idiopática • Síndromes de imunodeficiência
Aspiração de corpo estranho: • Bronquiectasias • Tabagismo/poluição • Tumores • Irritação do conduto auditivo externo • Tosse psicogênica • Tosse medicamentosa • Tosse idiopática (sem causa conhecida)

Fonte: adaptado de Martins et al. (2008).

Em todas as situações descritas anteriormente, a tosse pode apresentar-se em duas situações distintas: uma em que não há formação de secreção traqueobrônquica (tosse seca ou não produtiva) e outra em que ocorre formação de secreção (tosse produtiva). Cada uma das situações deve ser muito bem avaliada antes da prescrição medicamentosa, pois para cada tipo e etiologia há um método terapêutico adequado.

A tosse produtiva é caracterizada por elevada produção de muco, uma secreção biológica popularmente chamada de "catarro", e que tem função de lubrificação, umidificação e filtração. Essa secreção normalmente tem aspecto claro ou translúcido, assemelhando-se à clara de ovo, porém, em certas condições clínicas relacionadas a infecção bacteriana, apresenta aspecto purulento, de coloração amarelo-esverdeada.

Estudos clínicos apontam que as principais causas de tosse produtiva são infecções das vias respiratórias, incluindo gripes, pneumonia, sinusite e até tuberculose. No entanto, reações alérgicas como asma, ou processos inflamatórios crônicos como bronquite crônica, enfisema e DPOC, causadas principalmente pelo tabagismo (ativo e passivo), também costumam desencadear aumento de secreção de muco. Mas nessas últimas condições a secreção pode apresentar característica esbranquiçada.

Em todas as situações em que o paciente desenvolver tosse produtiva associada a quadros febris, deverá ser encaminhado a um serviço médico, pois esse quadro é normalmente indicativo de infecção das vias respiratórias.

Os quadros de tosse seca, ao contrário da tosse produtiva, são aqueles em que não há expectoração ou produção de excessiva de muco. Pode ser provocada por reações alérgicas, irritação residual das vias aéreas após quadros de infecção respiratória, asma, medicamentos (captopril, enalapril, lisinopril, betabloqueadores como propranolol, carvedilol e atenolol em pacientes portadores de asma, DPOC ou outra disfunção), irritação do diafragma, alterações bruscas de temperatura (quente ou frio), exposição a fumaça e substâncias químicas ou aspiração de corpo estranho.

Em muitos casos o paciente portador de tosse opta por utilizar os conhecimentos populares e a prática de autocuidado. Quando não resolvido, normalmente a próxima etapa acaba sendo a busca de uma solução em farmácias. Por esse motivo, o farmacêutico deve estar sempre atento a protocolos estipulados para atuar nesses momentos. Vale ressaltar que cada tipo de tosse pode expressar sintomas e sinais semelhantes, o que pode contribuir para alguns equívocos. Por esse motivo, por mais simples que a situação pareça, é sempre importante orientar o paciente a buscar um atendimento médico o quanto antes.

No entanto, o acolhimento do paciente em farmácias é de grande importância para a população, além de contribuir significativamente para a atenção à saúde, reduzindo os riscos de autocuidado inadequado, promovendo o uso racional de medicamentos e ampliando o acesso do paciente aos cuidados de saúde, o que reduz a sobrecarga no sistema de saúde pública. Com base nessa premissa, por meio da Resolução da Diretoria Colegiada (RDC) Anvisa n. 98, de 1° de agosto de 2016, que atualiza a RDC/Anvisa, n. 138, de 29 de maio de 2003 (que discorria sobre classes medicamentosas cuja venda não exigia a apresentação de prescrição médica), a lista de Grupos e Indicações Terapêuticas Especificadas (Gite) passou a ser substituída pela Lista de Medicamentos Isentos de Prescrição (LMIP), que inclui:

- Antitussígenos e sedativos da tosse.
- Expectorantes.
- Mucolíticos/fluidificantes.

ARCO REFLEXO DA TOSSE

O reflexo da tosse é um mecanismo fisiológico vital para limpar e prevenir a aspiração de materiais indesejados aos pulmões. A tosse é um fenômeno fisiológico regulado pela interação coordenada entre os nervos sensoriais das vias aéreas (fibras aferentes vagais, principalmente, e suas ramificações), tronco cerebral e regiões superiores do cérebro, permitindo a remoção efetiva de irritantes das vias aéreas inferiores.

Os estímulos que desencadeiam a tosse podem ser divididos em três categorias distintas, denominadas mecânicas, de inflamação/infecção e químicas. Exemplos de cada um deles estão listados na Figura 1. Esses gatilhos estimulam os vários receptores das vias aéreas, todos os quais interligados com as vias aferentes vagais das vias aéreas. Os gatilhos também podem sensibilizar e alterar o fenótipo do receptor, o que pode estar interligado com a capacidade adaptativa de cada um.

Todos os sinais terminam no núcleo do trato solitário, de onde os neurônios de segunda ordem se projetam para a rede respiratória do tronco encefálico, que também é responsável pela regulação da respiração. O córtex cerebral e o subcórtex podem modular essas redes, que possuem plasticidade. Os neurônios da rede do tronco cerebral projetam-se na laringe e nos neurônios motores da coluna vertebral (músculos respiratórios e esfíncter), que são ativados durante a tosse, o que acontece da seguinte forma: inicialmente ocorre uma inspiração profunda e fechamento da glote, seguidos de contração do diafragma, que gera uma pressão positiva nos brônquios. Logo em seguida, uma súbita abertura da glote ocorre, juntamente com a produção de uma corrente de ar expiratória violenta (Figura 1).

Os medicamentos utilizados para a terapia da tosse podem ser divididos em duas principais classes farmacológicas. Essa classificação está relacionada ao tipo de tosse apresentada pelo paciente. Assim, afirma-se que esses medicamentos podem ser classificados em drogas antitussígenas (indicadas para tosse seca: alérgica, não alérgica, sazonal, infecciosa ou não, entre outras) e drogas mucolíticas – fluidificantes ou expectorantes (indicadas para tosse produtiva).

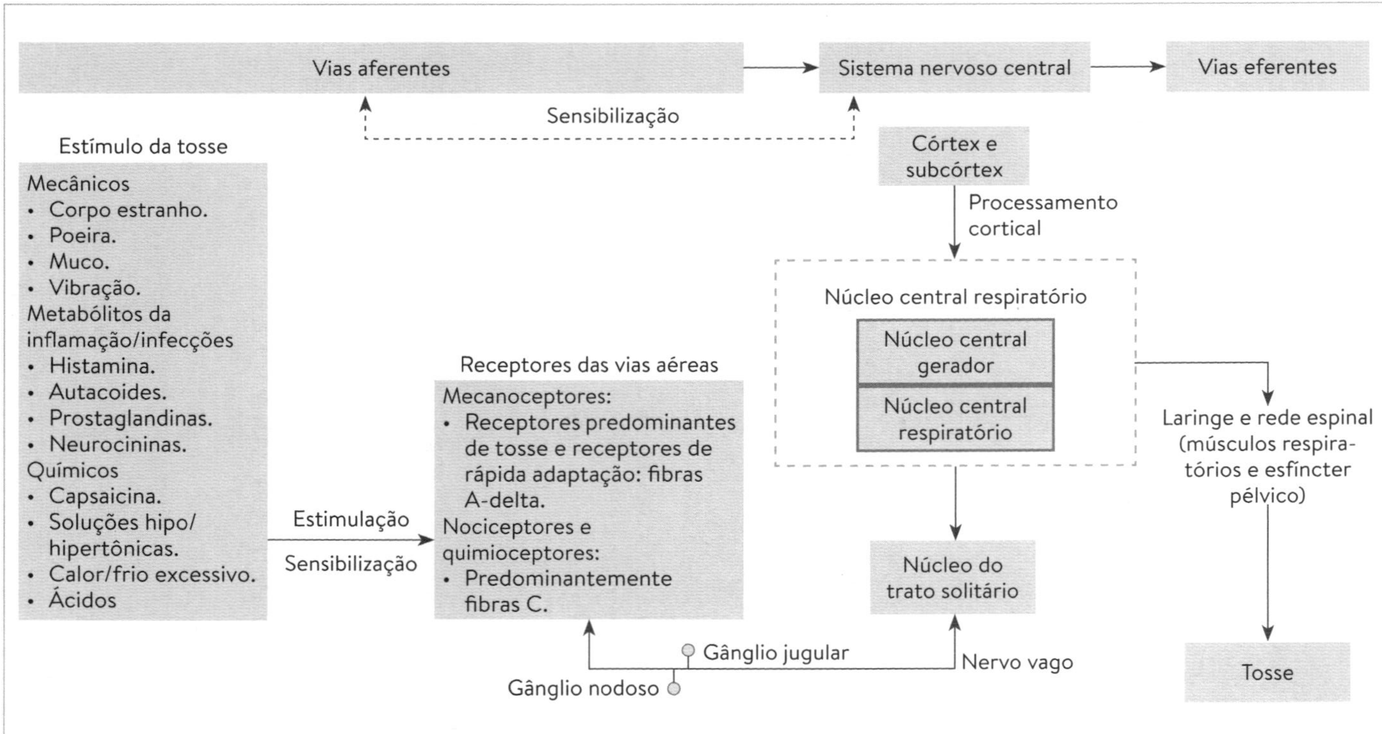

Figura 1 Representação simplificada do arco reflexo da tosse.
Fonte: adaptada de Chang e Marchant (2021).

ATUAÇÃO FARMACÊUTICA NA ANAMNESE DA TOSSE

Na execução da anamnese, o farmacêutico deve buscar informações que possibilitem estabelecer se os sinais e/ou sintomas descritos pelo paciente estão relacionados a outros problemas de saúde autolimitados ou a condições clínicas secundárias com maior gravidade, que necessitarão de encaminhamento a outro profissional ou serviço de saúde. O resultado de uma boa anamnese orientará quanto à seleção da intervenção mais adequada, se não for necessário o encaminhamento. De forma geral, todos os pacientes com tosse devem ser questionados quanto ao tabagismo, utilização de iECA, betabloqueador e possível infecção do trato respiratório superior concomitante ao início da tosse.

A anamnese pode ser iniciada com a pesquisa do histórico da doença atual, abrangendo a duração e as características da tosse (seca ou produtiva). Em caso de tosse produtiva, a característica do escarro é de grande importância (coloração, presença de filamentos de sangue ou sangue "vivo"). Além disso, deve ser questionado se há dispneia e/ou dor torácica. Perguntar sobre fatores precipitantes, por exemplo, se as crises ocorrem por inalação de ar frio, odores fortes, e o momento de ocorrência da tosse (diurna no período da manhã ou noturna: início ou no meio da noite), lembrando que sempre após as 18 horas a concentração plasmática de cortisol diminui, o que exacerba situações alérgicas.

Caso a situação não seja conclusiva, deve-se avaliar os sistemas orgânicos de forma geral, buscando sinais das possíveis etiologias, como coriza e faringite (infecções do trato respiratório superior, secreção nasal posterior); febre, calafrios e dor torácica tipo pleurítica, que pode ser indicativo de pneumonia; falta de apetite, sudorese noturna e perda ponderal (tumor ou tuberculose); queimação epigástrica e/ou esofágica associada a sensação de "água na garganta" (refluxo gastresofágico), dificuldade de engolir ou episódios de engasgo ao comer ou beber (broncoaspiração).

As ações descritas podem ser realizadas com o apoio de algoritmos que norteiem a anamnese de pacientes com tosse (Figura 2).

CONDUTA TERAPÊUTICA PARA TOSSE

Pacientes com tosse requerem a seleção de condutas apropriadas à situação cínica, que resultem em resolução ou alívio da crise de tosse, proporcionando bem-estar e manutenção das atividades da vida diária. O plano deve conter ações partilhadas entre o farmacêutico e o paciente, com base nas melhores evidências disponíveis e alinhadas com os demais profissionais da equipe de saúde envolvida no cuidado.

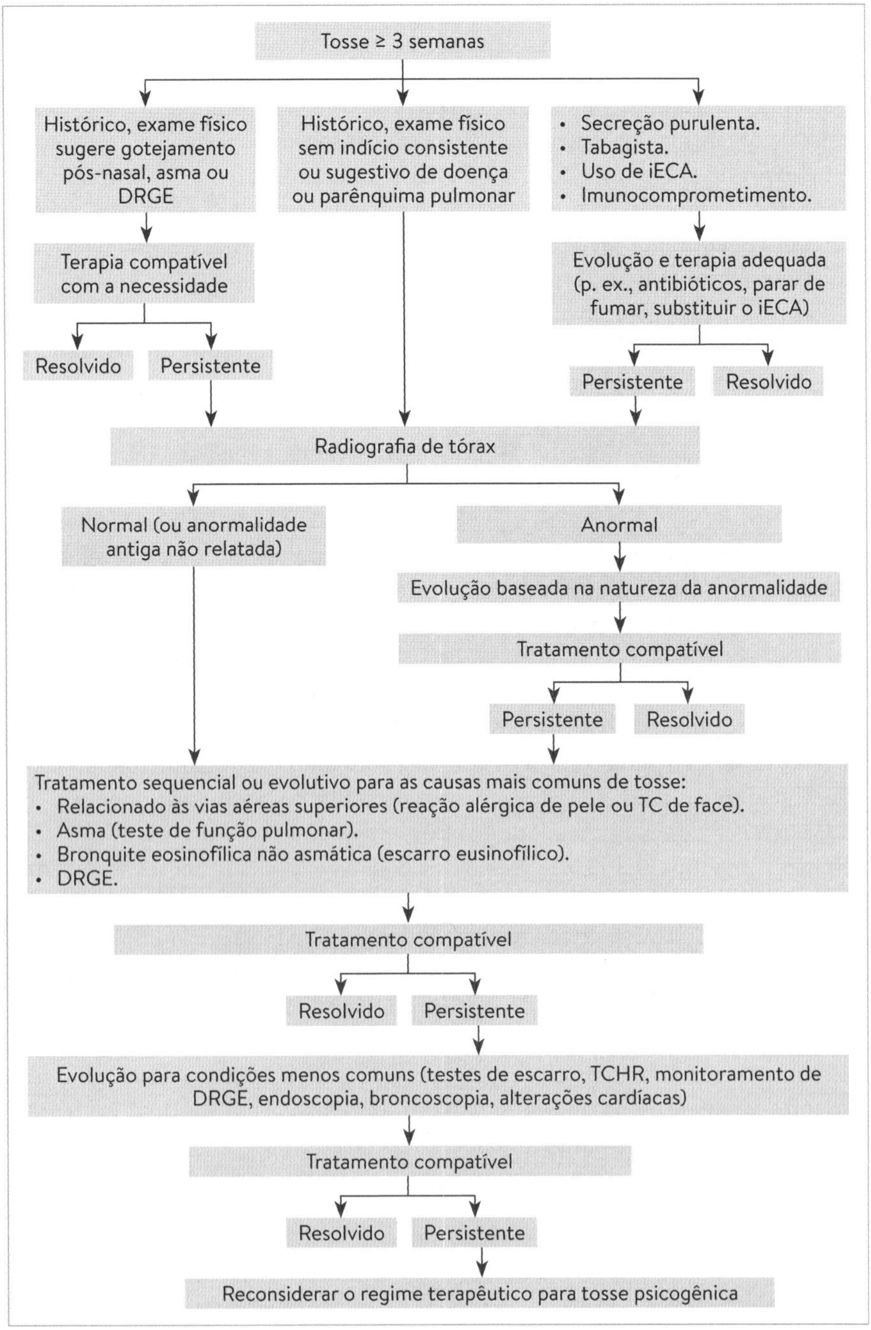

Figura 2 Fluxograma de anamnese da tosse.

DRGE: doença do refluxo gastroesofágico; iECA: inibidor de enzima conversora de angiotensina; TC: tomografia computadorizada; TCRH: tomográfica computadorizada de alta definição.

Fonte: adaptada de Weinberger (2021)

Neste momento deve-se ter muita cautela, pois é a condição clínica em que se observa o maior número de receitas populares para amenizar ou inibir o processo de tosse. Contudo, é importante recordar que a tosse é um mecanismo de defesa do organismo, principalmente para expelir secreção, portanto, em situações de tosse produtiva, o impedimento da tosse pode promover sérias implicações, por exemplo, aumento da propensão ao desenvolvimento de infecções respiratórias como pneumonia bacteriana, além de exacerbar situações de inflamação dos brônquios e bronquíolos (bronquite crônica).

Por mais que pareça simples, normalmente a hidratação das vias aéreas é uma das principais formas de amenizar ou acalmar a tosse, portanto ingerir água, realizar inalação com solução fisiológica ou umidificar o ambiente são excelentes ações para hidratar as vias respiratórias, melhorar a fluidez do muco e a consequente expectoração. Além destas, é aconselhável evitar o tabaco (ativo ou passivo), realizar a limpeza do ambiente com auxílio de aspirador de pó (deve-se evitar o uso de vassouras, para que a poeira e outras sujidades não fiquem suspensas no ar), e depois realizar a limpeza com pano úmido. Se possível, evitar contato com pelos de animais de estimação. É importante que estes sejam submetidos a banhos e tosa periódica, no caso banhos, uma frequência de no mínimo 2 vezes por semana.

Em caso de presença de situações diagnosticadas previamente como asma, bronquite, enfisema, DPOC, tuberculose ou outra condição aguda ou crônica, o paciente deverá ser monitorado para aconselhamento e acompanhamento (evolução) quanto aos cuidados e tratamentos já instituídos para essas doenças.

Caso o controle ambiental, de hábitos de vida ou outra prática adequada e não medicamentosa não surta resultados positivos, poderão ser utilizados medicamentos adequados a cada situação. Normalmente os medicamentos utilizados para a terapia da tosse são classificados em drogas para tosse seca (antitussígenos) e drogas para tosse produtiva (mucolíticos, fluidificantes e/ou expectorantes).

Em condições de tosse aguda, não há evidências concretas de que o uso de medicamentos na forma de xaropes antitussígenos e/ou mucolíticos expectorantes, outra formulação como os efervescentes de N-acetilcisteína, sejam realmente eficientes no manejo dos sintomas. Isso porque a tosse é um sintoma, e a terapia deve ser voltada sempre para o tratamento da causa e não para a sintomatologia, evitando que a terapia se torne um paliativo e mascare condições clínicas capazes de se agravar ainda mais.

Terapia medicamentosa para tosse seca

Os fármacos antitussígenos atenuam o reflexo da tosse. Os medicamentos mais utilizados no manejo da tosse seca estão relacionados às seguintes classes:

narcóticos (sintéticos ou naturais) e não narcóticos (anti-histamínicos, antagonistas muscarínicos, entre outros). Por outro lado, os medicamentos contidos nessas classes também podem ser classificados quanto a seu mecanismo de ação, e será essa a classificação adotada neste momento.

Assim, eles serão divididos em drogas que reduzem a excitabilidade das vias aferentes envolvidas com o reflexo da tosse, drogas que elevam o limiar do centro da tosse, drogas que elevam o limiar ou a latência das vias eferentes do reflexo da tosse e outras (fármacos utilizados para reações alérgicas).

Fármacos que reduzem a excitabilidade das vias aferentes do reflexo da tosse

Como a tosse é um sintoma advindo de estímulos das terminações aferentes periféricas, podem ser utilizados medicamentos de ação tópica como demulcentes: mel, óleos essenciais (óleo de eucalipto, mentol, hortelã-pimenta, tomilho, alecrim, lavanda).

São substâncias químicas com capacidade de promover efeito anestésico ou calmante sobre as terminações nervosas aferentes. Dessa forma, anestésicos locais e o mel são ótimas substâncias para essa finalidade. No caso dos anestésicos locais, substâncias de uso tópico como benzocaína, tetracaína, benzidamina, entre outras, são muito utilizadas na forma de pastilhas, *sprays* e soluções do tipo colutório. A anestesia tópica visa diminuir a propagação do impulso neuronal das vias aferentes e reduzir a irritabilidade das vias aéreas. No entanto, o paciente deve ser alertado quanto ao fato de que esses medicamentos poderem mascarar sintomas infecciosos.

O mel é amplamente utilizado em situações de tosse, pois promove uma fina película isolante entre a mucosa (onde estão as terminações nervosas e os receptores de propagação do estímulo da tosse) e o agente estimulante, além de possuir propriedades calmantes, anti-inflamatórias e anti-irritantes.

Os óleos essenciais são muito empregados na forma de inalação para alívio dos sintomas da tosse. As propriedades farmacológicas descritas para essas substâncias incluem uma sensação de refrescância, aliviam a irritação das vias respiratórias superiores, além de apresentarem ações antissépticas, impedindo o desenvolvimento de vírus e bactérias, que podem contribuir para a evolução de casos infecciosos mais graves.

Outra forma de evitar a propagação do estímulo dos receptores da tosse é o uso de formulações contendo substâncias anestésicas locais, por exemplo, benzocaína, tetracaína, cepacaína e benzidamina. Essas substâncias promovem efeito anestesiante das terminações nervosas aferentes, o que as impede de propagar a informação para o centro da tosse. Algumas formulações contendo substâncias como hexamidina, cetilpiridino e tirotricina, que estão disponíveis em formulações tipo pastilhas, *spray* oral e soluções para gargarejo, possuem ação antisséptica e anti-inflamatória.

Importante destacar que, apesar de as substâncias acima serem utilizadas na forma de pastilhas, *sprays* ou colutórios, os usuários não estão 100% seguros. Assim, a orientação farmacêutica é essencial.

Formulações que contenham o anti-histamínico difenidramina, indicadas para auxiliar no tratamento da tosse, irritação da garganta ou faringite, causadas por inflamação das vias respiratórias, não devem ser utilizadas por crianças menores de 12 anos, por gestantes ou mulheres que estão amamentando, ou por pessoas com alergia a qualquer componente da fórmula, problemas hepáticos ou renais e diabéticos. Por se tratar de um anti-histamínico de primeira geração, pode ocorrer sonolência, vertigens, secura na boca, náuseas, vômitos, sedação, diminuição da secreção do muco, prisão de ventre ou retenção de urina.

Medicamentos que contenham benzocaína e associações (p. ex., Neopiridin®, Dequadin®, Malvatricin® e outras), por ser um anestésico local tópico, são indicados para rápido alívio da dor e irritação da cavidade oral e da orofaringe e laringe causadas por inflamação, porém o efeito é temporário. As formulações do tipo pastilhas estão contraindicadas para crianças menores de 6 anos, mulheres gestantes ou em período de amamentação ou por indivíduos com história de alergia a anestésicos locais ou aos demais componentes das formulações. Os principais efeitos colaterais podem ser sensação de queimação na cavidade oral, alterações no paladar ou leve alteração na cor dos dentes. Em caso de surgir qualquer efeito indesejado, está aconselhada a interrupção do uso, e o médico deve ser consultado o quanto antes.

Além dessas substâncias, há outros medicamentos capazes de reduzir a atividade dos receptores e terminações nervosas localizados na faringe e brônquios. Estudos realizados com animais de laboratório revelaram que as terminações nervosas aferentes nessa região são do tipo fibras C. Esses mesmos ensaios demonstraram que a dropropizina e seu enantiômero levodropropizina apresentaram efeitos satisfatórios no controle da tosse ao reduzir a resposta dessas terminações nervosas aos estímulos epiteliais. Apesar de serem medicamentos não narcóticos, apresentam eficácia semelhante à da codeína em inúmeras situações de tosse. Alguns guias de tratamento para tosse descrevem que esses medicamentos promovem efeito sedativo da tosse e ação miorrelaxante brônquica, produzindo melhora da ventilação pulmonar, com isenção dos efeitos secundários dos antitussígenos e ação central, em especial a depressão respiratória e o efeito emético.

Estudos clínicos revelaram que a levodropropizina é capaz de controlar crises de tosse relacionadas a diferentes fatores etiológicos. Sua biodisponibilidade é de aproximadamente 93% quando administrada por via oral, ligando-se com baixa afinidade às proteínas plasmáticas (11 a 14%), e com meia-vida plasmática de aproximadamente 2 horas. É excretada tanto na forma inalterada como na forma metabolizada e conjugada.

Os principais efeitos colaterais relacionados à dropropizina e à levodropropizina são: náuseas, vômito, pirose, dores abdominais e diarreia. Os efeitos sobre o sistema nervoso podem promover fadiga, sonolência, diminuição da consciência, torpor, cefaleia e vertigens. O fármaco também pode promover alterações das funções cardíacas (palpitações) e reações de hipersensibilidade cutânea.

Fármacos que elevam o limiar do centro da tosse

O centro controlador do arco reflexo da tosse é uma área do cérebro pertencente ao centro respiratório presente no bulbo. Os fármacos empregados com a finalidade de diminuir a excitabilidade desse centro podem promover redução da atividade do centro da respiração. Estão contidos nessa classe os medicamentos narcóticos, como a codeína e a morfina, além de substâncias não narcóticas como o dextrometorfano, o clobutinol e o fendizoato de cloperastina.

O dextrometorfano é um agente não narcótico que se demonstrou muito eficaz na terapia da tosse. É um dextroisômero de levorfanol, um narcótico opiáceo. Embora seja um derivado opiáceo, não promove efeito analgésico ou sedativo ou mesmo dependência. É absorvido pela via oral e degradado lentamente pelo fígado (contraindicado para hepatopatas). É excretado pelos rins. Eleva o limiar central para o reflexo da tosse e não interfere nas secreções do trato respiratório. No Brasil é comercializado como xarope 44E® em associação à guaifenisina. A dose recomendada é de 15 a 30 mg, 3 a 4 vezes ao dia. As reações tóxicas são incomuns nas doses usuais, ocorrendo às vezes intolerância gastrointestinal como náuseas, vômitos e diarreia. Em doses elevadas, pode produzir estados de euforia em adultos e torpor e distúrbios da marcha com incoordenação muscular em crianças.

O clobutinol é um fármaco antitussígeno não opioide, com ação no centro da tosse, que não causa depressão respiratória, nem possui ação sedativa central. No Brasil é comercializado em associação ao succinato de doxilamina (Hytos®). Quando utilizado em doses terapêuticas, ao contrário da codeína, não exerce atividade analgésica, não reduz a atividade peristáltica intestinal e não provoca depressão respiratória. Estudos farmacológicos clínicos em voluntários e em pacientes confirmaram a similaridade do efeito antitussígeno do clobutinol e da codeína. Os principais efeitos adversos relacionados ao uso de clobutinol associado a doxilamina incluem agitação, tremores, vermelhidão e coceira na pele, náusea, vômito, tontura, fadiga, sonolência e dor e desconforto no estômago e intestinos. Em agosto de 2007, a multinacional Boehringer-Ingelheim do Brasil Química e Farmacêutica Ltda., que fabricava os medicamentos Silomat Xarope®, Silomat Solução Oral®, Silomat Plus Xarope® e Silomat Plus Solução Oral®, comunicou à Anvisa que, de forma voluntária, iria recolher esses produtos do mercado mundial. A decisão foi tomada após a constatação de que esse medicamento promovia de forma significativa prolongamento do intervalo QT, induzindo casos significativos de arritmia cardíaca.

O fendizoato de cloperastina é um agente antitussígeno de ação central e periférica que age seletivamente, inibindo o centro da tosse situado no bulbo, sem deprimir o centro respiratório. Modelos de indução de tosse por estímulos mecânicos e elétricos revelaram que esse fármaco efetiva ação antitussígena quando comparado à ação da codeína, e tem efeito superior ao do dextrometorfano.

Efeitos periféricos

- Ação antiedematosa: a ação do fendizoato de cloperastina em combater o processo edematoso foi avaliada em modelo experimental de edema induzido por carragenina e histamina administrados na árvore traqueobrônquica de animais de laboratório. Os resultados evidenciaram que o fármaco é eficaz em inibir a formação do edema provocado por ambos os agentes flogógenos utilizados.
- Ação relaxante da musculatura brônquica: a cloperastina apresentou efeito preventivo contra o broncoespasmo, desencadeado pela histamina e acetilcolina, por ter ação relaxante na musculatura lisa mediante uma ação anti-histamínica.
- Ação anti-irritante: foi demonstrada a ação anticongestiva e anti-irritante da cloperastina sobre a mucosa brônquica em cobaias submetidas a nebulização com histamina, que induz a congestão e a irritação das mucosas das vias aéreas.

Antitussígenos opiáceos ou narcóticos

Os medicamentos narcóticos agem centralmente como agonistas de receptores de opioides do tipo μ (um) localizados no centro medular da tosse, porém há evidências de que podem ter ação periférica adicional sobre receptores da tosse nas vias respiratórias proximais.

Há muitas décadas a codeína é utilizada como medicação antitussígena. Entre as décadas de 1970 e 1990, o Belacodid® gotas foi o produto mais comercializado para uso no manejo da tosse seca. Esse medicamento mostrava-se muito útil no controle das crises de tosse e da irritabilidade das vias aéreas superiores. A dose para obter o efeito antitussígeno é bem inferior à necessária para promover ações analgésicas, em torno de 5 a 20 mg por via oral, a ser administrada em períodos de 4 a 6 horas. Para crianças, é recomendada a dose de 1 a 1,5 mg/kg/dia em até 6 aplicações, sendo totalmente contraindicado o uso em lactantes.

Os principais efeitos colaterais da codeína estão relacionados a sua dose. Dentre eles, podem ser descritos: sonolência, sedação, tolerância, constipação, diminuição da frequência respiratória, boca seca, tonturas, náuseas e vômito. Ainda pode aumentar a viscosidade das secreções traqueobrônquicas e causar crise de abstinência.

Fármacos que elevam o limiar da via eferente do reflexo da tosse

Os principais agentes responsáveis por essa ação são os anticolinérgicos (atropina e brometo de ipratrópio). Por serem antagonistas de receptores muscarínicos colinérgicos, possivelmente impedem a ativação das terminações aferentes vagais, além de diminuir a ação das vias eferentes, o que acarreta redução da secreção de muco e broncoespasmo. Porém, em doses mais elevadas podem promover diminuição do peristaltismo intestinal, retenção urinária, sensação de ressecamento do globo ocular, boca e narinas.

Outros

Os demais fármacos utilizados no controle da tosse já foram descritos em outros tópicos. Assim, citaremos as seguintes classes: anti-histamínicos, glicocorticoides, cromonas e moduladores dos receptores de leucotrienos.

Como dito anteriormente, todas essas classes medicamentosas estão relacionadas com o controle de situações envolvendo a reatividade do sistema imune. Por esse motivo, são fármacos indicados quando o quadro de tosse esteja relacionado a uma situação alérgica.

No Quadro 3 estão apresentados os principais medicamentos de venda livre indicados para a tosse, bem como os principais cuidados com relação à dose e aos efeitos adversos.

Quadro 3 Informações sobre principais medicamentos utilizados no manejo da tosse seca

<table>
<tr><th colspan="4">MONOTERAPIA TOSSE SECA</th></tr>
<tr><th colspan="4">CLOBUTINOL
(Grau de recomendação D; Nível de evidência 5D)</th></tr>
<tr><th>Apresentações</th><th colspan="3">Orientações ao paciente</th></tr>
<tr><td>• Cloridrato de clobutinol, 4 mg/ml, xarope</td><td colspan="3">• Questionar o paciente quanto ao histórico pessoal ou familiar de epilepsia
• Instruir o paciente a informar se a duração da tosse for superior a 7 dias ou recorrente. Nesses casos, interromper o uso e encaminhar a outro profissional ou serviço de saúde
• Orientar o paciente a evitar atividades que exijam alerta mental ou coordenação, pois o medicamento pode causar tonturas e sonolência</td></tr>
<tr><th>Posologia para adultos</th><th>Posologia para crianças</th><th>Situações especiais</th><th>Contraindicações</th></tr>
<tr><td>• Xarope: 10 mL a 20 mL de 8/8 h (dose total correspondente de 40 mg e 80 mg, respectivamente)</td><td>• Nas bases consultadas, não foram encontradas recomendações de uso deste medicamento em crianças menores de 12 anos
• Crianças com 12 anos ou mais: vide posologia do adulto</td><td>• Não foram encontradas informações sobre o uso na gravidez e lactação nas bases de dados consultadas. Porém, o fabricante contraindica
• Usar com cautela em pacientes com insuficiencia renal ou com antecedente pessoal/familiar de epilepsia</td><td>• Hipersensibilidade a qualquer componente da fórmula
• Pacientes com arritmia cardíaca</td></tr>
<tr><th colspan="4">CLOPERASTINA
(Grau de recomendação D; nível de evidência 5D)</th></tr>
<tr><th>Apresentações</th><th colspan="3">Orientações ao paciente</th></tr>
<tr><td>• Fendizoato de cloperastina, 3,54 mg/mL, xarope
• Fendizoato de cloperastina, 35,4 mg/mL, suspensão oral (gotas)</td><td colspan="3">• Instruir o paciente a informar se a duração da tosse for superior a 7 dias ou recorrente. Nesses casos, interromper o uso e encaminhar a outro profissional ou serviço de saúde</td></tr>
<tr><th>Posologia para adultos</th><th>Posologia para crianças</th><th>Situações especiais ⚠</th><th>Contraindicações ⚠</th></tr>
<tr><td>• Xarope (3,54 mg/mL): 10 mL de 8/8 h (corresponde a 35,4 mg)
• Suspensão oral (gotas) (35,4 mg/mL): 20 gotas de 8/8h (corresponde a 35,4 mg)
• Atenção: para soluções orais (gotas), considerar o número de gotas por mL indicado pelo fabricante</td><td>• Nas bases consultadas, não foi encontrada recomendação de uso deste medicamento em crianças menores de 12 anos</td><td>• Risco B na gravidez
• Não foram encontradas informações nas bases de dados consultadas que respaldem o uso na gravidez e lactação. Porém, o uso nestas situações não é recomendado pelo fabricante</td><td>• Hipersensibilidade a qualquer componente da fórmula</td></tr>
</table>

(continua)

Quadro 3 Informações sobre principais medicamentos utilizados no manejo da tosse seca *(continuação)*

DEXTROMETORFANO (Grau de recomendação D; nível de evidência 5D)			
Apresentações	Orientações ao paciente		
• Bromidrato de dextrometorfano, 2,0 mg/mL, xarope	• Instruir o paciente a informar se fez uso de inibidores da monoaminoxidase (IMAO) nos 14 dias anteriores ao inicio da terapia com dextrometorfano • Orientar o paciente a informar o aparecimento de febre, erupção cutânea ou dor de cabeça persistente. Nesses casos, interromper o uso e encaminhar a outro profissional ou serviço de saúde, pelo risco de ser uma afecção grave • Instruir o paciente a informar se a duração da tosse for superior a 7 dias ou recorrente. Nesses casos, interromper o uso e encaminhar a outro profissional ou serviço de saúde • Orientar o paciente a evitar atividades que exijam alerta mental ou coordenação, pois o medicamento pode causar tonturas e sonolência		
Posologia para adultos	Posologia para crianças	Situações especiais ⚠	Contraindicações ⚠
• *Xarope:* 5 a 10 mL de 4/4 h; ou 15 mL de 6/6 h ou de 8/8 h • Dose máxima: 120 mg/dia	• Nas bases consultadas, existe divergência a respeito do uso desse medicamento em crianças menores de 12 anos • Crianças com 12 anos ou mais: vide posologia do adulto	• Só deve ser utilizado na gravidez após cuidadosa avaliação do risco/benefício (Risco C) • Não há informações suficientes para recomendar o uso durante a lactação. Porém, o fabricante contraindica • Uso não recomendado no caso de tosse crônica ou persistente, que acompanhar um estado de doença (asma, enfisema) ou tabagismo • Uso não recomendado na tosse associada a secreções excessivas • Cautela em pacientes que fazem uso de inibidores seletivos da recaptação de serotonina	• Hipersensibilidade a qualquer componente da fórmula • Uso concomitante com IMAO • Crianças com menos de 6 anos, por causa de risco de efeitos graves e potencialmente fatais

(continua)

Quadro 3 Informações sobre principais medicamentos utilizados no manejo da tosse seca *(continuação)*

DROPROPIZINA (Grau de recomendação D; nível de evidência 5D)			
Apresentações	Orientações ao paciente		
• Dropropizina, 3,0 mg/mL, xarope • Dropropizina, 30 mg/mL, solução oral (gotas)	• Instruir o paciente a relatar se a duração da tosse for superior a 7 dias ou recorrente. Nesses casos, interromper o uso e encaminhar a outro profissional ou serviço de saúde		
Posologia para adultos	Posologia para crianças	Situações especiais ⚠	Contraindicações ⚠
• *Xarope (3,0 mg/mL):* 10 mL de 8/8 h ou de 6/6 h (dose total correspondente a 30 mg) • *Solução oral (gotas):* 30 gotas de 8/8 h ou de 6/6 h (dose total correspondente a 30 mg) • **Atenção:** para soluções orais (gotas), considerar o número de gotas por mL indicado pelo fabricante	• Nas bases consultadas, não foram encontradas informações a respeito de dose pediátrica Crianças com 12 anos ou mais: vide posologia do adulto	• Não foram encontradas informações que respaldem o uso na gravidez e lactação, nas bases de dados consultadas. Porém, o uso nestas situações não é recomendado pelo fabricante	• Hipersensibilidade a qualquer componente da fórmula • Crianças com menos de 2 anos • Pacientes com asma, insuficiência respiratória grave e hipotensão

Terapia medicamentosa para tosse produtiva

A todo momento são inalados grandes volumes de ar atmosférico, e, junto com este, adentra o aparelho respiratório grande quantidade de material particulado suspenso, além de gases e microrganismos que, dependendo de sua natureza, quantidade e apresentação física, podem promover algum tipo de agressão ao organismo, o que resulta no aumento da produção de secreção ou muco elas células epiteliais de revestimento, pelas glândulas submucosas e pneumócitos tipo II. Essas estruturas possuem receptores que respondem prontamente à ação de mediadores químicos liberado pelo tecido agredido e pelas células do sistema imune. Entre os mediadores químicos, os principais são: PGE-2, PGI-2, leucotrienos, bradicinina, histamina, acetilcolina, entre outros.

O muco de revestimento do trato respiratório é basicamente composto por 95% de água, 2% de glicoproteínas (mucina), 1% de eletrólitos, 1% de outras proteínas e proteoglicanos e 1% de lipídio. Essa secreção biológica é produzida de forma ininterrupta ao longo do dia, em quantidade que pode variar de 100 a 150 mL. O excesso de muco é transportado para fora dos alvéolos e da traqueia por meio dos cílios de revestimento, e na maioria das vezes é deglutido sem que percebamos. Em alguns momentos, a tosse é a forma mais eficiente de expelirmos para fora o excedente de secreção, que pode levar consigo as impurezas e microrganismos presentes. Esse equilíbrio mantém a fisiologia do sistema respiratório, mas, quando o equilíbrio é perturbado e um excesso de muco se acumula no sistema respiratório, muitas patologias podem surgir, dentre elas a tosse produtiva.

Nessas condições em que o organismo não é autossuficiente para eliminar o excesso de muco, seja por este estar desidratado (maior viscosidade) e/ou em quantidade excessiva, o uso de medicamentos mucoativos pode ser necessário. Porém, é importante destacar que a hidratação sempre deve ocorrer, seja por via sistêmica, com a ingestão adequada de água, seja por meio de sistemas de inalação (inalação propriamente dita, umidificadores de ambiente).

A associação de inalação com solução fisiológica é um procedimento amplamente utilizado e muito eficaz no manejo da tosse produtiva.

Fármacos fluidificantes, mucolíticos e expectorantes

- Promotores do transporte de muco.
- Indutores da secreção reflexa.
- Modificadores das características físico-químicas do muco.
- Estimulantes da atividade das células secretoras das glândulas mucosas.
- Enzimas

Promotores do transporte de muco

Diversos estudos clínicos e científicos demonstram que fármacos da classe agonista de receptores beta-2-adrenérgicos (salbutamol, terbutalina, formoterol, salmeterol) e inibidores de fosfodiesterases (PDE; acebrofilina) promovem aumento na frequência de batimento ciliar, e consequentemente a velocidade de transporte do muco e efeito broncodilatador. Este último efeito é responsável por promover o aumento do calibre dos brônquios, um efeito que por si só facilita a expectoração do muco.

Como o batimento ciliar pode ser reduzido pela acetilcolina, os antagonistas muscarínicos colinérgicos (atropina e brometo de ipratrópio) também podem promover um pequeno efeito sobre a função dessas estruturas.

Indutores da secreção reflexa

Os fármacos pertencentes a essa classe farmacológica promovem aumento dos reflexos das vias vagais aferentes e eferentes. Ao promoverem a irritação de terminações vagais presentes no estômago e no duodeno, estimulam o organismo a responder com aumento da liberação de acetilcolina em regiões inervadas pelas terminações vagais eferentes, entre elas estômago, intestino delgado (duodeno), glândulas salivares e submucosas traqueobrônquicas. Portanto, o muco liberado nessas condições é extremamente fluido ou rico em água, e tem a função de fluidificar a secreção desidratada ou viscosa, facilitando sua expectoração. Estão relacionados nesse grupo o iodeto de potássio, guaifenisina (guiacolato de glicerila) e fitoterápicos como guaco, *Hederahelix*, ipeca, agrião, entre outras.

Iodeto de potássio

É um fármaco que age sobre as terminações nervosas parassimpáticas do estômago, promovendo aumento reflexo da secreção salivar, nasal, lacrimal e traqueobrônquica, bem como potencialização das proteases e estimulação da atividade ciliar. Seu efeito inicia-se cerca de 15 a 20 minutos após a administração (por via oral) e pode perdurar por até 6 horas. A dose usual é de 300 mg/dia a cada 6 horas, podendo, em alguns casos, ser utilizado em intervalos de 4 horas.

Em decorrência de sua ação farmacológica sobre o trato gastrointestinal, pode promover náuseas, vômito, anorexia e diarreia (acompanhada ou não de cólicas). Normalmente o paciente relata que sente gosto metálico na boca ao longo do uso. Para amenizar esse efeito, pode ser sugerida a ingestão de leite, sucos e água. Além disso, esse medicamento pode provocar sintomas semelhantes a rinite. Podem ser observados ptialismo e salivação intensa, com aumento do tamanho das glândulas salivares. Como o medicamento é um composto de iodo, deve ser verificado se o paciente não é portador de disfunção tireoidiana ou se há histórico de reação alérgica a iodo. Caso alguma dessas situações ocorra, o medicamento não deve ser utilizado.

Ipecacuanha e guaifenisina

A ipeca é historicamente conhecida como medicação utilizada para desencadear vômito, porém, quando utilizada em doses subeméticas, demonstrou possuir ação estimuladora das terminações vagais, aumentando a produção de secreção traqueobrônquica.

A guaifenisina é um fármaco bastante utilizado como agente expectorante presente em inúmeras formulações disponíveis no mercado de forma mono ou em associação com outros medicamentos (Expec®, Glyteol®, Transpulmin Xarope®, Xarope 44E®, Freno tosse®). Após sua administração por via oral, atua diretamente sobre as terminações parassimpáticas no trato gastrointestinal, além de sofrer absorção e ser distribuído para todo o organismo pelo sistema circulatório. Quando presente no sistema respiratório, alcança as glândulas submucosas e passa a ser secretado no muco, promovendo diminuição de sua viscosidade e auxiliando no processo de expectoração. A resposta expectorante é alcançada com doses de 20 a 40 mg/dia, administradas em intervalos de 4 a 6s horas. Entre os principais efeitos adversos estão: náuseas, vômitos e anorexia, bem como diminuição da agregação plaquetária.

Modificadores das características físico-químicas do muco

São substâncias químicas derivadas da N-acetilcisteína, que possuem a capacidade de romper as pontes dissulfídricas das mucoproteínas e promover a dissolução do muco. Por essa razão, esses fármacos portam-se como agentes mucolíticos/fluidificantes. São os principais representantes da classe a N-acetilcisteína e a carbocisteína.

A N-acetilcisteína é um agente redutor, por isso pode ser degradada facilmente por agentes oxidantes, além de ter um grande papel no estresse oxidativo e em reações de S-glutationação, pois se porta como um doador de radicais sulfidrila. O processo de dissolução do mucose dá em poucos minutos após ocorrer o contato com a secreção.

Apesar de promover considerável alteração da viscosidade do muco, a N--acetilcisteina não demonstrou possuir capacidade de melhorar a atividade dos cílios e consequentemente melhorar o processo de expectoração, o que pode contribuir inicialmente com aumento da frequência de tosse para auxiliar no processo.

É um fármaco muito bem tolerado por pacientes de todas as idades, pouco relacionado a efeitos adversos, mesmo em pacientes hepatopatas. Há relatos de sensação de "queimação" quando utilizado na nebulização. Devido a seu odor e sabor característicos (sulforosos), pode ocorrer sensação de náusea e vômito em pacientes mais sensíveis. Em função de seu elevado pH (7-9), quando administrado por via intramuscular, pode provocar intensa sensação de queimação e dor.

Estimulantes da atividade das células secretoras das glândulas mucosas

Os medicamentos pertencentes a essa classe farmacológica são muito ativos para auxiliar na terapia da tosse. Os principais representantes são bromelina, bromexina e ambroxol. O primeiro agente é um fitoterápico contido principalmente nas cascas de frutos bromeliáceos (p. ex., abacaxi) e deu origem à classe, enquanto os demais são submetabólitos do primeiro. Na verdade, o ambroxol é o metabólito VIII da bromexina. Este último também pode ser obtido por extração da planta.

Estudos científicos propõem que o mecanismo de ação do metabólito ativo (ambroxol) se dá meio de estímulo dos pneumócitos tipo II, que passariam a promover a liberação de enzimas lisossomais, que seriam responsáveis pela degradação do muco, além de estimular uma pequena secreção reflexa deste, que seria rico em água e ajudaria a fluidificar a secreção.

As doses usuais dos compostos são:

- Bromexina: 16 mg/dia a cada 6 horas.
- Ambroxol: 30 mg/dia a cada 8 horas (adultos); para crianças, está recomendada a dose de 1,5 mg/kg/dia a cada 8 horas.

Enzimas utilizadas para tosse produtiva

Há alguns anos medicamentos compostos por DNAse, no caso, a proteína recombinante humana desoxirribonuclease I (alfadornase; Pulmozyme®), vêm sendo utilizados na forma de nebulização para auxílio na terapêutica de pacientes portadores de fibrose cística. Trata-se de um medicamento que reduz a viscosidade do muco em pacientes portadores dessa doença. Em outras condições clínicas (DPOC ou asma) em que ocorre significativa produção de muco, não há evidências de que a alfadornase seja eficaz.

A dose recomendada para a maioria dos pacientes portadores de fibrose cística, inclusive para aqueles com idade inferior a 5 anos, é de uma ampola com 2,5 mg, 1 vez ao dia, utilizando um sistema de nebulizador/compressor recomendado. Alguns pacientes com idade acima de 21 anos podem se beneficiar com a administração de 2,5 mg, 2 vezes ao dia. Alfadornase não deve ser diluído ou associado simultaneamente a outros medicamentos no nebulizador.

Os principais efeitos adversos relacionados ao uso desse medicamento incluem disfonia, dispneia, faringite, laringite, rinite e conjuntivite.

No Quadro 4 estão apresentados os principais medicamentos de venda livre indicados para a tosse produtiva, bem como os principais cuidados com relação à dose e aos efeitos adversos.

Quadro 4 Informações sobre principais medicamentos utilizados no manejo da tosse produtiva

ACETILCISTEÍNA (Grau de recomendação D; nível de evidência 5D)			
Apresentações	**Orientações ao paciente**		
• Acetilcisteína, 100 mg, granulado em sachê • Acetilcisteína, 200 mg, granulado em sachê • Acetilcisteína, 600 mg, granulado em sachê • Acetilcisteína, 200 mg, comprimido efervescente • Acetilcisteína, 600 mg, comprimido efervescente • Acetilcisteína, 20 mg/mL, xarope • Acetilcisteína, 40 mg/mL, xarope	• Avisar o paciente de que o medicamento tem um odor desagradável, o qual se torna menos perceptível à • Instruir o paciente a informar se a duração da tosse for superior a 7 dias ou recorrente. Nesses casos, interromper o uso e encaminhar a outro profissional ou serviço de saúde		
Posologia para adultos	**Posologia para crianças**	**Situações especiais ⚠**	**Contraindicações ⚠**
• *Xarope (40 mg/mL):* 15 mL antes de dormir (dose correspondente a 600 mg) • *Sachê 200 mg OU comprimido efervescente (200 mg):* 1 dose/sachê de 2 a 3 vezes ao dia • *Sachê 600 mg OU comprimido efervescente (600 mg):* 1 dose/sachê, 1 vez ao dia (preferencialmente à noite)	**Crianças de 2 a 4 anos:** • *Xarope (20 mg/mL):* 5 mL de 2 a 3 vezes ao dia • *Sachê 100 mg:* 1 sachê de 2 a 3 vezes ao dia **Crianças com mais de 4 anos:** • *Xarope (20 mg/mL):* 5 mL de 3 a 4 vezes ao dia • *Sachê 100 mg:* 1 sachê de 3 a 4 vezes ao dia	• Só deve ser utilizado na gravidez e lactação após cuidadosa avaliação do risco/benefício. O risco para o feto e o lactente não pode ser descartado • Usar com cautela em pacientes com asma • **Atenção:** Algumas apresentações contêm sacarose, frutose ou fenilalanina. Essas apresentações devem ser evitadas por pacientes com diabetes, intolerância à frutose e a fenilcetanúricos • Usar com cautela em pacientes com historia de úlcera péptica, pois o fármaco pode aumentar o risco de hemorragia gastrointestinal, em indivíduos com predisposição a esse agravo. Há ainda um risco teórico de os mucolíticos interferirem na barreira da mucosa gástrica	• Hipersensibilidade a qualquer componente da fórmula • Pacientes menores de dois anos de idade

(continua)

Quadro 4 Informações sobre principais medicamentos utilizados no manejo da tosse produtiva (*continuação*)

AMBROXOL (Grau de recomendação D; nível de evidência 5D)			
Apresentações	**Orientações ao paciente**		
• Ambroxol, 15 mg/5 mL ou 3 mg/mL, xarope • Ambroxol, 30 mg/5 mL ou 6 mg/mL, xarope • Ambroxol, 7,5 mg/mL, solução oral • Ambroxol, 75 mg, cápsula de liberação controlada • Ambroxol, 7,5 mg/mL, solução inalatória	• Instruir o paciente a informar se a duração da tosse for superior a 7 dias ou recorrente. Nesses casos, interromper o uso e encaminhar a outro profissional ou serviço de saúde		
Posologia para adultos	**Posologia para crianças**	**Situações especiais ⚠**	**Contraindicações ⚠**
• *Xarope (30 mg/5 mL ou 6 mg/mL):* 5 mL, 3 vezes ao dia • *Solução oral (7,5 mg/mL):* 4 mL, 3 vezes ao dia • *Cápsula de liberação controlada (75 mg):* 1 cápsula, 1 vez ao dia • *Solução inalatória (7,5 mg/mL):* 2 a 3 mL de 12/12h OU a cada 24 horas	**Crianças de 2 a 5 anos:** • *Xarope 15 mg/5 mL: 2.5 mL, 3 vezes ao dia* • *Solução oral (75 mg/mL):* 1 mL (25 gotas), 3 vezes ao dia • *Solução inalatória (7,5 mg/mL):* 2 mL, de 12/12h OU a cada 24 horas **Crianças de 6 a 12 anos:** • *Xarope (15 mg/5 mL):* 5 mL, 3 vezes ao dia • *Solução oral (75 mg/mL):* 2 mL, 3 vezes ao dia **Crianças com mais de seis anos:** • Solução inalatória (7,5 mg/mL): 2 a 3 mL, de 12/12h OU a cada 24 horas **Atenção:** nas bases consultadas, não foram encontradas recomendações de dose para crianças menores de 2 anos	• Não foram encontradas informações nas bases de dados consultadas que respaldem o uso na gravidez e lactação. O uso nestas situações não é recomendado pelo fabricante	• Hipersensibilidade a qualquer componente da fórmula

(*continua*)

Quadro 4 Informações sobre principais medicamentos utilizados no manejo da tosse produtiva *(continuação)*

<table>
<tr><th colspan="4">BROMEXINA
(Grau de recomendação D; nível de evidência 5D)</th></tr>
<tr><th>Apresentações</th><th colspan="3">Orientações ao paciente</th></tr>
<tr><td>• Cloridrato de bromexina, 0,8 mg/mL, xarope
• Cloridrato de broxemina, 8 mg/5mL ou 1,6 mg/mL
• Cloridrato de broxemina, 2 mg/mL, solução (gotas)</td><td colspan="3">• As preparações contendo bromexina devem ser armazenadas em lugar protegido da luz
• Advertir o paciente que, caso haja o aparecimento de reações adversas gastrointestinais, o uso do medicamento deverá ser suspenso
• Apesar de pouco frequentes, podem haver elevações transitórias nos níveis séricos de aspartato aminotransferase (AST)
• Instruir o paciente a relatar se a duração da tosse for superior a 7 dias ou recorrente. Nesses casos, interromper o uso e encaminhar a outro profissional ou serviço de saúde.</td></tr>
<tr><th>Posologia para adultos</th><th>Posologia para crianças</th><th>Situações especiais ⚠</th><th>Contraindicações ⚠</th></tr>
<tr><td>• Xarope (1,6 mg/mL): 5 mL a 10mL de 8/8h (dose correspondente de 8 a 16 mg). Dose máxima: 48 mg/dia
• Solução gotas (2 mg/mL)
• Uso oral: 8 mg, de 8/8h.
Atenção: para soluções (gotas), considerar o número de gotas por mL indicado pelo fabricante
• Uso inalatório: 8 mg, 2 vezes ao dia.
Atenção: para soluções (gotas), considerar o número de gotas por mL indicado pelo fabricante. As gotas podem ser diluídas em soro fisiológico, na proporção 1:1</td><td>Crianças de 2 a 5 anos:
• Xarope (0,8 mg/mL): 2,5 mL, 3 vezes ao dia (esta dose corresponde a 2 mg/dose).
• Dose máxima: 8 mg/dia
Solução (gotas)
• Uso oral: (2 mg/mL) 2 mg, 3 vezes ao dia.
Atenção: para soluções (gotas), considerar o número de gotas por mL indicado pelo fabricante
• Uso inalatório: 1,3 mg, 2 vezes ao dia.
Atenção: para soluções orais (gotas), considerar o número de gotas por mL indicado pelo fabricante. As gotas podem ser diluidas em soro fisiológico, na proporção 1:1
Crianças de 6 a 11 anos:
• Xarope (0,8 mg/mL): 5 mL de 8/8h (dose corresponde a 4 mg/dose); dose máxima: 24 mg/dia
• Solução gotas (2 mg/mL):
• Uso oral: 4 mg, de 8/8h.
Atenção: para soluções (gotas), cosiderar o número de gotas por mL indicado pelo fabricante.
• Uso inalatório: 2 mg, 2 vezes ao dia.
Atenção: para soluções (gotas), considerar o número de gotas por mL indicado pelo fabricante. As gotas podem ser diluidas em soro fisiológico, na proporção 1:1</td><td>• Não foram encontradas informações sobre uso na gravidez e lactação nas bases de dados consultadas. O uso nestas situações não é recomentado pelo fabricante.
• Usar com precaução em pacientes com asma
• Atenção: algumas apresentações contêm frutose e devem ser evitadas por pacientes com diabetes ou intolerância
• Usar com cautela em pacientes com antecedente de úlcera péptica, pelo risco teórico de mucolíticos interferirem na barreira da mucosa gástrica
• Usar com precaução em pacientes com comprometimento hepático ou renal grave, que podem ter reduzida a depuração da broxemina</td><td>• Hipersensibilidade a qualquer componente da fórmula
• Pacientes menores de 2 anos</td></tr>
</table>

(continua)

Quadro 4 Informações sobre principais medicamentos utilizados no manejo da tosse produtiva (*continuação*)

	Crianças com 12 anos ou mais e adolescentes: • *Xarope (0,8 mg/mL):* 10 a 20 mL de 8/8h (dose máxima: 48 mg/dia) • *Xarope (1,6 mg/mL):* 5 a 10 mL de 8/8h (dose máxima: 48 mg/dia *Solução/gotas (2 mg/mL):* • *Uso oral:* 8 mg, de 8/8h. **Atenção:** para soluções (gotas), considerar o número de gotas por mL indicado pelo fabricante • *Uso inalatório:* 4 mg, 2 vezes ao dia. **Atenção:** para soluções (gotas), considerar o número de gotas por mL indicado pelo fabricante. As gotas podem ser diluidas em soro fisiológico, na proporção 1:1		
CARBOCISTEÍNA (Grau de recomendação D; nível de evidência 5D)			
• Apresentações	• Orientações ao paciente		
• Carbocisteína, 20 mg/mL, xarope • Carbocisteína, 50 mg/mL, xarope • Carbocisteína, 50 mg/mL, solução oral (gotas)	• Instruir o paciente a relatar se a duração da tosse for superior a 7 dias ou recorrente. Nesses casos, interromper o uso e encaminhar a outro profissional ou serviço de saúde		
Posologia para adultos	Posologia para crianças	Situações especiais ⚠	Contraindicações ⚠
• Xarope (50 mg/mL) 5 a 10mL, 3 vezes ao dia	• *Xarope (20 mg/mL):* 0,25 mL/kg de peso, 3 vezes ao dia • *Solução oral – gotas (50 mg/mL):* considerar o número de gotas por mL indicado pelo fabricante. A dose empregada geralmente é de 5 mg/kg de peso	• Não foram encontradas informações sobre uso na gravidez e lactação nas bases de dados consultadas. O uso nestas situações não é recomentado pelo fabricante. • Evitar o uso na amamentação, pois o risco para o lactente deve ser considerado • Deve ser usado com cautela em pacientes com antecedente de úlcera péptica, pelo risco teórico de mucolíticos interferirem na barreira da mucosa gástrica • Avaliar a composição do xarope, pois pode conter açúcar e deve ser usado com cautela por pacientes com diabetes	• Hipersensibilidade a qualquer componente da fórmula • Pacientes com úlcera gastroduodenal • Pacientes menores de 2 anos

(*continua*)

Quadro 4 Informações sobre principais medicamentos utilizados no manejo da tosse produtiva *(continuação)*

GUAIFENESINA (Grau de recomendação D; nível de evidência 5D) (Smith; Schroeder; Fahey, 2014)			
Apresentações	Orientações ao paciente		
• Guaifenesina, 100 mg/15mL ou 6,67 mg/mL, xarope • Guaifenesina, 200 mg/15mL ou 13,3 mg/mL, xarope • Guaifenesina, 200 mg/12,5mL ou 16 mg/mL, xarope • Guaifenesina, 20 mg/mL, xarope	• Informar ao paciente quanto à possibilidade de aparecimento de náusea e/ou vômito • Evitar o uso concomitante com outros medicamentos para tosse ou resfriado • Orientar o paciente a respeito do aparecimento de febre, erupção cutânea ou dor de cabeça persistentes. Nestes casos, interromper o uso e encaminhar a outro profissional ou serviço de saúde, pelo risco de ser uma afecção grave • Instruir o paciente a relatar se a duração da tosse for superior a 7 dias ou recorrente. Nesses casos, interromper o uso e encaminhar a outro profissional ou serviço de saúde • Orientar o paciente a ter uma hidratação adequada durante o tratamento, com ingestão mínima de 2 litros de água por dia, podendo este valor variar de acordo com a sua idade e o seu peso		
Posologia para adultos	Posologia para crianças	Situações especiais ⚠	Contraindicações ⚠
• >*Xarope (200 mg/15mL):* 15 mL a 30 mL de 4/4h (dose correspondente de 200 mg a 400 mg) • *Xarope (16 mg/mL):* 12,5 mL a 25 mL de 4/4h (dose correspondente de 200 mg a 400 mg) • *Xarope (20 mg/mL):* 10 mL a 20 mL de 4/4h (dose correspondente de 200 mg a 400 mg) • Dose máxima: 2.400 mg/dia	**Crianças de 2 a 6 anos:** • *Xarope (100 mg/15mL):* 7,5 mL a 15,0 mL de 4/4h (dose correspondente de 50 mg a 100 mg) • Dose máxima: 600 mg/dia **Crianças com 6 a 12 anos:** • *Xarope (100 mg/15 mL):* 15 mL a 30 mL de 4/4h (dose correspondente de 100 mg a 200 mg) • *Xarope (200 mg/15 mL):* 7,5 mL a 15 mL de 4/4h (dose correspondente de 100 mg a 200 mg) • *Xarope (20 mg/mL):* 5 mL a 10 mL de 4/4h (dose correspondente de 100 a 200 mg) • Dose máxima: 1.200 mg/dia	• O risco para o feto e o lactente não pode ser descartado • Não recomendado em caso de tosse acompanhada de grande produção de muco • Não recomendado na tosse crônica ou persistente, acompanhada de doença (por exemplo, asma, bronquite crônica, enfisema) ou tabagismo • Pode interferir em exames de laboratório de determinações de ácido 5-hidro-indolacético (5-HIAA) e ácido vanilmandélico (VMA)	• Hipersensibil idade a qualquer componente da fórmula • Pacientes com porfiria

Fonte: Conselho Federal de Farmácia (2021).

REFERÊNCIAS BIBLIOGRÁFICAS

1. Athanazio RA, Silva Filho LVRF, Vergara AA, Ribeiro AF, Riedi CA, Procianoy F, et al. Diretrizes brasileiras de diagnóstico e tratamento da fibrose cística. Jornal Brasileiro de Pneumologia. 2017;43:219-45.
2. Balbani APS. Tosse: neurofisiologia, métodos de pesquisa, terapia farmacológica e fonoaudiológica. International Archives of Otorhinolaryngology. 2012;16:259-68.
3. Barrios MAC. Enfermedad respiratoria alta aguda. In: Rodríguez FJ. Farmacología clínica. La Habana: Editorial Ciências Médicas; 2009. p. 252-8. [internet] [acesso em: 17 mar. 2023]. Disponível em: https://www.rev-esp-patol-torac.com/files/publicaciones/Revistas/2020/32.4/Revista-32-4.pdf.
4. Brunton LL, Hilal-Dandan R, Knollmann BC. As bases farmacológicas da terapêutica de Goodman e Gilman. 13.ed. Porto Alegre: Artmed; 2018.
5. Conselho Federal de Farmácia (CFF). Guia de prática clínica: sinais e sintomas respiratórios: espirro e congestão nasal / Conselho Federal de Farmácia. – Brasília: Conselho Federal de Farmácia, 2016.
6. Conselho Federal de Farmácia. Guia de prática clínica: sinais e sintomas respiratórios: tosse / Conselho Federal de Farmácia. – Brasília: Conselho Federal de Farmácia, 2021.
7. Conselho Regional de Farmácia do Estado de São Paulo (CRFSP). Organização Pan-Americana da Saúde (Opas). Fascículo II: Medicamentos isentos de prescrição. Projeto Farmácia Estabelecimento de Saúde / CRF-SP. Brasília, 2010. [internet] [acesso em: 17 mar. 2023]. Disponível em: http://www.crfsp.org.br/documentos/materiaistecnicos/fasciculo_2.pdf.
8. Irwin RS, French CL, Chang AB, Altman KW. Classification of cough as a symptom in adults and management algorithms: Chest guideline and expert panel report. Chest. 2018;153(1):196-209.
9. Martins S, Moura MC, Neves AM, Trindade JC. Tosse em pediatria. Revista Portuguesa de Pneumologia (English edition). 2008;14(4):517-26.
10. Menezes PMN, Brito MC, Lucchese AM, Lima JT, Ribeiro LAA, Silva FS. Atividade farmacológica de óleos essenciais no sistema respiratório: uma revisão sistemática de estudos pré-clínicos. Revista Eletrônica de Farmácia. 2017;14(3).
11. Morice AH, Millqvist E, Bieksiene K, Birring SS, Dicpinigaitis P, Ribas CD, et al. ERS guidelines on the diagnosis and treatment of chronic cough in adults and children. European Respiratory Journal. 2020;55(1).
12. Pereira MC, Athanazio RA, Dalcin PTR, Figueiredo MRF, Gomes M, Freitas CG, et al. Consenso brasileiro sobre bronquiectasias não fibrocísticas. Jornal Brasileiro De Pneumologia. 2019;45.
13. Pitts T. Airway protective mechanisms. Lung. 2014;192(1):27-31.
14. Rizzo JA, Cruz AA. Drogas mucoativas (mucolíticos-expectorantes) e antitussígenas. In: Silva P. Farmacologia. 8.ed. Rio de Janeiro: Guanabara Koogan; 2009. p.738-43.
15. Rouadi PW, Idriss SA, Bousquet J, Laidlaw TM, Azar CR, Al-Ahmad MS, et al. WAO-Aria consensus on chronic cough. Part III: Management strategies in primary and cough-specialty care. Updates in covid-19. World Allergy Organization Journal. 2022;15(5):100649.
16. Song W-J, An J, McGarvey L. Recent progress in the management of chronic cough. The Korean Journal of Internal Medicine. 2020;35(4):811.
17. Vertigan AE, Murad MH, Pringsheim T, Feinstein A, Chang AB, Newcombe PA, et al. Somatic cough syndrome (previously referred to as psychogenic cough) and tic cough (previously referred to as habit cough) in adults and children. Chest. 2015;148(1):24-31.

Semiologia e propedêutica das aftas bucais

Belmiro Morgado Junior

DESTAQUE DO TEMA

1. As aftas são as mais comuns ulcerações bucais, de etiologia multifatorial, considerando desde fatores endógenos e exógenos a alterações emocionais como o estresse. Existem lesões orais que apresentam aspectos iniciais bastante semelhantes, destacando-se a importância de diferenciá-los, pois os tratamentos devem ser distintos. A incidência varia de 20 a 60% dos indivíduos, a depender da população acometida.
2. Manifestam-se clinicamente por lesões orais abertas, dolorosas, de pigmentação esbranquiçada, podendo conter exsudato central aderente amarelado, com bordas vermelhas, de profundidade rasa, formatos arredondados a ovais. Classificam-se em menores (80% dos casos), maiores e herpetiformes. Por serem autolimitadas, costumam desaparecer no período de 10 a 14 dias. Para o alívio da dor e inflamação, pode ser indicado anestésico local e associar a aplicação de corticoide tópico. Existem alternativas com o uso de plantas medicinais que podem ser utilizadas em bochechos, além de aplicação de laser no local afetado.

DEFINIÇÃO, ETIOLOGIA E INCIDÊNCIA

Estomatites aftosas, também conhecidas como aftas, são as ulcerações bucais mais comuns. O fator etiológico ainda não é um consenso. Existem outras patologias e lesões orais que apresentam aspectos iniciais bastante semelhantes, que se desenvolvem na cavidade bucal, nos tecidos da língua, bochecha, lábios e gengiva, sendo importante diferenciá-las, conforme ilustrado na Figura 1.

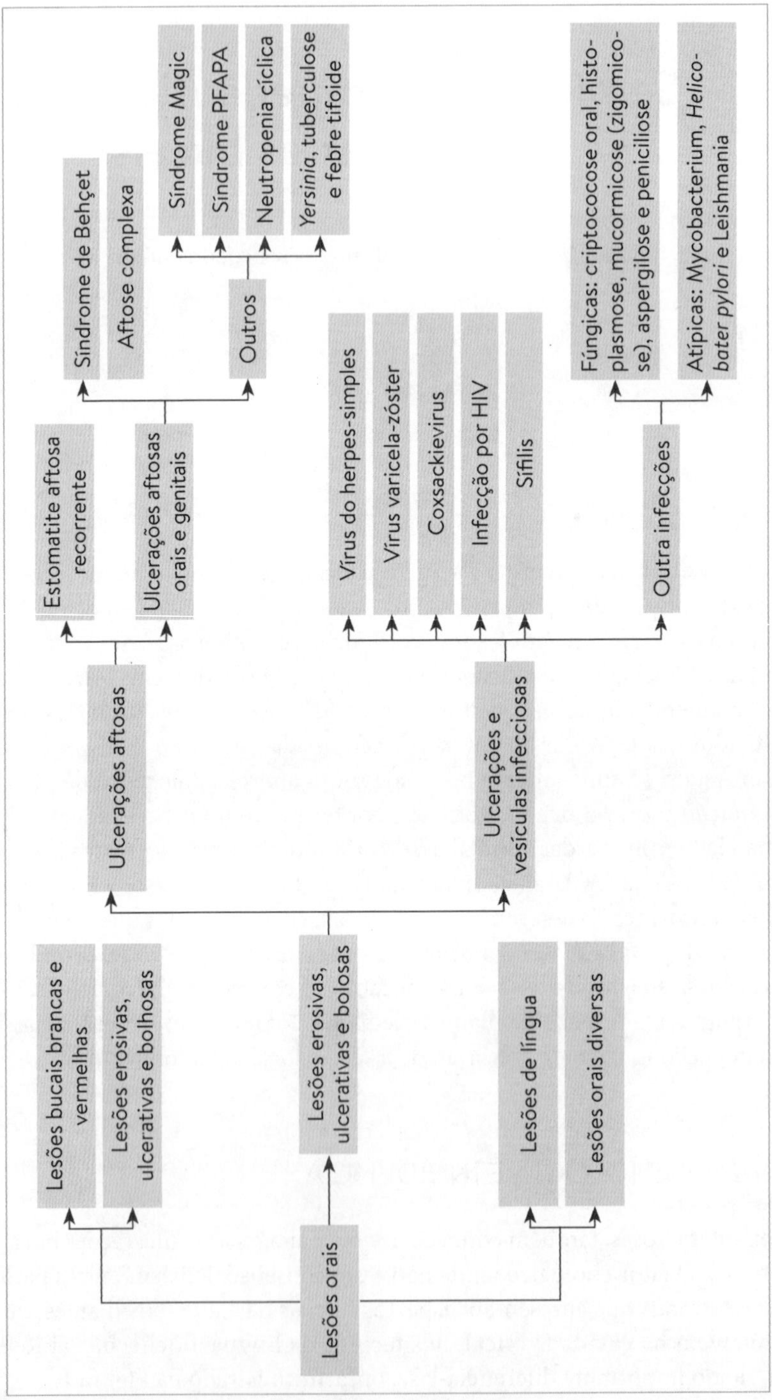

Figura 1 Tipos de lesões orais.
HIV: vírus da imunodeficiência humana.

O aparecimento da lesão é considerado multifatorial, podendo ser causado por alimentos mais condimentados, frutas cítricas/ácidas, estresse, mudanças hormonais nos ciclos da mulher, traumas mecânicos por pontas pontiagudas, escovas dentais, queimaduras por alimentos sólidos ou líquidos, predisposição genética familiar, refluxos estomacais, ansiedade, uso de alguns medicamentos, substâncias que queimam, vírus e bactérias.

As aftas recorrentes são as que ocorrem com mais frequência, normalmente associadas a um quadro emocional e de estresse. Aparecem em qualquer idade e com mais frequência no sexo feminino. É importante diferenciar a lesão da afta da lesão provocada pelo herpes, pois são bem diferentes e o tratamento deve ser distinto. Outras lesões sugestivas de aftas também ocorrem por dentes mal posicionados na arcada dentária, restaurações fraturadas, bordas cortantes dos dentes, dentes cariados, próteses mal adaptadas, mordidas acidentais, hábito de sucção do lábio e língua.

A incidência varia de 20 a 60% dos indivíduos, dependendo da população acometida pelo problema de saúde. Nos pacientes imunodeprimidos, seja pela presença do vírus da imunodeficiência humana (HIV), doença autoimune ou em uso de imunossupressores (ISS), as aftas podem apresentar-se mais frequentes e severas.

MANIFESTAÇÕES CLÍNICAS

As aftas caracterizam-se por lesões orais abertas, dolorosas, de pigmentação esbranquiçada, podendo conter exsudato central aderente amarelado, com bordas vermelhas, de profundidade rasa, formato arredondado a oval, conforme as Figuras 2 e 3. A manifestação pode ocorrer na superfície da mucosa bucal, na língua, no lábio interno, na bochecha, no céu da boca e raramente na região da garganta.

DIAGNÓSTICO

Diagnosticar as lesões mucosas da boca e gengivas é um desafio para muitos clínicos devido à gama de variedade de condições que podem se apresentar com lesões de aparência similar, conforme descrito e ilustrado anteriormente.

O diagnóstico é realizado com base na história de recorrência e manifestações clínicas da doença. Não existem exames laboratoriais específicos para confirmação da doença.

Os tipos de lesões orais incluem neoplasias benignas e malignas, distúrbios potencialmente malignos, infecções, ulcerações, hiperpigmentação, bem como variantes normais que é importante reconhecer e identificar, conforme mostra o infográfico apresentado na Figura 4.

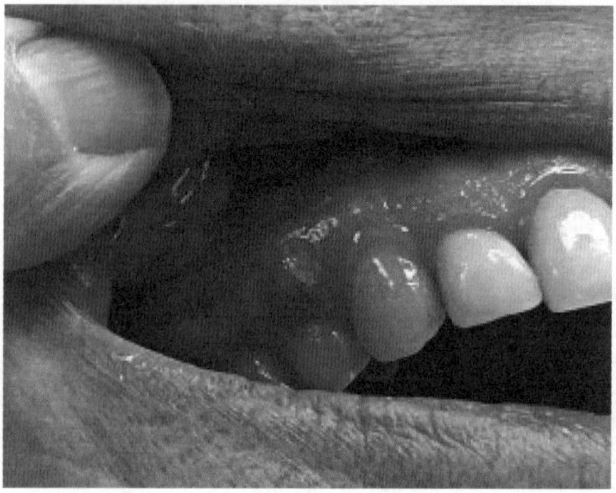

Figura 2 Afta na gengiva.

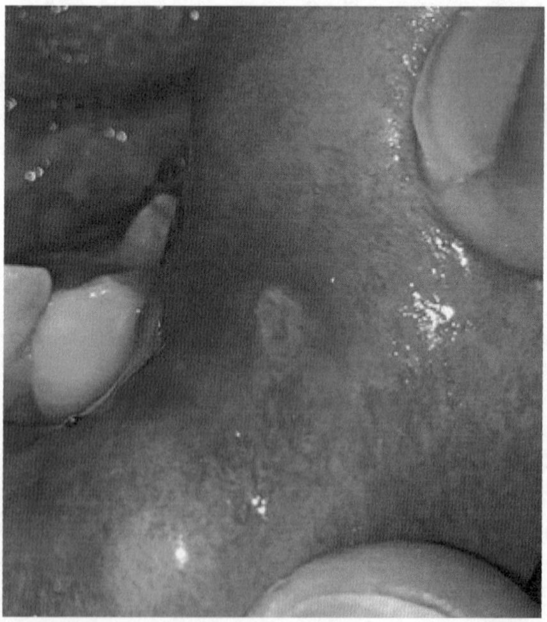

Figura 3 Afta na bochecha.

Neste capítulo serão abordadas especificamente as ulcerações aftosas, comumente conhecidas como aftas. As ulcerações aftosas podem ocorrer na ausência de doença sistêmica. No entanto, também podem acometer pacientes com doença celíaca, doença inflamatória intestinal, síndrome de Behçet, infecção aguda por HIV, lúpus sistêmico (LES) e neutropenia (de qualquer etiologia); indivíduos com deficiência de micronutrientes; e em pacientes que tomam medicamentos imunossupressores, por exemplo.

Foi proposto um algoritmo por Letsinger et al. (2005), representado na Figura 4, cujas indicações sistematizam as sugestões encontradas na literatura.

CLASSIFICAÇÃO

A afta se expressa de maneira variada, sendo reconhecidos três tipos: a menor, a maior e a herpetiforme, classificadas de acordo com o tamanho, a duração e a distribuição das lesões.

- Menores: 80% de todos os casos, manifestando-se em úlceras circulares, pequenas (geralmente menores que 1 cm), doloridas, recobertas por pseudomembrana acinzentada e halo eritematoso periférico, com curso clínico de 7 a 10 dias, curando com boa cicatrização. Acometem principalmente mucosas não queratinizadas, particularmente mucosa labial, jugal e assoalho bucal e ventre de língua.
- Maiores: úlceras com mais de 1 cm que podem durar até 6 semanas, deixando cicatriz.
- Herpetiformes: grupos de pequenas úlceras recorrentes. Todas se apresentam como úlceras dolorosas e recidivantes que não são precedidas por vesículas e com predileção de ocorrência em mucosa não ceratinizada.

TRATAMENTO

Por se tratar de um problema frequente e sem complicações, embora as aftas sejam bastante incômodas, algumas pessoas deixam de buscar tratamento, uma vez que as lesões geralmente desaparecem em um período de 10 a 14 dias. Caso o problema persista por mais tempo, recomenda-se procurar um serviço de saúde para uma avaliação mais detalhada, dando preferência a um estomatologista.

Os tratamentos não têm se mostrado muito efetivos, pois apresentam taxas de sucesso variáveis, uma vez que não existe farmacoterapia específica para tratar a afta. A primeira abordagem terapêutica inclui medidas de suporte e deve ser orientada de acordo com a complexidade do quadro clínico e a sintomatologia, normalmente envolvendo medicação de uso local que pode ser prescrita para o manejo dos sintomas de dor.

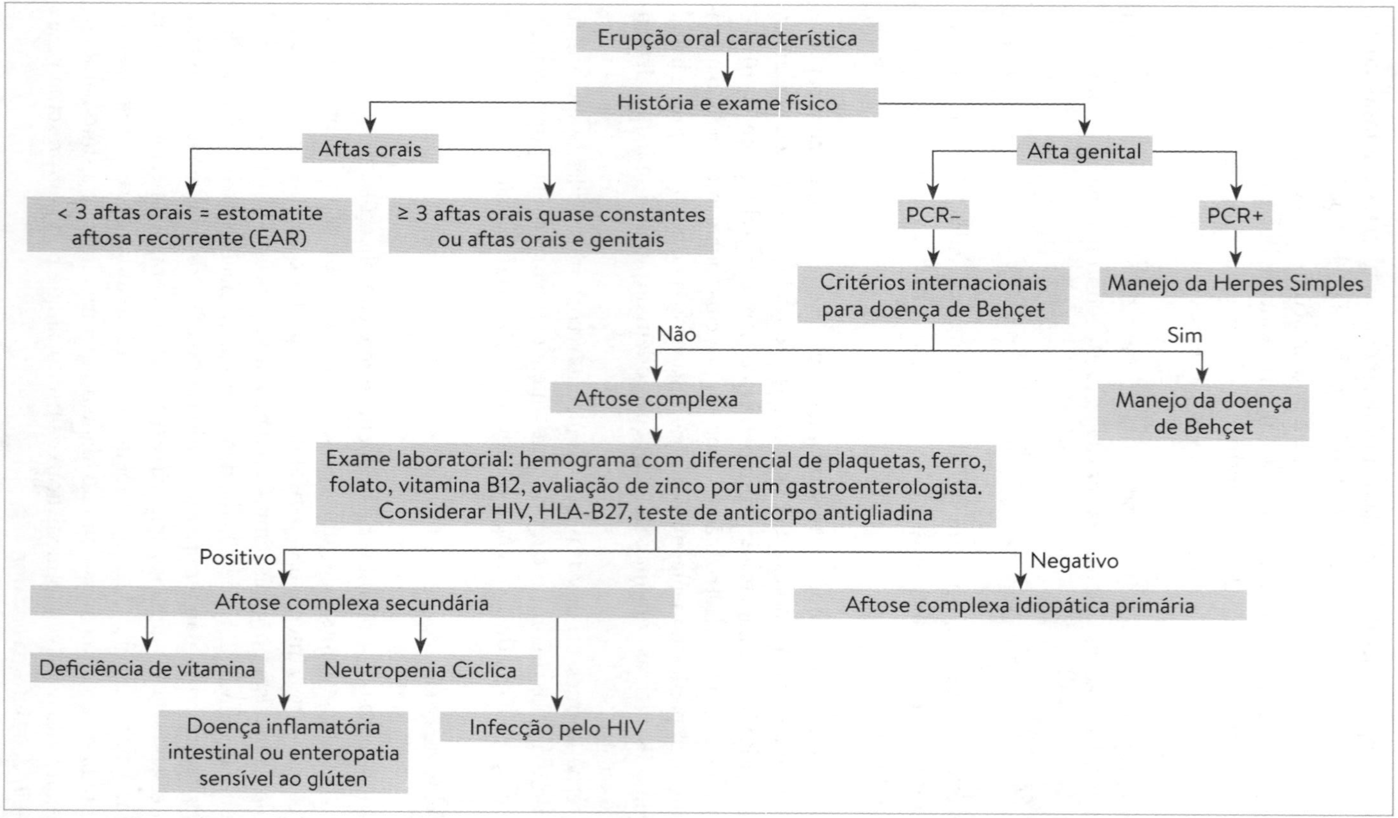

Figura 4 Avaliação da afta.

Fonte: Letsinger et al. (2005).

TRATAMENTO NÃO FARMACOLÓGICO

Como forma de tratamento sem medicamento e prevenção em caso de predisposição, recomenda-se higiene bucal adequada, alimentação menos ácida, com sucos naturais não cítricos e uso de enxaguatórios sem álcool.

Pode-se considerar substituir o creme dental por formulações sem o composto "lauril sulfato de sódio" ou por creme dental fluoretado infantil, especialmente em quadros persistentes.

TERAPIA MEDICAMENTOSA ALOPÁTICA

Os medicamentos mais utilizados são os anti-inflamatórios e imunomoduladores, aplicados de forma tópica. Os anti-inflamatórios mais comumente utilizados são os corticoides tópicos. Normalmente os anti-inflamatórios corticosteroides são utilizados em orabase, como a acetonida de triancinolona, por exemplo. Aplicar uma pequena quantidade sobre a lesão, sem esfregar, até que se desenvolva uma película fina, 2 a 3 vezes ao dia, de preferência após as refeições. Recomenda-se aplicar à noite, antes de dormir.

Há também a opção da dexametasona em elixir (0,5 mg em 5 mL), para uso exclusivamente tópico como bochechos ou enxaguatório bucal, que devem se repetir de 4 a 5 vezes ao dia durante o tempo de manifestação clínica. A apresentação em líquido tem se mostrado mais interessante no tratamento quando há dificuldade da aplicação da pomada sobre as lesões, ou quando as ulcerações são variadas e extensas.

Podem ser utilizados anestésicos tópicos para alívio temporário da dor com lidocaína 2% gel ou *spray*, a serem aplicados antes das refeições e da higiene bucal.

O uso de medicações de ação sistêmica é indicado somente em face de casos resistentes a abordagens tópicas, sobretudo em quadros severos, em que há presença de múltiplas úlceras, sem período de alívio entre os surtos. As medicações utilizadas apresentam geralmente ações anti-inflamatórias e imunomoduladoras. Os glicocorticoides são a principal droga sistêmica, sendo utilizados em uma dosagem que varia entre 20 e 40 mg diários em um total de 2 semanas.

TRATAMENTO COM FITOTERAPIA E PLANTAS MEDICINAIS

Revisão sistemática realizada no Reino Unido selecionou 26 estudos com um total de 4.023 participantes. Destes, 6 estudos foram incluídos na metanálise encontrada na base de dados Medline que demonstra baixo nível de confiança e efeito inconclusivo sobre o uso de aloe vera.

O cravo-da-índia (*Syzygium aromaticum (L.) Merr. & L. M. Perry*), a tanchagem (*Plantago major L.*) e o manjericão ou alfavaca (*Ocimum basilicum L.*) têm sido popularmente utilizados como anestésicos tópicos e anti-inflamatórios. Adicionalmente, o cravo-da-índia tem potencial cicatrizante, antifúngico, antiviral e antimicrobiano. Todos esses fitoterápicos são contraindicados para gestantes.

A espinheira-santa (*Maytenus ilicifolia (Schrad.) Planch.*), a guaçatonga (*Casearia sylvestris SW.*) e o guando (*Cajanus cajan (L.) Millsp.*) têm sido utilizados na forma de bochechos para afecções bucais e aftas. Deve-se ter cuidado para não engolir após o bochecho.

TRATAMENTO COM LASER

Estudos com o uso da terapia com *laser* têm demonstrado bons efeitos de analgesia e modulação do processo inflamatório, o que ocasiona o reparo dessas úlceras de forma mais rápida.

CUIDADOS

O tratamento glicocorticoide tópico é contraindicado na presença de infecções fúngicas, virais ou bacterianas da boca ou garganta, como tuberculose e lesões causadas por herpes, por exemplo.

O glicocorticoide sistêmico deve ser utilizado de maneira criteriosa e com completo controle sobre as interações medicamentosas e efeitos colaterais em caso de uso prolongado da droga. Caso se faça necessário, indica-se controle glicêmico e monitoramento da pressão arterial sistêmica.

REFERÊNCIAS BIBLIOGRÁFICAS

1. Alves B. / O. / O.-M. Aftas. Biblioteca Virtual em Saúde. Ministério da Saúde. [internet] [acesso em: 30 dez. 2022]. Disponível em: https://bvsms.saude.gov.br/aftas/.
2. Brasil. Ministério da Saúde. Manual de especialidades em saúde bucal. Brasília, 2008. [internet] [acesso em: 30 dez. 2022]. Disponível em: https://bvsms.saude.gov.br/bvs/publicacoes/manual_especialidades_saude_bucal.pdf.
3. Gok Metin Z, Helvaci A, Gulbahar Eren M. Effects of aloe vera in adults with mucocutaneous problems: a systematic review and meta⊠analysis. Journal of Advanced Nursing. 2021;77(3):1105-26.
4. Letsinger JA, McCarty MA, Jorizzo JL. Aftose complexa: uma grande série de casos com algoritmo de avaliação e escada terapêutica dos tópicos à talidomida. Journal of the American Academy of Dermatology. 2005;52(3):500-8.
5. Loddi G. Oral lesions. UpToDate. 2022.

6. Oliveira ARMDA. Abordagem diagnóstica da aftose oral recorrente [dissertação]. Porto: Universidade do Porto; 2013. [internet] [acesso em: 30 dez. 2022]. Disponível em: https://repositorio-aberto.up.pt/bitstream/10216/71912/2/30998.pdf.
7. Oliveira FQ, Gobira B, Guimarães C, Batista J, Barreto M, Souza M. Espécies vegetais indicadas na odontologia. Revista Brasileira de Farmacognosia. 2007;17:466-76.
8. Organização Mundial da Saúde (OMS). Centro Latino-Americano e do Caribe de Informação em Ciências da Saúde (Bireme). Organização Pan-Americana da Saúde (Opas). Mapa de evidências: efetividade clínica das plantas medicinais brasileiras. [Mapa de evidencias: efetividad clínica de las plantas medicinales brasileñas / Evidence map: clinical effectiveness of the Brazilian medicinal plants.] 2022. [internet] [acesso em: 30 dez. 2022]. Disponível em: https://mtci.bvsalud.org/pt/mapa-de-evidencias-efetividade-clinica-das-plantas-medicinais-brasileiras/.
9. Quais são as causas e como tratar a estomatite aftosa recorrente (aftas)?. TelessaúdeRS. 2022. [internet] [acesso em: 30 dez. 2022]. Disponível em: https://www.ufrgs.br/telessauders/perguntas/quais-sao-as-causas-e-como-tratar-a-estomatite-aftosa-recorrente-aftas/.
10. São Paulo. Secretaria Municipal de Saúde. Coordenação da Atenção Básica. Área Técnica de Saúde Bucal. Estomatologia para clínicos da Atenção Básica do Município de São Paulo. [internet] [acesso em: 30 dez. 2022]. Disponível em: https://www.prefeitura.sp.gov.br/cidade/secretarias/upload/saude/MANUALESTOMATOLOGIA(1).pdf .
11. Weinberger SE. Evaluation and treatment of subacute and chroniccough in adults. Updated: 10 ago. 2022.

Índice remissivo

A

E

F

G

H

S

T

U

V